CENGAGE
Learning®

Intentinal Interviewing and Counseling Facilitating Client

Developmentin a Multi

8th Edition

心理咨询的技巧和策略

意向性会谈和咨询

（第八版）

[美] 艾伦·E. 艾维　　　　Allen E. Ivey
玛丽·布莱福德·艾维　　Mary Bradford Ivey
卡洛斯·P. 扎拉奎特　　Carlos P. Zalaquett　　著

陆　峥　何　昊　石　骏　赵　娟　林玩凤　译

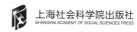

上海社会科学院出版社
SHANGHAI ACADEMY OF SOCIAL SCIENCES PRESS

爱是倾听。

田立克

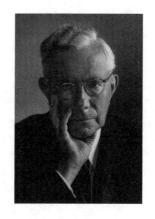

致我们投身开拓性工作的同事：

Machiko Fukuhara
Professor, Tokiwa University, President of the Japanese Microcounseling Association

Thomas Daniels
Professor, Memorial University, Cornerbrook, Newfoundland

Weijun Zhang
Executive Coach, Shanghai, China

Philip Armstrong
Executive Director, Australian Counselling Association

Patricia Arredondo
Associate Vice Chancellor for Academic Affairs and Professor, Department of Educational Psychology, University of Wisconsin–Milwaukee

Nancy Baron
Director, Psycho-Social Services and Training Institute in Cairo and Global Psycho-Social Initiatives, Egypt

Fred Bemak
Professor and Director of the Diversity Research and Action Center, George Mason University

Kenneth Blanchard
CEO, Blanchard Training and Development

Michael D'Andrea
Executive Director, National Institute of Multicultural Competence, Professor, Seton Hall University

Óscar Gonçalves
Professor and Dean, School of Psychology— Neuropsychophysiology Lab, University of Minho, Portugal

David Goodrich
Executive Consultant, Sarasota, Florida

Ray Hosford
(Deceased) Professor, Department of Counseling Psychology, University of Wisconsin

Fran Howe
Private Practice, Hadley, Massachusetts

Maurice Howe
Professor and Former Chair, Department of Psychology, Swinburne University, Melbourne, Australia

Wha Myung
Director, Developmental Counseling and Therapy Institute, Daejeon, Korea

Jane Myers
Professor, Department of Counseling & Educational Development, University of North Carolina, Greensboro

Eugene Oetting
Professor Emeritus, Psychology Department, Colorado State University

Thomas A. Parham
Vice Chancellor for Student Affairs, University of California, Irvine

Paul Pedersen
Professor Emeritus, Department of Counseling and Human Services, Syracuse University

Sandra Rigazio-DiGilio
Professor, Department of Human Development & Family Studies, University of Connecticut

Lori Russell-Chapin
Professor and Director, Center for Collaborative Brain Research, Bradley University

Ernest Washington
Professor, Department of Teacher Education and Curriculum Studies, University of Massachusetts, Amherst

Derald Wing Sue
Professor, Department of Clinical and Counseling Psychology, Columbia University

作者简介

艾伦·E.艾维(Allen E. Ivey),马萨诸塞大学安姆斯特分校荣誉
教授,南佛罗里达大学(坦帕)心理咨询客座教授。他是微培训
学会(一家教育出版公司)的创办人,现担任微培训/亚历山大
出版社顾问。艾伦是咨询心理学专科医生,美国心理咨询学会
会员。他赢得了无数赞誉,最为骄傲的是被提名为美国国家多
元文化会议和高层会议的多元文化元老。艾伦已出版(含合
著)超过40本书,发表200多篇论文和节选文章,被翻译成22
种语言。他是微技巧方法的创始人,这也是本书的基础。

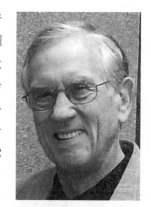

玛丽·布莱福德·艾维(Mary Bradford Ivey),南佛罗里达大学
(坦帕)心理咨询客座教授。之前她是一位学校心理咨询师,曾
为马萨诸塞大学安姆斯特分校、夏威夷大学和南澳大利亚弗林
德斯大学访问教授。玛丽著有14本书(含合著),这些书被翻
译成多种语言出版。她是国家认证咨询师,也是一位执业心理
健康咨询师,具有学校心理咨询师资质。她也因在促进和宣传
发展性咨询方面的工作而在美国和国际上颇具盛名。她的基
础心理咨询项目在 Christa McAuliffe 大会上被评为十佳项目。
她也是美国心理咨询学会排名前15位的荣誉会员。

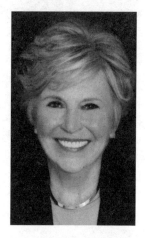

卡洛斯·P.扎拉奎特(Carlos P. Zalaquett),南佛罗里达大学心
理学系临床心理健康咨询和社会基础系的教授和协调员。他
也是 USF Successful Latina/o Student Recognition Awards 项
目的负责人,美洲心理学会美国和加拿大分会的执行秘书,以
及佛罗里达州心理健康咨询学会和佛罗里达州行为健康联盟
的主席。卡洛斯著有(含合著)超过50本学术出版物和4本书,
包括 *Basic Attending Skills* 的西班牙语版本。他获得了很多荣
誉,包括 USF 拉美协会年度最佳员工和坦帕市西班牙文化遗产
教育界人物奖。他是一位国际知名的心理健康、心理治疗、多样
化和教育领域的专家,并在七个国家开展工作坊和发表演讲。

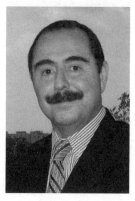

欢迎阅读《心理咨询的技巧和策略：意向性会谈和咨询》(第 8 版)，这是一本介绍原创、得到充分研究且成体系的心理咨询和心理治疗基本技巧的书。你将发现一个全面更新的、重新写就的版本，它基于最新的研究，更具可读性。共情和关系／工作联盟在本书中占有更加重要的核心地位。这一版还增加了一个新的章节。

微技巧方法已经成为全世界心理咨询和心理治疗技巧训练的标准。基于超过 450 个实证研究，该方法在全球 1 000 多所大学和训练项目中被广泛使用，文化敏感的微技巧方法已被翻译成 23 种语言。微技巧的重点很清晰，在几乎所有心理咨询和心理治疗理论中它都提供了关键性能力背景。

微技巧还易于教与学，学生们会发现补充材料能帮助他们快速掌握书本中的概念，并运用于"真实世界"中。

本书还有另一个版本，《心理面谈的基本技巧》(第 2 版)(*Essentials of Intentional Interviewing*, *2nd ed.*)。它简要介绍了会谈、心理咨询和心理治疗的关键技巧和策略，较少涉及理论、研究和补充概念。

微技巧传统和基本能力

本书延续之前对能力技巧的关注。学生可以做什么，以便变得更胜任，并为接下来教育和专业工作阶段做好准备，这才是重要的。使用本书的学生将可以：

▲ 掌握心理咨询和心理治疗的基本技巧：倾听、影响，以及组织个体和多元文化敏感的有效面谈。

▲ 本书阅读到一半时，他们能仅凭倾听技巧就完成一次完整的会谈。

▲ 掌握会谈的基本结构，并可以将其运用于很多不同的理论。

1. 与来访者建立**共情关系**。

2. 引导来访者叙事，特别关注他的力量和资源。

3. 和来访者一起设定清晰的**目标**。

4. 让来访者可以**重新叙事**，对问题、困难和挑战抱以不同的看法。

5. 帮助来访者在会谈之外采取**行动**。

▲ 将伦理学、多元文化问题和积极心理学／健康心理学整合进心理咨询实践。

▲ 精确分析他们自己的自然助人风格，并且分析他们的咨询风格是如何为来访者所接受的，后者同样重要，甚至可能更重要。

　　每一章中我们都会强调"能力文件夹"。学生们已经发现，组织良好的能力文件夹对于他们获得好的实习机会和实习生资格很有帮助，而且有时候还能帮助他们获得专业性岗位。学生们可能会抱怨工作量大，但如果他们发展出了扎实的能力文件夹，使用互动网站来巩固学习，并进行严格的技能和概念实践，就会很清楚地看到他们究竟学到了多少。

第8版中新增的能力特征

　　下一个十年，心理和生理健康服务领域将出现不断整合的趋势，我们将使用新的、更精妙复杂的系统来帮助来访者和患者。创新的团队实践将使得心理咨询师、心理治疗师与内科医生、护士和公共服务人员的关系更紧密。而且，神经科学和脑科学研究让我们认识到身体和心理是一体的。心理咨询会谈中的行动不仅影响思想、感受和行为，而且也给大脑和身体带来变化。对于学生和他们的指导者来说，有很多令人激动的机会正等待着他们。

　　《心理咨询的技巧和策略：意向性会谈和咨询》(第8版)试图让学生们为文化意向性和灵活应变的心理咨询和心理治疗做好准备。在我们为崭新的未来做准备时，本书增加或增强了以下几个特点：

▲ **共情和共情沟通**在微技巧框架里变得更加核心了。它们一直很重要，现在更成了核心内容，与每一种微技巧都有联系。学生可以通过共情理解的质量来评估每一次心理干预的成效。本书中的每一个案例都包含了过程讨论，展示了各种不同水平的共情。学生将可以评估他们的助人引导是如何被来访者所接受的。

▲ **自我实现、意向性和心理弹性**被视作心理咨询会谈的目标。这个新的部分关注作为会谈结果我们希望从来访者身上看到的东西。当然，我们想增强他们达到所希望的结果的能力，但是我们也鼓励他们发展心理弹性，以便更好地

应对未来的压力和挑战。

▲ **危机咨询和认知行为治疗新案例**被放在了第 15 章,展现了微技巧在心理咨询理论中的应用。危机咨询的基础以及一个展示会谈实际情况的案例是该章的亮点。CBT 案例清晰展示了如何处理无意识思维,以及学生们可以如何使用这些策略。

▲ **关于自我暴露和反馈的新章节**(第 12 章)。对这两个新技巧的介绍特别关注了它们与共情理解的联系。

▲ **完全重写的关于面质和聚焦的章节**(第 9 章和第 10 章)。为了让这两章对学生而言显得更清晰、更具操作性,我们增加了一个连续的案例,从头至尾展示了这两种技巧。学生将看到共情理解对这些技巧是如何重要。学生也将看到如何运用来访者转变量表,在会谈中评估来访者的改变情况。

▲ **五个包含过程分析的新案例**展示了如何在会谈时使用技巧。概括出心理咨询技巧的关键点是很必要的,更重要的是检验它们是如何适用于会谈,如何觉察使用共情技巧的结果,以及微技巧的使用是如何影响来访者的思想、情感和情绪的。这让学生们做好更好的准备,去迎接技巧训练中最核心的部分——在角色扮演或真实会谈中真正地实践这些技巧。

▲ **神经科学前沿与心理咨询技巧之间的不断整合**。心理咨询和心理治疗改变了大脑,通过神经重塑和神经再生,塑造了来访者和咨询师的新神经网络。我们特别关注对助人过程有影响的那一部分脑区(见新的插图)。神经科学研究强调一种积极健康的导向,以此增强神经发展以及积极的心理健康发展。在附录中,你可以看到关于实践应用的内容。学生将发现我们在助人领域中做的事情几乎都得到了来自神经科学研究的支持。

▲ **压力管理和治疗性生活方式改变(TLC)**在本版中已经变得更加核心。本书强调了辨认压力这一关键问题,及其对脑和身体的危险性影响,同时也认为适当水平的压力是积极的,对学习和改变是必要的。关于健康和神经科学的研究已经揭示出,作为压力管理和所有治疗性目标而言,治疗性生活方式改变(TLC)具有重要作用。

▲ **课程助手,我们的在线选修包**是一个受欢迎且有效的互动性辅助工具,由本书作者艾伦、玛丽和卡洛斯共同提供,更新了录像示例。很多案例研究和基于录像的互动练习提供了实践的机会,以及更好地掌握所需技能的进一步信息。可下载的表格和反馈表使学生可以方便地形成自己的能力文件夹。认真使用这些资源的学生表示,他们能更好地理解会谈,测验表现也更好。动

机性会谈和督导技术／心理咨询的案例和"操作指南"（how to's）是网上材料的主要内容。

为教师准备的：附加材料

《心理咨询的技巧和策略：意向性会谈和咨询》（第8版）拥有一整套供教师和学生使用的附加材料，由本书作者艾伦、玛丽和卡洛斯共同提供，满足他们的教学和学习理解的需要。

在线教师资源指南　在线教师资源指南（IRG）已经随着本书的更新而更新。你可以找到章节主题、上课流程建议、章末练习的附加讨论，以及多选题和讨论题。每一章中还列出了可能的追加录像材料。IRG也包含了关于发展性心理咨询和心理治疗（DCT）的基本信息，很多教授发现在技巧课程开始阶段很有用。IRG中的材料可以复印了给学生使用。IRG材料也有电子版，可以通过你的圣智学习销售代表来订购。

在线试题库　你可以通过你的圣智学习销售代表来订购在线试题库的内容。在测验视图（ExamView）中，教师可以找到灵活的测验和答案，可以改变某些项目，方便地生成测验卷。如果你在寻找试题库方面有困难，可以登录 www.cengage.com 联系你的圣智学习销售代表，或通过艾伦·艾维的电子邮箱 allenivey@gmail.com 来联系他。

两组PPT　在与本书配套的网站 www.cengage.com/login 上你可以找到它们。一个PPT很详细，包含了每一章的所有概念。另一个是缩写的，覆盖了主要的概念。你可以下载，并根据你的教学偏好，对幻灯片进行改变、分类／重新编序。然后通过你的电脑进行播放。

致谢

感谢学生　多年来在这本书的发展过程中，国内外学生都起到了重要的作用。我们邀请学生们继续合作。Weijun Zhang，艾伦的一个学生，现在是一名中国的咨询督导和管理者。他写了很多关于国内外对心理咨询技术的预期的文章，丰富了我们对多元文化问题的理解。Penny John，艾伦的另一个学生，她允许我们使用她课堂会谈项目的案例，作为短期心理咨询的实例，对此我们表示感谢。Amanda Russo，西肯塔基州州立大学的学生，允许我们分享一些她关于微技巧实践重要性的想法。

Michael Fitzsimmons,天普大学学生,提供了当前有关性别和性取向研究方面的综述。

我们要特别关注卡洛斯的两个学生,Nelida Zamora 和 Seria Shia Chatters。Nelida 在为亚历山大出版社/微技巧训练学会制作《基本影响技巧》(第 3 版)和《基本压力管理技巧》这两组录像过程中,与我们密切合作。她也授权我们在第 9 章和第 10 章中使用她与艾伦的咨询案例。Seria Shia Chatters 博士帮助我们制作了 DVD 和教材中的录像,并阐明了自然助人技巧的重要性。现在她是迪拜扎耶德大学的老师。

南佛罗里达大学的研究生们志愿参加了附属网站上的录像制作工作。他们也帮助我们更新研究框的内容。我们尤其要感谢 Kerry Conca、Megan Hartnett、Jonathan Hopkins、Stephanie Konter、Floret Miller、Callie Nettles 和 Krystal Snell 等人的杰出工作。

感谢同事　Owen Hargie、James Lanier、Courtland Lee、Robert Manthei、Mark Pope、Kathryn Quirk、Azara Santiago-Rivera、Sandra Rigazio-DiGilio 和 Derald Wing Sue 在本书中撰写了有关多元文化问题信息框的内容。Robert Marx 发展了第 14 章中的预防复发表。与 Otto Payton 和 Viktor Frankl 的讨论,使我们对意义反映有清晰的认识。William Matthews 在构画五阶段会谈层次的工作中对我们特别有帮助。感谢弗林德斯大学和阿德莱德大学的 Lia Kapelis 和 Zig Kapelis 在艾伦和玛丽两次在南澳大利亚做客座教授时给予的支持和参与。

David Rathman,南澳大利亚原住民事务办公室 CEO,他为本书提供了持续的支持和挑战,他的影响表现在很多方面。Matthew Rigney,也在原住民事务办公室工作,他让我们用新的方式进行思考。这两位第一次让我们看到西方个人主义思考方式是不完整的,因此早期他们在引导我们理解多元文化问题方面具有非常重要的作用。

本书的技巧和概念是基于很多人过去 30 年的工作,尤其是科罗拉多州立大学的 Eugene Oettin、Dean Miller、Cheryl Normington、Richard Haase、Max Uhlemann 和 Weston Morrill,他们在微技巧训练框架刚开始形成时就在那里了。在过去的几年里,以下各位也私人地、专业性地帮助了微技巧心理咨询和微技巧训练的发展:Bertil Bratt、Norman Gluckstern-Packard、Jeanne Phillips、John Moreland、Jerry Authier、David Evans、Margaret Hearn、Lynn Simek-Morgan、Dwight Allen、Paul Pedersen、Anne Pedersen、Lanette Shizuru、Steve Rollin、Bruce Oldershaw、Óscar Gonôalves、Koji Tamase、Elizabeth Robey 和 Thad Robey。

美国国家多元文化能力研究所(National Institute of Multicultural Competence)

的董事会成员 Michael D'Andrea、Judy Daniels、Don C. Locke、Beverly O'Bryant、Thomas Parham 和 Derald Wing Sue,现在他们是我们这个大家庭的一部分了。他们的支持和指导对我们的生活非常重要。

在过去几年里,Fran Howe 和 Maurie Howe 不辞辛苦,连续审阅书稿。他们的修改反馈使我们对心理咨询和心理治疗理论实践的搜索做到了准确、严密和富有意义。

Jenifer Zalaquett 在此过程中起到了尤其重要的作用。她不仅驾驭了文稿工作,还使得这一项目能成为一个整体。

作为心理咨询图书编辑,Julie Martinez 目前已在本书五个版本的出版中与我们进行了合作。某种意义上,我们感觉她就是一个共同作者了。与 Brooks/Cole 集团的其他同事合作也总是那么愉快,他们是:Jon-David Hague、Rita Jaramillo、Elizabeth Momb、Elisabeth Rhoden、Kara Parsons 和 Caryl Gorksa。我们的文稿编辑 Peggy Tropp 给我们提出了非常有价值的建议。Scratchgravel 出版服务公司的 Anne Draus 和 Greg Draus 的工作总是那么卓越。因此,感觉他们也像是本书的共同作者了。

我们也非常感谢以下审阅者为本书提出了有价值的建议和看法,他们是:约翰·泰勒社区学院的 Yvonne Barry、夏威夷毛伊大学的 Cynthia Cary、澳大利亚南威尔士西悉尼大学的 Danuta Chessor、旧金山州立大学的 Anders Consoli、宾州印第安纳大学的 Lorraine Guth、威斯维尔社区学院的 Jerri Montgomery、多尔特学院的 Erin Olson、罗林斯学院的 Derrick Paladino,以及博纳旺蒂尔大学的 Alan Silliker。他们分享观点,鼓励我们做出改变,从而使你看到现在这本书,也使得本书中的观点更清晰,并以更具实践性的行为为导向。

再一次,我们邀请你给我们反馈、建议和意见。请使用本书背后的表格发来你的评论。也请你尽管通过邮件与我们联系。感谢你与我们一起阅读本书!

艾伦·E.艾维,教育学博士,美国职业心理学委员会
alleniyey@gmail.com

玛丽·布莱福德·艾维,教育学博士,美国国家认证咨询师,执业心理健康咨询师
Mary.b.ivey@gmail.com

卡洛斯·P.扎拉奎特,哲学博士,执业心理健康咨询师,注册心理师
carlosz@usf.edu

目　　录

第二部分　基本倾听程序：如何组织一次会谈　135

第5章　询问：开放式沟通　137

第6章　鼓励、释义和总结：积极倾听的关键技能　162

第7章　情感反映：来访者经历的基础　189

心理咨询和
治疗的基础

共情倾听和发展咨询关系是心理咨询和治疗中最基础的部分。我们接下来的目标就是让来访者说出自己的故事。通过这种叙述性的探索过程，我们能够帮助他们以一种更有效的方式来重写自己的故事，并鼓励他们按照自己的想法在现实世界中做出反应。我们的主要任务是拓展来访者意向性行为反应的可能性，使其获得对潜力、有效决策和心理健康的自我实现。无论在学校、社区机构、行为健康机构服务，还是在私人诊所工作，作为心理咨询师和治疗师，我们都能够做到这些。

本书的第一部分介绍有关倾听和共情理解的技巧，这些技巧足以帮助来访者正视自己，并做出积极的改变。在此基础上，之后的章节将讨论影响技巧与策略。在帮助来访者重写生活故事、掌控生活、做出改变和行动的过程中，你将有更多可能性。

第1章　意向性会谈、心理咨询和治疗

在这一章中，你将了解本书的概况和脉络。首先介绍微技巧层次，总结各种咨询技巧和策略，该书各章主要内容，并对你的先天助人技巧进行评估。你并不是偶然选择了心理咨询，你身上的某些东西，一些以助人为导向的独特能力引领你至此。我们将请你反思一下，是什么让你进入这个助人的专业领域；当你在尝试各种咨询和治疗技巧与策略时，你究竟想要做些什么？

当你读到第8章时，你将学会仅仅运用倾听技巧就完成一次心理咨询。将倾听微技巧结合心理咨询和治疗的五阶段结构使用，你就能够应付各种类型的咨询实践了。本书的主干是五阶段模型：*共情关系—叙事和发现优势—目标—重新叙事—行动*。这五个阶段代表了会谈、咨询和心理治疗过程中充分且必要的组成部分，其中涉及该领域的众多重要理论和方法。

第2章　伦理、多元文化能力及积极心理学和心理健康方法

这一章主要介绍心理咨询和治疗中的三个关键方面。伦理，即所有助人专业领

域遵守与践行的专业准则,它是心理咨询师和治疗师在处理诸如挑战、知情同意、保密和社会公正等问题时的指导方针。多元文化能力是咨询师对来访者世界观的文化觉知与敏感性。积极心理学和健康心理学让心理咨询师能够发现来访者自身的能量与资源。这一导向聚焦于他们"能"做什么,而不是他们"不能"做什么,尤其适用于解决来访者生活中存在的问题。

第 3 章　贯注行为和共情

这一章介绍心理咨询和治疗的基础。缺乏贯注,共情关系无法建立。许多刚入门的助人者会在咨询过程的最初五分钟里,不恰当地努力试图解决来访者存在的问题和面临的挑战。请先设定一个早期目标:允许你的来访者讲讲。仔细观察他们的言语和非言语行为表现。在向你寻求咨询前,你的来访者经过多年,发展出了自己的看法、问题和生活挑战。先倾听,再倾听,一直倾听。

第 4 章　观察技巧

在贯注行为的基础上,本章将让你进一步学习如何观察来访者的言语与非言语行为。你也要学习如何观察自己在咨询过程中的非言语反应。在进门时,来访者总是一副卑躬屈膝的样子,放低的身体姿势。运用观察和倾听技巧,你将会看到他们之后会出现更多积极的身体语言,构建一个全新的故事,并对自我有一个更好的评价。你可以帮助他们挺直身躯,目光炯炯。

在阅读本书前,你首先应该对自己和自己天生的沟通才能有所认可。借助微技巧,你可以用新技巧和策略,改进你的先天助人方式,让你在帮助来访者成长和发展时有更多选择。

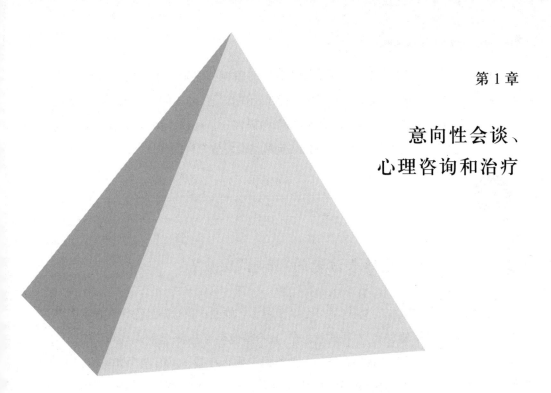

第 1 章

意向性会谈、心理咨询和治疗

本章任务

介绍本书中主要的心理咨询技巧与策略的概念,并概述其主要内容。以下所列举的能力培养目标即为本章所要达到的目标。

本章目的与能力目标

通过本章所展开的意识、知识、技能和行为,你将学会:

- 以兼具科学性和艺术性的方式探索咨询活动。在这个过程中,我们请你反思自己作为一个潜在助人者的表现。有本书中提到的科学知识打底,你将像一个独立艺术家一样,学会如何整合自己的观点、技巧和能力。

- 对会谈、心理咨询和治疗这几个概念的相似性和差异性进行定义和辨析,体会究竟是哪一个在咨询过程中占据主导。答案可能会出乎你的意料,并对你有所裨益。

- 一步一步地学会微技巧的相关知识,为定义你的个人风格打好适当的基础。之后,你就可以提出自己关于咨询理论的看法了。

- 验证心理咨询和心理治疗的主要目标:自我实现、心理弹性,以及解决来访者的问题。

- 认识"什么是多元文化",意识到胜任与不同背景的来访者一起工作的重要性。

- 在你的工作和未来的心理咨询和治疗中,重视引进神经科学前沿知识。
- 在你的第一次实践练习中,记录一个展示你沟通、助人的个人风格的咨询案例。这一练习可以作为本章的小结,并提供一个基线水平,让你在今后可以检验:随着对本书的阅读,你的咨询风格会发生怎样的变化。

▶ 引言:什么是对来访者的"正确"反应?

西恩娜是一个 16 岁的女孩,她怀孕 8 个月了。她说:"我想知道我什么时候能够再见到弗雷迪(孩子的父亲)? 我的意思是,我希望他参与进来;他想跟我和我的孩子在一起。但是我妈妈想要我待在家里。他妈妈说她正在找一间有两个卧室的公寓,好让我们住在一起,但是我知道我妈绝对不会同意的。她让我跟她一起住,直到我高中毕业。嗯,老实说,这是为了确保不再发生这种情况(她指指她的肚子)。"

我认真倾听了她的故事,然后说:"我很高兴知道弗雷迪想参与照顾孩子,并和你保持关系。你的目标是什么? 在和你妈妈讨论这些时,你有什么感受?"

"我不知道。我们不怎么说话。"她一边说一边窝进椅子里,抠着她的紫色指甲油。我指出她的伤心处,但是当我这么做时,她回忆说跟妈妈相处得很好,变得开朗了一点。

然后,她描述了她和弗雷迪之前的生活,主要介绍了她一起玩的伙伴,用她的话说,就是一群野蛮、卑鄙、强势的女孩。她的情绪变得有些忧郁,看上去焦虑、气馁。同时,咨询会谈进展顺畅,看上去我们之间建立了很好的关系。于是我说:"我感觉你对自己的现状有很清晰的认识。似乎你对此有很多想要说的。在和你妈妈一起坐下聊聊前,让我们继续我们的对话,对此你有什么看法?"

出人意料的是,她说:"不。让我们下周跟她一起聊吧。孩子马上要出生了,嗯,到那时会更难了。"结束咨询时,我问她:"如果让你回顾我们刚才的谈话,你想到些什么?"西恩娜回答道:"嗯,我感到更有希望了,我猜你将帮助我跟我妈谈一些重要的问题,我觉得我自己做不到。"

这是一个包含五次面询的心理咨询过程的第一步。就像提到的那样,我们邀请弗雷迪参加了一次咨询。原来他已经工作了,虽然经济上面临不小的挑战,但迫切希望能承担自己的责任。这次咨询被安排在和两个妈妈的会面之后,会面时我们制订了一个涉及所有家庭成员的切实可行的行动计划。我帮助西恩娜找到了一个开展少女妈妈特殊关爱项目的学校。

这个个案展示了助人活动的现状。我们经常会面对复杂的问题，没有清晰的、积极的结局。如果我们能够建立良好的咨询关系，仔细倾听来访者的故事，就能让目标进一步明晰，之后问题通常会得到解决。

反思　爱是倾听

田立克说："爱是倾听。"倾听、爱、照顾、建立关系，它们之间紧密联系。这四个词可以说是助人过程的核心。在和西恩娜的互动中，这四个词是如何体现的呢？对此，你是如何反应的？对于这个词的核心意义，你又是怎么想的？在这个个案中，心理咨询与心理治疗的科学性和艺术性是如何体现的？

▶　会谈、心理咨询与心理治疗

在本书中，会谈、心理咨询与心理治疗这三个术语是可以互换使用的。三者之间有相当大的重叠部分（见图 1.1），有时候会谈在心理咨询和心理治疗中都略有涉及。在工作的最初阶段，心理咨询师和心理治疗师都会采用会谈。除非具备扎实的会谈技巧，否则你无法成为一个成功的心理咨询师或治疗师。

会谈（interviewing）是一个基本的心理咨询过程，用于收集资料，为来访者提供信息和建议，提出有关解决问题的可行性方案。在很多场合，我们都可以见到会谈者

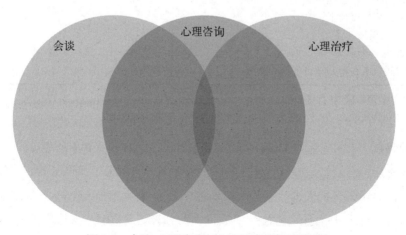

图 1.1　会谈、心理咨询与心理治疗的相互关系

的身影,如公司、学校、医院等。医学、商业、法律、社区发展、图书馆及政府工作等诸多领域的专家们也会使用这些会谈技巧。

心理咨询(counseling)是一个更加集中、个性化的过程。虽然通过会谈获取信息非常关键,但咨询过程更多的是倾听与理解来访者生活中存在的挑战性问题,并与来访者一起发展改变与成长的策略。咨询通常与专业的咨询领域相关,如心理咨询、人际关系、临床与咨询心理学、宗教咨询、社会工作等,它也是医务人员和精神科医生工作的一部分。

心理治疗(psychotherapy)关注更深层的问题,需要更长的治疗时间。然而,在开始治疗前,心理治疗师也通过会谈来获得来访者的基本事实与信息,而且也会运用心理咨询技巧。在成功的长时程心理治疗实践中,意向性会谈与心理咨询的技巧和概念也同样有效。从历史的观点来看,心理治疗是精神科医生的工作领域,但治疗师人数有限,如今他们主要提供短程治疗和药物治疗。这就意味着我们经常说的心理治疗是由精神科医生以外的专业人士进行的。表 1.1 显示,精神科医生总共 23 000 人,而其他助人的专业人士则超过 100 万人。

表 1.1 助人职业从业者人数

学校咨询师	131 100
高校咨询师	52 370
心理健康咨询师	114 180
职业重建咨询师	110 690
物质滥用和行为障碍咨询师	76 600
人力服务工作者或社会和人力服务助理	384 200
婚姻和家庭咨询师	33 990
临床、咨询和学校心理学家	100 850
儿童、家庭和学校社工	276 510
医疗和公共健康社工	138 890
精神病医生	23 140
国际教练联合会(ICF)认证的职业教练	30 000

资料来源: U. S. Department of Labor. (2012). *Occupational Outlook Handbook 2010 - 2011*. www.bls.gov/oco/ooh_index.htm.美国劳工部定期更新数据。

疗程数 卡尔施泰特(Carlstedt,2011)统计了 23 034 位来访者所经历的 218 331 次心理治疗,大约21%的来访者在第一次治疗后就不再回来了,而50%的人完成了 4 次治疗。另外25%的人进行了 5 到 10 次治疗,其中的大部分人在第 35 次时完成了治疗过程。对此,你有什么感触?一方面,大部分来访者需要一次治疗,且一次就足以解决他们的问题了。另一方面,苏和苏(Sue & Sue,2013)提出近一半的非白人来访者在第一次治疗后就放弃了。这表明,虽然一些来访者发现一次治疗给他们提供了所需的帮助和信息,但是其他很多人并没有发现咨询和治疗的价值所在。

反思　在助人领域,你的位置何在?

很有可能你是憧憬着自己在助人领域的未来而踏入了这一行。你很强调会谈、心理咨询和治疗吗?在众多可能提供的服务中,现在你最喜欢哪个专业领域?你更喜欢在哪里工作,在学校、社区心理健康诊所、医院,还是在私人执业的心理诊所?

精神病学领域的从业者数量最少,但在定义这个助人领域的本质特征上有着最强的专业力量,尤其是借助《精神障碍诊断与统计手册》来为来访者的问题命名。他们的诊断过程耗时颇长,超过 2 小时。同时,在大多数治疗中,精神科医生关注开处方,可能没有时间进行需要的谈话治疗。对于整个国民的心理健康需求,你觉得你的责任是什么?

▶ 心理咨询与心理治疗的科学性与艺术性

本章将心理咨询视为一门科学和一门艺术。现在,心理咨询和心理治疗拥有了坚实的科学基础,使我们能够具备有效助人的能力和技巧。科学已经证明,倾听技巧的特定效果是确信无疑的,且在助人过程中具有核心作用。然而,仅仅基于证据的探究本身还不够。艺术家用技巧和知识,借助颜料、帆布和个性经历创造出美丽的图画;而作为一名心理咨询师,你和艺术家很相似。你是一个倾听者,为我们需要帮助的人际关系添加颜色和意义。

对于同像西恩娜那样的来访者一起工作的心理咨询师来说,他们需要具备基于证据的咨询技巧,以及源于心理咨询和治疗理论体系的咨询策略。但是,每个来访者都是独一无二的,科学研究无法告诉我们究竟什么方法对他们最有帮助。因此,心理咨询和治疗的确具有科学基础,但事实上,如何运用这些科学是一门艺术。科学提供了基础,但你是令一切成真的艺术家。

就像艺术家、音乐家或技巧纯熟的运动员一样,你生来具备与他人分享的天赋,但还要时刻准备接受惊喜和必要时做出变通。这些地方就是体现你艺术技巧的了。在基于证据的心理治疗中,哪些方面对于特定的、困难的情境有所助益?虽然专业的理论、技巧和策略至关重要,但是你才是那个将其整合在一起、为他人的发展与成长提供特定促进作用的人。

接下来,在介绍意向性与文化意向性概念时,我们将进一步扩展关于科学性和艺术性的探讨。

▶ 灵活的心理咨询师与来访者:意向性与文化意向性

如果你不喜欢这个想法,我还有另一个。

——马歇尔·麦克卢汉

促进来访者的心理发展有很多方法。当你变得越来越胜任这份工作时,你要学着将自己的固有能力与新技巧、新理论掺合在一起。意向性是本文的目标。我们需要你成为你自己,但也要意识到,当面对各种各样的来访者时,你需要具有灵活性,经常改变行为方式,学习与每一个独特的来访者相处的新方法。

初学者总是急于为来访者找到"正确"的答案。事实上,他们太急于求成,以至于给出不恰当的快速补救建议。例如,你自己的种族、人种、性别、生活方式或宗教导向等个人特征或文化因素都可能使你对西恩娜的应对和咨询计划有所偏向。

意向性心理咨询和心理治疗考虑的不是单个反应是否正确,而是要考虑究竟有多少可能的应对是对来访者有帮助的。我们可以这样定义意向性:

所谓意向性(及文化意向性)是一种能力,是在许多可选择的行为中进行选择的能力。意向性个体可以选择不止一种行为或表现,以此来应对生活情境的变化。文化意向性个体可以在给定的情境下找到可选择的行动方案,从多方获利的角度来思考问题,使用各种技巧和个人能力,应用各种方式,以适应不同的个体和文化。

文化意向性心理咨询师或治疗师牢记一条助人原则:如果一种帮助技巧不起作用,那就试试另一种!在心理咨询和心理治疗中,关键的一点是:对有着不同生活经历和文化背景的个体而言,同样的话可能产生不同的效果,因为每个人都有着独一无二的背景,有着独特的交流模式。小心你的刻板印象,因为无论什么文化中,个体间都存在着巨大的差异。

反思 建构你自己的文化意向性方式

你是否有不止一条生活轨迹?每个新的生活经验或环境是如何改变你的思考方式?这是否让你更具灵活性,更清楚你自身拥有的许多可能性?你能倾听那些与你迥然相异的人,并从他们身上学到点什么吗?你的家庭和文化背景如何?这些背景是怎样影响你的?

▶ 意向性、心理弹性和自我实现

那些自我感觉良好的人，总能得到好结果。

——肯尼斯·布兰查德

我们的很多（甚至是大部分）来访者会因为感觉自己表现不佳而来见我们，他们最关注的问题是他们究竟出了什么问题。他们很紧张。来访者可能会感觉进退不得、不知所措、无能为力了。通常，他们无法做有关职业或生活的决策。他们常常会有消极自我概念，或者对他人充满愤怒。在我们强调发展来访者的意向性、心理弹性和自我实现时，这种对消极事物的关注正是我们要对抗的。

意向性

我们不能期待通过几次会谈解决来访者的所有问题和挑战，虽然短时间内问题依然存在，但我们可以让它们有所改变。首先，作为心理咨询师或治疗师，想想意向性和心理弹性对你意味着什么。当来访者得到倾听和尊重时，他们会从中受益并变得更坚强，且在意向性上更具有灵活性，用新的方式去解决问题。解决眼前的具体问题（例如选择一个大学专业，一次职业改变，结束一段长期的关系，或应对一次严重失败带来的抑郁）可以使他们感觉能掌控自己的生活，有助于进一步行动。

心理弹性和意向性

心理咨询和心理治疗的一个长期目标是发展来访者的心理弹性。

心理弹性是个动态过程，即个体在遭遇严重挫折、创伤、悲剧、威胁，甚至是严重压力情境时所展现出来的积极行为适应。（Luthar,Cicchetti, & Becker, 2000）

发展来访者的意向性，也就是发展他们的心理弹性。作为心理咨询师，我们需要有灵活性，以应对改变和意料之外的事情，来访者也需要同样的能力。帮助来访者解决一个问题是我们在增加他们心理弹性方面做出的贡献。你帮助来访者从陷入困境到做出行动，从无法做决策到做出决定，或者从身处一片混乱到明白今后的路该怎么走。要向那些做出改变的来访者指出，他们正在展现他们的心理弹性，且拥有了获得长期成功的能力。

本书提供了多种技巧和策略，均有助于提高来访者的心理弹性和积极发展能力。

自我实现

卡尔·罗杰斯和阿巴拉罕姆·马斯洛曾关注自我实现,并将其视为心理咨询和治疗的目标。自我实现与意向性和心理弹性有着紧密的联系,它被定义为:

心理治疗中的治愈性力量——实现自我、发挥潜力的一种倾向性……展现机体所有的能力。(Rogers,1961,350-351)

让机体已经拥有的内在能力,或者更确切一点说,就是让机体本身得到发展……自我实现是以增长为目的,而不是以减少为目的。(Maslow, Frager, & Fadiman, 1987, p.66)

无论来访者身处什么境地,我们最终想要让他们对自己感觉良好,能期待自己有好的结果。这样做并不是赞同那些不恰当、不明智和有害的举动。共情要求我们理解来访者并与他们在一起,但我们不必赞同或支持那些对来访者或其他人有害的行为。

对于个体克服困难挑战、为自己的生活负责的能力,罗杰斯和马斯洛都深信不疑。在这个过程中,你会愿意陪伴来访者一起面对。

对于来访者而言,心理咨询和心理治疗是一个真真切切的过程,但我们不要忘记,他正身处一个多维度、多文化的社会背景下。然而,在很多咨询治疗实践中,来访者往往没有被置于某种背景之下。

反思 *心理咨询和心理治疗的目标是什么?*

自我实现是一个具有挑战性的概念。它对你意味着什么? 是什么经历和支持帮助你成为更像你自己的"你",成为真正的"你",以及你想成为的"你"? 你是怎么从你曾经面临过的重大挑战中恢复(反弹)过来的? 是什么个性特质或社会支持帮助你成长? 这些对你的心理咨询和心理治疗实践有什么影响?

现在,让我们来看看那些发展意向性、心理弹性和自我实现能力的技巧和策略。

▶ 助人过程中的核心技巧:会谈微技巧层次论

心理咨询师和心理治疗师需要与来访者建立这样一种关系:通过抽离出来和倾听来访者的故事,来帮助他们处理自己的问题。本书将介绍这方面的关键技巧和策略。

会谈微技巧(microskills)是意向性心理咨询和心理治疗的基础。他们是心理咨询师/治疗师的一组交流技巧,可以在你面对不同类型的来访者和使用各种心理咨询和治疗理论时,为你提供具体的、可供选择的方法。你逐一掌握这些技巧,然后学着将它们整合进一个组织良好的会谈。

当你真正擅长这些微技术后,你就能够有效倾听,帮助来访者改变和成长。有效使用会谈微技巧能让你预先推测出,来访者对你的干预会有怎样的反应。而且,如果来访者没有做出你所预期的行为,你可以切换其他更匹配他们需求的微技巧。

会谈微技巧层次(microskills hievarchy)(见图1.2)总结了意向性心理咨询和心理治疗的系列步骤。这些技巧建立在对**种族**(ethics)、**多元文化能力**(multicultural competence)和**健康**(wellness)的基础上。建立在这种基础上的第一个微技巧是**贯注行为**(attending bchavior),之后还有一系列基本的倾听技巧。对于其他技巧和会谈

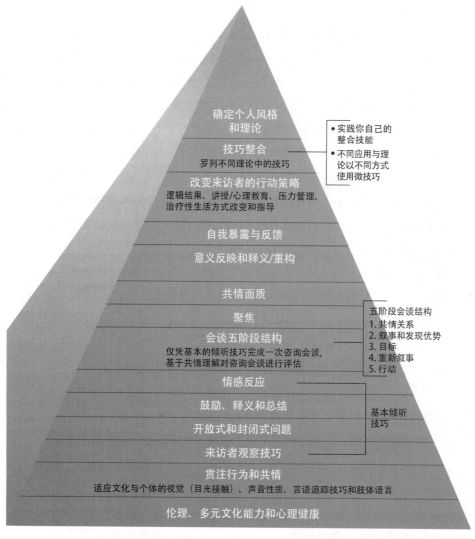

图1.2 会谈微技巧层次:构建文化意向性的金字塔

的五阶段结构而言,贯注和倾听技巧是关键。在本书中,你将有机会详细地练习所有的微技巧,深入理解它们的内涵,并最终通过练习和真实会谈来掌握每一种技巧。

一旦你掌握了贯注行为,你将在会谈微技巧的金字塔上向上移动到基于共情的倾听技巧,如**询问**(questioning)、**观察**(abservation)、**鼓励**(encourageing)、**释义**(paraphrasing)、**总结**(summarizing),以及**情感反映**(reflecting feelings)。在微技巧层次中,并非位置越高就必然越好。除非你已经发展出了倾听和尊重的技巧,否则跃升到微技巧金字塔更高处就没有任何意义。发展出与来访者相处的自我风格,但始终要重视倾听来访者的故事和问题。有了这些技巧做你的坚实基础,仅靠倾听技巧,你就能完成一个完整的咨询会谈。

心理咨询会谈的**五阶段**(five-stage)结构提供了一个框架,将会谈微技巧整合进一个完整的咨询过程。**共情关系**(empathic relationship)—**叙事和发现优势**(story and strength)—**目标**(goals)—**重新叙事**(restory)—**行动**(action),这一框架为你提供了一个完整的系统,让你可以检视所有与来访者的会面。

接下来,你将接触到那些能够帮助来访者探索个人冲突和人际冲突的影响性技巧。**聚焦**(focusing)将帮助你和来访者探索与问题有关的文化和背景问题。**共情面质**(empathic confrontation)对于来访者的成长和变化具有关键作用。**释义/重构**(interpretation/ reframing)、**对意义的反思**(reflection of meaning)、**反馈**(feedback),以及**自我暴露**(self-disclosure),这些技巧详细阐述了如何在会谈的重新叙事阶段,对来访者产生更直接的、更特别的影响。

具体行动策略(concrete action strategies)包括一批影响性技巧,你通过提出自己的、经过验证的观点,寻求来访者的改变和发展。逻辑结果(logical consequences)是最先被使用的,之后是为来访者列举具体的最佳范例,提供相关的信息和指导。需要重点关注压力管理、心理健康教育和**治疗性生活方式改变**(therapeutic lifestyle changes, TLCs)。这些被很好地研究过,被证明有益于身心健康的技巧方法。

掌握了倾听技巧(仅凭这种能力就可以完成一次咨询会谈),同时更深入地使用影响性技巧和策略,你就准备好了在多种心理咨询与治疗理论中培养自己的能力。你会发现,会谈微技巧可以被组织进不同的模式,运用于不同的途径。例如,如果你已经掌握了倾听技巧和会谈五阶段结构,你就有了一个好的开端,在决策咨询、人本主义心理咨询、多文化心理咨询与治疗(MCT),以及存在主义心理咨询与治疗中具有较强的优势。此外,第13章还将探讨危机干预心理咨询和认知行为咨询。

在会谈微技巧金字塔的顶端,是技巧整合与确定自己的风格和理论。光掌握技巧、策略和会谈五阶段还不够,你最终不得不确定自己的心理咨询与治疗的实践方法。心理咨询师和治疗师都是具有独立性的群体,大部分助人者都喜欢发展自己的风格,并通过折衷主义来整合自己的各种理论和技巧。

当你感觉有了自己的专长和能力特长后,你将会发现,每一个来访者对你和你的自然风格都会有一套完全独特的反应模式。很多来访者可能很适应你的风格,而其他一些人会要求你适应他们和他们的风格。文化意向性将提供多种可选择的方式,帮助你适应来访者的差异性。

会谈微技巧的学习是练习导向的,且需循序渐进,本书的各个章节中都将提到以下这个基本学习框架。

1. **热身**。聚焦一个单独的技巧或策略,将其定义为助人过程的关键。

2. **观看**。通过文本和过程分析,或者更好一点,通过观看现场示范或视频材料,来观察一项技巧。

3. **阅读**。阅读有关技巧的文字和/或收听有关有效使用技巧的讲座。在发展技巧的过程中,认知理解是非常重要的。然而,理解并不意味着掌握,也不意味着你可以如理解的那样去操作。

4. **练习**。理论上讲,可以使用视频或音频记录材料来练习技巧;然而,与观察者一起进行角色扮演练习并接受反馈也是有效的方法。

5. **泛化**。完成一次自我评估。将技巧和行动契约整合进心理咨询与心理治疗的真实世界。

你可以快速"翻阅"一遍技巧,并理解它们,但要练习直到完全掌握,这样才能让你成为真正的专家。我们见到过很多学生"哗"地一下就学完技巧,但最终几乎没掌握多少。向来访者传授这些技巧也被证明是一种有效的咨询和治疗性技巧(Daniels, 2014)。

对于发展咨询的共情关系,引出来访者的故事和问题,确保会谈能使来访者有所改变和成长,本书所涉及的会谈微技巧有着关键的作用。资源框 1.1 总结了超过 450 个有数据支持的有关微技巧的研究,这些微技巧现在在全世界各种场合中使用。

资源框 1.1　你可以运用的研究和相关依据

微技巧的依据

心理学家曾做过超过 450 个有关微技巧的研究(Daniels, 2014)。该模型已被美国国内外超过 1 000 多个临床和教学项目所验证。微咨询(microcounseling)是首个基于视频的心理咨询系统性模型,并定义了明确的可观察的咨询技巧。它也是第一个强调多元文化问题的咨询技巧训练项目。相关的重要研究结果如下:

- 你可以从微技术训练中得到的。一些重要的综述研究发现,对很多人来说微技巧训练是一个教授技巧的有效框架,无论他是心理咨询和心理治疗的初学者,还是需要与来访者建立更有效联系的有经验的专业人士。教授你的来访者很多微技巧,这将有助于他们的个人成长,提高他们与家庭成员或同事相处的能力。

- 练习是必要的。如果需要巩固技巧并在今后使用的话,就需要练习以便掌握技巧。用进废退!完整地练习,归纳总结你所学的东西。如果可能的话,就用音频或视频将你的练习过程录下来。

- 多元文化差异是现实存在的。来自不同文化群体(如种族/人种,性别)的人有着不同的技巧使用模式。从不同于你的人身上学习,以文化适宜性的方式使用这些技巧。

- 不同的心理咨询理论有着不同的技巧使用模式。以人为中心的心理咨询师会把注意力几乎都放在倾听技巧上,而认知行为风格的心理咨询师会更重视影响技巧。微技巧专家将会帮助你定义自己的理论,并以你自己的自然风格来整合不同理论。

- 如果你使用一项特定的微技巧,你就可以看到来访者出现预期的反应。你可以预测来访者对你使用的每项微技巧会做出怎样的反应。文化意向性使你对无法预知的事物有所准备,并教会你用另外的方式或其他微技巧来灵活应对。

- 目前神经科学和脑科学研究对微技巧的临床和研究经验均有支持。在本书中,我们将提供来自神经科学和脑科学研究的数据。这些研究阐明了心理咨询和心理治疗一直以来都在做的那些事,与此同时,它还增加了我们所从事的实践工作的质量和准确性。

下面,我们将探讨以**叙事**(stories)的方式来呈现信息、思想和感受的重要性。会谈微技巧使得倾听更有效,并且使来访者能够更清楚地说出自己的需求和愿望。

反思 会谈微技巧层次告诉了你什么?

回到之前关于心理咨询师既是科学家又是艺术家的说法。会谈微技巧层次提到了科学观察和实证研究。这不能让你成为一个艺术家。关于微技巧就是个调色盘的比喻,你有何感想?作为一个心理咨询的艺术家,你会如何在这个调色盘上做出选择?对你而言,平衡科学性和艺术性最主要的意义是什么?

▶ 在一次组织良好的心理咨询和心理治疗过程中引出来访者的故事

心理咨询和心理治疗都与来访者的故事讲述有关。你将听到很多不同的故事线,例如,关于拖延和无力采取行动的故事,关于抑郁和物质滥用的故事。很多故事对来访者的改变、力量和勇气的展现都很有用。你的首要任务是倾听这些故事讲述,知道来访者是如何思考问题、如何感受,以及如何做出反应的。有时候,仅仅是满怀同情和关切地仔细倾听,就足以产生有意义的改变。

你也想帮助来访者在他们的故事里找出一条新的路径。通过心理咨询和心理治疗的对话过程,你将帮助来访者重写、重想/重述故事,将旧的故事改成更积极和更有创造性的新故事。新故事里有更深刻的情感经历,更有益的思考方式,以及新的行为表现。

发展和成长是我们工作的唯一目标。我们认为来访者有着巨大的改变力量。在消极和极度艰辛的故事中,你的任务是寻找那些能帮助来访者的能量和资源。如果你能找到来访者过去与现在典型的行为模式,你就已经走上了解决困境的道路了。

一个简单的例子是:想象一个 8 岁大的孩子哭哭啼啼地走向你,因为朋友戏弄了他。你倾听他,知道了整个故事。凭着你温暖且充满关爱的关注,你与孩子建立了联系,他安静下来。孩子拥有能量,你指出了一些。你说道,找可以帮助的人来述说问题是很明智的。你提到了孩子拥有能量的具体例子,例如他在语言上和体能上的力量,有一次你看到他帮助别人,或者可能有家庭成员可以支持他。你可以读一篇小文章或讲一个故事,讲的是内在的力量可以克服困难。下一次,你会发现孩子对于朋友戏弄的反应方式有所不同了。

你简单的应对方式是如何给孩子带来这样的改变的? 倾听、发展积极的优点和能量、通过故事讲述而获得新认知,作为这一切的结果,你和孩子重写了时间,为未来安排了新的故事和行动。用于孩子的基本治疗结构是:倾听故事,在故事和其他生活纬度中寻找正能量,以及为了有所行动而重写新故事,这就是心理咨询和心理治疗的本质所在。这一基本治疗结构可以扩展到对青少年、成人和家庭的心理咨询。简而言之,即**共情关系—叙事和发现优势—目标—重新叙事—行动**。

当然,很多时候你会遇到复杂的问题。那时,当你倾听时,一定要小心不要低估故事。在孩子的泪水背后可能是一段被虐史,或者其他更严重的问题。所以,你在倾听故事的同时,还要搜寻更多复杂的、未被讲出来的故事,它们可能就隐藏在原来故事的背后。

请花一点时间看看资源框 1.2,框中展示了传统心理咨询通常只聚焦来访者的问题。詹姆斯·拉尼尔建议,用积极的方式引出来访者的故事,更多地聚焦来访者的能量。

资源框 1.2　透视美国国内外的心理咨询技巧

问题、关注点、主题和挑战——我们该如何讲述来访者的故事?

詹姆斯·拉尼尔,伊利诺伊斯大学斯普林菲尔德分校

倾听来访者的故事有不同的方法。从历史的角度看,心理咨询和心理治疗倾向于聚焦来访者的问题。"问题"这个词暗示了困境和有排除或解决问题的必要。问题暗示着不足。《精神障碍诊断与统计手册》(Diagnostic and Statistical Manual of Mental Disorders - IV - TR, DSM - IV - TR)(American Psychiatric Association, 2000)这样的传统诊断方法带着明显的问题观念,将"障碍"一词与其他词共用,例如惊恐障碍、品行障碍、强迫症,以及很多其他的特定障碍。我们使用这些词的方式经常也代表了来访者看待自己的方式。即将面世的 DSM - V 所蕴含的病理观点更强烈,还提出了很多新的障碍分类(www.dsm5.org/ Pages/ Default.aspx)。

我不喜欢问题导向的语言,尤其不喜欢"障碍"这个词。我经常跟非裔美国人共事。如果我问他们:"你有什么问题?"他们很可能这么回答:"我们没问题,但我的确有事儿。"这里的"事儿"表示我们无论何时都会有的东西。这个词也提示,我们可以应付——从一个更积极的视角。将这些人们关注的事情定义为问题或障碍,结果就导致将解决问题的责任和过失都归咎到个体身上。

近来,人们对"障碍"一词的关注度有所提高。专业人士越来越意识到人们对他们经历的反应往往是"对极端挑战情境的富有逻辑性的应对"。因此,创伤后应激障碍(PTSD)现在经常被定义为一种应激反应。创伤后应激反应(PTSR)已经成为一个替代性名词,使得来访者的反应正常化了。还有其他人也偏向于避免贴标签,并致力于处理有压力来访者的所想所感和行为表现。

找到一个更积极的方式来讨论来访者的问题和故事,这与所有来访者都息息相关,无论他们的背景如何。"危机"是另一个我们可以用来替代"问题"的词。它进一步将病理性从个体身上移除,并倾向于将个体置于一个问题情境之中。对很多来访者来说,这更有帮助。从这一点再往下延伸,"挑战"一词可能更显示出对内在力量的召唤。所有这些都代表着一种改变的机会。

当你与来访者共事时,请记住,如果我们帮助来访者意识到他们原本就具有内在能量和外在资源,那么他们的改变、重新叙事和采取行动就更有可能。支持积极的故事讲述可以帮助来访者意识到他们早已具备的正能量,因此使他们能够自己解决问题,且解决得更顺利、更有效、更自豪——而且他们变得更能让自己的意志得以实现。然后,你可以帮助他们用"我能……"的更具心理弹性的自我意象来重新叙事。重新叙事会带来行动,并在现实生活中产生新的想法和新的行为。

▶ 共情关系—叙事和发现优势—目标—重新叙事—行动

叙事理论对理解心理咨询和心理治疗来说是一个比较新的模型(Holland, Neimeyer, & Currier, 2007; Monk, Winslade, Crocket, & Epston, 1997; White & Epston, 1990; Whiting, 2007)。叙事理论强调故事讲述和找出新的意义。在我们讨论技巧、策略和心理咨询与心理治疗的理论时,叙事、故事讲述和对话这些概念组成了非常有用的框架。

本书试图以共情关系—叙事和发现优势—目标—重新叙事—行动这一五阶段模型来展示叙事理论中传统的故事讲述过程。这些步骤提供了一个框架,你可以借此来分析所有的心理咨询和心理治疗过程。心理咨询的理论有很多,人本主义、认知行为主义、短期心理咨询和精神分析/人际精神分析等方法,这些都可以被视作助人过程中的叙事或故事讲述过程。在很多时候,每一个假设的故事对你的来访者都会有帮助。

这里还要提到神经科学(下文将讨论),重新叙事也可以被描述成"重写大脑"。当来访者写下新的思考过程时,新的神经网络联系被塑造,并转入长时记忆,改变或替代旧的思考机制。

叙事和会谈微技巧将使你成为拥有多种心理咨询理论和策略的专家。在今后遇到多种心理咨询理论和策略时,该方法将使你能更好地理解它们,并变得更能胜任工作。

共情关系

没有人愿意向对不感兴趣、不热情、不受欢迎的人讲述自己的故事。除非你与来访者相处融洽并赢得他的信任,否则绝无可能。每次会谈时,你们的关系都会有所不同,这将考验你的社会技能和理解能力。这些关系的基础是你必须做你自己,并对别人(各种不同类型的人)保持开放。你的贯注和共情倾听技巧对于理解他人非常关键,在整个过程中都很有用。

另一个与关系有关的术语是**工作同盟**,它基于所谓的**共同因素法**。虽然并不是总被提及,然而卡尔·罗杰斯和他的人本主义理论已经为心理咨询中的关系和工作同盟定下了基调。据估计,30%成功的心理咨询和心理治疗得益于好的关系或共同因素,都蕴含着关心、同情、接纳、肯定和鼓励(Imel & Wampold, 2008)。你倾听来访者并与他们并肩的能力是开启一次会谈的起点。

叙事和发现优势

第一部分中描述的倾听技巧是基础,基于此我们可以知道来访者是如何感知他们的世界——通过来访者告诉我们的故事,关于他们的生活、问题、挑战和危机。我们需要帮助他们以自己的方式讲出他们的故事。贯注和观察技巧很关键,鼓励、释义、总结和情感反思有助于充实这个故事。无论你使用什么理论,这些倾听技巧都是核心,虽然不同的心理咨询系统和理论可能会引出故事的不同方面,将故事带向不同的方向。

第3章的倾听和观察技巧(第8章中也有整合进去)将是关键,它们将引出来访者的困难、问题和危机,以及他们解决问题的内在力量。同时,心理咨询和治疗中也会有令人抑郁的消极(甚至哀怨、抱怨)故事重复出现的局面。咨询师应倾听并寻找来访者克服障碍的时刻。注意听,"好奇地关注有关来访者能力的内容——反映他们克服障碍、发起行动和产生积极改变的英雄故事"(Duncan, Miller, & Sparks, 2004, p.53)。

目标

如果你没有目标,最终就会随波逐流。很多心理咨询会谈散漫、缺乏聚焦。一旦你听到来访者的故事,你和来访者发现需要一个新的、更积极的故事,你想让故事如何发展? 合适的结果是什么? 如果来访者脑子里没有一个目标,新故事可能会变成一个毫不相关的故事。在短期心理咨询中,目标被视作核心,心理咨询师通常在会谈一开始就说:"今天,你希望我们对话的最终结果是什么?"

重新叙事

如果你理解了来访者的故事、能力和目标,你就准备好了帮助来访者重新叙事,即用新的方式来谈论他们自己。第 8 章将介绍一个对重新叙事很有用的策略,你将展示仅凭倾听技巧就完成一次心理咨询会谈的能力。很多时候,对于向来访者提供内在能量并帮助他们发展自己的新叙事,有效的倾听是非常必要的。

然而,重新叙事过程很好地展示了如何使用诸如对峙、反馈和推论等影响技巧(见第 9 章至第 13 章)。会谈五阶段框架及其各种适用情况可以使来访者用新的方式表达意义。在多种助人理论中,这些阶段和技巧都很重要,但是每个心理咨询理论都为我们思考和谈论来访者故事提供了一种可能途径。

例如,你会发现人本主义心理咨询理论更强调自我探索、情感和意义,而认知行为心理治疗方法会积极寻求来访者思考方式和行为的改变。来自精神分析观点的新故事与来自短期心理咨询的新故事会截然不同。在重新叙事过程中,每一种理论会有不同的话语体系。然而,当你将它们视作为来访者带来新生活方式的故事时,所有的话语体系都会变得很明晰。

首先,我们必须知道不同理论之间的区别。所有的心理咨询理论都旨在帮助来访者找到思考问题的新方法,但每个理论都有它自己关于咨询意义和目的的故事。因此,每个理论得到的故事可能会导向不同的行为、信仰和情感体验。当你在定义自己的自然风格时,要对专业助人领域提供的许多可能性保持开放的心态。

行动

我们要特别注意这个最后阶段。如果来访者没法带着新的行动回家,那么之前所有的努力都白费了。你要和来访者定下契约,明天和接下来的一周内要用新的方式做事和思考。现在,回家作业已经成了改变过程中的必要部分。如果来访者将新的想法、情感和行为带到"现实世界"中,那么你就知道你已经为他带来了不同。

在心理咨询和心理治疗中构建你自己的治疗性/实践性故事。如果你阅读本书有所收获的话,最终你将对心理咨询的基本技巧和策略有很深刻的认识,你将能够从几种不同的理论视角出发来完成咨询会谈,而且你将开始书写自己的故事,你自己有关心理咨询和心理治疗的个性化故事/理论,而这可能是最重要的。我们希望在你个人的理论和实践建构中,你将对不断出现的挑战和成长保持开放心态,它们来自你的来访者,也来自你的专业同事。

反思　此时此刻,你的心理咨询和心理治疗故事是什么样的?

你过去有过哪些关于给予你同情和关爱关系的人的经历?你的个人关系没在什么地方对你造成过损害吗?积极的人际关系是如何让你的生活变得不同的?

▶ 我们多元文化的世界

所有的会谈和心理咨询都是多元文化的。

——保罗·佩德森

作为研究实践和治疗性的心理学……必须考虑情境、情境，还是情境。情境引入了许许多多错综复杂的东西，如语言、文化、社会经济地位，等等。

——杰罗姆·卡根

多元文化主义(multiculturalism)，也被称为多样性或跨文化问题，当前被人们广泛定义。它曾经涉及主要人种的群体，但现在该定义已经有了多方面的扩展。事实上，我们都具有多元文化。如果你是一个白人，男性，异性恋，来自亚拉巴马州，圣公会教徒，且体格健全，你就具备良好的文化背景。仅仅是把亚拉巴马州改成康涅狄格州或加利福尼亚州，你就会拥有完全不同的文化性。类似地，改变你的肤色、性别、性取向、宗教信仰或体格素质，你的文化背景也会明显改变。多元文化主义，指的就是很多的文化。

不管你是否意识到，我们都是多元文化的个体。文化就像空气：我们想都不想地呼吸着它，但是它对我们至关重要。文化不是"身外物"，它存在于每个人的内在，深刻地影响着我们对世界的看法。我们要学习文化差异，将其应用于工作之中，并寻找方法在会谈过程中保持这种具有文化共情性的咨询关系，除非来访者觉得够了。

在心理咨询和心理治疗中，多元文化胜任力是非常必要的。我们生活在一个多元文化的世界中，你遇到的每一个来访者都不同于上一个，也跟你不同。如果缺乏关于来访者独特性的理解和敏感性，那么心理咨询师将无法与来访者建立联系，也无法真正把握来访者的问题所在。本书将探讨多元文化问题，以及我们可以从中获得些什么。

▶ RESPECTFUL 心理咨询和心理治疗

心理咨询的 RESPECTFUL 模型(D'Andrea & Daniels, 2001；Ivey, D'Andrea, & Ivey, 2012)清晰地阐明，多元文化主义指的不仅仅是人种／种族。在你阅读下面的表格时，你首先需要定义自己的多元文化背景。然后，对照每一个问题检验你对与你文化相似和相异者的信仰和态度。与那些与你有着文化差异的来访者一起共事，对此你已做好怎样的准备？从某种角度讲，所有的来访者都具有文化差异性。

R 宗教/精神性(religion/ spirituality)。你的宗教和精神性导向是什么？它是如何影响你作为一个心理咨询师的思想、情感和行为的？

E 经济/阶层背景(economic/ class background)。你将如何与那些在经济和社会背景上不同于你的人一起工作？

S 性取向和/或性别(sexual orientation and/ or gender identity)。你和那些性别和/或性取向不同于你的人一起工作的效率如何？

P 个人风格和教育背景(personal style and education)。你的个人风格和教育水平将如何影响你的工作？

E 种族/人种(ethnic/ racial identity)。一个人的皮肤颜色是我们首先注意到的事情之一。你对不同的人种和种族的反应是什么？

C 编年/一生的挑战(chronological/ lifespan challenges)。儿童、青少年、青年、成年人和老年人都要面对不同的问题和挑战。你正处于一生发展的哪个阶段？

T 创伤经历(trauma)。据统计,90%以上的人一生中都经历过严重的创伤。创伤使得很多来访者的问题得以强化。战争、洪灾、强奸和攻击都是很有力的例证,但是一次严重的事故、离婚、父母离世或被酗酒父母养大,这些都是更常见的创伤来源。不断涌现的种族主义者、性别歧视者或异性恋主义者的言行也可能具有创伤性。你所经历的生活创伤是什么？现在,我们把创伤视为大部分人生活中"正常"的一部分。

F 家庭背景(family background)。我们从家庭中学到文化。父母双方加上两个孩子的老式家庭模式受到了单亲家庭、同性恋家庭和其他家庭结构变式的挑战。你的生活经历是如何受你家庭历史(你的近亲属和两代家庭历史)的影响的？

U 独特的生理特征(unique physical characteristics)。你要注意残疾、特定挑战,以及错误的关于美的文化标准。此外,生理健康是心理健康的重要组成部分。传统上,锻炼、营养状况、瑜伽和冥想并不包括在正式的助人理论与实践中,但现在的研究和临床经验已经改变了我们的观点,它们是现代心理咨询过程的必要组成部分。对于身体状况在心理咨询和心理治疗中的重要性,你理解得怎样？你如何与那些在生理特征和兴趣爱好方面不同于你的人共事？

L 居住地和语言差异(location of residence and language differences)。住在美国、英国、土耳其、韩国或澳大利亚,住在南方和北方,东方和西方,城里和乡下,这之间存在着显著的差异。而且,很多读这本书的人以及你们的很多来访者都来自不同的国家。在马萨诸塞州阿姆斯特市这样的小城市里,学校里教授 23 种不同的语言。记住,双语者是有优势的,且有更多技能,而不是处于劣势。你懂什么语言？你对那些使用和你不一样的语言的人是什么态度?

多元文化因素之间的交集也至关重要。例如,想想由两个人种(如,中国人和欧洲人,或非洲裔和拉丁裔)组成的家庭。孩子和父母都深受影响,而且将一个人只归入一个多元文化类型是不恰当的。或者,想想天主教派的同性恋妇女,她可能在经济上处于优势(或劣势)。或者,一个南亚的男性,拥有博士学位,同性恋。对很多来访者来说,寻找他们的文化多元性对他们所造成的影响,这可能是心理咨询过程中的重要内容。

反思 文化很重要:多样化、文化多元主义和自我评估

请自己思考 RESPECTFUL 模型的各个纬度及其与多元文化身份的交互作用,作为生活组成部分,它是我们都具有的。

R   宗教/精神性

E   经济/阶层背景

S   性取向和/或性别

P   个人风格和教育背景

E   种族/人种

C   编年/一生的挑战

T   创伤经历

F   家庭背景

U   独特的生理特征

L   居住地和语言差异

用这个清单(以及其他可能会加进去的纬度),识别你是不是一个多元文化者。然后,检验你的个人偏好和倾向性。你与不同于你的人相处的经历有多少?跟和你不一样的人一起工作,你有多擅长?例如,如果你是个异性恋者,你的来访者是男同性恋、女同性恋、双性恋或文化背景存疑,跟他们一起工作,你有多胜任?如果以上所说的这些性取向都不是你同一性中的一部分,那么你与异性恋或无性恋者(asexual)共事的能力如何?现在,将这些问题放在 RESPECTFUL 模型的其他纬度中。你还需要达到哪些发展阶段,以此来增加你的认识和技能?

资源框 1.3 阐明了在心理健康咨询领域中出现的范式转换情况。之后,我们再深入探讨神经科学和脑科学研究,这些研究将在未来的 10 年里大大改变我们思考心理咨询和心理治疗的方式。

资源框 1.3　即将到来的心理健康咨询领域范式转换

心理健康服务将不再是过去老一套的做法,即给来访者提供由一个人实践的心理健康临床服务。取而代之的是,心理健康关怀将会由一个更大的跨专业的群体和研究机构来提供。进一步,团队中的心理健康专家将需要一套灵活的干预支持系统,不能仅仅依靠 50 分钟一次的咨询会谈了。此外,心理健康专家必须能够把握一大堆对心理健康而言很重要的其他行为问题,例如,医学养生方法、疼痛管理、应对残障或危及生命的症状,生活方式上的行为改变等。

——芭芭拉·班尼特·约翰逊,PhD,ABPP

美国心理学会教授

(Johnson, 2012, p.72)

心理咨询和心理治疗领域正在快速转变为一个有着广泛基础和整合性的健康导向的专业领域。作为实践的基础,个体心理咨询技巧、策略和理论仍将保持其重要性。健康关怀改革给新手心理咨询师或治疗师,同时也给我们这个专业提供了新的机会。预防心理和生理疾病的发生将成为我们实践中一个不断增长的部分。在接下来的几十年里,约翰逊提到的这一模式转换将改变我们的观点和实践方法。

压力管理正在变成预防身心疾病的核心策略,无论我们所持有的心理咨询和心理治疗理论导向如何。治疗性生活方式改变(TLC)是身心健康问题管理中一个核心的部分(第 13 章将详细讨论压力管理和 TLC)。所有这些都属于积极心理学和健康心理学的框架(第 2 章中将会有所介绍),这也是这本书的基本理念。

有明显证据表明,身体和心理会因我们日常生活中面对的多种紧张性刺激而受到伤害。创伤经历,从深陷战争和遭受强暴,到所爱的人去世、失业、复杂的离婚过程、受欺凌和很多其他问题,都会导致大脑释放有害激素(继而影响身体)。不正常的压力状态可以导致大脑结构、心脏和其他器官的损伤。严重的短期或长期应激往往会造成永久性损伤。

在另一个层面,你将发现事实上来访者面临的所有问题中都存在压力。考大学、职业选择、经济问题,以及应对来自人种或性别方面的骚扰,这些都是我们所谓的"正常"的事。但是,对于我们那些深感压力和焦虑的来访者来说,这些事就不太"正常"了。

对于理解生理和心理健康而言,脑神经科学研究已经产生实际影响。神经科学家,甚至基因研究者都强调预防的重要性及压力管理的核心作用。在这个新的范式中,心理咨询的技巧和策略仍然是第一需要。我们需要充满同情地倾听来访者的故事,用他们的视角来看这个世界,并在平等主义的基础上,和他们一起成长、发展和采取行动。但是,现在我们能够在一个坚实的科学基础上来做到这一切,因为神经科学的研究结果显示,很多传统的心理咨询和治疗方法是有效且恰当的。

当我们改用一个新的、更具整合性的心理咨询范式时,一套完整的理论正在代替传统的身心健康二元论。

▶ 神经科学:将最前沿的科学应用于心理咨询和心理治疗的未来

我们与来访者的互动改变了他们的(和我们的)大脑。在不久的将来,心理咨询将被视作滋养天性的理想方式。

——奥斯卡·冈萨维斯

我们再也不能将身体与心理分割开来,或把个体与他/她的环境和文化割裂开来。心理咨询和心理治疗正与医学、神经科学和脑科学越走越近。心理咨询师曾经为"医学模式"争论不休。然而,受到现代医学、定量观点和神经科学研究的影响,医生们渐渐意识到,身体上出现的问题深受心理的影响。通过有效的助人技巧和策略,我们在意识层面引导了这一变化。

大脑和压力

大约80%的医学问题与大脑和压力有关(Ratey,2008a)。你会发现,在大量的心理咨询和心理治疗工作中,都这样或那样地隐含着压力问题。消除应激源在很多治疗方式中是关键。有证据表明,压力管理和治疗性生活方式改变(见第13章)是解决心理和生理健康问题的有效途径,并且无论你的心理咨询方式或理论如何,它们都是必要的。

压力和压力事件会在大脑上留下明显的痕迹。为了学习和生理成长,我们需要一定的压力。有人将大脑比作肌肉:如果它得不到锻炼,就会萎缩。但是,就像肌肉一样,它也会因遭受过度压力而损伤和失去神经元。图1.3显示了处于严重压力(厌恶)情境下和相对缺少压力(中性)情境下的大脑对比图。

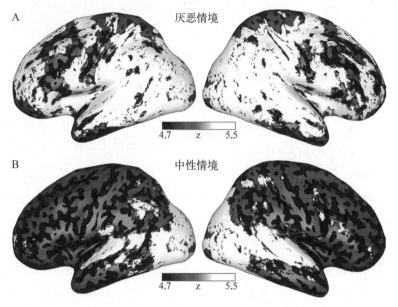

图 1.3　处于厌恶性压力下的脑

来源：Hermans, E., Van Marle, H., Ossewaarde, L., Henckens, A., Qin, S., Kesteren, M., Schoots, V., Cousijn, H., Rijpkema, M., Oostenveld, R., & Fernández, G. (2012). Stress-related noradrenergic activity prompts large-scale neural network configuration. Science, 334. 1151 – 1153. 复制许可：AAAS.

对于大部分来找我们的来访者而言，在他们的问题之下都隐藏着某种形式的压力。我们可以将心理咨询和心理治疗理解成压力管理。倾听来访者的故事是我们建立咨访关系和理解来访者的世界的首要途径。聚焦健康和内在能量可以使来访者更好地应对压力，并解决他们的问题。本书后一半介绍的影响技巧提供了一系列额外的技巧，可以用来缓解压力，使来访者能够更恰当地经历情绪和情感，更建设性地思考，以及把行为改变诉诸行动。

神经科学、大脑和心理咨询

无论会谈、心理咨询还是心理治疗，通过发展新的神经网络，对话过程改变了大脑。这是大脑可塑性（brain plasticity）的例证。在一生中，我们会增加或失去几百万个神经元、突触和神经连接。通过各种脑成像技术（主要是功能性核磁共振，即 fMRI），你和来访者的大脑功能可以被测量（Hölzel et al., 2011; Logothetis, 2008）。

"神经可塑性可以大规模地重塑神经网络……大脑可以重写自己"（Schwartz & Begley, 2003, p.16）。如果咨询会谈能影响了大脑，那么神经科学可以帮助我们更多地理解心理咨询师和来访者之间究竟发生了什么。

大脑是心理咨询实践的核心,这种观点相对较新。事实上,第一次就这一话题发表观点的是艾伦,2006 年他在夏威夷的美国心理咨询学会活动上进行了演讲。这篇心理咨询文章首次特别关注了神经科学。因此,将神经科学知识融入我们的心理咨询实践的这种观点是有争议的,并不被所有人接受。

有很多证据表明,未来神经科学和脑研究将变得越来越重要。下面列出了一些:

1. 美国国家心理健康学会计划,在今后的 10 到 20 年里研究基于脑的心理咨询和治疗方法,正好在你未来实践心理咨询的时间里。它将用一种全新的方法来替代DSM 诊断标准,该新方法对于咨询过程的目标而言更可控。你可以花点时间看看网页:www.nimh.nih.gov/research-funding/rdoc/nimh-research-domain-criteria-rdoc.shtml,或者搜索"NIMH research domain criteria"。

2. 该新方法整合了神经科学和医学、心理咨询和心理治疗、发展心理学、多元文化问题,以及其他多种科学。旧的临床分类将会被重新评估,且可能会被淘汰。诊断标准将是多维度的,并由此得出整合性的推荐治疗方法,这些治疗法被内科医生、心理咨询师和心理治疗师,以及公共事业专业人士所接受。

3. 媒体上充斥着有关神经科学最新发展的信息。你的很多来访者可以通过广泛阅读获得有关这方面的知识,他们期待你也知道这些。

4. 就像我们一样,你将发现拥有神经科学和脑科学的知识可以使你成为更有技巧的咨询实践者。最近,本书的三个作者时常思考,来访者(以及我们自己)的大脑是如何被我们的互动过程所影响的。结果,我们发现,我们的工作更精确、更成功了。神经科学可以改善你的实践工作。

5. 神经科学令人兴奋,让人感兴趣,不断有新发展。一旦你学会了一些基本术语,学习它就会变得很有趣,很好玩。

达马西奥(Damasio, 2003)曾表示,大脑正在逐渐地规划改变身体,而它也同时被身体反应所刺激着。现在我们知道,心脏的活动是中枢神经系统功能的一部分,由此具有了高级认知过程的特征。奥里维拉-希尔瓦和冈萨维斯(Oliveira-Silva & Gonçalves, 2011)最近的一项研究表明,心脏病是共情反应最好的生理性标识之一。脑与心脏……共情和关系……思想、情感和行为!

神经科学概念可以帮助我们更好地理解来访者身上究竟正在发生着什么。某种想法和感受与大脑和身体的不同部分相联系。

有了这些知识,我们可以更好地与我们的来访者共事,以此促进他们的成长。我们可以(可能是应该)有意识地选择具有文化适用性的治疗策略,满足来访者当下的和长期的个体化需求,而不仅仅依赖单个理论和实践方法。

反思 对你而言,神经科学是什么?

你们中的有些人上过生理学或心理学(尤其是社会心理学)课程,里面讲到了脑和脑结构的内容。对于其他人而言,它是一个新的主题,有着很多新的词汇。在这里,我们请你考虑几个问题:你对以上所做的简单总结有何感想?你是否同意,神经科学和脑与你作为心理咨询师和治疗师的工作有关?你的理由是什么?考虑到你所处的位置,我们分享的神经科学内容与你究竟有怎样的关系?

▶ 你的天然助人风格:重要的音频或视频练习

本章一开头,我们要求你对西恩娜的各种问题给出你自己的应对。你的应对方式反映了你和你的世界观。在你使用微技巧和五阶段结构时,你一定感觉很可靠。如果你采纳一个应对方式仅仅是因为别人的推荐,有可能它对你和你的来访者都没什么效果。不是微技巧训练框架的所有部分对每个人都适用。你有天然的沟通方式,你采用的那些概念应该对你的方式和你的个人特点有所增益。你要学习这些新技巧、新策略和新概念,但是要做你自己,在实践中做出你自己可靠的决策。

同时,你要逐渐认识与你共事的来访者的自然风格,特别是当他们与你存在文化差异时。你这方面的经历如何?你注意到来访者的哪些沟通方式?运用你的观察能力来扩展你的能力,之后将这些新的方法和信息加进你的自然风格中。

我们相信,下面的内容是本书最核心的练习之一:

找一个愿意扮演来访者的人,他需要做出一个决定,有一个问题、困难或机会。与这位来访者进行至少15分钟的会谈或心理咨询,使用你自己的自然风格。

阅读本书第2章,了解当你与志愿来访者共事时,要遵守伦理法则。你问来访者:"我可以对这次咨询进行录像吗?"同时,告知来访者随时可以关闭录音或录像。必须符合伦理的操作并对来访者表示尊重,这是常识。

录像,并得到来自大学和/或来访者的反馈,这是检验你咨询风格的很好的途径。很多人用一台小的录像机,或者用一部可以录像的照相机或手机。录像使我们有可能看到我们究竟在做些什么,而不是我们以为我们在干什么。来自别人的反馈帮助我们评估我们的特长,以及未来发展和成长中可能获益的领域。

志愿来访者可以选择几乎任何会谈主题。一个朋友或同学讨论学校或工作上的问题可能是合适的。某种类型的人际冲突可能是有用的主题,例如,担忧家庭矛盾,或对一个新工作机会的决策。

结束时,让你的来访者填写一张来访者反馈表(资源框1.4)。在会谈实践中,要

资源框1.4 来访者反馈表(由志愿来访者完成)

_____(心理咨询师姓名) _____(日期)

指导语:

对以下每个表述进行7分量表评分,1分表示"非常赞同",7分表示"非常不赞同",处于中点的分数表示"中立"。你和你的指导者可能想要改变该表格,并使其满足不同来访者、不同机构和不同情境的需求。

	非常 赞同	中立	非常 不赞同
	1 2 3	4	5 6 7

1. (会谈开始和自我介绍)心理咨询师向我解释了会谈的目的、接下来会出现的情况,并讨论了咨询的保密性和相关问题。

2. (意识)会谈帮助我更好地理解我的决定、困难、问题或改变的机会。

3. (意识)心理咨询师倾听我。我感觉被人倾听了。

4. (知识)今天我对我自己有了更好的理解。

5. (知识)我学会用不同的方式来看待我的决定、困难、问题或改变的机会。

6. (技巧)这次会谈帮助我识别出有助我解决问题和困难的特定能力和资源。

7. (行动)我将采取行动,做一些事情,在这次会谈后改变思考方式、感受和行为方式。

你发现这有什么帮助? 心理咨询师做了哪些正确的事情? 想想他们会说什么,他/她会如何倾听,也许还有他/她的身体语言。必须很具体,例如,不是"你做得很好",而是"在我谈到_____时,你很认真地倾听"。

万一心理咨询师没有把握住你今天或这次会谈想要探讨的问题呢? 如果他没做到,你会怎么做?

在该表的空白处和另一面,写出其他的想法或建议。

经常从来访者、同学和同事那里寻求反馈。我们建议你使用来访者反馈表,你可以在实践中自己作出调整和改变。

你可能会发现,在你的助人专业性工作中,持续使用或在某些时候运用该表会很有助益。专业的心理咨询师和心理治疗师很少提供机会让来访者作出反馈。为了做到会谈中的平等主义,你需要将这种形式的来访者反馈视作你实践活动的正常组成部分。我们自己也从这些反馈中获得了有价值和令人吃惊的东西,特别还获得了一些可能被忽略的东西。

请复制录音和录像,以便将来学习和分析。理想的话,你会想要你的第一次会谈和学习过程最后阶段更具体的分析性和自我评估的副本进行比较。

你可以复印资源框 1.4 中的来访者反馈表,并根据你的需要增加或改变内容。偶尔针对某个来访者而增加特定的内容,可以使他们把那些很难说出来的东西写下来。

自我评估

回顾你的录音或录像记录,询问你自己和志愿来访者以下几个问题:

1. 我们增强了能量。你在这次会谈中做对了什么? 来访者觉得什么对他有帮助?

2. 来访者反馈表向你展示出了什么?

3. 来访者故事的本质是什么? 你是如何帮助来访者说出他/她的故事/困难/问题的?

4. 你是如何展现意向性的? 当你说的某些东西并没有产生预期的效果时,接下来你会怎么做?

5. 列举一件你想要在下一次会谈中改进的事情。你会怎么改进?

▶ 小结:掌握建立成功来访者关系的技巧和策略

欢迎来到心理咨询和心理治疗这个非常棒的领域! 你所看到的是关于个体心理咨询会谈基础的入门介绍,但这些技巧也是团体和家庭心理咨询所必须的。现在我们知道,心理咨询和心理治疗的技巧会影响大脑发展,最终导致来访者长期的改变。

医生和护士、商务管理人士、心理咨询师及很多其他人都已经在运用微技巧训练计划,将其作为他们的专业和/或训练的一部分。本书介绍的微技巧计划,现已被翻译成超过 22 种语言,运用于很多不同的领域,例如非洲和斯里兰卡的心理咨询师对艾滋病患者和难民进行的心理咨询;瑞典、德国和日本的中高层管理者;斯里兰卡和印度尼西亚向洪水和飓风幸存者提供帮助的人;澳大利亚的土著人社区工作者,加拿大北极地区因纽特人社区工作者。这一系统被证明有效且正处于持续的变化和成长中。

第1章给出了整本书的框架。以下几点是我们特别想要你记住的。本章提到的第一个能力训练练习需要你检验一下自己,识别你作为助人者的能力。最终,你就是那个值得别人依靠的人,我们希望你能在你的自身专长和社会技巧的基础上,发展你自己的心理咨询技巧。祝好运! 希望你能享受这一过程!

▼▼▼▼	要点
会谈、心理咨询和心理治疗	这是三个存在相互联系的过程,有时候有所重叠。会谈被认为是最基础的;它经常与信息收集、提供所需数据以帮助来访者解决问题相关。心理咨询关注正常的发展性问题,而心理治疗强调对更深层次问题的治疗。
心理咨询的科学性与艺术性	当前,心理咨询和心理治疗领域得到了实证研究很好的支持。最近,神经科学的发现加深了我们的理解,使得心理咨询成为一门有着科学基础的学科。虽然如此,你(心理咨询师或心理治疗师)才是那个将研究和理论的诸多方面有效整合起来,并创造性地在来访者身上运用这些发现的人。
意向性	获得意向性是本书的主要目标。意向性与对能力的感受有关,需要从一系列可选择的行动中做出决策。具有意向性的个体可以选择不止一种行动、想法或行为,用以对生活情境做出反应。
文化意向性	具有文化意向性的个体可以从不同优势角度产生出可选择的方案,在适应文化的框架内运用各种技巧和个人能力。
自我实现和心理弹性	心理咨询和心理治疗的一个主要目标是使来访者有能力找出自己的方向,并增强他们的潜能。自我实现需要心理弹性,即我们在面对所有压力和挑战时反弹起来的能力。
微技巧	微技巧是单独的沟通技巧单元(例如,询问或情感反映)。一次教一个,以保证能掌握心理咨询和心理治疗的基本能力。
微技巧层次	这一微技巧层次将微技术组织成一个系统性的框架,以便最终将这些技巧整合进心理咨询师的自然风格。微技巧建立在伦理、多元文化能力和健康的基础上。先是聚焦技术、面质、影响技巧,之后是贯注技巧和倾听技巧,最终则是技巧的整合。
微技巧学习模型	需要通过五个步骤学习一个心理咨询和心理治疗的技巧:(1)热身;(2)在行动中观察技巧;(3)阅读和学习技巧的适用范围;(4)练习;(5)概括总结从会谈中学到的东西,并运用到日常生活中。该模型对于向来访者教授重要的倾听技巧非常有用。

（续表）

▼▼▼▼	要点
共情关系—叙事和发现优势—目标—重新叙事—行动	我们的首要任务是帮助来访者说出他们的故事。为了帮助发展，我们需要引出有关他们个人情况的故事。有了这样积极的基础，来访者可以学会用可能的新行为来写出新的故事。詹姆斯·拉尼尔提醒我们，在语言中压抑问题或障碍，这会阻碍有效的心理咨询和心理治疗。
心理咨询和心理治疗的 RESPECTFUL 模型	我们需要知道影响来访者的社会背景问题，并将这些纬度包括进我们的会谈中： R　宗教和精神性 E　经济/阶层背景 S　性取向和/或性别 P　个人风格和教育背景 E　种族/人种 C　编年/一生的挑战 T　创伤经历 F　家庭背景 U　独特的生理特征 L　居住地和语言差异
理论和微技巧	所有的心理咨询理论都适用微技巧，但是模式不同，目标各异。掌握技巧将使你能更好地运用多种不同的理论。微技巧框架本身也可以被视作一种理论，该理论认为心理咨询师和来访者一起工作，以便产生出新的故事，带来思想和行动上的改变。
神经可塑性	心理咨询和心理治疗将从神经科学的研究中得到更多信息，你将愿意与新发展并驾齐驱。本书将介绍相关的研究和实践应用。神经可塑性，或者说脑的"重写"是尤其重要的。成功的心理治疗可以帮助来访者发展新的神经连接。
微技巧和助人过程	只有当微技巧与你的自然风格和谐一致时，它们才是有效的。在本章前面的部分，我们要求你对一次与朋友或同学的会谈过程进行录音或录像，并制作副本。之后，当你在心理咨询实践中学习了更多有关会谈分析技巧后，要持续地检验和研究你的行为。你会想要把它与你在几个月前另一个录像中的表现进行对比。

▶ 能力实践练习和能力文件夹

本书大部分章节的结尾都有"能力实践练习"和"能力文件夹"两个内容。我们建议你每看完一章就停一停,完成实践练习,评估一下你从本章学到了哪些能力技巧。能力文件夹将能力分为四个不同水平:(1)识别与分类,(2)基础能力,(3)意向性能力,以及(4)传授能力。**识别与分类**,或者说"知识",指的是你对心理咨询概念的理解。**基本能力**是你对技巧或策略的实践能力,表明你知道它们是什么,以及如何在会谈中运用。只有当你不仅能使用一项技巧并产生可预期的结果,而且能根据来访者的当下和长期需求而灵活改变技能和方式的时候,**意向性能力**才会出现。**心理教育性教学能力**是你传授技能给他人的能力。本书中的很多技巧和策略可以教给来访者,作为心理咨询和心理治疗的一部分。而且,你可能被要求做更正式的演讲来给其他人上课,例如心理咨询师、志愿心理咨询师助手,或其他可能从倾听技能训练中获益的人,如商务人士、神职人员或社区服务人员。

现在,请花一点时间,运用以下的清单,开始本章能力评估。

水平 1:识别与分类

你能识别和讨论以下概念吗?

❏　会谈、心理咨询和心理治疗的异同

❏　你所理解的适合于心理咨询的科学与艺术的平衡

❏　心理咨询实践中意向性和文化意向性的含义及重要性

❏　对作为来访者潜在目标的心理弹性和自我实现进行定义

❏　定义微技巧层次和它的相关实践

❏　陈述神经科学对心理咨询和心理治疗实践潜在的价值

水平 2:基本能力

我们要求你从本章中获取观点,并在你自己的生活和/或真实世界中进行尝试。

❏　利用 RESPCTFUL 模型,检验你自己作为多元文化个体的生活经历

❏　找到一个志愿来访者,进行一次会谈,获得来访者反馈,并评估你自己的自然助人风格。

意向性能力和心理教育性教学能力将在后续章节进行回顾。

我们建议你继续本课程的学习之旅,同时反思学习对你的意义。你的第一次咨询会谈将会为你未来的发展奠定一个重要基础。

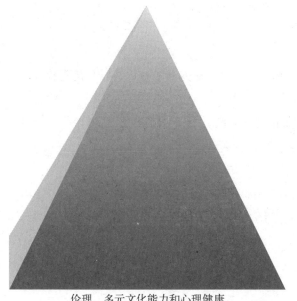

第 2 章

伦理、多元文化能力及积极心理学和心理健康方法

伦理、多元文化能力和心理健康

我(你也)	I am (and you also)
来自家庭	Derived from family
成为社区的一份子	Embedded in a community
遵从主流价值观	Not isolated from prevaling values
虽然有各自特别的经历	Though having unique experiences
拥有特定的角色和身份	In certain roles and statuses
受教育、社会化、性别化和遵守社会约定	Taught, socialized, gendered, and sanctioned
但可以自由地改变自己和社会	Yet with freedom to change myself and society

——露丝·雅各布斯*

本章任务

此处呈现的这三个基本维度,互相之间既有差异,同时又都与能力实践相关。本章的要求是,你的咨询会谈需要具备以下基础: 职业伦理、多元文化敏感性和基于优势的心理健康方法。

---

* R. Jacobs, *Be an outrageous Older Woman*, 1991, p. 37. Reprinted by permission of Knowledge, Trends, and Ideas, Manchester, CT.

本章目的和能力目标

伦理、多元文化能力及积极心理学和心理健康方法方面的意识、知识、技巧和行动能够让你：

▲　在咨询和心理治疗中应用主要的伦理守则。

▲　创建你自己的知情同意书。

▲　定义多元文化能力，包括核心的意识、知识和技巧。

▲　在你的咨询和心理治疗实践中应用心理健康方法和积极心理学。

▲　进行心理健康评估，帮助来访者制订心理健康计划。

▶　咨询和心理治疗中的伦理基础

如果你有意识地遵循伦理守则，可以预期，心理咨询师与来访者之间关系的进展能够更加顺利，你的来访者也会受到保护。伦理观是建立信任的其中一个组成部分。请看下面对伦理行为的简单描述以及它对会谈的意义。

伦　　理	预　期　结　果
遵守和奉行专业标准，并且在实践中遵循伦理守则。对于初级心理咨询师来说，尤其重要的是能力、知情同意、保密性、权力和社会公正。	能够增加来访者对咨询过程的信任和理解。在一个更加平等的会谈氛围中，来访者会充满力量。当你向社会公正方向努力时，除了完成治疗工作，你实际上也能够预防问题的产生。

肯德拉，25岁，进入了你的办公室，你与她初步建立友好关系后，她表达了自己的忧虑：

我感到很沮丧。我有个孩子，现在母亲在家里带孩子。我正在社区大学学习，希望通过学习找到自己的出路，同时我还在疗养院工作，可是我老板会对我做出一些挑逗行为。我想离开，但是如果没有这份工作，我就无法负担上大学的费用。

与所有来访者相处时，我们都需要具备伦理实践的意识，了解他们的多元文化背景，强调他们的正面优势。我们遇到的每个来访者都代表了一种类型。肯德拉的独特性来自她的家庭背景以及她与其他人之间的关系。家庭、社区和文化都深深地影响了肯德拉的价值观和社会化。作为心理咨询师和治疗师，我们的任务是立足于她所处的广阔背景帮助她成长。有效咨询的其中一部分就是，帮助来访者发现他们的优势以及周围可用的资源。例如,我们可以帮助她认识并重视家庭和社区给予她的优势。教堂和朋友们曾经或者仍然是她的重要资源。

虽然她只做了简单的个人陈述,但你已经从中了解到一些与肯德拉相关的信息。在所有的来访者会谈中,伦理行为都应该是关注的焦点。同时,还要马上想到保密性和你自己的能力。

所有会谈都具有多样性的特点。我们可以先假定肯德拉是爱尔兰裔美国人;然后我们也可以假定她是非裔美国人。如果她是异性恋会如何? 或者她是同性恋又如何? 还可以考虑 RESPECTFUL 模型,它将提出其他更多的问题。

在本章中,我们也会考虑心理健康的优势和资源。在肯德拉身上,你是否已经发现了一些线索,可以体现她的应对能力以及帮助她成长的潜在正面优点? 当需要帮助时,肯德拉又有哪些家庭和社区资源可以利用?

你可以将自己的想法与我们的想法进行比较。

▶ 助人过程中的伦理

大部分助人行业都有自己的伦理实践守则。你必须阅读并且完全理解你所处行业的伦理守则。

伦理守则提倡,既要尊重心理咨询师的权利,也要尊重来访者的权利。通过(a) 教导和提倡伦理与适当实践的基本内容,(b) 以责任制来保护来访者,和(c) 作为一种机制来提升实践水平,进而改善助人过程(Corey, Corey, & Callanan, 2011)。下面这几句话对伦理守则进行了概括:"不要伤害你的来访者;要充分了解助人的社会背景,带有责任感,在此基础之上治疗他们。"我们既对来访者负责,也对社会负责。有时这些责任之间可能会发生冲突,这时你需要向伦理守则、督导或其他专业人士寻求详细的指导。

资源框 2.1 列出了英语语言地区记录核心伦理守则的网站。所有的守则都包含了"能力"、"知情同意"、"保密性"和"多样性"的信息。"主张"、"权利"和"社会公正"这些问题在所有守则中都间接有所涉及,但是在咨询、社会工作和公共事业里却表述得更加明确。我们强烈建议,为了你将来的职业发展,你最好了解伦理守则的全文。

资源框 2.1　咨询技巧的国内和国际化视角

网站上的专业伦理守则

下面这些内容是国内和国际上的一些伦理守则。在本书印刷的时候,这些网址都是正确的,但是将来可能会发生改变。搜索关键词为专业协会的名称和词语"伦理"或"伦理守则"。

美国儿童和青少年精神病学学会(AACAP)	www. aacap. org / galleries / AboutUs / AACAP _ Code_of_Ethics.pdf. pdf www.aacap.org
美国婚姻与家庭治疗协会(AAMFT)伦理守则	www. aamft. org / imis15 / content / legal _ ethics / code_of_ethics.aspx www.aamft.org
美国咨询协会(ACA)伦理守则	www. counseling. org / files / fd. ashx? guid = ab7c1272 - 71c4 - 46cf - 848c - f98489937dda www.counseling.org
美国心理健康顾问协会	http：// www. amhca. org / assets / content / AMHCA_ Code_of_Ethics_11_30_09b1.pdf www.amca.org
美国心理学会(APA)心理学家伦理道德和行为准则	www.apa.org/ ethics/ code/ index.aspx www.apa.org
美国学校辅导员协会(ASCA)伦理守则	www.schoolcounselor.org/ files / EthicalStandards2010. pdf www.schoolcounselor.org
澳大利亚心理学会(APS)伦理守则	www.psychology.org.au/ Assets/ Files/ Code_Ethics_ 2007.pdf www.psychology.org.au
英国心理咨询和治疗协会(BACP)伦理框架	www.bacp.co.uk/ admin/ structure/ files/ pdf/ 566_ ethical_framework_feb2010.pdf www.bacp.co.uk
加拿大咨询协会(CCA)伦理守则	www. ccacc. ca / _ documents / CodeofEthics _ en _ new.pdf www.ccacc.ca
康复顾问证书委员会(CRCC)康复顾问的职业伦理守则	www. crccertification. com / filebin / pdf / CRCC _ COE_1 - 1 - 10_Rev12 - 09.pdf www.crccertification.com

国际心理科学联合会(IUPsyS)心理学家伦理道德宣言	www.am.org / iupsys / resources / ethics / univdecl2008.pdf www.iupsys.net
全美学校护士协会(NASN)伦理守则	www.nasn.org / RoleCareer / CodeofEthics www.nasn.org
全美学校心理学家协会(NASP)职业伦理道德	www.nasponline.org / standards / 2010standards / 1_%20Ethical%20Principles.pdf www.naspweb.org
全美社会工作者协会(NASW)伦理守则	www.naswdc.org / pubs / code / code.asp（English version）； www.naswdc.org / pubs / code / code.asp? c＝sp (Spanish version) www.naswdc.org
全美职业发展协会(NCDA)伦理守则	associationdatabase.com / aws / NCDA / asset _ manager/ get_file/ 3395/ code_of_ethicsmay－2007.pdf www.ncda.org
全美人类服务组织(NOHS)	www.nationalhumanservices.org / index.php? option＝com_content&view＝article&id＝43&Itemid＝90 www.nationalhumanservices.org
新西兰顾问协会(NZAC)伦理守则	www.nzac.org.nz / NZAC%20CODE%20OF%20ETHICS.pdf www.nzac.org.nz
美国学校社会工作协会(SSWAA)伦理准则	www.sswaa.org/ index.asp?page＝91 www.sswaa.org
Ethics Updates 不断更新当前与伦理相关的文献,既包含大众领域,也包含专业领域。	ethics.sandiego.edu

能　力

　　称职的心理咨询师和心理治疗师都需要具备相关意识、知识、技巧,以及在会谈中采取适当行动的能力。你对面前那位来访者的背景有什么了解? 你具备哪些伦理以及助人理论和策略方面的知识？在采取适当的行为帮助你面前的个体的过程中，你是否能够通过来访者的表现来了解你自己处理问题的能力？

美国咨询协会(ACA,2005)对专业能力的描述中也包含了多样性。注意，要强调持续性学习，不断拓展个人的经验。

C.2.a. 能力边界　心理咨询师的实践只能限制在他们能力边界的范围之内，要立足于他们的教育、训练、被督导经验、州和国家职业资格证书以及适当的职业经验。在与多样化的来访者群体相处后，心理咨询师将获得相关的知识、个人意识、敏感性和技巧。

无论是哪种公共事业，能力都是其中的关键。

与来访者相处时，你需要一直保持审视状态，时刻对自己的能力进行评估，判断自己是否有能力对每个个体所提出的问题进行咨询。例如，你或许可以帮助来访者处理工作中出现的难题，但是你又发现了一个更加复杂的问题，而这属于家庭咨询的范畴。你可能需要将这个来访者转诊至另一个家庭咨询方面的心理咨询师，同时你继续处理来访者工作上的问题。如果来访者表现出极端的痛苦或提出一个让你感到不舒服的问题，你将需要督导。

保密性

美国咨询协会(ACA,2005)的伦理守则中规定：

B节：导言　*心理咨询师们承认信任是咨询关系的基础。心理咨询师希望通过创建长期的伙伴关系，建立和维持适当的边界，遵守**保密原则**(confidentiality)，来获取来访者的信任。心理咨询师使用与文化相适应的方式，说明保密的范围。*

作为上这门课的一名学生，你只是一个初级的专业人士；你通常都没有法律保密义务。但是，你仍需要牢记在课堂角色扮演或实践会谈中所学到的知识。信任建立于保守他人秘密的基础之上。要记住，保密相关的州法律是会改变的。

专业人士会在保密方面遇到很多挑战。在某些州，如果你的咨询对象是孩子，那么你需要通知父母，而且如果他们要求的话，你必须与他们分享会谈相关的信息。如果出现虐待问题，你必须向相应的法律机构和管理机构报告。如果来访者对自己或他人产生了威胁，那么就可以改变保密条款；你需要与督导商讨相关的报告事宜。作为一名初级心理咨询师，你可能会受到限制，或许是法律保护，所以你在讲解知情同意时，必须说明保密的有限性。

HIPAA 政策

1996 年的《健康保险携带和责任法案》(HIPAA)之所以在这里也包括进来，是因为在其他的功能中,它要求对受保护的健康信息进行保护和保密处理。除身体健康以外,公开私人健康信息可能会产生很多其他的后果。来访者们可能失去他们的工作,被朋友或家人排斥,被排除出保险范围,或是遭受公开羞辱,下面就是其中一些例子:

一个银行家同时任职于县卫生局,能够获取病人的档案,然后发现一些人得了癌症,便电话通知他们的抵押贷款……报纸报道国会议员候选人曾经因企图自杀而寻求心理治疗,之后,该候选人几乎是亲眼看着自己的竞选活动脱离正常轨道……一名30 岁的 FBI 资深探员被迫办理行政休假,原因是药房在未经他本人许可的情况下,公开了他治疗抑郁症的信息。(美国卫生和人类服务部,2000)

正是由于类似情况经常发生,所以制定了健康信息保护的国家标准。

接下来是对隐私政策的一些核心要素的总结,包括涵盖了哪些人,哪些信息能够得到保护,受保护的健康信息会被如何使用与曝光(美国卫生和人类服务部,2003)。若想了解《健康保险携带和责任法案》(HIPPA)的所有要点,请登录政府网站进行查看(www.hhs.gov/ ocr/ privacy/ index.html)。

1. 隐私政策涵盖了哪些人? 隐私政策及其更新条例可以应用于健康计划、保健中心以及任何以电子形式传输健康信息的保健提供者。这些都被称为"涵盖实体"。后面这个链接能够帮助专业人士确定他们是否被涵盖在内: www.cms.gov/ HIPAAGenInfo/ 06_AreYouaCoveredEntity.asp.

2. 受保护的健康信息。隐私政策将"受保护的健康信息"(PHI)定义为: 所有由涵盖实体或它的商务伙伴所持有或传输的,任何形式或媒体形式,无论是电子、纸质或口头形式的,可识别的个人健康信息。"可识别的个人健康信息"指的就是数据,包括人口数据,可以用来识别个人,或有相当大的机会可以用来识别个人,与之相关的有:

▲　个人过去、现在或未来的身体或心理健康或状况

▲　个人的医疗保健服务条款

▲　个人的医疗保健服务条款在过去、现在或未来的费用

可识别的个人健康信息包括很多常见的标识,比如姓名、地址、出生日期和社会保险号码(《家庭教育权利和隐私法案》,45 C.F.R. § 160.103)。

隐私政策中不包括受保护的健康信息的相关雇用记录,因为作为雇主,涵盖实体有自己的职责,同样,教育行业和其他某些记录也是如此,都要受《家庭教育权利和隐私法案》约束,或者说是由该法案来定义,20 U.S.C. § 1232g。

3. 不可识别的健康信息。若是运用或公开不可识别的健康信息,则没有任何限制的。因为其他人无法从这些信息中识别出任何一个来访者。有两种方式可以反信

息识别：(1)由合格的统计员做出正式的测定；或(2)去除个人及其亲属、家庭成员和雇主的具体标识。只有当涵盖实体实际上并不了解剩余的信息能够用于识别个体时，才能够进行反信息识别。

最近美国卫生和人类服务部的民权办公室提议改变隐私政策，允许人们知道他们的健康信息被如何运用或曝光（美国卫生和人类服务部，2011）。目前，《健康保险携带和责任法案》(HIPPA)要求保健机构跟踪受保护的电子健康信息，但这并不是要求它们与当事人共享这些信息。该政策的提出意味着，法案正在进一步推进健康保障系统的问责制，确保提供者保护私人健康信息。

当你看医生时，你会被要求签署一份隐私声明。心理健康机构为了让来访者能够清楚地看到机构的隐私声明，常常将声明贴在办公室里。

知情同意

咨询是一份国际化的职业。加拿大咨询协会（CCA，2007）对知情同意做出了特别清晰的界定：

B4.来访者的权利和知情同意。不仅是在咨询开始的时候，如果在咨询过程中有必要的话，心理咨询师须告知来访者目的、目标、技术、程序、局限和服务的潜在风险和收益以及其他这类相关信息。心理咨询师要确保来访者理解诊断结果、费用和收费安排、保留记录以及保密的有限性所代表的含义。来访者有权在过程中参与制订咨询计划，拒绝任何推荐的服务，并且被告知这些拒绝会产生怎样的结果。

美国心理学会（ACA，2010）强调，心理学家应该告知来访者，咨询会谈是否将接受督导：

标准10.01对治疗的知情同意，(c)如果治疗师是一个实习生，治疗的法律责任是由督导来承担，那么，作为知情同意程序的一部分，需要告知来访者/病人，治疗师正处于实习阶段，要接受督导，同时提供督导的姓名。

此外，美国心理学会明确指出：

标准4.03记录。在对服务对象进行录音或记录图像之前，心理学家要获得他们或他们的法定代表人的许可。

当你与孩子相处时，围绕知情同意而产生的伦理问题变得尤其重要。基于州法律和惯例，在对孩子进行咨询或与他人分享信息前，一般都必须获得父母的书面许可。孩子及其家庭应该明确知道，信息将被如何分享，而且他们可以对书面记录进行评论和评价。知情同意的其中一个关键部分是规定了孩子和父母都有权随时撤销他们的许可。当然，这些原则适用于所有的来访者——主要的区别在于父母的知情和同意与否。

当你开始角色扮演和实践会谈时,记得告诉你的志愿"来访者",他们有什么权利,你自己的能力如何,以及他们可以期待从会谈中得到什么。比如,你可能会说:

我正在学习咨询课程,很感谢你愿意来帮助我。我现在只是一名初学者,所以只能谈论你想谈论的事情。我想对本次会谈进行录音(或录像),但是如果你觉得不舒服,我会立即停止录音(或录像),并且尽快删掉之前的内容。我可能会在实习课程上分享这份录音(或录像),又或者,我可能将本次会谈的内容制作成一份书面记录,但是会去除其中任何可能识别出你个人身份的信息。在将它交给导师之前,我会先与你分享所有的书面材料。请记住,无论是任何时候,只要你提出要求,我们会立即停止。你还有什么问题吗?

资源框 2.2 实践合同样例

下面是一份合同样例,可以将它作为范本,不过在面对你的志愿来访者时,你可以改变其中的一些内容,以更好地应用于实践会谈。(如果你面对的是未成年人,还要添加一项,即该表格必须获得父母的签名,同时还要符合 HIPPA 的标准。)

亲爱的朋友,

我是一名正在[学院/大学的校名]学习咨询技巧的学生。根据要求,我需要与志愿者合作练习咨询技巧。我很感谢你愿意与我合作完成我的课堂作业。

你可能会选择讨论你目前生活中真实存在的问题,又或者你可能想以角色扮演的形式,选择与你个人不一定有关系的话题进行讨论。在我们开始之前,请让我知道,你究竟是想讨论你自己的问题,还是想进行角色扮演。

关于我们的合作,下面是其中一些重要的维度:

保密性 作为一名学生,我无法提供任何具备法律效力的保密协议。但是,无论你在实践会谈中对我说了什么,我都会保密,除非州法律要求我报告相关情况。不过,即使只是一名学生,我也必须报告(1)自残等严重问题;(2)儿童虐待或儿童忽视的迹象;(3)我们州规定的其他特殊情况[根据情况插入相关内容]。

录音和/或录像 我将录下我们之间的会谈过程,供我个人收听和学习。任何时候,只要你对此感觉到不舒服,我会立即关闭录制设备。我可能会与我的督导[插入教授或督导的姓名与电话号码]以及/或者班上的同学们分享这份录音/录像。你会发现,如果没有感到任何不适的话,录制活动并不会影响到我们的实践会谈。如果没有获得额外许可的话,在课程结束的时候,这些录制内容和所有的书面记录都将被销毁。

能力边界　我是一个没有经验的心理咨询师；我无法做正式的咨询工作。此次实践会谈能够帮助我学习助人技巧。我需要你对我的表现做出反馈，只要你认为对我有帮助，都可以反馈给我。我可能会给你一份表格，让你评价我的助人效果如何。

————————　　　　　　　　　　————————
志愿来访者　　　　　　　　　　　　　心理咨询师
日期————

你可以将这份声明作为伦理实践的起点，最后你将发展出你个人处理这一关键问题的方法。在你处于开始阶段时，资源框 2.2 中的实践合同样例应该能够帮助你。你可以复制这份表格，并且根据自己的情况，相应地改变其中的一些内容。

权　力

美国国家人类服务组织（NOHS，1996）对**权力**（power）的评价是，虽然这是一个重要的伦理问题，但是却常常没有得到足够的重视：

声明 6．人类服务方面的专家意识到，在他们与来访者的关系里，权力和地位都是不平等的。所以，他们承认，双重或多重关系可能会增加伤害来访者或剥削来访者的风险，而且可能会削弱他们的专业判断。然而，在某些社区和某些情况中，可能无法避免与来访者进行社会交往或其他的非职业接触。人类服务方面专家的观点是，因为双重关系会削弱专业判断，增加伤害或剥削来访者的风险，所以通过避开双重关系，能够建立助人关系中的绝对信任。

权力差异的情况在社会中时有发生。助人的这种行为中就具有权力的含义。在开始咨询的时候，来访者可能会觉得心理咨询师的权力比自己更大。意识到这些问题，并且开诚布公地讨论这些问题，能够帮助你与来访者建立一段更加平等的关系。如果你与来访者的性别不同，那么，提出性别差异的问题或许会有帮助。例如，"与男性讨论这个问题会让你感觉到不舒服吗？"如果来访者确实感到不舒服，那么之后再讨论这个问题会是一个明智的选择。可能还有必要转诊。

在很多情况中，根深蒂固的压迫或文化上的**压迫**（oppression）会成为咨询关系的一部分，即使你个人可能并没有参与压迫活动。例如，一名女性可能曾经与男性有过糟糕的相处经历。非裔美国人在接受欧裔美国人咨询的时候，可能会感觉到心理咨询师有一些潜在的偏见,而一名同性恋与异性恋心理咨询师相处时,可能会没有安全感。那些有残疾的人可能会预期,身体更加健全的人无法对他们做到真正的理解。在这些案例中,在会谈早期就谈论文化和背景上的差异能起到帮助作用。

当你与来访者之间具有不止一种关系时,**双重关系**(dual relationship)就发生了。还有另一个概念可以用来解释这种现象,就是**利益冲突**。如果你的来访者是你的同学或朋友,你就进入了双重关系。当你的咨询对象是同教堂或同学校的成员时,这种情况可能也会发生。个人、经济和其他私人问题都可能变成复杂的问题。你可以更加详细地查看伦理守则中有关双重关系的内容。

过去,理想的伦理情况是避免所有的双重关系;然而,这个术语本身具有多重含义。出于这个原因,当前有一些伦理守则(比如,ACA,2005)并没有提到"双重关系",而是将角色以及与来访者之间的关系分成了三种类型:性/恋爱关系、非工作关系以及职业角色转变。第一种类型被排除在外,原因在于这种关系会对来访者产生破坏性的影响。另外,两种类型能够允许心理咨询师在非职业活动中与来访者产生交集,只要这种交往对来访者有潜在的益处,并且与恋爱或性无关。当然,你要时刻保持小心谨慎。

社 会 公 正

全美社会工作者协会(NASW,2008)建议,若要解决**社会公正**(social justice)的问题,可能在会谈以外还要采取行动。以下准则对社会公正做出了重要的界定。

伦理道德:社会工作者挑战社会的不公平。社会工作者追求社会变革,尤其代表弱势和受压迫的个人与群体的利益,与他们一起并肩战斗。社会工作者的社会变革活动主要聚焦于贫穷、失业、歧视和其他形式的社会不公平。这些活动的目标在于提高对压迫以及文化与伦理多样性的敏感性,增加相关的知识。社会工作者力求确保所有人能够获取自己所需要的信息、服务和资源;得到平等的机会;真正参与制定决策。

社会公正方面的行动有两种主要的类型。第一种,也是最常被讨论的那一种,指的是有必要在社区中采取行动反对贫穷、种族歧视和所有形式的歧视所造成的破坏性影响。现在这些预防性的策略已被视作"能力全面"的心理咨询师或治疗师所必备的一个要素。走出办公室,去了解社会对来访者问题的影响是非常重要的。

我们现在都知道,童年的贫穷、不幸和压力会对大脑产生终生的损伤。这些改变在细胞和神经元中都可见到,也包括 DNA 的永久变化(Marshall,2010)。所以,对贫穷儿童只进行支持性咨询是不够的。若想产生重大改变,预防措施和社会公正方面的行动也是非常关键的。

据报道,非裔美国人高血压的发病率是欧裔美国人的 4 到 7 倍,而种族歧视的长期影响被视作造成这种情况的主要因素(Hall,2007)。再重申一遍,社会公正方面的行动具有心理和身体的双重意义。

很多专业协会都聚焦于社会公正问题,其中有社会公正心理咨询师(counselorsforsocialjustice.com)和国际团体社会工作促进协会(www.aaswg.org)。

社会公正行动的第二种应用则发生在会谈的过程中。当一名女性来访者谈到她受到上司非正当对待和骚扰时,应该提出女性受压迫的问题。社会公正的观点要求你帮助她明白,问题并非由她的行为或她的穿着而引起。通过提出性别歧视和骚扰的问题,你往往能够使来访者从自责中解脱出来,并且有能力采取行动。你也可以支持她在工作场所努力做出有效的改变。从一个更广阔的范围来看,你可以跳出咨询室的范围,去更大的社区中促进职业女性得到更加公平的对待。仅仅帮助来访者解决问题和忧虑可能还不够。你也有责任通过社会行动来促进社区变革。

前面这些要点同样适用于你在会谈中碰到的所有形式的压迫,无论是种族歧视、残障歧视、异性恋主义、阶级歧视或其他形式的偏见。我们需要牢记,来访者的生活与这个世界息息相关。在后面的部分,本书将讨论聚焦这种微技巧,详细地讲述了如何将文化/环境/社会背景引入会谈(第 9 章)。

反思　职业道德行为

找到你感兴趣职业的道德准则,并且回答下列问题:准则中对于能力、保密性和知情同意做了哪些说明?你计划如何在工作中满足这些道德准则?

▶ 多样性和多元文化主义

所有的心理咨询和治疗都具有多元文化的特点。只要是心理咨询和治疗,来访者就会把过去和现在生活中的很多声音带入其中。

——保罗·佩德森

如果我们想要对每位来访者的独特性做到真正的共情,那么,第 1 章中提到的RESPECTFUL 模型就非常关键。在与他人产生联系的过程中,我们发展出自己的个性,即关系性自我。我们的关系性自我被打上了文化和背景的烙印。所以,家庭、朋友、社区经验、我们所居住的地区以及像战争或经济衰退这样的背景问题,都是构成我们自己以及来访者的独特性的一部分。

近年来，多样性和多元文化主义这两个术语遭到了严重的攻击，但是正如保罗·佩德森所说，我们所有人都在经历文化体验。虽然仍有争议，尤其是在美国，但是多元文化主义、多样性和多元主义都是澳大利亚、加拿大和新西兰的官方政策。这些文化和背景的概念对于共情式咨询关系非常重要。

命名和责任　举例来说，艾伦在一家退伍军人医院工作，里面有一些越南战争幸存者，他们讲述了很多让人难以置信的战斗、暴力和死亡相关的故事。医院分配给临床医生的其中一个重要任务是，找到"装病的人"。与其说这些退伍军人是在寻求治疗，倒不如说他们是想谋取政府福利。当时还没有创建创伤后应激障碍(PTSD)的诊断方法。

艾伦迅速发现，退伍军人几乎都有一个痛苦的故事，他们的行为也有合乎逻辑的理由。例如，一名病人在因示威抗议越南战争而被捕后，被诊断患上了躁狂抑郁症。在战争爆发之前，这名退伍军人的表现总是友好而合乎情理；之后事情发生变化，变得更加有挑战性。这名退伍军人探索了自己的越战经历后，他意识到，"我没有发疯，是战争疯了。把我锁在这个地方的行为才是疯了。"之后，艾伦停止寻找装病的人，而开始把退伍军人对创伤经历的反应用"正常化"的态度来对待。

直至退伍军人聚集于意识觉醒小组，分享他们相似的经历，PTSD才开始成为一个单独的诊断类别。是这些退伍军人，而不是"助人"的专业人士，发现了如今《精神障碍诊断与统计手册》(DSM)中所列出的这些普遍行为，包括创伤引起的闪回(白天或夜晚)，令人不安的梦境和睡眠困难，突然的哭泣或毫无来由的愤怒，以及各种类型的人际关系和工作上的困难。

总之，《精神障碍诊断与统计手册》将创伤引起的合理行为纳入范围之内，并且将其定性为障碍。但是退伍军人发现，"问题"的产生源于战争和体系，而不是因为他们内心不够强大。而"障碍"这个词将问题归于来访者或病人身上；足可见外部原因在治疗中往往被忽视。

不久前，一些军人建议使用"创伤后应激反应"(PTSR)这个术语，将问题或原因归到环境上面。这种命名方式更加尊重人，将责任归于它应该在的地方，所以能够促进更加平衡的咨询和治疗方法的使用。但是在新名称变得合理的同时，它是否也能让退伍军人接受他们所需要的治疗呢？即使是具有良好意义的名称也会产生消极的结果，继而成为一种新型的"装病的人"。所以，一个最新的趋势是使用"创伤后应激损伤"(PTSI)，主要是确保诊断能够得到治疗。我们希望，你能够考虑将该术语简化至"创伤后应激"(PTS)，而不是将那种多数由环境压力引发的反应归于病态。

RESPECTFUL 模型将创伤视为一种文化因素。我们现在知道,当发生很多创伤性情况后,对它们产生的反应就是"创伤后应激"。洪灾、地震或饥荒的幸存者,暴力、强奸、严重事故、癌症和其他医学难题的幸存者都可能经历种种由环境伤害而产生的创伤后反应。所有这些都是面对疯狂环境的合理反应。

有效治疗的其中一部分就是,"正常化"来访者的反应和恐惧,帮助他们明白,对于他们所碰到的事情来说,无论他们现在做了什么或有什么感受,都是正常而合理的反应。第 15 章将会描述"安抚"和危机管理过程,在你面对受过精神创伤的来访者时,这种方法非常必要,即使你之后要进行长期咨询,同样也是如此。

政治正确 另一种类型的命名和责任则围绕政治正确这一观点上。通常来说,使用这一术语时都带有消极含义,指的是在语言描述时,故意将任何类型的攻击归结至一个类型,尤其是种族、文化或其他身份群体。政治正确的存在已经遭到大量评论员的质疑、指责和嘲笑,无论是保守派还是自由派。

考虑到这些争议,如何在 REPECTFUL 模型中命名和讨论各种类型的文化多样性才是合适的呢? 因为心理咨询师和治疗师需要使用语言实现共情,我们强烈建议你使用**来访者**喜欢的术语。要让来访者自己决定对他们的文化背景使用什么名称。这里所说的问题就是尊重。在命名这一问题上,来访者的观点比较重要。

女性一般不太喜欢被人称作女孩或小姐,但是你可能还是会发现某些人用这些词语。一些 70 多岁的人讨厌自己被称作老年人或老人,而其他人却会接受和喜欢这些称呼。同时,你可能发现来访者讲话比较谦虚。一名努力寻求身份认同的女性可能使用**女孩**这个词语,这在某种程度上说明她缺乏自信。一个年级大的人如果以更加积极的观点看待老年的称呼,或许也能从中受益。一个挣扎于性取向认同的人可能一开始很难接受**男同性恋**或**女同性恋**这样的词语。你可以通过更加积极的方式来探索名称和社会标识,进而帮助来访者。

种族和民族都是重要的问题。非裔美国人这个术语一般比较受认可,但是有些来访者更喜欢非裔加拿大人或黑人。而其他人听到海地人、波多黎各人或尼日利亚人这种称呼会感到更舒服。西班牙背景出身的人可能很喜欢奇卡诺人、墨西哥人、墨西哥裔美国人、古巴人、波多黎各人、智利人或萨尔瓦多人。一些美国印第安人喜欢美洲原住民,但是大部分都喜欢用他们部落或民族的名字来称呼自己——拉科塔、纳瓦霍人和斯维诺米什人。一些欧洲血统的人更愿意被称为英裔澳大利亚人、爱尔兰裔美国人、乌克兰裔加拿大人或巴基斯坦裔英国人。从种族来看,这些人都是高加索人,但同时也都有民族背景。

民族主义和地区的语言同样需要考虑。美国人、爱尔兰人、巴西人或新西兰人(或"几维人")可能具有最突出的自我认同。在一些来自新英格兰的人看来,北方佬是一个值得骄傲的称呼,但对于很多南方人来说,这个词语带有嘲笑的意思。美国中西部的人,澳大利亚内陆地区的人,还有苏格兰人、康沃尔人以及英国的威尔士人,相比国家而言,他们通常更加认同他们所在地区的价值观和信仰。英国很多乡村的居民很讨厌伦敦附近那些更有影响力的中心乡村。相似地,加拿大亚伯达地区的文化与安大略湖、魁北克和沿海诸省的文化也相差很大。

当你要考虑更广泛的多元文化问题时,你可能预期会得到下列结果。要记住意向性这个概念。当你对该领域有了更多了解以后,你能够提高自己的能力,采取合适的方法应对更多与你不同的来访者。随着学习的不断深入,你将能够做到灵活应对这些问题。

多元文化问题	预 期 结 果
心理咨询师和治疗师的行为要尊重伦理守则,建立在尊重和意识到很多问题具有多样性的基础之上,包括本章所描述的多种维度。我们所有人都有很多相互交叉的多元文化身份。	可以预期,由于增加了交叉身份和多元文化能力相关的知识,你与你的来访者们都将感到庆幸,可以赢得他人尊重,并且从中获益良多。你作为心理咨询师,将为日后一辈子的个人和专业成长奠定坚实的基础。

多样性和多元文化主义对于全世界的助人领域都已变得相当重要。如果来访者的需求源于多元文化问题,而你在该领域却没有足够的能力,那么你就可能需要将来访者转诊。然而,长期来看,转诊其实代表了无法胜任工作。你同样有责任通过不断的学习和接受督导,培养个人的多元文化能力,减少转诊的需要。

▶ 多元文化能力

美国咨询协会和美国心理学会已经制定一份指导原则,提出具体的能力要求,用于指导实践(APA, 2002; Roysircar, Arredondo, Fuertes, Ponterotto, & Toporek, 2003; Sue & Sue, 2013)。在这些声明中,多元文化主义和多样性被赋予了广泛的定义,包含了很多维度。

传统上来看,多元文化能力中包含了意识、知识和技巧。将这些能力应用于行动也同样重要。你需要意识到具体的问题,增长多元文化问题相关的知识,掌握日常多元文化实践所需要的技巧。期待多元文化能力相关的问题将日益成为你的助人职业生涯的重要组成部分。发展这些能力需要终身的学习,毕竟,学无止境。

多样性和伦理

美国咨询协会(ACA,2005)在伦理守则的序言中强调多样性是一个重要的伦理问题:

美国咨询协会是一个有教育意义、科学而专业的组织,其成员在各种各样的环境中工作,运用多种能力服务大众。美国咨询协会(ACA)的成员愿意为了人类的发展奉献终生。协会成员承认多样性,愿意使用跨文化的方法支持不同社会和文化背景下每个个体的财产、尊严、潜力和独特性。

国家人类服务组织(NOHS, 1996)的伦理标准包括下列三大声明:

声明17 人类服务的专业人士所提供的服务不会因为年龄、民族、文化、种族、残障、性别、宗教、性取向或社会经济地位而产生歧视或优待。

声明18 人类服务的专业人士对他们实践领域的文化和社区具备足够的知识。他们了解社会中的多元文化主义及其对社区和社区中个人的影响。他们尊重个人和群体及其文化和信仰。

声明19 人类服务的专业人士了解他们自己的文化背景、信仰和价值观,承认这对他们与来访者之间的关系具有潜在的影响。

现在,让我们来检查一下你对这些伦理守则的执行情况如何。

意识:意识到你自己的假设、价值观和偏见

意识到你自己是一种文化存在,这是一个至关重要的开始。如果你没有将自己视作一种文化存在,那么你将很难意识到他人也是文化存在。了解你自己的多元文化背景以及你与那些来自其他不同背景的人之间存在的差异。了解那些与你不同的群体,承认你自己的局限性以及偶尔有帮来访者转诊的需要。

指导原则中同样谈到,背景问题如何脱离个人的控制,进而影响一个人讨论问题的方式。压迫与歧视、性别歧视、种族歧视,以及没有发现和考虑到残障方面的问题,这些都可能在来访者没有察觉的情况下强烈地影响到来访者。问题究竟在于"个人"还是"环境"? 比如,你可能需要帮助来访者意识到,一些像紧张、头痛和高血压这样的问题源于烦恼和压迫引起的压力。很多问题并不仅仅是来访者的问题,而应该是一个更大的社会问题。

特权(privilege)是一种根据文化假设和刻板印象而给予人们的特殊权力。麦金托什(McIntosh, 1988)曾经称之为"白皮肤的隐形优势"。欧裔美国人往往没有意识到他们拥有肤色带来的优势。特权这种概念已经被延伸到了男性、中产阶级或上层经济地位,以及社会中其他拥有权力和特权的人。

白种人、男性、异性恋、中产阶级和其他人都在没有意识到自己拥有特权的情况

下享受着便利。在上了年纪或发生令人痛苦的事情之前,身体健全的人会认为自己是"正常人",基本没有意识到他们只是"暂时健全"。伴随特权而来的是对少数群体的刻板印象,于是进一步加强这种特权地位。

作为心理咨询师或心理治疗师,你同样面临挑战。例如,你是一名中产阶级、异性恋的欧裔美国男性,而来访者是一名其他种族的工人阶级女性,她很可能不信任你,友好关系的建立可能会更加困难。你必须提高与文化上不同于自己的来访者相处的意识、知识和技巧。

总而言之,首先你需要了解你自己以及你是否拥有特权地位。避免对任何群体或个人产生刻板印象,同时不断学习和了解不同的文化群体,将成为你终生的任务。你需要认识到,相同文化群体中的个体差异通常比文化"标签"具有更重要的影响。你的来访者是一个独特的人。虽然文化多样性会影响发展,但是你需要时刻认识到,你面前的人是一个不同于其他任何人的特殊存在。要意识到,多元文化问题和多样性确实会加剧个体差异,让每个来访者更具独特性。

知识:理解来自不同文化的来访者的世界观

世界观的正式定义是,你和你的来访者解读人类和世界的方式。由于具有不同的文化背景,我们看待人和世界的方式都会存在差异。多元文化能力重点强调的是,要意识到我们对那些与我们不同的人会有消极情绪反应和偏见。如果你之前已经学会避免用刻板印象看待某些群体,那么你尤其需要倾听以及学习尊重来访者的世界观;注意,不要将自己的想法强加到来访者身上。

我们所有人都需要增加对不同文化群体、他们的历史以及他们当前问题的了解。如果你面对的是说西班牙语的群体,他们可能来自墨西哥、波多黎各、加勒比海和中南美洲,你要明白他们都面临着不同的历史和问题。移民在其中又扮演怎样的角色?在科罗拉多州已经定居了几个世纪的拉丁人/拉丁美洲人,他们的体验与新移民又有哪些不同呢?要注意,当多样性是属于这个广阔群体所独有的特色时,我们往往将其称为"西班牙的"。

这同样适用于欧裔美国人和其他所有的种族和民族。旧时代居住在马萨诸塞州哈德利的新英格兰北方佬,曾经用链子将波兰移民锁在谷仓中,以防止这些雇员逃跑。不过现在局面却反过来了,波兰裔的人控制了这个城镇,但是这两个群体之间仍然充斥着无声的紧张气氛。那些曾经隐藏过自己性取向的年纪较大的男同性恋,与那些年轻的同性恋权利活动家也大不相同。无论是种族或宗教,身体健全或残疾,我们都需要持续地更多了解这些广泛存在的不同群体。

　　传统的心理咨询理论和技巧可能不适合一些群体和/或对他们没有效果。我们也需要特别关注社会经济因素、种族歧视、性别歧视、异性恋主义以及其他压迫的力量可能会如何影响来访者的世界观。

　　若要理解各种不同的世界观,通常首先要做的是理论学习和阅读。还有一种方法是积极参与来访者的社区,参加社区活动、社会政治职能以及庆典和节日,最重要的是基于每个人的特点,去了解这些在文化上与你不同的人。

　　种族、性别、性取向、能力和其他多元文化维度都很重要。在你的整个职业生涯过程中,你需要对这个复杂的领域进行持续的研究和学习,增加相关的经验。即使奥巴马当选为美国总统,种族差异仍然存在。无论是哪个年级,少数族裔仍然有更高的辍学率,并且对整个教育系统有更多的不满。在大学就读率几乎翻倍的同时,最近法院判决却导致就读于"顶级"州立大学的少数群体越来越少。除了学校以外,少数群体还会更多地面临贫穷和暴力、收入差距以及各种歧视状况。仅仅是在纽约市中心叫出租车,对非裔美国人来说都特别困难,即使是身上穿着商务装的人。

　　这些大大小小的侮辱和蔑视,也称作微暴力,引发了很多身体和心理上的健康问题(Sue, 2010a, 2010b)。当你面对少数群体的来访者时,要清楚地意识到这些外部系统压力和压迫可能对他们的问题产生影响。在这样的情况下,一个有效的干预方法是鼓励和帮助这些来访者了解,种族歧视、性别歧视、异性恋主义以及其他形式的压迫与他们当前的头痛、肠胃不适、高血压和一堆心理应激源之间可能存在的联系。

　　简单来说,只有意识到并且了解多元文化差异总是存在,才能进入助人领域。很多来自不同背景的来访者,如果遭受过侮辱和蔑视,最后可能也会具有破坏性。做好准备,在你的实践中也需要意识到这一点。

　　多元文化能力的最后一个关键要素是,当你发现你有些不舒服,甚至缺乏足够的知识和技巧时,要去寻求督导,并增加你自己的意识、知识和技巧。

技巧：发展合适的干预策略和技术

　　一项经典研究发现,第一次会谈后,50%的少数群体来访者不会再来咨询(Sue & Sue, 2013)。本书将通过向你提供应对来访者的多种反应方法,来提出文化意向性。如果你的第一次反应没有效果,那么就准备用另一种反应。当他人向你讲述他们的故事时,要全神贯注,使用倾听技巧来了解和学习他们的世界观(第3~8章)。当来访者因为与同学或导师之间的问题而责备自己时,聚焦(第9章)能够帮助到来访者,你要确定他们的问题是否真的与歧视有关。

　　为了提高使用效果,传统的咨询策略正在向更加尊重文化的方向改进(Ivey,

D'Andrea, & Ivey, 2012)。要时刻牢记,过去对评估和测试方法曾长期存在文化偏见,这也导致了对来访者的歧视。很多来自不同文化背景的来访者之所以不信任测试,原因就在于过去历史上长久的种族歧视,直至现在仍未彻底消除。随着时间的推移,无论是传统策略还是为提高对多样性的敏感而设计的新方法,你都要扩展相关的知识和技巧。资源框 2.3 描述了多元文化意识逐渐加强的过程。

资源框 2.3　咨询技巧的国内和国际化视角

多元文化主义属于我们所有人

马克·波普,切罗基族人,美国咨询协会前任主席

多元文化主义是改变我们职业灵魂的一个进步。它对源于兴趣的社会工作与个体心理学领域的工作进行了整合。

现在,我知道你们中有一些人对文化有些厌烦,不太愿意讨论文化。你们是专业人员中较为保守的那一群,你们会说这又多元文化,那又多元文化。那么,进一步来说,你们是不想再一次听到"真相"。

你们中还有另外一个群体,总是不停地谈论所有的文化、背景和环境影响这些话题。你们属于专业人员中更加开明和自由的人。你们可能是"少数群体"中的一员,又或者已成为少数群体的坚定盟友。你可能看到了世界上的压迫者和被压迫者。

或许现在你会说,"不错的分析"或者"他很可怜"(尤其是在你不认可我的情况下)。当然我承认,实际上,你所表达的内容远比这简短的两句话更复杂。但是,我想你应该明白我的意思。

为了以后着想,我们要明白以下问题:

1. 我们所有人都进入了助人行业,致力于维护每个个体的尊严和价值。

2. 我们越是能够明白自己是**多元文化**的其中一部分,我们就越能理解多元文化的观点,并且能够促进个性化发展。

3. **多元文化**的意思其实就是很多文化。种族和民族问题往往占主导地位,但是多样性同样也包括了性别、性取向、年龄、地理位置、身体能力、宗教/信仰、社会经济地位和其他因素。

4. 我们每个人都是一个多元文化存在,因此,所有的咨询和心理治疗都包含多元文化问题。但这并不是一场关于哪个多元文化维度最重要的游戏。现在是时候想一个"双赢"的方法了。

5. 我们需要解决我们自己的偏见问题——种族歧视、性别歧视、年龄歧视、异性恋主义、残障歧视、阶级歧视以及其他类型歧视。如果你没有审视你自己，那么未来碰到多元文化时，你将无法看到并且欣赏多元文化之间的差异。

6. 也就是说，我们必须时刻记住，种族问题在西方社会中非常重要。是的，我知道我们已经取得了"重大的进步"，但是我们所取得的每一次进步都提醒我，我们仍然有很长的路要走。

我们所有人都有传统的偏见，所以为了消除偏见，我们需要对此提出反对，包括反对我们自己。这要求你不断对自己进行痛苦的审视，并保持真诚。你是在多元文化中成长起来的，你可能会犯一些错误；但是可以将这些错误看作是进一步成长的机会。

不要说"噢，我没有偏见"。我们需要一点不舒服来帮助我们继续前行。如果我们意识到，我们拥有一个共同的目标，即促进来访者发展和进一步成长，那么我们的职业生涯将对世界产生重大的影响。

行动：除非你采取行动，否则意识、知识和技巧都毫无意义

发展意识、知识和技巧都是非常必要的事情。然而，在这几方面取得成果与根据这些成果采取行动，二者之间有很大的差异。知行差距（knowing-doing gap）是由斯坦福教授杰弗瑞·菲佛和罗伯特·萨顿提出的概念，认为组织和个人常常很难对一些他们已经知道的事情采取行动。很多人都了解锻炼、饮食以及生活得有意义的重要性，但是他们仍然无法将这种认知转变为行动。很多学生都学习了基本技巧和多样性的课程，但是在面对来访者的时候，他们仍然无法有效地实践他们所学到的知识。来访者们通常能在咨询和治疗的过程中学习到积极的应对策略，但常常无法在生活中有效地执行这些策略。

你和你的来访者们需要明白，自己知道的知识不应只局限于认知，还要转变成行动。从书本中学习与在实践中学习，这二者之间存在一定差异。在实践和使用之前，我们实际上并未对知识获得真正的了解。而且，当预期的结果出现或没有出现的时候，我们可以证实或修正我们的知识。

若想学习咨询，对咨询做到精通，意识、知识、技巧和行动这四方面缺一不可。我们的咨询和教学模型强调了行动的重要性。本章和其他章中的练习也能够帮助你积极地学习和应用这些微技巧。

实践、实践、实践。动手做就是方法！

反思　多元文化咨询

在当今社会,要面对与自己不同的来访者,这已经成为一个不可避免的事实。拥有多元文化视角将帮助你与不同的来访者相处,对此你个人有什么看法? 你可以运用哪些方法来拓展你的多元文化意识、知识和技巧?

▶ 通过优势和心理健康方法来让积极心理学产生作用

传统的咨询和治疗模型将咨询问题和行为表现视为潜在功能失调的标志。心理咨询师或治疗师指出来访者的不足,由此形成一种自上而下的职业关系。这种方法将来访者放在一个被动(接收者)的位置,强调个人症状的来源,并指定来访者需要做什么。

相反,基于优势的心理健康模型,将问题和行为看作是对生活挑战的反应;并且以来访者的优势和优点为基础,在咨询环境中,建立一段更加平等的共情关系。这种积极的方法将来访者的角色定位为一个积极参与的行为主体,重点关注那些可能影响到来访者情况的环境和多元文化因素。心理健康的方法要求与来访者一起合作(Zalaquett, Fuerth, Stein, Ivey, & Ivey, 2008)。

如果你帮助来访者发现他们的优势和周围的资源,那么你可以期待,他们将积极利用这些发现。积极方法需要成为所有咨询和心理治疗的基础。不过我们也确实需要解决来访者的困难和生活挑战。所以,始终做到完整地倾听那些令来访者烦恼的故事,确保他们知道你已经听到了他们所说的所有内容——都要在他们的故事中寻找能够体现优势、能力和资源的例子。

正面优势和心理健康方法	预 期 结 果
通过仔细倾听,寻找当前的优势和资源,帮助来访者发现和重新发现他们的优势。此外,可以考虑心理健康评估。在来访者身上以及他们的支持系统中寻找优势和正面优点。确定心理健康的多种维度。	来访者如果能够意识到他们的优势和资源,那么他们就能用积极的态度面对他们的困难,讨论问题解决方案。而且可以预期,有效和积极的咨询与心理治疗能够强化额叶皮层和海马,同时可能使杏仁核变小。

▶ 积极心理学：寻找优势

最近,咨询领域已经发展出大量的知识和研究,支持**积极心理学**(positive

53

psychology)的重要性。这是一种基于优势的方法。以前,心理学过于强调疾病模型。塞利格曼(2009, p.1)表示,"我们太过于关注修复损伤,事实上我们应该聚焦于创建力量和心理弹性。"咨询、人类服务、心理学和社会工作对正面优点的强调,已经具有悠久的历史,积极心理学将这些整合到一起。

当来访者在我们这里讨论他们的问题或忧虑时,他们通常会使用词语"问题",说明他们是用消极方法看待他们生活中的挑战。他们告诉我们,他们的生活出现了什么"不好"的事情,可能还会希望我们帮他们"修正"这些事情。我们的作用是使来访者的生活更加有效、更加有意义。其中最重要的一个作用是,帮助来访者发现他们自己的力量。

利昂娜·泰勒(Tyler, 1961),美国心理学会的第一批女性主席的其中一员,很久以前就预见到心理健康和积极心理学的重要作用。基于人类的力量,她发展出一套实用的咨询系统:

> 初始阶段……其中一个过程或许可以被称为资源探索。心理咨询师几乎不关注性格中的弱点……(而且)最坚持不懈地设法找到……应对焦虑和压力的方法,一旦发现现有的资源,将会进一步扩大和巩固这些资源。

自建立之初,利昂娜·泰勒的积极观点就对微技巧框架非常重要(Ivey, 1971; Ivey, D'Andrea, & Ivey, 2012)。以优势和资源为导向的模型,*共情关系—叙事和发现优势—目标—重新叙事—行动*,是对这些观点的详细阐述。我们现在知道,泰勒对资源和力量的强调是有效帮助的基础。乐观主义、积极心理学、心理健康和神经科学这些概念的研究和临床实践,全部都支持由她首创的这些观点,虽然有时大家都忘记了她的贡献。

如果我们将心理健康概念作为变化的基础,那么,对极度痛苦的来访者所做的咨询将极为有效。我们需要倾听来访者的困难和问题,但是要花更多的时间在正面优点和优势上。若想了解心理健康和对多元文化敏感的临床和治疗方法,我们建议,你可以翻阅 *Theories of Counseling and Psychotherapy* (Ivey, D'Andrea, & Ivey, 2012)。在这本书中,你将发现很多以能力为导向的具体治疗策略,并且将积极的心理健康作为方向。

心理健康的基础是乐观主义和心理弹性。

▶ 乐观主义、心理弹性和大脑

> 乐观主义者基本不会轻易放弃,而这与人生更大的成功密切相关。
>
> ——伊莱恩·福克斯

在各种字典中,乐观主义的定义都包含了很多积极的词语,其中有希望、自信和快乐。它还包含信任,在这种信任中,我们预期事情能够顺利解决,变得更好,个人会有一种对力量的掌控感,对未来也充满信心。对于心理弹性以及从困难和挑战中学习与恢复的能力来说,乐观主义是其中的关键维度。一篇针对 50 项乐观主义相关的研究所做的元分析综述发现,乐观主义使消除、减少或控制压力源和消极情绪的能力有所提高。此外,那些态度更加乐观的人能够更好地面对和处理他们的难题(Nes & Segerstrom, 2006)。乐观主义者往往生活得更加健康,较少受到身体疾病的折磨,当然,也对他们自己以及他们处理问题的能力的感觉更加良好(Kim, Park, & Peterson, 2011; Seligman, 2006)。

资源框 2.4　乐观主义 6 点量表

(请回答你对下列说法的同意或不同意程度: 1＝强烈不同意,2＝比较不同意,3＝有点不同意,4＝有点同意,5＝比较同意,6＝强烈同意。)

1. _____如果对我来说,事情有变得糟糕的可能,那么它一定会变得糟糕。
2. _____我总是对未来持乐观态度。
3. _____在不确定的时候,我总是期待会有最佳结果。
4. _____总的来说,跟坏事相比,我期待有更多好事情发生在我身上。
5. _____我几乎从不期待事情会按照我所预想的那样发展。
6. _____我从不期望好事情会发生在我身上。

Copyright © 1994 by the American Psychological Association

Reproduced with permission.

Scheier, M., Carver, C., & Bridges, M. (1994). Distinguishing Optimism from neuroticism (and trait anxiety, self-mastery, and self-esteem): A reevaluation of the Life Orientation Test. *Journal of Personality and Social Psychology*, *67(6)*, 1063 - 1078. Copyright © 1994 by the American Psychological Association. Reproduced with permission.

在这项研究中,有一份测量乐观的 6 点量表,经研究,已证实有效(见资源框 2.4)。我们建议,你可以使用该量表测量你自己的乐观水平。有时,你可能想与来访者分享这份量表,或是通过向他们询问的方式了解他们的乐观水平。乐观主义能带来心理弹性和心理健康。我们咨询和治疗的其中一个目标就是增加心理弹性,同时,帮助来访者变得更加乐观和充满希望也是这个过程中的一部分内容。

运用资源框 2.4 中的量表,相加条目 2、条目 3、条目 4 的得分,你会得到乐观主义的分数,而相加条目1、条目5、条目6的得分,你会得到悲观主义分数。已证实,这6个条目既具有良好的信度,又具备良好的预测能力。我们建议你不要自行评分,但是要注意,作为心理咨询师,你必须对你自己、世界和你的来访者持有乐观的态度。你可以与来访者讨论这6个单独条目,通过这种方式,更加全面地了解他们对自己和世界的看法。例如,找到来访者的乐观故事和悲观故事。作为一个咨询工具,将对你和来访者都大有益处,因为你们是共同合作,一起努力实现更加积极的想法、情感和行为。

心理弹性指能从困境中恢复原状的实际能力。孩子或成人从严重的疾病或事故中迅速恢复就是心理弹性的一个明显例子。一个相似的例子是,一个人在虐待和贫穷中长大,但是他/她克服了所有的一切,顺利进入大学,而且在工作中表现良好。

Rainy Brain, Sunny Brain: How to Retrain Your Brain to Overcome Pessimism and Achieve a More Positive Outlook 是认知神经科学家伊莱恩·福克斯(Fox,2012)所著的一本书。她指出,我们可以改变大脑回路,聚焦于积极方面,但是这需要来访者和治疗师双方的共同努力。对于轻度悲观的来访者,她提出了以下建议:

1. 连续几天制作关于积极和消极事件的每日清单——从起床开始,之后变好或变坏的小事情。你和你的来访者将惊讶地发现,原来很多事情都往好的方向发展,只是我们既期待又忽略了这些好事。

2. 目标是,对应每次消极经历要有三次积极经历。照顾好你自己。你喜欢什么?什么能让你开心或更加放松?开始注意积极事件,如果有需要的话,每发生一件坏事,相对应地,从当日的积极事件中选择三件。

3. 坚持每天锻炼。这是本书中咨询、治疗以及压力管理的中心主题。锻炼对心理和身体健康都非常重要,第13章对此做了详细的讨论。

4. 进行正念冥想活动,这对治疗性生活方式改变非常重要,第13章也强调了这方面的内容。

在面对来访者时,我们要鼓励他们形成乐观主义态度,发展心理弹性。具体的做法是,通过倾听他们的故事,找出优势和积极方面,帮助他们坚持健康的生活方式。我们要鼓励他们形成积极的想法,唤起他们对自己的优势、正面优点和资源的回忆。

反思 **你是否正在改变大脑思维模式,变得更加积极?**

如果你想要帮助来访者,那么作为心理咨询师或治疗师,你显然需要对他们的未来以及他们解决自己问题的能力持积极的态度。一个乐观的帮助者有更大的机会得到一个乐观的来访者。你对自己的乐观主义情况有什么看法,以及作为一名专业的帮助者,它对你来说意味着什么?

积极且乐观的咨询和治疗方法对大脑和身体都具有重要的影响。由于大脑非常复杂,我们只能通过一些基础知识来开始相关讨论。

▶ 大脑、压力和心理健康方法

在这一部分,我们只聚焦于与咨询和心理治疗直接相关的最基本的大脑系统。关于三位一体的脑的扩展讨论,见附录 C。简单来概括,爬虫脑包括脑干、基底神经节和小脑。这些结构控制呼吸、运动、血液循环以及我们面临异常紧张的情况时的"战斗或逃跑"。在严重压力下,爬虫脑自动执行关键功能,将我们从危险中救出来。用最简单的话来说,边缘系统是情绪中枢,皮层是决策者,能让我们思考和行动。附录 C 中还探索了左右脑之间的关系。

接下来,我们先对基本要点进行概括,说明为什么理解大脑和神经科学对你的职业生涯变得越来越重要。

1. 咨询既可以用积极方式改变大脑,也可以用消极方式改变大脑,这取决于你是否强调并尊重发展共情关系的重要性,是否具备发展共情关系的能力。几乎所有前来向你求助的来访者,他们的问题背后都带有某种程度的有害压力。所以,理解和管理压力对于有效的咨询和治疗来说至关重要。

2. 压力能对大脑产生一定的影响。虽然学习需要轻微适度的压力,但是压力太大的话反而有害,甚至到了破坏神经元和神经连接的地步。被激活的杏仁核可能会增大,海马中关键的记忆系统可能会缩小。

3. 心理健康方法加上压力管理和有效咨询能使来访者更有效地应对他们所面临的问题。来访者是从优势中成长,而非他们的不足。

4. 在下一个十年里,了解大脑以及它与助人过程之间的关系,将变得越来越有必要。一套新的术语已经逐步成为咨询文献、研究和实践的一部分。

5. 神经科学正在将咨询和治疗与神经学和医学结合在一起,成为一种促进心理和身体健康的新方法。

6. 根据神经科学的证据,我们发现,积极心理学和心理健康方法是未来咨询和心理治疗的基础。

神经科学带来了一种思考咨询和心理治疗的新方法。虽然我们这个领域目前为止对这种联系几乎没有给予任何关注,但是脑科学的研究成果支持咨询和治疗的这种变化,也为我们正在做的事情提供了新的科学基础。例如,共情再也不仅仅只是一种认知概念。神经科学定义了共情的生理基础,使我们能够更加精确地使用助人技巧,更加充分地理解来访者。

　　神经科学也带来了一套新的术语表,而这些词之前在我们的咨询实践和教材中很少见到。不过对于参加过一些生物学和/或心理学入门课程的人而言,这些术语应该会很熟悉。至于其他人,不要紧张,这些词都将重复数次,而且你可能已经在从媒体文章和报告中知道了其中的很多。可以预期,无论专业水平如何,这些术语,比如杏仁核、海马、前额叶皮层和丘脑,很快都将成为助人者日常实践的一部分。虽然我们描述了它们的主要功能,但是在我们讨论不同的大脑结构时,看上去它们似乎都是互相独立的,然而事实并非如此。重要的是,我们要记住,事实上大脑是一个复杂的结构,是由相互连接的各部分组成的整体。五种感觉,分别是视觉、听觉、触觉、味觉和嗅觉,为大脑带来信息。如果数据足够强大,信息就会进入杏仁核,而这通常被称为大脑的"劲量兔子"(见图2.1)。然后杏仁核向整个大脑发布信息。在应激情境中,会聚焦于边缘系统的 **HPA 轴**(下丘脑、垂体、肾上腺),控制我们对压力的反应以及很多人体活动过程,比如情绪、性欲、免疫系统和能量储存。皮质醇由肾上腺分泌而来,对学习非常重要,但是过多的皮质醇会产生压力,甚至是创伤后压力,这会损害大脑。所以,HPA 同时具有保护功能和学习功能,但是创伤和重复性压力又是有害的。当我们探索来访者的情感和情绪时,我们要设法使用积极方面来克服那些消极压力。

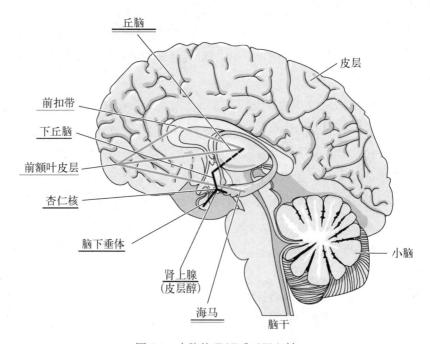

图 2.1　大脑的 TAP 和 HPA 轴

© Cengage Learning

图 2.1 也展示了 TAP 轴(丘脑、前扣带回皮层、前额叶皮层),有时它被描述为大脑的 CEO 和决策者。心理咨询和治疗试图通过各种心理治疗和心理健康策略强化 TAP,旨在运用积极优势抵消消极和压力经历所造成的伤害。左额叶皮层是负责积极情绪的主要区域,例如高兴、愉悦、快乐甚至爱。然而,重要的是,要注意,消极情绪会固定在 TAP 中,导致边缘系统中的皮质醇增加,更加明显地意识到海马中的消极记忆。

我们的思想无法独立于情绪而存在——边缘系统的 HPA 和具有执行功能的 TAP 一直都保持信息交流。有时,这二者处于竞争状态,而咨询和治疗的任务是强化执行功能的 TAP,因为它负责情绪调节,这样我们的情感才不会超出我们的承受范围。在严重抑郁或上瘾的情况下,边缘 HPA 系统基本完全掌控了前额叶区域,以至于 TAP 几乎停止工作。在这种情况下,咨询和治疗将面临更多挑战,而变化可能相当缓慢。

杏仁核已被发现是消极情绪的初始储存地点,比如悲伤、愤怒、惊讶、厌恶和恐惧——这些情绪都在用不同的方式保护身体和心理系统,并且在全世界和跨文化研究中都得到了验证。然而,恐惧越来越被认为是最基本的情绪,而其他的情绪则被视为恐惧这种必要的保护性情绪在进化过程中出现的变体。这种基本情绪使我们能够迅速转变方向,避免事故的发生,在棒球即将打到我们头的时候能让我们迅速低下头,或看见危险的时候立马跑。然而,在严重的压力下,这些消极情绪掌握了控制权,杏仁核可能变大,而作为记忆中枢的海马可能会变小。额叶皮层,在进化过程中出现较晚,是积极情绪的初始储存地点。要注意的是,它离杏仁核的物理距离也表明,HPA 中的恐惧反应可能是最先出现的。所以,心理治疗、心理咨询和心理健康较晚才会出现,如果要产生变化的话,很多来访者都需要接受持续而有效的帮助,有时甚至是长期的帮助。

成功的治疗能够鼓励 TAP 的情绪调节,减少消极情绪的力量。甚至有研究表明,杏仁核的体积可能会变小,而记忆中枢海马和前额叶皮层会增大(Davidson & McEwen, 2012)。压力管理(第 13 章)、认知行为疗法(第 15 章)、比如冥想这样的心理健康方法,以及本章描述的这些方法,都能起作用。心理健康和积极心理学都具有良好的效果,是身心成长和变化的基础。

反思　基于脑的咨询和心理治疗

美国国家精神卫生研究所计划建立一种基于脑的诊断和治疗方法,你现在准备如何应对这种即将到来的变化? 基于脑的方法融合了各种传统的诊断系统,依托于不断更新的神经科学、神经学、医学和心理学的发现,获得了极大的进展。此外,这种的模式还对环境问题给予了广泛的关注,比如贫穷和虐待。从年幼至老年的毕生发展问题同样也很重要。你如何看待这种未来趋势以及你在其中的位置? 你将如何做好准备并且紧紧跟上该领域不断变化的步伐?

下面这个部分提供了一种经过深入研究的系统性心理健康方法,能够加强具有执行功能的 TAP 的积极优势,促进情绪调节,进而帮助你的来访者有效地应对压力。

▶ 评估来访者的心理健康水平

迈尔斯和斯威尼(Myers & Sweeney,2004, 2005)对咨询和心理治疗的心理健康方向进行了深入的研究,做出了最清楚的定义。他们的"整合自我"模型中包含了 5 种通过研究确定的维度。每种维度都有一些侧重于实践的子类别,用于评估来访者,促进他们的成长和发展。如果来访者对心理健康情况及其重要性具有清醒的意识,那么就是在强化积极的大脑回路。此外,向来访者解释清楚积极方法如何促进大脑的有效运转以及提高身体的健康水平,往往能够促进他们自愿遵守心理健康计划。

"整合自我"的整体性模型强调背景的重要性(见第 9 章的聚焦部分)。正因为它适用于单个的来访者,所以它可能有助于探索人类发展的多元背景。例如,当地发生了什么事情(家庭、邻居和社区)? 这里发生的事情显然影响了个人;同时,还能发现优势和心理健康的优点,进而抵消压力,发展心理弹性。

"整合自我"模型指出,心理健康系统的任何部分发生变化,或者对整个人有利,或者可能破坏心理健康的 17 个维度中的很多维度。系统的某个部分发生一个问题或产生一个积极的变化,都能影响到其他所有的部分。例如,一个人心理健康的所有维度本来都在有效运转,但是之后遇到了一个困难的背景问题(比如父母离婚,一场大洪水或飓风,或是一次严重的个人创伤)。然而,这个人可能利用心理健康的优点,克服这些挑战,成功走出来,之后变得更加强大,发展出更好的心理弹性。

其他可能影响来访者心理健康的背景因素还包括,定义了他们大部分经历的机构,比如教育、宗教、政府和商业/工业。从一个更广的层面上来看,政治、文化、环境变化、全球大事和媒介都能够对来访者产生强烈的影响。社会服务的改变、全球变暖或者征召服兵役是背景问题影响个人的三个实例。

最后一个背景问题是毕生发展。儿童进入青少年时期与青少年进入军队、工作或大学之间有很大的差异。婚姻或选择人生伴侣,养家糊口,还有变成年长者,全部都有各自不同的背景问题需要考虑。"整合自我"模型再一次提醒我们,无论是社会背景还是一直在发展的各部分人格,个人与它们之间都有着密不可分的关系。

接下来的练习对 17 个个人维度做出了简单的定义,还提供了一些初级的心理健康问题,你和你的来访者可以一起来探讨这些问题。若想进一步详细地了解心理健康研究的报告内容以及因素分析的具体结构,我们建议你向迈尔斯和斯威尼(2004,2005)咨询。

你自己的健康评估

只有你自己做了评估,你才可能记住它! 这个练习至关重要,它详细说明了其中重要的细节以及心理健康方法的价值。你可能很少有机会与来访者做完这里所有的评估,但是将心理健康作为每次会谈的重要组成部分,对效果和取得成功而言非常关键。

同样,这部分不能只依靠阅读,还需要思考和行动。首先聚焦于你自己,你要深刻地理解不同的心理健康领域。在每个领域找到可供你使用的具体案例和细节。写下你的心理健康优势和个人评估情况,这样你就会熟悉整个过程。

之后,找到一名同学、朋友或家庭成员,与那个人一起完成他/她的心理健康评估。

维度 1:内在性自我　内在性自我的四个方面是探索个人心理健康的基础。其中的每个领域都能为积极发展提供资源和优势。

精神信仰　已有相当多的证据表明,与那些缺乏精神信仰的人相比,那些拥有信仰或宗教取向的人有更加积极的态度和更好的心理健康状态。对信仰和宗教的定义可以宽泛一些,因为具备思想性的不可知论者或无神论者通常也具备虔诚信仰者身上很多的特点。有时,词语的价值或意义可以替换成信仰或宗教。第 12 章将聚焦于洞察力和意义反映,这有助于你将这些问题整合到你的咨询和治疗会谈中。

▲　你从你的信仰/宗教取向中获得了哪些优势和支持? 回答越具体越好。

▲　当面临生活挑战时,你可以怎样利用这项资源?

▲　你能否具体举例说明,信仰曾经怎样帮助过你?

性别认同　这个领域可分成两个方面——性别和性别认同。认为男性和女性是正面的角色模式,发现你自己所属性别里的其他积极方面,这些能够帮助你建立独特的优势。具有心理弹性的家庭成员或者著名英雄已经战胜了主要挑战,并且对来访者而言有意义,这样的人就能够成为来访者的角色榜样。性别认同指的是,异性恋者、男同性恋者、女同性恋者、双性恋者、变性人、跨性别者或对这方面存有疑问的人对自我性别身份的认同。你会发现，一些来访者并没有意识到，异性恋是一种性取向。对知识的缺乏会导致异性恋主义。寻找正面榜样和个人优势能够在源头上起到帮助作用。

▲　作为一名女性或男性，你有哪些优势可以利用？

▲　在你的人生中，你是否有一些正面的性别榜样？

▲　你从你的性别认同中得到哪些优势——作为一名异性恋者、男同性恋者、女同性恋者、双性恋者或跨性别者？

▲　你能否具体举例说明，你的性别和性取向对你的发展产生了哪些重要的影响（包括你可能还没意识到它们具有重要影响的时候）？

文化认同：种族和民族　研究表明，用积极的态度看待自己的种族和民族，是心理健康的一部分。了解你的种族/民族的优势能够帮助确定你的身份以及你的文化历史。了解我们祖先的积极方面，无论是原住民、非裔美国人、印度人、韩国人、毛利人、纳瓦霍人或瑞典人，能够帮助我们从自己的传统和家庭中获得力量。

▲　你从自己的种族得到了哪些优势？民族呢？

▲　由于你的 RESPETFUL 和民族/文化背景，你获得了一些可能应得也可能不应得的特权，你喜欢其中的哪些特权？（想一想白人特权、宗教特权和经济特权等。）

▲　你是否有家庭楷模或角色榜样，能够示范有效的生活方式？

▲　你能否具体举例说明，你的种族和民族对你和你的发展产生了怎样的影响？

自我关怀　这里所讨论的心理健康的所有维度几乎都是有效自我关怀的一部分，无论是文化自豪感和良好的营养，还是处理恋爱关系的能力。对心理健康问题的因素分析中，加入了个人安全问题，还有各种事例，包括从系好安全带和避免极端危险行为到戒烟和戒毒，再加上积极控制酒精。

维度 2：社会性自我　与他人保持联系对心理健康来说必不可少。我们都是关系中的自我，与他人建立亲密关系是心理健康的一个重要方面。咨询和心理治疗经常将这件事作为治疗的主要焦点。然而，在对来访者的设想中，我们需要考虑心理健康模型的所有维度。这里可以看到社会性自我的两个主要组成部分。

友谊　我们都是相互联系的人，而非注定孤独。培养一段关系需要时间。这一部分聚焦于你当朋友的能力，以及与朋友维持健康的长期关系的能力。

▲　谈一谈你的朋友们以及他们向你提供了哪些优势。

▲　你是否有一个特殊的朋友，双方已经维持了长期的关系？这对你来说意味

着什么?

▲ 你能否具体说说你作为朋友的表现如何,作为好朋友,你为他人做了哪些事?

爱 喜欢一些特别的人,比如家庭成员或心爱的人,并建立亲密关系、信任和共同分享。性亲密以及与亲密伙伴分享是心理健康是重点领域。

▲ 讲述一些正面的家庭故事。关于你的祖父母、父母、兄弟姐妹或大家庭,有哪些美好的回忆?

▲ 你的家人,比如祖父母/父母、兄弟/姐妹、孩子对你如何评价?

▲ 如果你的直系亲属之间的关系不是太亲密,请分享一些类似于家人之间相处的经历。(如:教堂/清真寺/犹太教堂,社区,文化团体,朋友圈。)

▲ 举一个有关积极恋爱关系的例子,说明它对你来说意味着什么。

维度 3:应对性自我 为了有效地生活,我们需要具备处理周围各种情况的能力。研究已经发现,这个维度有四个能够帮助我们的基本要素。其中每一个要素都与咨询和心理治疗中的不同问题相关,通常不同的理论方法对不同的要素有效。

休闲 每天享受一些闲暇时光的人,第二天有更多的精力和更少的压力,能够更好地回去工作或学习。这一部分在咨询中总是被问题解决方法所忽略。当你有时间娱乐时,我们面临的很多日常和长期的挑战都更容易解决。

▲ 你喜欢哪些休闲活动?

▲ 同样重要的是,你会花时间从事这些活动吗?

▲ 你上次娱乐是什么时候? 感觉如何?

▲ 你能否详细说说,某次享受娱乐和闲暇时光怎样对你产生了益处?

压力管理 我们的生活方式,对家庭、职业、宗教、社区甚至是休闲活动的投入,让我们多次出现可能"压力过大"的情况。越来越多的数据表明,压力可能是产生心理疾病的主要因素,由短期挫折或长期挫折引起的压力,会导致身体产生变化,影响大脑发育。你能帮助自己创建压力管理的可用资源吗? 第 13 章对这些问题做了详尽的说明。

▲ 当遇到压力时,你会怎么做?

▲ 你会运用哪些具体的技巧和策略来应对压力? 你会记得到时使用这些策略吗?

▲ 你是否曾经做过不错的压力管理,至少举一个例子进行说明。

▲ 运动可以缓解压力。你能否谈一谈,在哪些时候,运动或其他一些事情曾经帮助你平静和放松?

自我价值感 这是治疗中的核心问题。自尊和对自己感觉良好是个人舒适和有效生活的需要。我们需要接受自己的不完美,也要承认自己的优势。这部分的心理健康显然很重要;除非我们对自己持积极态度,否则其他方面的心理健康都会较弱。这也印证了"整合自我"模型中所说的整体属性和相关属性。

▲　什么使你拥有自我价值感和自尊?

▲　你能否具体谈谈,曾经在哪些时候,你为他人做了一些好事或帮助了他人,让你感觉特别好?

▲　你如何评价你的生活贡献?

▲　未来你想对他人和这个世界做出什么贡献?

现实信念　显然,生活不会永远充满阳光。我们也需要对现实有清晰的了解,有能力检查我们自己和他人的信念。我们可能会对自己和这个世界产生消极信念,一旦陷在其中,就会破坏问题的有效解决。你会发现,认知行为理论和本书的影响技巧部分的一些策略在这里特别有帮助。

▲　你是否有面对困难情况和看清事物本质的能力?

▲　你对自己以及自己的能力是否有现实信念和期待?

▲　你对其他人以及他们的能力是否有现实信念和期待?

▲　你过去经历过哪些顺利的事情?现在呢?你对未来有什么乐观的期待?

▲　你是否曾经在某个特定的时刻,对自己或他人进行了现实评估?

维度 4: 创造性自我　研究表明,有五种创造性的方式可以对世界产生积极的影响。其中的每一种方式都可以成为一种心理健康方法的跳板。

思考　这个要素包括,可以引导你的生活的想法和思维方式。问题的有效解决能够提高个人的适应能力。要避免对自己和其他人产生消极想法。显然,积极的观点是有帮助的。这是认知行为疗法(第 13 章)的主要焦点。

▲　你的"内心对话"有什么特点——你"在大脑中"对自己所说的话语和观点是?你是在鼓励自己吗?对于其他人呢?

▲　你的问题解决能力如何?谈一谈你曾经如何有效地解决了一个困难的问题。

▲　你能否举一两个例子说明积极思维和乐观主义对你产生了哪些帮助?

情绪　伴随着我们的思考而产生的是我们的情感(例如高兴、悲伤、愤怒、恐惧)。面对特定情境能够产生相适应的情绪,这对健康的生活方式来说是一种必不可少的能力。

▲　在哪些情况下,你在感受和表达情绪后产生了好的结果?如果是消极情绪,情况如何?积极情绪呢?

▲　你能理解和支持另一个人的情绪体验,适应这个人感受世界的方式吗?

▲　你如何从他人那里获得情绪支持?

控制 那些对自己的生活有控制感的人,认为自己能够发挥个人价值;他们正在掌控自己的个人"空间"。他们不会设法去控制他人。相反,他们有一种主观感觉,认为自己能够预期接下来将发生什么,而且能够掌控当下和未来的事件。但是我们不可能做到永远控制现在或未来。当面临困难的生活事件时,跟毫无预期或期望的人,又或是做最坏打算的人比较起来,那些具有现实期待的人的反应往往具有更多的心理弹性。

▲ 你是否曾经有过通过积极或现实的方式控制了困难的情况,即使并没有控制所有的事件?

▲ 你是否曾经体验到良好的自我控制感? 与自己相关的时候,情况又如何? 与他人相关的时候呢?

▲ 具体举例说明,你如何做到掌控自己的命运。同样,举出具体的正面事例,说明现实主义如何帮助你更有效地处理问题。

工作 我们需要通过工作来维持自己的生活;我们工作所花的时间与我们的睡眠时间同样多——或者更多。我们大部分的自我价值感都来源于我们为世界做贡献的能力,而这都是通过工作的方式实现。

▲ 你最喜欢或最自豪的是做什么工作?

▲ 你做过哪种志愿者工作?

▲ 你认为你在工作中的主要贡献是什么? 工作中支持作用最大的习惯是什么? 写出具体例子。

幽默 笑是有用的! 它释放了心灵,让身体恢复精神。幽默是创造力的一部分,是在享受当下这一刻。有幽默感的人经常在面临真正问题的时候,能够找到一些积极的事情。

▲ 什么事情会让你笑?

▲ 说说你的幽默感。

▲ 幽默感或笑容是否帮助过你应对困难的情况?

维度 5: 客观性自我 咨询和心理治疗需要对心理健康研究的这最后两个方面给予更多的关注。如果一个人的身体不好,那么即使具备最好的自我概念、控制情绪的能力或与他人有效交往的能力都是不够的。我们要对客观性自我给予特别的关注,因为它与身体和心理相关,第 13 章中的治疗性生活方式改变也对此进行了讨论。

营养 良好的饮食习惯是身心健康计划的其中一部分。如果一个人没有做到健康饮食,那么将他/她转诊至膳食咨询可能会有帮助。但是这里聚焦于优势。

▲ 你是否知道良好营养的标准是什么?

▲ 你目前的体重和饮食习惯是否符合良好营养的标准?

▲　你能具体举例说明,就营养而言,过去和现在你对自己照顾得如何?

运动　有新的研究表明,几乎每天都需要运动和保持身体活动,第13章对此做了详尽的说明。最新证据表明,健康、记忆和认知功能都需要定期运动的支持。帮助你的来访者保持身体的活动。对于可能抑郁的来访者而言,一个有效的治疗方法就是运动结合放松训练。请对你的运动情况进行自我评估。让运动评估成为你的咨询会谈的一部分,帮助你的来访者制订未来计划。

▲　你做了哪些运动?

▲　你最喜欢哪种类型的运动?

▲　你多久运动一次?

▲　你能否具体举例说明运动对你产生了哪些益处?

▲　你怎样开始一项运动计划?

完成这个练习后,你将熟悉心理健康评估的方法。之后,当你面对志愿者或真正的来访者时,你将具备更多知识,也更有能力。作为评估的一部分,你会注意到,通过心理健康计划,可以在咨询过程中改善弱点。但是未来的聚焦点应该在于通过寻找优势和正面优点来解决问题。

意向性的心理健康计划

在你获得一份完整或部分的评估结果后,为来访者制订一份**意向性的心理健康计划**(intentional wellness plan)将会有所帮助。这最少需要花费半次会谈的时间,不过如果在会谈前布置家庭作业的话能够缩短一些时间。第一步是总结心理健康优势,因为这些优势将帮助来访者更有效做出进一步的改变。第二步是对有进步的地方做出诚实的评价。不要强求整体的心理健康状况能够立即改善很多,免得将来访者压垮——你会很容易失去一个灰心的来访者。尽量保持简单。与来访者一起,从心理健康评估中选择一到两个条目,商量出一份行动协议。本书后半部分中的影响技巧能够帮助你完善细节方面的内容。定期向你的来访者确认计划的进行情况。在来访者成长和发展以后,你可以转向其他的维度。

我们建议,可以制订一份非正式的心理健康计划,作为一次会谈的一部分,或一份长期治疗计划的一个维度。在积极的心理健康方法的帮助下,来访者能够更有效地应对他们的问题和挑战。随着大家对积极心理学的兴趣日益增加,心理健康方法的实践也得到了支持,从业者能够有机会将其应用于各种各样的背景和不同年龄的来访者。你可以给来访者布置家庭作业,让他们完成一份全面的心理健康评估。这能让你全面了解来访者的优势,以后在困难的会谈中可以使用。

资源框 2.5　可供参考的研究及相关证据

心理健康的证据基础

心理健康已经得到了大量的研究。其中包含很多跨文化和跨国家的研究,被试跨越了所有年龄层,形成了一个包含 12 000 多人信息的数据库(Myers & Sweeney)。其中,主要有以下研究发现:心理健康程度与一般的心理健康、健康的爱情风格、工作满意度、民族认同和文化适应相关,另外,与身体羞耻相比,心理健康程度也与积极的身体意识更加相关。

迈尔斯和斯威尼的一项心理健康研究确认了,心理健康是不可分割的——也就是说,为了在生活的某些领域过得好而做出的积极选择,对于其他领域的个人身体、心理、情绪和精神健康同样也具有意义。比如,你建议将运动项目作为治疗的其中一部分,那么,来访者的身体可能将变得更健康,情绪上感觉更加良好,压力减少,并且获得更大的自我价值感。如果他们能理解自己的多元文化背景,那么他们将倍感自豪,建立更加坚定的自我概念。无论性别、文化、种族或地理位置,定位于寿命的心理健康都非常重要。那么,对于你的实践来说,心理健康能够通过有意义的方式进行测量,并且适用于咨询和其他的教育干预。

第 13 章将讨论压力管理和治疗性生活方式改变。治疗性生活方式改变心理健康策略,其目的主要在于起到干预作用。治疗性生活方式改变在压力管理方面的一个例子是健身训练和运动,这能影响血液流动、认知和神经系统。接下来,这些又会影响到支持大脑执行功能的结构(Hillman, Erickson, & Kramer, 2008; Ratey, 2008b)。

左半球更多的与积极情绪相关,比如快乐和高兴,而右半球和杏仁核更多的与消极情绪相关(见附录 C)。当抑郁和极度悲伤时,脑扫描显示,积极区域较少被激活(Davidson, Pizzagalli, Nitschke, & Putnam, 2002)。快乐包含身体愉悦、没有消极情绪以及积极意义(Carter, 1999; Davidson, 2001)。事实上,积极想法和行动能够帮助战胜恐惧、愤怒和悲伤。这个发现与前文引用过的心理健康研究发现恰好一致。

这对你的实践来说具体意味着什么呢? 当来访者只聚焦于问题和消极情绪时,我们帮助他/她的方式可以是通过心理健康的方法激励他/她,让他/她获得力量。这样我们就可以帮助来访者“建立对消极情绪的容忍力,逐渐有能力产生积极情绪”(Damasio, 2003, p.275)。所以,心理健康方法不仅仅是“装饰门面”。这种力量既包括心理上的(使来访者想起积极经历和个人优势),也包括生理上的(锻炼和运动、营养以及充足的睡眠)。以优势为基础,能够促进问题解决,帮助处理我们面临的所有复杂问题。

▶ 小结：对优势和心理健康、伦理以及多元文化实践进行整合

既然要回顾这一章，那让我们先回到肯德拉，本章开头提到的那位来访者。肯德拉是社区中的人，也是与他人产生联系的自我。她与家人、社区和更广泛的社会之间具有多重关系，在这多重关系中，她的身份得以形成。这些关系将她放置在某些角色和身份中，使她社会化。不过，她仍然能够自由地改变自己和社会，而我们的工作就是推进这个过程。

肯德拉提出了她的主要问题，即需要应对工作中的性骚扰，她上学需要这份经济来源，所以问题变得很复杂。显然，这些都是影响肯德拉的严重压力，在另一个层面上，也影响了她大脑功能的运转情况。一个快速的解决方法是辞掉这份工作，但是寻找新工作过程中的收入损失又是一个严峻的问题。除此之外，她的母亲和孩子的情况又会如何？单亲家长的生活比较复杂。

个人资源　我们需要解决肯德拉的主要挑战，同时，我们还需要充分地了解她的优势，确保肯德拉自己也很了解这些优势。作为了解肯德拉的其中一部分内容，我们将讨论她的一些正面优点，特别是她平衡工作、养育孩子和上学的能力。在我们进入心理健康评估时，我们可以利用她过去的积极回忆和 TAP，以此为基础，帮助她应对一些挑战。任何的来访者，若是与肯德拉一样需要处理这么多问题，他/她就可以被认为是具有优势的人，具备很多个人心理健康的优点。一段共情的关系将进一步强化肯德拉对自己的信念。进一步的讨论将引出其他的优势。她在所有这些领域中具备的技能将结合起来，共同帮助她为当前的问题寻找到一个恰当的解决方案。

社区资源　可供肯德拉使用的最明显的资源可能是家庭和母亲的支持。肯德拉的孩子同样也是一个情感支持，即使某些时候可能带有挑战性。寻找资源的时候可能也会发现朋友和教堂的作用，清真寺或犹太教堂也是能够提供情感和物质支持的地方。大学可能有奖学金和其他可用的支持性选择。最后，我们希望，她工作环境中的某个人能够作为朋友向她提供支持。

社会背景和文化背景　我们相信，如果能够将来访者放置于他/她所在的社会和文化背景中看待的话，个别咨询将最为有效。为自己的文化背景感到骄傲，是积极自我概念的一个组成部分。虽然可评论的内容有很多，但此时此刻，我们希望你考虑下面这两件事情。第一件事是，我们自己对多元文化问题和背景的意识可能影响到肯德拉。我们需要意识到，肯德拉是一名女性，也是一位单身母亲，同时还要从具体的伦理/种族背景来看（这在本案例中并未谈到）。这三个因素（当然，还要加上其他

的)帮助我们更加全面地理解肯德拉。即使并未讨论到,我们也需要意识到可能会存在文化问题,对这方面问题保持敏感非常重要。

第二件事是,如果情况允许的话,我们需要帮助肯德拉理解后面更广阔的背景问题。最明显的是,骚扰往往会发生在女性身上,可能需要讨论性骚扰的问题。随着会谈的进一步深入,也可以引入其他的多元文化因素。哪种方案能让肯德拉个人感到满意? 这可能需要使用社会公正的方法,包括帮助她制订行动计划,改变工作场所的规则。又或者,只能在肯德拉做出个人决策的时候,承认她所处文化背景的特点。

核心的伦理问题包括,确保你具有应对来访者的能力,获得合适的知情同意书,坚持保密性,负责任地使用心理咨询师的权力。确实可能存在的性骚扰问题需要进一步探索,在肯德拉做决策的时候,她会需要你的支持。在肯德拉人生中的这一时刻,她似乎真的有经济需求。低收入人群显然跟收入更加稳定的人群不一样,他们不具备相同的机会和特权。我们可能会想建议她考虑大学的助学金。

▼▼▼▼	要点
身份	I am (and you also) 我(你也) Derived from family 来自家庭 Embedded in a community 成为社区的一份子 Not isolated from prevaling values 遵从主流价值观 Though having unique experiences 虽然有各自特别的经历 In certain roles and statuses 拥有特定的角色和身份 Taught, socialized, gendered, and sanctioned 受到社会化、性别化和遵守社会约定的教育 Yet with freedom to change myself and society (Jacobs, 1991) 但可以自由地改变自己和社会。
伦理和能力	你只能在你的能力范围内进行实践,在必要的时候,寻求督导,进行适当的转诊,同时维持双方之间稳定的关系,尽自己所能支持来访者。在你的整个职业生涯里,你将持续获取伦理知识和能力。
伦理和知情同意	你要获得角色扮演者和真实来访者的同意,告诉他们咨询的目标、程序、益处和风险。要确保来访者同意所列出的要点。
伦理和保密性	就法律而言,你要遵守州法律,保守他人秘密。作为一名角色扮演中的初级心理咨询师,你没有法律保密义务。

（续表）

▼▼▼▼	要点
伦理和权力	你要对权力差别保持清晰的认识,设法避免双重或多重关系。权力差别在很多种情况中都会发生——经济地位、性别和其他的多元文化因素。一般来说,心理咨询师和来访者之间,心理咨询师所处的位置拥有更多权力。
伦理和社会公正	你要保持清晰的认识,来访者的忧虑和问题可能是压迫式环境所造成的结果,在可能的情况下,你要积极地提高和保护来访者的权利。
多元文化能力	你要意识到,所有的来访者都有尊严,还要意识到很多不同类型的文化之间都有文化差异。不单不歧视,你还要努力增加多元文化问题相关的知识。你会意识到你自己也有多元文化背景。
行动是必不可少的	你要努力缩小知行差距。你在做了某件事之后,才能真正了解这件事。之后继续实践,在达成预期的结果后,以此为导向,引导进一步的改进。
权力和特权	你会意识到,某些群体拥有比其他人更多的特权和权益,在你的实践中,你需要考虑到这些问题。在前文中,谈到的例子有白人、男性和中产阶级的权力与特权。权力和特权在所有国家和所有文化中都存在,这三种类型并没有涵盖所有形式的权力和特权。
心理健康和积极心理学	来访者向我们寻求帮助的时候,他们身上已经具备了很多优势和正面优点,这些都与他们的生活经验和他们自己独特的个人能力相关。他们有家人和朋友,有文化资源,还有其他很多需要进一步发掘的优点。一旦明确了有哪些正面优点,就可以更加顺利地解决问题。
神经科学和咨询	神经科学将咨询和治疗与神经内科和医学结合在一起,形成了一种新的心理和身体健康方法。咨询既可以用积极方式改变大脑,也可以用消极方式改变大脑,这取决于你是否强调并尊重发展共情关系的重要性,是否具备发展共情关系的能力。理解大脑以及它与帮助过程之间的关系,对你当前和未来的工作非常重要。
压力和咨询	所有前来寻求帮助的来访者都在经历不同程度的压力。持续或过多的压力会对大脑和身体产生消极的影响。压力管理是有效咨询和治疗的关键。积极心理学和心理健康方法为基于优势的咨询提供了一个有效的框架。
大脑的两根轴	大脑是由大脑内部两个相互联系的系统构成的整体结构。TAP 轴(丘脑、前扣带回皮层、前额叶皮层),被认为是大脑的 CEO,控制我们的决策。边缘系统的 HPA 轴(下丘脑、垂体、肾上腺)控制我们对压力的反应以及很多人体活动过程,比如情绪、性欲、免疫系统和能量储存。在咨询中,通过治疗性策略和心理健康策略,设法强化 TAP,探索来访者的情感和情绪,用积极方面克服压力的消极影响。
整合自我	这是由斯威尼和迈尔斯建立的一个心理健康模型,包括创造性自我、应对性自我、社会性自我、内在性自我和客观性自我。在这 5 大类别中,还包含了 17 个具体的心理健康维度。

（续表）

▼▼▼▼	要点
心理健康评估	可以用 17 个维度评估来访者的优势：精神信仰、性别认同、文化认同、自我关怀、友谊、爱、休闲、压力管理、自我价值感、现实信念、思考、情绪、控制、工作、幽默、营养和运动。如果有需要的话，为来访者做一次全面的心理健康评估。然而，现实情况是，你可能想做一个快速调查，你可以与来访者一起从中挑选出一两个关键的问题。
心理健康计划	对优势和心理健康优点进行评估，能够发现优势和需要进一步发展的领域二者之间的平衡情况。这样，来访者就可以知道，对哪些领域投入更多的努力和制订计划可能会有帮助。

▶ 能力实践练习和能力文件夹

　　意向性咨询和心理治疗要通过实践和经验累积才能实现。通过你对自我意识、情绪能力、观察自我的能力以及类似技巧的学习和成长，你的咨询、治疗能力才能得以提高。

　　接下来的能力实践练习的目的在于帮助你通过以下三种方式提高自己能力：

　　1. **个人实践**　一套简短的练习系列能够给你实践这些概念的机会。

　　2. **团体实践**　单独实践的确会有帮助，但是与他人合作完成角色扮演会谈或讨论，是最有效的学习方式。在这里，对于你的咨询风格，你可以获得准确的反馈。如果对这些实践会谈进行了录音或录像，你将发现，用他人的视角来看待自己是一个非常有效的经验。

　　3. **自我评估**　你是将来要使用这些技巧的人。我们希望，通过一些额外的练习，你能将自己当作心理咨询师或治疗师来看待。

个人实践

　　练习 1. 回顾伦理守则　从资源框 2.1 中选择一条与你最相关的伦理守则，仔细地查看这条守则。然后查看另一个国家或另一个助人行业的伦理守则，注意它们在能力、知情同意、保密性、社会公正和多样性方面的异同点。你对这些问题有什么看法？在日记中写下你的观察结果和评价。

　　练习 2a. 多样性：体验式项目　这份练习将帮助你拓展对于不同文化群体的意

识、知识、技巧和行动。这份练习由扎拉奎特博士的多元文化课程的教学大纲改编而来。

选择一个不同于你的多样化群体和背景(例如,非裔美国人为主的教堂,清真寺,LGBT 活动,聋人社区的一次沉默晚餐)。参加该选定群体举办的活动,且不止一次,进一步加深对他们文化的理解。然后问你自己以下这些问题:

▲ 关于该文化/民族群体,我看见或听到了哪些与我个人的信念一致或不一致的地方?

▲ 我对该群体获得了哪些认识? 我对自己获得了哪些认识?

▲ 从我的舒服度、接受度以及/或归属感来看,我有哪些个人反应?

▲ 我认为,我自己成长过程中的哪些经历、信念和价值观引发了这些个人反应?

▲ 在我的职业发展过程中,这些经历对我产生了哪些帮助?

练习 2b. 多样性: 报告　安排一次 15 至 20 分钟的课堂报告,聚焦于所选择的群体和体验式活动。为了呈现一份综合而全面的报告,请完成以下工作:

▲ 向所有同学提供一份讲义,讲义内容包括报告的基本信息以及一份同行评议过的三篇期刊参考文献的清单。

▲ 通过体验式活动、视频、描述、图片、艺术作品、会谈或讨论,向全班同学展示活动的过程。谈谈这次体验怎样拓展了你的意识、知识和技巧;你碰到了哪些挑战(舒适度);以及你对自己获得了哪些认识。

▲ 谈谈可以如何将这次体验应用于咨询和治疗。

练习 3. 个人心理健康评估　复习斯威尼-迈尔斯心理健康模型的背景问题。看看你自己具备哪些优势和资源。

本　地	机　构	全球(世界大事)
家人	教育	政治
邻居	宗教	文化
社区	政府	全球大事
	商业/工业	环境
	媒介	

复习个人力量。看看你自己有哪些力量和资源。

内在性	社会性	应对性	创造性	客观性
精神信仰	友谊	休闲	思考	营养
性别认同	爱	压力管理	情绪	运动
文化认同		自我价值感	控制	
自我关怀		现实信念	工作	
			幽默	

团体实践

练习 4. 实施一次心理健康评估，制订一个心理健康计划　既然现在你已经开始对自己的心理健康进行评估，那么，可以与另两名同学碰面，并且与其中一名同学合作完成一次心理健康评估。总结此次实践，讨论未来的计划。第三个人将作为观察员，做出评价，提供过程反馈。我们建议，由你的志愿来访者来填写第 1 章中的"来访者反馈表"（参见第 28 页）。或者将这作为家庭作业，让志愿者来完成。

练习 5. 创建一份知情同意表格　资源框 2.2 提供了一份知情同意表样例，也可以说是实践合同。与你的小组一起，共同创建一份你们自己的知情同意表，使之能够适用于你们特有的校园环境和你们自己的状态或小组。

能力文件夹

最好能以能力为基础，确定你自己的风格和理论。每章的末尾都有一个思考练习，要求你回答对之前所讨论内容的看法和感受。随着你逐步确定自己的风格和理论，在你读完这本书的时候，你将拥有大量与你能力相关的记录以及良好的书面记录。

根据下面这张表来评估你目前的掌握水平。当你审视下列问题时，问问你自己，"我是否做到了？"勾出你目前能够做到的方面。那些没有被勾选的能力可以作为未来的努力目标。不要期望学习完这本书就可以在每个方面都获得理想的能力。但是，不断地重复练习会提高你的能力。

水平 1：识别与分类。　就即将到来的考试而言，你至少需要掌握以下这些能力。

❏　定义和讨论伦理的主要方面，因为它们与咨询和心理治疗相关：能力、知情同意、保密性、权力和社会公正。

❏　定义和讨论多元文化能力的三个维度：意识到你自己的假设、价值观和偏见；理解来自不同文化的来访者的世界观；发展合适的干预策略和技术。

❏　定义和讨论积极心理学和心理健康。

❏　定义和讨论心理健康模型的背景因素。

❏　定义和讨论心理健康模型的五大个人维度：内在性自我、应对性自我、社会性自我、创造性自我和客观性自我。

水平 2：基本能力。　要在更加实际的环境中展示基本技巧，例如进行一次评估或一次真实的咨询会谈。可以使用下列步骤定义能力的初始水平以及进一步提高。

❏　创建一份知情同意表格。

❏　以多元文化存在的方式定义你自己。

❏　评估你自己的心理健康状态,包括个人和背景两个方面。

❏　在整个心理健康评估的过程中要有另一个人参与。

水平 3 和水平 4,意向性能力和传授能力,本章没有提到。你将在第 3 章的贯注行为部分遇到它们。

▶　确定你自己的风格和理论:对于日记评估的批判性自我反思和建议

作为一名未来的心理咨询师或心理治疗师,用书面形式进行自我反思,能够帮助你回顾所学的内容,评估你的理解程度,展望未来。这里有三个问题,你可能需要考虑。

1. 在会谈中,就你个人而言,伦理的哪些内容让你印象深刻? 就你的实践而言,哪件事让你最难忘? 一些人认为,社会公正和社区行动是一个有争议的话题。你认为呢?

2. 对于多样性的观点以及与跟你不同的人合作,你的接受度如何? 你是否认为,你自己是一个多元文化的人且具备多样性的很多维度?

3. 咨询和心理治疗会谈强调心理健康和积极心理学是其中的一个有效部分。同时,相对来说,对于来访者带来的真正问题,目前为止仍没有给予多少关注。虽然这里已经涵盖了很多重要的问题,但是就你自己而言,此刻你个人对心理健康和积极心理学有什么看法? 你能够自如地使用这种方法吗?

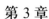

第 3 章

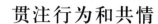

贯注行为和共情

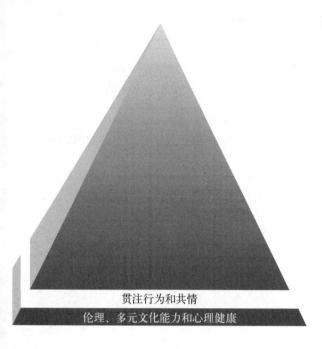

贯注行为和共情
伦理、多元文化能力和心理健康

如果有人认真倾听，不对你作任何评判，不问是非，也不试图改造你，这种感觉会很好。当我诉说时，有人认真倾听，我就能另辟蹊径来重新感悟身边的世界，如是循环反复。有人聆听时，看似毫无联系的事物就能融为一体；用话语打动别人时，看似无法化解的困惑就变得相对清晰流畅，这真是让人叹为观止。

——卡尔·罗杰斯

本章任务

若要与来访者建立一段工作关系，并且清楚地理解他们的问题和忧虑，就不可忽视贯注和共情的重要作用。对于有效的促进式意向性咨询和心理治疗来说，贯注行为、共情和观察技巧都是必要的(而且有时是完全足够的)。在我们看来，这些都是基本技巧。

本章和下一章的观察技巧，二者之间相互补充，所以可以一起阅读。贯注聚焦于心理咨询师的言语和非言语行为。观察技巧聚焦于来访者的非言语行为和言语行为中的细节。贯注和观察，结合在一起，共同构成了共情式理解、双方关系和工作同盟的基础。

本章目的和能力目标

贯注行为和共情方面的意识、知识、技巧和行动能够让你：

▲　与来访者建立一段共情关系。

75

▲ 提高倾听能力和交流能力,以便更好地倾听来访者,交流感兴趣的话题。

▲ 注意你自己的贯注模式,包括选择性注意。我们会强调某些问题,同时对其他问题关注较少,甚至可能会回避某些问题。

▲ 改变你自己的贯注模式,以更好地适应不同个体以及倾听和交谈的不同文化风格。

▲ 发展恢复能力,当你在会谈中感到失去方向或迷惑时,可以使用这个技巧。即使是行业最领先的专业人士也未必总是知道当下发生了什么。当你不知道要做什么的时候,贯注就行!

▲ 理解基础神经科学如何释义和扩展贯注和共情的重要性。

▲ 理解教学和倾听微技巧如何对治疗策略产生作用。

▶ 贯注行为:倾听的基本技巧

贯注行为(attending behavior)对共情关系至关重要,其定义是,用适用于个人和文化的言语、视觉、声音特点和身体语言支持来访者。**倾听**(listening)是贯注行为的中心技巧,是与来访者发展关系和实际接触的核心。

倾听不只是听到或看见。你可能拥有良好的视力和听力,却不是一个有效的倾听者。怎样才能更加精确地定义有效倾听? 接下来的练习或许能够帮助你,通过可清晰观察到的行为来确认倾听。

练习:倾听的经历

确认和定义倾听技巧的其中一个最佳方式是,经历它的对立面——无效倾听。回想一下,当别人没有认真倾听你时的情况如何。可能是家人或朋友没有明白你的忧虑,老师或雇主误解了你的举动,用不公正的方式对待你,又或者你拨打了客服热线,但是没有人能够理解你的问题。这些情况都说明了有效倾听的重要性以及没有人倾听时所感到的挫败感。

请暂停片刻,回想一下这些情景,你发现自己被人忽视,所说的话被人曲解,或是别人完全"不听你要说什么"。你内心有怎样的感受? 对方做哪些事情会让你觉得他/她没有倾听?

关于定义和辨认倾听,另一个更加积极而有效的方式是,找一个人合作,进行会谈角色扮演,你们中的某一位扮演无效倾听者。无效倾听者的表现可以非常夸张,这样能够更加明确心理咨询师的具体无效行为。理想的情况是,"来访者"不停地说话,即使心理咨询师看起来似乎并没有倾听。然后问"来访者",当心理咨询师没有倾听的时候,他/她的"内心"有什么感受或产生了哪些情绪。两人合作,一起讨论哪些具体可观察到的行为体现了缺乏倾听。之后,将你们的想法和本章中的观点进行对比。

夸张的角色扮演往往都很有趣。然而,在经过思考以后,你对无效倾听最强烈的记忆可能是失望,甚至是愤怒。影响来访者的是直接可观察到的行为。无效倾听和其他无效的会谈行为还有很多——而且有教育意义。如果你想做到有效且称职,就要走到无效心理咨询师的对立面——贯注和倾听!

这个练习明确地说明了,贯注和倾听行为在会谈中有非常重大的作用。贯注和倾听都是你表达共情和理解来访者的方式。它们都是工作同盟和良好咨询关系的行为基础。

脑成像也通过另一种方式说明了贯注的重要性。当一个人对一项刺激进行贯注时(例如来访者的故事),心理咨询师和来访者大脑的很多区域都会参与(Posner,2004)。结果显示,大脑的某些区域被激活。实际上,在有效的咨询和心理治疗中,贯注和倾听"点亮"了大脑。如果注意力没有参与的话,就不会发生任何事情。

现在,我们来进一步讨论,技巧和能力如何"点亮"会谈。

▶ 贯注行为:倾听技巧

在与来访者的对话中,贯注行为能够产生可预见的结果。当你使用每一种微技巧时,你能够预期来访者可能有怎样的反应。虽然这些预测无法做不到100％准确,但是研究表明,预期的反应经常会发生(Ivey, Ivey, & Daniels, 2014)。如果你第一次试图倾听时,来访者没有感受到,那么,你可以有意活动一下身体,然后改变你注意力的焦点,或尝试另一种方法,向来访者表示你正在倾听他/她。

贯 注 行 为	预 期 结 果
用适用于个人和文化的视觉、声音特点、言语跟踪和身体语言支持来访者。	来访者的言谈将更加自由,回答更加开放,尤其是那些给予了关注的话题。立足于个别来访者和文化的特点,由此可以预期,目光接触中断的情况更少,语调更加温和,有更加完整的故事(同时更少转变话题),以及更加令人舒服的肢体语言。

　　注意力使得对话得以继续,也能够形成共情理解。当别人关注自己的时候,我们会深受触动,但是当别人没有做到贯注的时候,我们也会知道。贯注的方式对会谈中谈论的内容产生了深刻的影响。此外,还要观察来访者的反应。学习该做什么,不该做什么,这将帮助你明确,什么才是更好的,怎样才能更有效地帮助来访者。

　　显然,你无法立即学会有效倾听的所有可能的特质和技巧。最好还是一步一步地学习这些行为和技巧。可以从贯注和观察开始做起。你会发现,很多行业领先的专业人士,包括高收入的精神科专家和医生,也需要回过头来学习倾听和共情。

　　贯注行为是倾听的第一个关键技巧,也是最重要的技巧。在所有咨询和心理治疗中,若想了解具体的内容,就必须使用贯注和倾听。有时,仔细倾听就足以产生变化。

　　若想让来访者知道你确实正在倾听或贯注来访者,就要做到以下三个 V 一个 B: *

　　1. **视觉／目光接触**(visual／eye contact)。当你与别人交谈时,要看着他们的眼睛。

　　2. **声音性质**(vocal qualities)。交谈时,你的声音要温和,表现出你对话题的兴趣。想一想,你可以用多少种方式表达下列含义,"我对你所说的话真的很感兴趣",只能改变你的声音音调和语速。现在就可以尝试一下,要注意行为改变的重要性。

　　3. **言语跟踪**(verbal tracking)。跟进来访者的故事。不要转变话题;继续来访者的话题。

　　4. **肢体语言**(body language)。做你自己——真实性对于信任的建立至关重要。表现出你对话题的兴趣,正对来访者,脸上表情丰富一些,身体略微前倾,使用鼓励性的手势。尤其关键的是,保持微笑,态度温和,表现出对来访者的兴趣。

　　之后,我们将谈论贯注的个体差异和文化差异,合理运用三 V＋B,减少心理咨询师的谈话时间,给来访者机会详细地讲述他们的故事。当你倾听的时候,你能够观察来访者的言语和非言语行为。注意来访者目光接触的模式、音调的变化和肢体语言,他们关注的话题和逃避的话题。因为来访者可能来自一个与你不同的社区和文化背景,所以,运用你的观察技巧,这样你就能够改变你的风格,以满足来访者的个性化需求。

　　这些贯注行为的概念首先是由艾维等人(Ivey, Normington, Miller, Morrill, Haase, 1968)引入助人领域的。当本书作者艾伦与加拿大北极中心地区的因纽特人相处时,他首先发现,在微技巧使用中,文化变量对于他所创建的模型非常重要。他

_____

　　* 感谢 Norma Gluckstern 提出的缩写。

发现,与他们并肩坐在一起比直接的目光接触更加合适(在不同文化中,肢体语言和视觉也会不同),发展一段稳定的关系与保持同一交谈话题同样重要。虽然如此,微笑、倾听及尊重和理解的音调这些行为在文化上"适用于"所有的文化和个体。因此,艾伦在教学的时候,与因纽特人之间的关系变得越来越亲近。总之,贯注行为和倾听对人际交往非常重要,但我们也要准备好应对个体和文化差异。

▶ 行动中的贯注行为：详细了解倾听以及个体与多元文化的风格差异

三思而后行！初级心理咨询师都有一个共同趋势,总是试图在开始的前 5 分钟内解决来访者的难题。但是,想想看：大部分来访者可能要经过一段时间才会形成他们的问题。对你来说,关键是要慢下来,放松,对来访者的故事加以贯注,并寻找他们故事中的主题。使用三 V+B——视觉、声音、言语和身体语言——更加全面地理解来访者的问题,建立友好关系。

▶ 视觉／目光接触

你不仅要看着来访者,还要观察目光接触中断的情况,无论是你中断还是来访者中断。当来访者仔细思考或讨论特别困扰他们的话题时,他们往往会看向别处。你可能还发现,当讨论某些话题时,你自己会避免目光接触。有些心理咨询师会说,他们的来访者所谈论的内容"只有性",而其他一些心理咨询师会说,他们的来访者从来不提及这个话题。通过目光接触或注视、音调和身体移动,心理咨询师可以暗示来访者,当前讨论的话题是否让他们感到舒服。

目光接触这件事存在很大的文化差异。在欧洲和北美的中产阶级文化中,直接的目光接触被认为是表示感兴趣。然而,即使是这些人,也往往在倾听时更多地保持目光接触,而当交谈时,目光接触则较少。此外,如果来自某个文化群体的来访者对这个话题感到不舒服,可能避免过多的直接目光接触会比较好。

研究表明,一些传统的非裔美国人可能有相反的模式;就是说,他们在交谈时可能看得多,而倾听时看得较少。在一些传统的美洲原住民和拉丁群体中,年轻人的目光接触被视为不尊敬的象征。想象一下可能产生的问题,老师或心理咨询师对一个年轻人说,"看着我!"但这与他／她的基本文化价值观产生了直接的矛盾。一些文化群体(例如,某些传统的美洲原住民,因纽特人,澳大利亚土著群体)通常都会避免目光接触,尤其是谈论一些严肃话题的时候。这是一种尊重的表现。

作为一个文化群体,残疾人并没有得到足够的重视。他们也代表着你在每次会谈都可能遇到的多样性。不同残疾人的目光接触情况可能会不一样,我们要注意,不能以同一种方式给他们贴标签或给他们咨询。共情理解和有效倾听要求我们发现每个人的独特性。例如,与盲人相处时,你能观察到他们的行为,但他们无法看到你。然而,你的音调会传递出大量的信息。与看得见的人相比,他们往往能够从你的音调、话语中的犹豫和谈话风格中获得更多信息。而另一方面,与聋人相处时,你的肢体语言会更加重要。如果他们能读懂唇语,你就要直接看着他们,清晰地表达出自己要说的话。即使他们有手语翻译,你还是要看着来访者,而**不是**翻译者。

我们建议,虽然你们可能没有面对过这些挑战,但是可以将自己视为**能力暂时正常**群体的一员。年龄和生活经验将给你们中的大部分人带来各种不同的能力挑战。对于年纪较大的人来说,这里讨论的问题可能已经成为常规话题,而不仅仅只是一些意外情况。在与所有来访者拉近关系的时候,都要带有谦逊和尊重。

▶ 声音性质:音调和语速

你的声音是一个工具,它会传递出很多你对自己或对来访者的感觉,对来访者所谈论内容的感受。音高、音量和语速的变化以及停顿和犹豫,本质上与你的目光接触一样,会传递出相同的内容。在你自己的部分或来访者的部分清嗓,暗示了接下来要说的话可能不太容易说出来。如果来访者紧张的话,他们的音调和肢体动作中也会有所体现。如果话题让你感到不舒服,或你提到来访者的压力,你的音调或语速可能会发生变化。要记住,不同的人对你声音的反应可能也会不一样。想想那些你喜欢或不喜欢的广播和电视中的声音。

言语强调则是另一个有用的概念。想想你自己讲故事的方式,你可能在说某些词语或短语的时候,音量更大,在声音上对它们给予更多强调。来访者也一样。一个人用音量进行强调的关键词,经常都是特别重要的概念。同时,一些特别重要的事情可能也会用更加温和的方式说出来。当谈论关键问题时,尤其是哪些难以启齿的问题,可能会使用更低的音调。在这些情况中,通常来说,比较合适的做法是,让你的声音音调与来访者保持一致。

口音就是一个很好的例子,能够说明人们对相同的声音如何产生不同的反应。你对下列口音有何看法:澳大利亚口音、BBC英语口音、加拿大口音、法国口音、巴基斯坦口音、新英格兰口音和美国南部口音?当然,我们不要因为别人的口音与我们不同,就对他们产生刻板印象。

练习：语调 *

尝试与三个或以上的人一起完成下列练习。

告诉这几个人,当你对他们说话的时候,请他们闭上眼睛。用你正常的语调,谈论你感兴趣的任意话题。当你与他们交谈的时候,让他们注意你的声音特点。对于你的音调、音量和语速,甚至你的地区或民族口音,他们有什么反应？交谈时间要持续两三分钟。然后向他们询问,让他们对你的声音给予反馈。你从中学到了什么,请进行总结。

如果你不容易找到这样的几个人,那么,花一些时间,注意你周围不同人的音调/风格。最吸引你的是哪一种？哪些说话类型会让你想搬家离开这些说话的人？

这个练习往往都能揭示一个道理,这个道理对整个贯注概念都很重要：对于相同的刺激,人们会产生不同的反应。同样一个声音,一些人觉得它有趣；另一些人却觉得它很无趣；还有一些人可能会觉得它很温暖,也很体贴。这个练习以及其他类似的练习都反复揭示了一个道理,即人都是不同的,对于某个人或来访者有效的方法未必适用于另一个人。

▶ 言语跟踪：跟着来访者走或改变话题

言语跟踪的意思是,继续跟进来访者的话题,鼓励来访者全面地阐述故事。正如人们在非言语交流的过程中会突然做出一些改变,同样,他们在感到不舒服的时候需要改变话题。在美国中产阶级的交流中,直接的跟踪是适当的,但是在一些亚洲文化中,这样直接的言语跟踪可能被认为是无礼的表现而让人反感。

在初级心理咨询师和有经验的治疗师失去方向,或不知道接下来该如何回应来访者的时候,言语跟踪特别有用。放松；你不需要提出一个新话题。无论来访者刚刚或不久之前说了什么,你就跟着询问或进行简短的评价。以来访者的话题为基础,慢慢地你就能够了解来访者。

选择性注意的主要作用

普通人的大脑应对刺激的方式是聚焦于应付环境和手边的事情。对于咨询和心

---

* 这个练习的开发者是马萨诸塞大学管理学院的 Robert Marx。

理治疗来说,**选择性注意**(selective attention)非常重要。来访者往往倾向于谈论心理咨询师希望听到的内容。在任何会谈中,你的来访者都会呈现出可讨论话题的多种可能性。即使主题是职业选择,在回到咨询会谈的初始目的之前将话题转至家庭问题和个人关系上也是必要的。而另一方面,一些心理咨询师可能对职业方面的内容不太感兴趣;有职业需求的来访者可能会一直谈论他们自己和他们的个人经历,最后要经历长期的治疗。你如何进行选择性地贯注可能决定会谈的长度以及来访者是否会再次回来。

观察来访者选择性注意的模式。他们的聚焦点在哪里? 看起来,他们想逃避哪些话题?

在一部著名的训练用影片(Shostrum, 1966)中,三名杰出的心理咨询师都对同一名来访者格洛丽亚进行咨询。格洛丽亚与每位心理咨询师相处时,她都改变了自己的说话方式,做出不同的反应。影片对言语行为的研究表明,格洛丽亚倾向于跟三个不同心理咨询师的话语保持一致(Meara, Pepinsky, Shannon, & Murray, 1981; Meara, Shannon, & Pepinsky, 1979)。每位专家的非言语和言语行为都在向格洛丽亚暗示,他们想听她说什么。

究竟应该是来访者与你的话语和挑选的讨论话题保持一致,还是应该你(心理咨询师)学习如何与来访者的话语和风格保持一致? 很有可能,两种方法是相关的,但是在开始的时候,你应该用来访者自己的表达方式引出他们的故事,而非你自己的方式。你认为,会谈中最重要且最有意义的事情是什么? 有没有什么话题让你感到不太舒服? 一些心理咨询师极擅长帮助来访者讨论职业问题,但是却因为害羞而避开人际冲突和性关系。其他一些人可能发现,他们的来访者一直谈论人际交往问题,却忽略了关键的现实问题,例如找一份工作。

反思　选择性注意

安吉丽娜:(语速较慢,似乎很悲伤,而且有些抑郁)我把事情全搞砸了。第一学期没有任何问题,我通过了所有课程。但是这学期,我学习化学真的碰到了困难。坐轮椅很难在实验室行动,而且我到现在都还没有教材。(她眼中闪现愤怒的神色,并且紧握她的拳头。)我到达书店的时候,他们全都已经离开了。我要花很长时间才能到达教室,因为对我来说,电梯在建筑中的方位其实反了。(低头看着地面)同样糟糕的是,我的车坏了,我两天都没有去学校,因为我没有办法到达学校。(她眼中又出现悲伤的神色。)上高中的时候,我有很多朋友,但是不知道为什么,我就是没有办法适应这里。似乎我就只能坐下来学习,接着继续,坐下来学习。有些时候,这种

生活似乎根本不值得我付出努力。

从这份自述中，心理咨询师可以找到几个不同的跟进方向。对于这些不同的可能性方向，你打算怎么做？根据来访者的自述，思考或列出至少三种可能的跟进方向。你对这种经历的整体反应是什么？

来访者所呈现的多个主题包括化学课程、应付轮椅的问题、无法在书店买到书、大学没有提供直接的通道、车子坏了、缺课、朋友问题，还有最后是，可能是抑郁的表现，"有些时候，这种生活似乎根本不值得我付出努力"。

通常来说，来访者在一系列问题的最后所提出的那个问题，需要成为讨论的焦点，要么现在，要么以后。在这个案例中，我们建议，要一直关注可能的心理抑郁问题，反映来访者故事中的主题。我们建议，在这些情况下，你的反应可以是，帮助来访者做出决定，究竟从哪里开始。"你肯定觉得，所有的问题都不顺利。那么，你想先从哪一件事开始说？"安吉丽娜有很多内容都需要讨论，但是我们一次只能谈论一件事。到会谈后面的时候，你再回到她开始谈到的这些问题，这样她就知道你已经完全了解她的问题。比较有帮助的做法是，与安吉丽娜一起列出相关话题，订立一份合同，在合同中说明将如何在以后的会谈中提出每一个话题，还有，要一直观察抑郁的征兆，如果出现的话，可能需要转诊或长期咨询。

某些心理咨询师会一直认真倾听其中某几个关键话题，而忽略了其他的可能性。要小心你自己潜在的反应模式。要确保没有忽略任何问题，但是为了避免混乱，不要试图同时解决所有问题。

转移注意力的价值

有些时候，可能不适合立即对来访者所说的话进行贯注。例如，一名来访者可能坚持反复谈论同一个话题。在这种情况中，有意向地不予以贯注可能会有帮助。通过中断目光接触，身体姿势和音调的微小变化，故意将话题转至更加积极的方向，你能够使会谈的方向转移到其他领域。如果没有积极转变话题，你可以从重复性的故事中了解其中具体的细节。请记住，如果来访者曾经受过精神创伤(住院，一段长期关系的破裂，事故，入室盗窃)，他们可能需要数次重复讲述他们的故事。

一名抑郁的来访者可能想全面地描述这个世界为什么以及怎么出现了问题，而他们的生活会继续充满更多的消极内容。我们需要倾听来访者的故事，但是我们也需要选择性地加以贯注，而不是仅仅注意消极方面。来访者从优势中获得成长。改变会谈的方向，然后当你观察到一个优势，比如一个健康的习惯(跑步，音乐)，或是有帮助的个人外部资源,就聚焦于那些正面优点。

最有技巧的心理咨询师和治疗师会使用贯注技巧来开启和结束来访者的谈话,这样就能对会谈的有限时间做到最有效的利用。

沉 默 的 作 用

有些时候,你作为帮助者能做的最有帮助的事,就是沉默地支持你的来访者。作为心理咨询师,特别是一名初学者,你可能会觉得安静地坐着,等来访者思考他们要说的话,是一件很困难的事情。你的来访者或许正在流泪,你可能想给来访者提供直接的支持。然而,有时最好的支持可能只是跟这个人待在一起,什么都不说。可以向对方提供纸巾,即使只是这么一个小小的举动也能显示你在意对方。通常来说,为来访者准备一两盒纸巾是一件好事,即使对方没有要求或没用上。当然,不要让沉默持续太久,寻找一个自然的机会打破沉默,进行恰当的贯注。

在沉默的时候,大脑却不沉默,里面会发生很多的事情。结果表明,当你正在贯注或倾听沉默的时候,听觉皮层仍保持活跃。fMRI 的结果显示,你的大脑保持高度敏感。类似地,有证据表明,在个人明确意识到看见了一个物体或人之前,大脑的视觉区域已经激活(Somers, 2006)。

对于初级心理咨询师来说,沉默可能是件可怕的事情。毕竟,咨询就是讨论问题和用言语解决问题。当沉默让你感到不舒服的时候,请看着你的来访者。如果来访者看起来没有不舒服,那么,和他/她的身体语言保持一致,并加入到沉默中去。如果沉默似乎让来访者有些不安,那就使用你的贯注技巧。针对之前会谈中提过的内容,提出相关的问题或做出评价。

谈 话 时 间

最后,请记住下面这句显而易见的话:**当你说话的时候,来访者就无法说话。**回顾你在会谈中的谈话时间。谁说得更多,是你还是来访者?对于大部分成年来访者而言,一般来访者的谈话时间比例应该超过心理咨询师。对于话比较少的来访者或孩子,心理咨询师可能需要稍微多说一些,或是讲述故事来帮助来访者开口说话。一个 7 岁的孩子,面临父母离婚,可能一开始无法说出任何与离婚相关的话。但是,当你读一本有关对离婚的感觉的儿童书籍,他或她可能就会询问,并且开始更加随意地说话。

▶ 肢体语言:专注和真实

人类学家爱德华·霍尔曾经仔细观看美洲西南原住民和欧裔北美人的电影片

段,发现他们有超过 20 种不同的走路方式。正如目光接触方面存在的文化差异,肢体语言的模式也会不同。资源框 3.1 说明了我们的贯注行为对来自不同文化的群体所产生的影响。

资源框 3.1　咨询技巧的国内和国际化视角

小心使用——不符合文化环境的贯注可能是无礼的

张伟俊(音译),管理顾问,上海,中国

来自北美的客座顾问在上海的一个咨询中心,第一次切身体会到了跨文化的咨询差异。他的来访者是一名女大学生。我受邀担任翻译的角色。随着会谈不断推进,我注意到,来访者似乎越来越不舒服。发生了什么事情? 我在做翻译的时候,会大胆地将他们所说的话进行适度转变,以更好地适应双方的文化,而且我也有信心自己的能力足以胜任这件事。直到会谈结束,我跟心理咨询师以及一些同事一起回顾了录像带,才明白哪里出了问题。心理咨询师也注意到了同样的问题,想了解到底发生了什么。结果让我们所有人都大吃一惊。

首先,心理咨询师注视来访者的方式——他的目光接触——是不合适的。当两个中国人交谈的时候,我们的目光接触会较少,尤其是当与异性交谈的时候。在中国文化中,心理咨询师对中国女性的注视可能被认为是无礼或带有诱惑含义。

虽然他的点头是可以接受的,但是以中国的标准来看,点头太过于频繁了。这名学生来访者,可能认为对于一个好意的点头,也要回应另一个点头,所以她的点头频率也与心理咨询师保持一致。这种异常的点头方式肯定也是导致学生不舒服的其中一个因素。当来访者的话语中出现停顿的时候,心理咨询师会小声发出"嗯哼"的声音。这在北美是一种带有善意的轻微鼓励,但在中国会有敷衍的意思。一个典型的中国人会说"噢"或"是",表示他/她正在倾听。当来访者感到自己被冷落时,怎么可能会觉得舒服呢?

他与她握手,并且拍了她的肩膀。之后我告诉我们这位受人尊敬的客座顾问,"如果你不关心其中的细节,那么只要记住这条经验法则:在中国,男性不应该触碰女性身体的任何一个地方,除非她看上去超过 65 岁,而且似乎行动有困难"。

当我们结束讨论的时候,心理咨询师做出如下评论,"虽然我在这个领域已经有超过 20 年的工作经验,但是在不同的文化中我仍然一个门外汉。"

对于很多北美人来说,谈话时的舒服距离大约比手臂长度要稍长一些,而英国人的距离甚至更长一些。很多拉丁人所偏好的距离大约是前面的一半,而一些来自中东的人谈话时可能几乎要到面对面的地步。所以,我们建议的贯注时身体稍微前倾并非总是合适的行为。

很多因素都会对舒适的人际距离产生影响。哈基等人(Hargie, Dickson, & Tourish, 2004, p.45)指出有以下因素:

性别:在比较近的距离下,女性的舒适度要高于男性。

人格:与性格外向的人相比,内向的人需要更远的距离。

年龄:孩子和年轻人往往能接受更近的距离。

话题:难以启齿的话题,比如性焦虑或个人品行不端可能导致更远的距离。

个人关系:和谐的朋友或情侣之间倾向于更加亲密。当出现分歧时,会发现和谐消失了。(当你发现一名来访者突然双臂交叉、看向别处或坐立不安时,同样也是一个线索。)

能力:每个来访者都是独特的。我们不能把有身体残疾的人放在其他任何一个群体中。想想下列人群之间的差异:坐轮椅的人,脑瘫患者,帕金森病患者,失去了肢体的人,或身体严重烧伤毁容的来访者。他们身上都有一个共通的问题,就是缺乏社会的理解和支持,你与他们相处时,必须要从她或他自己的视角来看待问题。他们的肢体语言和说话方式都不一样。确保你的工作场所能够提供任何必要的便利措施,对每位来访者都要加以贯注,尊重他们,对待他们的态度与对待没有缺陷的人要一样。

当一个人感兴趣时,可能会前进,而无聊或害怕时,则会离开。你走路的时候,可以注意人们面对你时有哪些举动。你对他们产生了哪些影响?注意你自己在会谈中的行为模式。你何时明显地改变了身体姿势?自然、真实而放松的身体风格可能是最有效的,但是要做好准备,面对不同的来访者要相应灵活地做出改变。

对于助人关系来说,你的真实人格是至关重要的。无论是使用视觉、声音特点、言语跟踪或专注式的肢体语言,都要在一段真实的关系中,做一个真实的人。实践技巧,保持相关意识,尊重个体和文化差异。资源框3.2呈现了咨询技巧的相关研究证据。

资源框3.2 可供参考的研究和相关证据

贯 注 行 为

这些年有很多关于贯注行为的实证研究,我们现在可以得出确切的结论,即贯注行为确实很重要(Ivey, Ivey, & Daniels, 2014)。在关于贯注的文献综述中,希尔和奥布赖恩(Hill & O'Brien, 2004)做出如下总结,"微笑,身体方向要直接面对来访者,身体前倾,手臂垂直和水平动作,帮助者和来访者之间大约相距 55 英寸的中等距离,这些非言语行为通常都能起到帮助作用"。

你认为你正在倾听,也做到了共情,但是不代表来访者也看到了这些。一项特别有价值的研究发现,欧裔美国人身份的心理咨询师对于所表达出的共情和倾听的感知,与非裔美国人的感知并不一致,后者往往认为前者不够有效(Steward, Neil, Jo, Hill, & Baden, 1998)。在不同的文化中,心理咨询师"陪伴"来访者的方式往往会有所不同。恩瓦舒库和艾维(Nwachuku & Ivey, 1992)对有关具体文化的培训项目进行测试后发现,通过做出改变来满足不同的文化是一件非常必要的事情。

研究者们证明了对医生进行沟通技巧培训的重要性。培训提高了医生的沟通能力、自我效能感和自信以及对培训项目的满意度。此外,沟通技巧培训能对医疗成效产生积极影响,比如病人的满意度以及能够感知到医生理解他们的疾病(Ammentorp, Sabroe, Kofoed, & Mainz, 2007; Back et al., 2007; Bylund et al., 2008; Libert et al., 2007)。

本辛(Bensing, 1999a)在她的文献综述中进行了以下引人深思的引述:"经证实,只关注病人也是非常重要的……如果做到有效利用的话,甚至沉默都是有助于治疗的。"(p.295)在其他发现中,她注意到,跟荷兰医生相比,美国医生更加不受感情影响,以任务为导向,而荷兰医生则更加热情,参与度更高。我们可以期待的是,无论是个体还是文化,对待他们的贯注方式都要相应做出改变。

实践启示 贯注行为"能发挥作用",但是也要对个体和文化差异敏感。

向不同的群体教授贯注技巧已经非常成功。治疗环境中的早期工作已证实了向住院病人教授贯注技巧的价值(Donk, 1972; Ivey, 1973)。一项关于成人精神分裂症的研究指出,教授社会技巧时,对贯注行为给予特别的关注能够成功,病人掌握这些技巧的时间能够超过 2 个月(Hunter, 1984)。在范·德·莫伦(van der Molen, 2006)的一项控制良好的研究中,害羞、孤僻的人(回避型人格)能从社会技巧培训中获益良多。吉尔哈特和博迪(Gearhart & Bodie, 2011)表示,在很多群体中,教授积极的倾听和共情技巧,能够建立更加紧密的关系。

实践启示 社会技巧培训(教授你的来访者沟通和其他技巧)是一种有效的治疗方法。心理教育已经成为压力管理和认知行为传统的核心组成部分(见第 15 章)。在你的咨询过程中,也要发挥这种策略的重要作用。

▶ 共情

罗杰斯(Rogers, 1957, 1961)将共情的重要性带入我们的视野。他明确指出,我们需要认真倾听,进入来访者的世界,告诉来访者我们能够理解他们所看见和体验的世界。将自己放入"另一个人的鞋里面"或"通过另一个人的眼睛和耳朵"看待这个世界,这用另一种方法对共情进行了解释。罗杰斯用下面这句引语对共情做出了定义。

这并非为人们定制路线……你仅仅是倾听并反馈另一个人说的事,一步一步,好像就是此刻正经历着它的那个人。你绝不可将你自己的任何事情或观点混入其中,绝不可将那个人未表达的东西强加给他……为了表明你的理解是正确的,用一两句话对那个人想要说明的个人意义进行澄清。通常来说,可能会用你自己的话来表述,但对于敏感的重要事件,则要用那个人自己的话来表达(Gendlin & Hendricks, n.d.)。

再重复一遍,要记得共情对"工作同盟"关系的重要作用;一般认为,一系列共同因素促使咨询和心理治疗得以成功,而共情占了其中的30%(Miller, Duncan, & Hubble, 2005)。当你提供一个共情反应后,你能预测到来访者可能有哪些反应。这里对共情作出了另一种描述,以及你可以做出的预测。

共　　　　情	预 期 结 果
体验来访者的世界和故事,就像你是来访者本人一样;理解他或她的主要问题,做出准确的反馈,不要加入你自己的想法、情感或意义。这要求运用贯注和观察技巧,使用来访者自己的重要关键词,但是要精简,提取出其中的主要观点即可。	来访者感到自己得到了理解,将更加深入地参与进来,探索他们自己的问题。评估共情最好的方法是看来访者对某些话语的反应,以及他/她是否有能力继续做进一步的深入讨论,最后获得了更好的自我理解。

罗杰斯的想法推动杜亚士(Truax, 1961)做了大量的相关研究,后者被认为是测量共情理解水平的第一人。他开发了一个评估共情理解水平的9点量表(Truax, 1961)。卡科贺夫(Carkhuff, 1969)起初是 Truax 的搭档,后来开发了一个5点量表。这些量表在研究中得到了广泛运用,也在会谈中得到了实践应用。

还有很多人继续跟着罗杰斯的方向,对共情的定义进行了更加详尽的说明(Carkhuff, 2000; Egan, 2010; Ivey, D'Andrea, & Ivey, 2012)。当前普遍流行的一个做法是,描述共情理解的三种类型。我们在本书中也会继续这个传统。各章中出现的会谈记录将使用下列量表进行评估。

弱化共情:心理咨询师对来访者的反馈少于来访者自己所说的内容,甚至还会曲解来访者所说的话。在这种情况下,是不恰当地使用了倾听或影响技巧。

基本(可互换)共情:心理咨询师的反应是用直白的方式与来访者的反应进行了互换。心理咨询师能够准确地重复来访者说的话。准确运用基本倾听程序(见本书后面的章节)是展现基本共情的一种方式。你将发现,在评价心理咨询师助人的共情水平的时候,这是最经常出现的评价。罗杰斯指出,只使用倾听,不仅必要,而且足够促使来访者产生变化。

强化共情:心理咨询师的反应中添加了一些超出来访者所说的话的内容,这可能增加了一条与来访者前面所说的内容相联系的纽带;或者它甚至可能是一个合适的想法或参考框架,能帮助来访者发现新的视角。反馈和咨询师的自我披露,如果使用恰当的话,能够起到强化作用。

这三个参照点往往会被扩展,然后用于分类和评估会谈中所展示的共情质量。你可以对自己的微技巧实践进行共情水平评定。之后,在你的专业工作中,继续检查你是否对来访者保持了兴趣,并且做到了充分共情。

来访者:我不知道应该怎么办。我已经一遍又一遍地仔细考虑过这个问题。我的丈夫似乎就是无法理解,我其实根本就不在乎了。他一直用同一种方式反复做无聊的尝试——不过看起来,似乎真的不值得继续跟他纠缠下去了。

第1水平的共情	(弱化)你刚才这么说不太好。我认为,你也应该考虑他的感受。(略微弱化)看起来,你似乎已经放弃他了。你不想再做任何尝试了。(解释消极内容)
第2水平的共情	(基本共情或可互换的反应)你感到很沮丧,也很困惑。你曾经尝试与你丈夫一起解决问题,但是他似乎还是无法理解。现在,你觉得已经不值得继续跟他纠缠下去了。你真的已经不在乎了。(准确地听清来访者所说的话,这是所有共情理解的开始。第2水平是非常重要的。)
第3水平的共情	(略微强化)你已经多次与他谈论过这个问题,现在你真的已经不在乎了。你已经努力尝试过了。这对你来说意味着什么?(这个问题或许能够帮助来访者采取新的思考方式,但是来访者仍然掌控对话的内容。)(强化以及可能的转换)我能感受到你的痛苦和困惑,也知道,现在你真的不在乎了。根据你对我说的这些话,我认为,你的想法和情感都是很合理的。同时,你做出了解释,你已经很努力地尝试过了。过去你曾经说过,你对他有很深的感情,很在

乎他。你要如何将昔日的这种感情与现在的感受放在一起？（通过温和的自我披露做出总结。这个问题能够帮助来访者对当前问题所代表的含义进行整合。）

在本书的前半部分，我们建议将可互换的反应作为目标。对于共情理解来说，最重要的是仔细倾听和准确地听到来访者所说的内容。这件事本身往往就能够帮助来访者弄清楚问题，解决问题。同时，你要清楚，略微强化的共情可能有助于更好的理解。可能在你看来，你的帮助式引导是可互换的，但是来访者却可能有不同的看法。来访者可能会有超出预料之外令人惊讶的回答，要将这种回答视作一个机会，帮助你更加全面地理解来访者。你犯的那些错误并不重要；重要的是你修复错误和继续前行的能力。

本书还将对共情理解的很多其他维度进行探索。目前来说，要记住下面的这些要点。

1. 目标是理解来访者的经历和世界观，当他们向你表现自己的故事、想法和情绪时，不要做出评判，支持他们就行。

2. 设法让来访者知道你理解他们，但不要在你的话语中混入"你自己的东西"。

要到达关键的第 2 水平，即可互换的共情反应，这是最有效的方式。

共情和镜像神经元　从历史角度来说，咨询和治疗强调共情的重要性，也证明了共情的重要性，但是共情的含义似乎总是有些模糊，有时定义还会有争议。广受认可的神经科学的研究发现改变了我们的想法。共情能够通过功能性磁共振成像（fMRI）和其他的关键技术识别出来。在这个过程中，起到关键作用的是镜像神经元。当一个人或其他灵长类动物行动和观察其他人的行动时，**镜像神经元**（mirror neurons）就会激活。很多心理学家都认为，镜像神经元是近年科学领域最为重要的发现之一。

在一项关于镜像神经元和共情的早期研究中，对于两个关系亲密的人，让其中一个人观察另一个人（通过单向透视玻璃）接受轻微电击。结果发现，被电击者的大脑中有两个区域被激活——一个代表生理疼痛，而另一个代表情绪疼痛。同时，在观察被电击者经历生理疼痛时，观察者的情绪疼痛区域同样也被激活了（Singer et al., 2004）。大量研究还反复证明，无论是儿童、青少年还是成年人，其中被诊断为反社会人格或品行障碍的人，他们的镜像神经元不会被激活（Decety & Jackson, 2004）。事实上，还有证据表明，很多被诊断为反社会人格或品行障碍的人，在观察其他人处于痛苦时表现出了愉悦。

这些基本发现已经通过不同的方式得到了多次验证。例如，马尔奇等人（Marci

et al.，2007)发现，当病人与治疗师互相都感受到共情理解时，他们之间的皮肤电传导一致且水平较高。这在双向的交流中都成立。语言交流是一种双向活动，fMRI 研究表明，当故事没有被有效理解时，比如"神经耦合"就会消失。当倾听技巧没有得到有效运用时(比如，弱化)，共情就崩溃了。

可互换的问题、弱化共情以及强化共情都是由奥利韦里亚和冈萨维斯(Oliveira & Gonçalves，2011)探索出来的。在这个研究中，40 名被试观察演员对饱含感情的视频故事做出的反应。他们发现，被试也显示出了高水平的强化共情，心跳加速；反之，那些表现出可互换或弱化共情的观察者，心跳没有任何变化。

总之，在帮助来访者成长和做出改变的过程中，你的共情以及倾听来访者、与来访者并肩同行的能力都是其中必不可少的组成部分。倾听和共情不仅仅只是抽象概念——它们可以被确切测量，而且它们能对其他人的生活产生重要影响(Stephens，Silbert，& Hasson，2010)。

▶ 咨询会谈案例：我没有获得晋升——这是歧视吗？

接下来的会谈案例说明了共情贯注技巧以及意识到文化和性别差异的技巧的重要性。

阿扎拉，一名 45 岁的波多黎各经理，没有获得晋升，虽然她认为自己高质量地完成了工作。她厌倦了自己长期被忽视，总是看到能力不如她的人取代了本该属于她的位置。

第一次会谈是一个反面教材，专门设计为特别无效的过程，这样就能与后面更加积极的努力形成鲜明的对比。在两个案例中，心理咨询师艾伦的任务都是建立关系，引出来访者的故事。要注意破坏性的视觉接触、声音特点、言语跟踪和肢体语言如何导致了一次糟糕的会谈。

反面例子

心理咨询师与来访者的对话	过 程 评 论
1. 艾伦：你好，阿扎拉，今天你有什么想聊的内容吗？	艾伦没有热情地欢迎阿扎拉。他直接开始，没有做任何事情来建立友好关系，但是这在跨文化会谈中是特别重要的事情。他一直坐在桌子后面的椅子上。(已在非言语上弱化共情。)

（续表）

心理咨询师与来访者的对话	过 程 评 论
2. 阿扎拉：是的，我有。我来找你是因为前几天我工作上发生了一些事情。我现在感觉有些难过。	阿扎拉坐下来，直接说自己的问题，没有管艾伦做了什么。很明显，她已经做好准备，可以开始会谈了。
3. 艾伦：你现在是做什么工作？	艾伦的声音有些强势。他忽略阿扎拉情绪上的低落，问了一个封闭式问题。适当的音调能够表达出热情，这在任何会谈中都非常重要。
4. 阿扎拉：嗯，现在我是一家公司的经理助理，我在这家公司已经工作了15年。	阿扎拉继续努力。阿扎拉说话的时候，艾伦一直俯视她。非言语方式的弱化。
5. 艾伦：所以，工作了15年，你仍然只是一名助理。我之前在商业领域的时候，不用这么长时间就已经获得晋升了。我来告诉你，我是怎么做到的……（他花了很长时间谈论他自己）。	心理咨询师艾伦谈论自己之后，焦点就被转移了。在这段长时间的回答中，他比来访者阿扎拉的说话时间更长。这种评价式的"贬低"正是心理咨询师如何不恰当地使用自己权力的一个示例，当然，它也是完全弱化的。
6. 阿扎拉：是的，工作了15年，我仍然是一名助理。但是我想跟你聊的是，在这次晋升中，我被忽视了。	这里是否存在歧视的问题呢？艾伦忽略了文化问题，最后失去了这段关系。艾伦不知道发生了什么。这可能是文化问题，也可能不是。这肯定是值得考虑的一个重要因素，但是他没有建立一段共情关系。无论来访者是谁，艾伦都将失去这段关系，因为他没有做到贯注和倾听！
7. 艾伦：你能不能再多说一说，你可能做错了哪些事情？	艾伦向阿扎拉提出一个开放式问题，但眼睛仍然看向窗外，他继续强调消极内容，忽略主要的问题和话题。
8. 阿扎拉：嗯，我不认为我哪里做错了。我获得了很好的反馈，从……	阿扎拉开始为自己辩护，但是艾伦打断了她。改变话题和打断对方说话，这明确代表了共情沟通的失败。
9. 艾伦：嗯，如果一个人的表现能够达到标准的话，给予晋升机会的时候，通常不会忽略这个人。	心理咨询师提供了自己的解释，在没有任何数据支撑的情况下，他就做出了弱化的消极评价。他没有引出她的故事，也没有试图定义她的问题。

　　艾伦似乎没有倾听阿扎拉。此外，他对她做出不恰当的面质，她几乎不可能再回来进行第二次会谈。她的欧裔美国人身份的男性心理咨询师就是没有"了解情况"。

　　但是，让我们再给艾伦一次机会。在第二次会谈中，你注意到了哪些不同？

心理咨询师与来访者的对话	过 程 评 论
1. 艾伦：你好，阿扎拉。很高兴见到你。请进来，找个舒服的地方坐下来。	艾伦站起来，微笑，面对面地看着来访者，并与她握手。第一印象通常都非常重要。艾伦做出了积极且有促进作用的非言语行为。

(续表)

心理咨询师与来访者的对话	过 程 评 论
2. 阿扎拉：谢谢，我也很高兴见到你。	她坐下来，回以微笑，但是看起来有些紧张。
3. 艾伦：谢谢你到这里来。	心理咨询师喜欢感谢来访者愿意前来参与会谈。这往往有助于平衡咨询过程中的权力关系。
4. 阿扎拉：谢谢。我希望你能够帮助我。	阿扎拉放松了一些。
5. 艾伦：阿扎拉，在你来之前，我看过了你的资料，你是想谈论工作的问题。对吗？	在会谈过程中查看表格，很可能会弱化共情。如果你一定要查看资料，请与来访者一起查看这些内容。根据环境进行相应准备。
6. 阿扎拉：是的，没错。	她的嘴巴绷得有点紧，而且身体向后靠。

即使只是这么短的时间内，艾伦已经向阿扎拉表达出了真诚的热情，并且已经准备好听她的故事。会谈中，艾伦继续与阿扎拉讨论会谈结构的相关信息。艾伦也花了一些时间，

与她讨论文化问题，确保她与艾伦在一起时能比较舒服，而且也让她知道，他对她的文化有一些了解。会谈继续，阿扎拉开始讲述她工作上面临的问题。要注意正面例子和反面例子中所收集的信息有哪些差异。

心理咨询师与来访者的对话	过 程 评 论
13. 艾伦：所以，工作上发生了一些问题。我想了解一下究竟是怎么回事。	艾伦现在回到工作的问题上。
14. 阿扎拉：好的，嗯，几天前，有一个工作晋升机会，但是我被忽略了。而且我在这个公司已经工作了 15 年。我刚发现这件事的时候，我真的特别难过，因为这次获得晋升的人，首先他是一名男性，而且他在公司只工作了 5 年。你知道，我觉得自己比他更适合升任这个职位。我的主管对我给予了很好的评价，我与同事们也合作得很好……当我发现自己没有得到晋升的时候，我真的非常吃惊。因为我真的是在被鼓励的情况下，去申请了这份工作。但你知道，我没有得到这份工作。这个……我真的非常非常愤怒。	阿扎拉说了很多，我们作为心理咨询师，有时也难以听全所有的内容。这时，释义和总结的技巧（第 6 章）特别有帮助。这些技巧的任务是重复来访者所说的话，但是会更加简洁明了。
15. 艾伦：15 年跟 5 年的对比，然后你真的非常非常愤怒。我听到的是，你愤怒的原因在于，你之前拥有良好的工作表现，甚至你是被要求申请这份工作，而最后在公司工作时间没有你长的一名男性得到了这份工作。我没有理解错吧？	心理咨询师对所说内容的总结表明，他做到了言语和非言语的贯注。"我没有理解错吧？"这在微技巧框架中被称为检验。如果你所说的内容是准确的话，来访者通常会说"是的"或甚至"确实如此！"这代表了第 2 水平的可互换反应。

(续表)

心理咨询师与来访者的对话	过 程 评 论
16. 阿扎拉：是的,你听到的……现在我的问题是——我认为这是歧视,但是现在我必须决定接下来该怎么做。如果我要投诉的话……是不是会让我的同事们不高兴,也会让我的老板和主管对我失望?我真的很担心会出现这些结果。我不想失去我的工作,但我还是认为这是歧视。	获知自己得到了倾听,来访者继续说。
17. 艾伦：阿扎拉,你要做一个艰难的决定。如果你投诉歧视的话,你会面临很多争论;如果你不投诉的话,你仍然会感到愤怒和失望。你能更加详细地描述你所面临的困境吗?	这里,艾伦对主要观点进行了释义,也对阿扎拉的情感进行了反映。之后提出了一个有关困境的开放式问题;这具有第3水平的强化共情的一些要素,因为他鼓励她更多地讲述自己的故事。
18. 阿扎拉：嗯,我好像困在里面了,我不知道该怎么做。一方面,我认为,投诉很重要,因为这将告诉我们公司,他们需要考虑全体员工的多样性问题,而且从我来公司以后,整个公司一直都只有我一个拉丁人,我不想继续这样下去了,我觉得自己需要做一些不同的事情。所以,在这种想法和担心失去工作之间,我感到左右为难。	阿扎拉总结了她所面临的主要冲突。她与公司之间的矛盾或不一致可以这样进行总结:一方面具有投诉歧视的责任,因为看起来公司一直都有些不公平,另一面又害怕因为采取行动而失去工作。
19. 艾伦：所以你感到愤怒、害怕而且沮丧。很多东西一下子同时涌向了你。	当艾伦反映她的情绪和困境时,他坐直,身体前倾,使用支持性的音调。对于维持共情关系来说,恰当的非言语行为往往都特别重要。
20. 阿扎拉：是的,没错。我不知道该怎么办。	来访者对这种说法进行了检验,并且说出了她的困惑。
21. 艾伦：对于你刚才说到的事,我想再做进一步的了解:你获得了良好的评价……良好的关系,成功,还有合理的升职机会,至少在过程中是这样。现在我想听一听曾经发生过的与之相关的具体事例——就是你感到骄傲的事情。因为当一个人谈论自己所面临的困难的时候,可能会感到有些尴尬,所以我想了解你的一些优势。我大致地明白了你的问题,之后我们会再回到这个问题上来。所以你能说说自己的一些优势吗?	现在问题已经很清楚了,艾伦开始寻找正面优点。当我们应对这些问题的时候,阿扎拉有哪些优势可以利用?要注意,艾伦没有使用词语"难题",因为这是用一种自我挫败的消极观点看待来访者的问题。你会发现,大部分的咨询培训书籍都以问题为中心。这个例子明显体现了强化共情的高级水平。

　　从这里开始,艾伦和阿扎拉继续在会谈中探讨她的优势。

　　这里更加聚焦于阿扎拉的个人需求和情感。现在,关系已经建立起来了,这是讨论多元文化问题的一个恰当时机。通过贯注和倾听，我们能够更加全面地看待她的故事和问题。现在开始寻找正面优势。

▶ 培训治疗：社会技巧、心理教育和贯注行为

社会技巧培训包括教授来访者一些人际交往技巧和行为的心理教育方法，比如倾听、自信、约会、拒绝毒品、干预以及面试程序。社会技巧培训几乎能够教授所有的人际交往行为。

培训治疗这个术语总结了社会技巧培训的方法和目标。自成立以来，它作为微培训的一种形式，为教育选择具体的技巧维度，已经成为大部分心理教育的社会技巧项目的基础。当你要扩展咨询和心理治疗中的技巧培训维度时，可以使用以下步骤：

1. 和来访者一起学习的时候，要商量具体学习哪个技巧领域。

2. 讨论技巧中的具体行为，有时也可以用书面形式呈现出来。

3. 在角色扮演的个人或团体咨询会谈中，与来访者实践技巧。

4. 计划将技巧泛化至日常生活。

第一次确定心理咨询和治疗的微技巧后不久，作者艾伦对一名大一新生进行咨询，该学生有一些轻微抑郁，一直抱怨自己没有什么朋友。艾伦问他，在宿舍时，他会跟其他人聊什么。该学生没有回答问题，依然不断地抱怨各种问题，说自己有很多烦恼。经过进一步探索，该学生承认，与他人交谈时，他大部分时间都在谈论自己，并且抱怨自己有哪些困难。这样，很容易理解为什么潜在的朋友都会避开他。我们总是倾向于远离那些拥有过多负面言论的人，也远离那些总是不断谈论自己而不愿意倾听我们的人。

当时，艾伦立刻与他谈论了贯注行为以及它可能带来的好处。艾伦建议，该学生应该积极地聆听周围的人，跟只谈论自己相比，聆听能够为他带来更多的好处。然后，艾伦向他介绍了三个 V+B，强调了通过倾听来获取他人信任和尊重的重要性。该学生对这些技巧表现出了兴趣，所以又接着在会谈过程中进行了一场实践会谈。首先实践了消极贯注，该学生也意识到，之前确实可能是由于缺乏倾听才导致了在宿舍中被孤立。之后又练习了积极贯注，该学生发现其实自己是可以做到倾听的。

艾伦和来访者决定选择一个对象来尝试这些技巧，并且讨论了具体细节。到了下一周，该学生再回来的时候，满脸笑容，并表示他已经在大学里交了第一个朋友。此外，他还发现一个重要的附加作用："我已经不像之前那么悲伤和抑郁了。首先，我

不再感到孤独和无助。其次,我注意到,当我的关注点在别人身上的时候,我不再总想着自己,然后感觉就好多了"。当你的关注点在别人身上的时候,更加难以对自己产生消极的想法。教授贯注行为是社会技巧培训的基础之一。

通过学习和实践这些技巧,很多类型的来访者都能从中获益良多。艾伦发现,在退伍军人医院中,向退伍军人教授贯注和其他的微技巧,足以使他们回归家庭和社区(Ivey, 1973)。在一个非常成功的心理教育项目中,范德莫伦(Van der Molen, 1984, 2006)向那些害羞(也被称为"回避型人格")的人教授贯注行为和其他微技巧,使他们变得更加外向,更愿意社交。在另一个例子中,被诊断为注意缺失障碍(ADD)的儿童,在接受技巧培训后,破坏性变小了(Pfiffner & McBurnett, 1997)。有效的心理教育能够帮助孩子在教室中更好地学习。帮助伴侣学习如何做到相互倾听,能够非常迅速地产生效果! 当你阅读本书时,请思考一下,要如何向来访者教授各种微技巧,才能发挥良好的作用。

▶ 挑战性情境中的贯注

贯注技巧看似简单,但不要被它的表象所迷惑。一些初级心理咨询师和心理治疗师可能会认为,这些技巧平淡无奇,是与生俱来的能力。他们可能会急于了解一些"复杂的东西"。与初级心理咨询师和经验丰富的心理咨询师合作越多,我们越意识到,这些技巧其实非常难以掌握。没错,通过学习的确可以掌握这些技巧,但是这需要时间和精力的投入以及有计划的实践。

如果你打算对学校、社区心理卫生中心或医院里的一些具有挑战性的来访者进行咨询,那么,你可能会想知道贯注行为可以如何帮助你。接下来的案例来自我们自己的个人经历,能够说明贯注的深度和广度。

玛丽 对我来说,贯注是很自然的,而对儿童进行咨询时,基本倾听程序总是非常重要。但是,即使我已经具备了这么多儿童咨询的经验,有时我仍然会手足无措。经过一番分析,我发现,如果我能够回归贯注技巧的基础,认真聚焦于视觉、声音、言语跟踪和肢体语言,那么,即使是面对最麻烦的孩子,我也能够恢复与他之间的交流。类似地,与父母相处时如果面临挑战性的情况,我有时会重新聚焦于贯注行为,之后再加上基本倾听程序和其他技巧。在很多相关的情况下,有意识的贯注已经帮助过我很多次。贯注不仅仅只是一套简单的技巧。我训练年龄较大的学生,其中一组担任学校的朋辈调解,另一个组则担任朋辈指导,分别向年纪较小的学生提供辅导。我发现,正如本章开始的时候,将无效贯注与良好贯注进行对比,以此作为入门练习效果不错。然后,我向我的学生们教授贯注技巧和基本倾听程序。

艾伦　我曾经有过一次特别有效的咨询经历,那时我第一次在退伍军人管理局对精神分裂症病人进行咨询,这些病人会说一连串无意义的"语词杂拌"。我发现,如果我一直保持良好的贯注技巧,聚焦于他们所说的具体单词,没过多久,他们的讲话方式就能变得更加正常,更有逻辑。同时,我还发现,通过视频和视频反馈,教一些麻烦的病人学习沟通技巧也是有效的。有时,只需要使用贯注技巧,就足以使他们出院。特别是情绪低落的住院精神病人,进行社会技巧培训后效果很好。然而,我也确实发现,对于遭受严重痛苦折磨的病人来说,他们一次只能学习四大关键维度中的一个维度,因为同时学习贯注的所有四个维度会让他们感到困惑。所以,我会先从视觉/目光接触开始,之后再转向其他的贯注技巧。

和玛丽一样,当进展受阻的时候,回归基本倾听程序,认真努力地弄清楚来访者所表达的意思,越精确越好,就能够帮助摆脱困境。简而言之,一旦有疑惑,就使用贯注。通常都有效!

实践、实践、实践——也可以说,"要么使用,要么迷路!"

▶ 小结：武士效应、神经科学以及实践出真知的重要性

日本剑术大师学习技巧的方法是完成一系列非常详细的训练练习。掌握剑术的过程被分解成了具体的组成部分,每一次都认真学习其中的一个部分。大量的高强度练习对于武士来说都是必不可少的。在这个掌握技巧的过程中,通过自然学习的方式熟练技巧的人会发现,有时在操控剑的过程中会出现笨拙不顺手的情况。技巧已经熟练的人甚至会发现,在练习单个技巧的过程中,表现会越变越差。我们要意识到,早期阶段所做的事情会阻碍协调性和流畅性。

一旦个人技巧达到顶峰,武士就会退隐山林,进入冥想阶段。他们故意忘记之前所学的东西。当他们回来之后,他们发现,不同的技巧已经自然地融入他们的风格或生存方式中。之后,武士基本很少会想到这些技巧;他们已经成了大师。

你可能会问,武士身上有什么神奇的魔力? 有计划的练习!

从前,普遍的观念是天赋是遗传而来的。所以,我们中的很多人受到的教导是,莫扎特和贝多芬都拥有不可思议的天赋。棒球球迷仍然相信,泰德·威廉斯和乔·狄马奇的"天赋存在于基因之中"。这里所指的内容与前面稍微有点不一样。"魔力"过去仅仅被认为是遗传而来的天赋,但现在被认为是一个科学错误,可是这种错误仍然在大众媒体上广泛流行。确实需要与生俱来的天赋,但是天赋也需要靠后天的认

真练习来培养。无论是什么领域，要成为专家，依靠的都是坚持、练习和追求卓越（Ericsson, Charness, Feltovich, & Hoffman, 2006）。

关于"天赋"的神经科学研究，戴维·申克在他的 *The Genius in All of US* (2010)中进行了详细的探讨。他发现，无论一个人是音乐大师还是明星运动员，虽然都需要天赋，但是真正的考验却是需要大量时间的投入，通常是经年累月的精细练习。我们现在都知道，莫扎特虽然有很多天赋，并且深受要求严格的父亲的音乐熏陶，但他也是最先开始仔细研究技术和技巧的人之一。莫扎特从 3 岁就开始接受强化教学，随着时间的推移，他的天赋得到了进一步的强化。泰德·威廉斯会把球棒带到学校，并且练习到晚上。

有计划的练习就是魔力！这表示，你需要发现并且强化你的天赋，只有经过大量的练习，才可能变得伟大。练习是冠军的早餐！若是跳过了练习，就意味着只有平庸的表现。

这也同样适用于你。如果你想在咨询和心理治疗领域变得优秀，申克（Shenk, 2010, pp.53 - 54）也给出了下列建议：

1. **练习会改变你的身体**。无论是大脑，还是身体，练习都能使它们产生变化。

2. **技巧和细节**。先要充分练习每一种技巧，然后使技巧与优异表现融为一体。

3. **大脑驱动体力**。通过扫描可以明显看出大脑的变化。与手指运动或手臂动作相关的大脑区域表现出了脑部的发育。当你真正掌握沟通技巧后，相信你的大脑也会发生相同的变化。

4. **练习方式非常关键**。一个人从理论上也可以理解贯注行为，但是只有真正实践了具体的贯注技巧，才会产生变化。练习是一个累积的过程。只做一次练习，即使通过了，也是远远不够的。

5. **短期的高强度练习不能代替长期的投入**。如果泰德·威廉斯没有持续练习，他的技巧将逐渐变得生疏。同样地，你也需要经常使用所有学过的咨询技巧。

6. **练习能够持续提供反馈循环**，这能让你获得进一步的提高。获取同事对你咨询风格和技巧的反馈会特别有帮助。

你首先需要聚焦于自己的天赋，然后在此基础之上不断练习和提高新的技巧。可能偶尔暂时性的能力下降让你感到沮丧，但这些事情同样也会在武士、运动员和音乐家身上发生。在实践贯注技巧的过程中，你们中的一些人可能还会感觉到不舒服。而其他一些人，可能本来以为贯注非常"容易"，结果却连最基本的倾听技巧都无法完全掌握（很多有经验的专业人士仍然无法做到有效地倾听来访者）。

认真学习本书中的各种技巧，但是也给你自己一点时间，慢慢地将这些观点融入你自己自然而真实的风格中。成为巨星依靠的不是魔力,而是要通过系统而有计划的练习来全面掌握心理咨询和治疗。创造你自己的魔法吧!

▼▼▼▼	要点
倾听的核心目标	当我们使用贯注行为时,我们有以下共情目标:减少心理咨询师的谈话时间,让来访者有机会检查问题和讲述他们的故事。选择性注意可以用来促进来访者进行更加有效的对话。不过,使用贯注的时候,永远都要保持对个人和文化的敏感性。观察技巧能使你与来访者更加保持一致。
贯注的四个方面	贯注行为包含四个简单而又重要的维度($3V+B$)。它们全都需要根据个人和文化差异做出相应的变化。 1. 视觉/目光接触。 2. 声音性质。你的音调和语速能够表现你对他人的大部分感受。 3. 言语跟踪。不要改变话题。来访者开始谈论什么话题,你就继续跟进什么话题。如果你选择性地贯注故事的某个方面或一个不同的话题,就要明白做出改变的目的究竟是什么。 4. 肢体语言:专注和真诚。自然地面对来访者,身体略微前倾,脸上表情丰富一些,使用鼓励性的手势。
集中你的注意力	如果你将自己的注意力聚焦于来访者身上,而非自己,那么就更容易做到贯注。再重申一遍,共情以及观察来访者身上发生了什么,这两项能力是非常重要的。要注意来访者正在谈论什么,根据来访者的话题,进行询问,并且做出评论。例如:
来访者: **心理咨询师:** **心理咨询师:**	我感到很困惑。化学、心理学还是语言学,我不知道要选哪个作为专业。 (非贯注)谈谈你的兴趣吧。你想做什么?或你现在读几年级? (贯注)多跟我说一说。你感到很困惑?或者你能稍微谈一谈每个学科让你感兴趣的地方吗?或现在化学专业的前景不错。你想更多地探索这个领域吗?或你想要自己做决定吗?
个人和文化适应	在所有的人际交往中,无论是咨询、医学访谈、商业决策会议或是与朋友和家人交流,贯注和共情都必不可少。不同的人和文化群体都可能有不同的倾听模式。例如,一些人可能觉得注视是一种无礼的侵入式行为,尤其是当他们处理困难事情的时候。
什么是共情?	共情是一种能力,表示我们能够进入来访者的世界,并也让来访者知道,我们看见了他或她所看见的,经历了他或她所经历的,能够理解他或她的世界。你通过贯注和倾听行为,向来访者表达共情和理解。
当你不知道接下来该怎么办时,你应该怎么做?	一个简单而又有效的咨询惯例是,当你感到失去方向或困惑,不知道该怎么办时,就使用贯注技巧。只需要让来访者进一步评论刚才所说的内容,或是会谈中提到过的内容。当你不太确定发生了什么事情时,只要你基本上是一个共情的人,使用这个方法就足以填补那些不可避免的"洞"。

▶ 能力实践练习和能力文件夹

意向性咨询和心理治疗要通过实践和经验累积才能实现。阅读和理解最多只是一个开始而已。有些人认为,这些内容相对比较容易,所以使用这些技巧不会有什么难度。但是若想精通这些基本技巧,就需要实践、实践、再实践。

接下来的能力实践练习的目的在于,帮助你通过以下三种方式提高自己能力:

1. 个人实践。两个个人实践练习家庭作业给你提供了初步实践贯注和观察的机会。

2. 进行录像或录音的团体和/或个人实践。基本上,现在我们所有人都能够使用摄影机或手机来进行录像。如果你录下自己的实践会谈,回顾会谈过程,这将为你提供最为有效的反馈。没有任何方式比你看自己更能够提高你的能力。

3. 自我评估和能力文件夹。评估你对本章所有内容的掌握情况,你将知道,你是否有能力在行动中使用这些技巧,泛化至你的日常生活以及咨询和心理治疗实践中。

个人实践

练习 1. 有意识的贯注和非贯注　与不太熟悉的人交谈,要进行有意识的贯注,倾听的时候要比平常更加认真。保持合适的目光接触,注意使用开放的身体姿势。使用支持性的声音音调,认真聚焦于他人所说的内容。如果你想做到真正的倾听,就要观察发生了什么,对话可能发生哪些变化。

你可能想将有意识的贯注和非贯注进行对比。如果目光接触时,你的眼神飘离,音调显得提不起兴趣,你的身体越来越僵硬,或不断切换话题,会发生什么?

你从这个经验中学到了什么?

练习 2. 观察言语和非言语模式　花 10 分钟,观察咨询会谈、电视访问或任何两个人的交谈。录下来,以便反复观看。

视觉/目光接触模式　是交谈的时候目光接触更多,还是倾听的时候目光接触更多?"来访者"是否在讨论某些特定话题的时候,中断目光接触的情况出现得更频繁? 当他人因为感兴趣而瞳孔放大的时候,你是否能够观察到这种变化?

声音性质 注意语速,倾听语调或音量有何变化。特别要注意话语中"突然的停顿"或犹豫。

言语跟踪 心理咨询师是坚持谈论某些话题,还是匆匆略过了某些话题?有怎样的选择性注意模式?

专注式的肢体语言 注意手势、姿势的变化、身体倾斜、呼吸模式以及空间使用。要特别注意面部表情,比如脸色的变化、脸红和嘴唇的动作。注意适当或不适当的微笑和皱眉等。

运动协调 注意哪些时候出现了动作同步和重复。你是否发现了动作不同步的情况?

如果可能的话,会谈中进行录像,以便反复回顾会谈过程。

进行录像或录音的团体和/或个人实践

接下来的练习适用于没有观察者的个人。若想熟练掌握技巧,就要重视反馈的重要作用。所以,获取对于你实践的反馈非常重要。对于团体实践来说,未必总是能将过程录下来;但是在会谈过程中,其他人在一旁观察并提供反馈也能起到替代作用。

很多人现在都有小型摄影机或智能手机,具备录像和录音功能。我们强烈建议你花一些时间仔细观察你的所作所为。录像视频为实践提供了明确的反馈,要想良好地掌握技能,这既是初始途径也是最有效的途径。

练习 3. 运用贯注技巧的团体实践 接下来的指导主要为 4 人的团体而设计,但是也适用于 2 人、3 人,甚至 5 到 6 人的团体。理想的情况是,每个团体都能够使用录像或录音。然而,即使没有录制设备,资源框 3.3 中的指导原则和资源框 3.4 中的反馈表也提供了足够的框架,能够帮助实践会谈取得成功。

第 1 步:分组。在进一步深入之前,先正式地相互认识一下。

资源框 3.3　有效反馈的指导原则

用其他人的视角看待自己。

用其他人的方式倾听自己。

感动他人的同时也要感动自己……

这些都是有效反馈的目标。

反馈,作为本书基本贯注和影响技巧的其中一个技巧单元,将在第 12 章进行更加详细的讨论。不过,虽然我们尚未学习这个技巧,但这里仍然提供了一些对实践会

谈进行反馈的基本指导原则。

▲ **接受反馈的人是主导方。**让实践会谈中的心理咨询师决定,想要很多或一点反馈。

▲ **反馈要包括优势,**特别是在项目的早期阶段。如果心理咨询师要求批评或消极反馈,也请加入积极维度。人们从优势中成长,而不是缺点。

▲ **具体而详细的反馈最有帮助。**不要说"你的贯注技巧很好",而要说,"你全程都很好地保持了目光接触,只是在来访者看起来有些不舒服的时候中断了一次。"你的反馈要基于事实,通过观察而来,而且要具体。

▲ **正确的反馈应该相对客观。**反馈常常会变成评价。坚持事实和细节,虽然"相对"这个词也承认,在很多不同类型的反馈中,会不可避免地出现评价。避免出现词语"好"或"坏"以及它们的同义词。

▲ **反馈应该有倾向并且精确。**建议一个人在 15 件事上做出改变,几乎没有什么益处。从三件事中选择其中一件事,让心理咨询师可以在短期内做出真正的改变。之后你也有机会提出其他的建议。

▲ **确认他人是否接受你的反馈。**心理咨询师的反应能够说明,你的反馈是否有用,能否得到采纳。"你对此有何评价?""听起来有接近重点吗?""反馈对你来说有什么意义?"

第 2 步:选一位组长。组长的任务是确保团队遵循实践会谈的具体步骤。事实证明,让经验最少的成员先担任组长会有帮助。团队成员的态度会倾向于支持,而不是竞争。

第 3 步:为第一次实践会谈分配角色。

▲ **来访者。**第一次角色扮演的来访者将作为协作者,呈现一个故事,可以自由交谈,不要为难心理咨询师。

▲ **心理咨询师。**心理咨询师表现出贯注行为的自然风格,实践基本技巧。

▲ **观察者 1。**观察者 1 填写反馈表(资源框 3.4),详细说明心理咨询师的贯注行为。这些实践会谈中的观察行为也被称为"微监督",通过这种方式,你可以帮助心理咨询师理解他/她在简短会谈中的行为。当你成为专业的帮助者后,你还要继续通过口头报告或音视频的形式,与同事分享你的工作情况。无论一个人具备了多少实践经验,监督都是有效咨询和心理治疗的重要组成部分。

▲ **观察者 2。**观察者 2 为会谈计时,启动或停止设备,如果时间允许的话,还要填写第二份观察者表格。

资源框 3.4　反馈表：贯注行为

_____(日期)

_____　　　　　　　　　　　_____

（心理咨询师姓名）　　　　　　　　　　（填表人姓名）

说明：提供书面反馈，反馈要具体，应通过观察而来，保持客观，带有支持性。

1. **视觉／目光接触**。是鼓励？是注视？还是逃避？对来访者个人是否具有敏感性？是否在某些时候，心理咨询师中断了目光接触？是鼓励式的？还是破坏式的？

2. **声音性质**。音调如何？语速呢？音量呢？口音呢？作为对来访者行动的反应，它们在哪些时候产生了变化？出现重要变化或话语中出现犹豫的次数？

3. **言语跟踪和选择性注意**。来访者是否能够讲述故事？是否坚持同一个话题？匆匆略过某些话题的次数？切换是否体现了心理咨询师的兴趣模式？心理咨询师是否表现出了选择性注意，坚持探讨某一些问题，并且忽略另一些问题？来访者是否占据了大部分的谈话时间？

4. **专注式的肢体语言**。身体是否倾斜？有哪些手势？有哪些面部表情？是否在某些时候，心理咨询师改变了位置或肢体语言出现明显变化？肢体语言出现鼓励式变化的次数？会谈是否真实？

5. **会谈有哪些具体的正面优点**。

6. **共情表达**。使用弱化共情、可互换共情或强化共情这三个水平，对会谈中心理咨询师的反应进行评价。

7. **讨论问题**。心理咨询师和来访者能够代表多样性的哪些领域？这对会谈产生了怎样的影响？要记住，所有来访者都有一个 RESPECTFUL 背景。

第 4 步：制订计划，选择话题。心理咨询师明确表明他／她的目标，团队成员花一些时间，为角色扮演中自己的部分制订计划。这看起来似乎很容易，但是在刚开始的几次实践会谈中，大家都容易对过程感到困惑。计划越具体，获得成功的可能性就越高。

关于贯注的实践会谈，我们推荐使用以下话题，"我为什么想要成为一名心理咨询师或治疗师"。来访者讨论他／她对加入助人行业的渴望，或至少要将它作为未来可能从事的职业来考虑。

会谈中其他可用的话题还包括以下这些：

▲ 你喜欢的职业，还有你以前（或现在）不喜欢的职业。

▲ 从一次积极的经历中，你对自己获得了新的认识。

讨论一些对你而言有意义的事情，这种情况下，话题和角色扮演最为有效。你还会发现，如果在角色轮换的情况下，每个人都谈论同一个话题，也会很有帮助。在这种情况下，你们可以比较每个人的风格，更容易互相学习。

在心理咨询师和来访者制订计划的同时，另外两位观察者可以提前浏览反馈表。

第 5 步：录制 3 分钟的实践会谈，会谈中使用贯注技巧。心理咨询师实践贯注技巧，来访者谈论当前的工作环境或其他选定的话题，而另两名观察者填写反馈表。尽量不要超过 3 分钟，停止的时候要选择一个恰当的时间点。

第 6 步：回顾实践会谈，向心理咨询师提供 12 分钟的反馈。

反馈被称为"冠军的早餐"，所以要对此给予特别的关注。要注意资源框 3.3 对反馈所提出的建议。首先，角色扮演中的来访者讲述自己对于会谈的印象，然后完成第 1 章的"来访者反馈表"（资源框 1.4）。之后，心理咨询师进行自我评价，两位观察者做出评论。

最后，回顾会谈的音频或视频时，要坚持定期地观看。重复播放关键的互动过程。只有这样，你才能最大程度地从记录媒介中受益。仅仅是像看电视一样坐下来看是不够的；要积极地使用播放设备。

第 7 步：角色轮换。每个人都应该有机会担任心理咨询师、来访者和观察者。平等地分配你们的时间！

一般提醒 没有必要将一个完整的会谈压缩至 3 分钟。你的行为与一般会谈并无差别，不需要赶进度，计时器会在 3 分钟后打断你。角色扮演会谈的目的是观察行动中的技巧。所以，你应该尝试实践技巧，而不是解决问题。一般而言，来访者的兴趣和问题都是经过多年的时间发展而来，所以不要期望在 3 分钟的角色扮演会谈中，能够解决其中的一个问题或全面了解整个故事。书面反馈，如果认真完成的话，就是咨询技巧发展项目中极为宝贵的部分。

练习 4. 反思你自己的倾听和贯注的自然风格　为了建立自我意识,在你采取行动和泛化的时候,要对你的倾听者角色和自然的共情风格进行反思。贯注是共情理解的基础,也是情绪智力的核心维度。

两三名学生或从业人员组成一个团队,讨论下列问题(面对不同的个人,练习和问题可以进行相应改变)。对于思考性问题,你可以用日记形式对其中一些问题做出回答。而其他的问题则是以行动为导向。

▲ 什么原因促使你学习咨询技巧的课程? 你是一个"擅长交际的人"吗? 是否有朋友向你分享他们的忧虑和问题? 你喜欢倾听他人吗? 你的动机是什么?

▲ 对于多样化的观点,你的接受程度如何? 面对跟你不同的人,与他们相处时,你感觉舒服吗? 你是否能意识到自己是一个多元文化的人,具备多样性的很多维度?

▲ 观看会谈视频或听会谈音频。若要检查你倾听的自然风格,最佳方式之一就是反复播放你在开始阅读本书时录制的视频或音频。再说一遍,如果你还没有录制第一个视频,现在是时候采取行动了! 用非正式的视角看待自己,你发现了什么?

能 力 文 件 夹

根据下面这张表来评估你目前的掌握水平。当你审视下列问题时,问问你自己,"我是否做到了?"勾出你目前能够做到的方面。那些没有被勾选的能力可以作为未来的努力目标。不要期望学习完这本书就可以在每个方面都获得理想的能力。但是,不断地重复练习会提高你的能力。

水平 1:识别与分类。就即将到来的考试而言,你至少需要掌握以下这些能力!

☐ 当你观察会谈的时候,能够识别出其中三个 V+B。

☐ 定义弱化共情、可互换共情和强化共情。

☐ 观察运动协调和动作不一致。

☐ 列出观察非言语交流的关键要素。

水平 2:基本能力。在学习本书的下一个技巧前,要先达到以下基本要求。

☐ 在角色扮演会谈中,表现出具有文化适应性的视觉/目光接触、声音特点、言语跟踪和肢体语言。

☐ 减少你自己的谈话时间,增加来访者的谈话时间。

☐ 坚持来访者的话题,你自己不要提出任何的新话题。

☐　准确地了解来访者所说的内容，表现出可互换的共情。

☐　模仿来访者的非言语模式。心理咨询师要模仿对方的身体姿势、目光接触模式、面部表情和声音特点。

水平 3：意向性能力。在学习本书的前期阶段，首先争取掌握基本能力，然后努力向意向性能力发展。随着实践越来越多，微技巧模型的相关经验不断累积，你会发现自己能够更加轻松地掌握意向性能力。接下来的维度能够反映贯注和共情的意向性能力。

☐　理解和管理你自己的选择性注意模式。

☐　改变你的贯注风格，以满足来访者身上的个人和文化差异。

☐　注意来访者特别关注的话题，以及他们可能在回避的话题。

☐　面对具有挑战性的来访者时，懂得使用贯注技巧，同时保持共情风格。

☐　通过注意式共情和不注意式共情，帮助来访者从消极和自我挫败的对话，转向更加积极和有用的话题。反过来，如果来访者逃避某些问题，就帮助他们更加深入地探讨这些问题。

▶ 确定你自己的风格和理论：对于贯注和共情的批判性自我反思以及对日记回顾的建议

共情倾听是有效咨询实践的基础，本章花费大量篇幅强调了共情倾听的重要性。当你不知道该怎么做的时候，只要记住，倾听、倾听、倾听！个人和文化差异非常重要——视觉、声音、言语和肢体语言风格都会有差异。不要对任何群体产生刻板印象。

在本章或课堂上，哪些知识点让你印象深刻？在非正式学习中，又有哪些知识点让你印象深刻？哪些观点会作为你接下来学习的指导？你会如何运用本章中的知识点来构建自己的风格和理论？请在日记中写下你的想法。你对使用贯注行为和心理教育实践有什么看法？

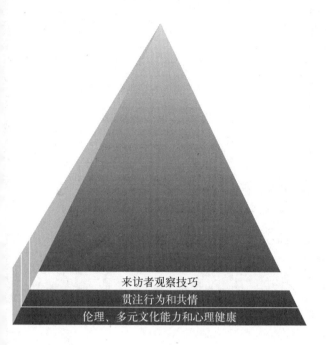

第 4 章

观察技巧

来访者观察技巧
贯注行为和共情
伦理、多元文化能力和心理健康

科学的方法可以被概括成一个词——"观察"。

——铁钦纳

本章任务

提升观察你和来访者之间发生的言语和非言语交流的能力。观察技巧能指导你在咨询或治疗会谈的时时处处抓住关键问题。此外,这些技巧能帮助你对个体或跨文化的差异做出恰当的回应。

本章目的与能力目标

对观察技巧的认知、了解、技能和行动能帮助你观察、理解和运用:

▲ 非言语行为。你和你的来访者如何运用非言语行为?

▲ 言语行为。你和你的来访者如何运用言语行为?

▲ 不一致和冲突。大部分的咨询与治疗就是解决我们在生活中面对的冲突和不可避免的不协调。

▶ 你是一个好的观察者吗？

通过看，你能观察到很多。

——尤吉·贝拉

观察是为了理解行为而仔细有意地查看的行为。不管一些专业人士的想法是怎样的，掌握这一技巧并不容易。

通过观察你能学到什么，为什么观察很重要？通过观察你能了解到来访者以及他／她的言语与非言语行为传递的信息。来访者的意向、需求、意义和内在的情绪通常通过非言语传递。一些权威指出，85％或以上的沟通是非言语的。一些话语是怎样说的有时会推翻你或来访者实际所说的。一个敏锐的观察者能发现来访者表达他们需求、情绪和动机的许多方式。

观察能为你提供关键的信息，以培养与来访者的关系，促进你对来访者的共情理解。观察还提供了何时需要何种干预以及来访者会如何回应的信息；也能帮助你发现环境中需要做出哪些改变，以促进来访者的发展与进步。

我们建议你花一些时间试试下面的练习，它能帮助你理解在真实生活中有效观察面临的挑战。在继续阅读之前请你先停顿一下——可以观看以下短视频 *。

www.youtube.com /watch?v＝IGQmdok_ZfY（或者上 www.youtube.com 搜索 "The Monkey Business Illusion"）

www.youtube.com /watch?v＝kd2dQ26DdFQ（或者上 www.youtube.com 搜索 "The Mentalist's Football Awareness Test"）

这两个视频都很有趣，更重要的是，它们描述了我们在观察过程中可能遗漏很多内容。

这些视频的确向我们展示了尤吉·贝拉所说的东西。在神经科学的示范中经常引用这些视频，因为它们与注意问题密切相关（Shabris & Simon, 2009）。如果我们真的贯注在某个单一的事件或来访者主题上，我们很容易忽略一些更重要的东西，错过关键的非言语问题。我们的注意系统，尽管是最重要的和有效的系统，有时也会愚弄我们。这可能也是错误记忆的构成要素之一。来访者可能记得一个消极的事件，却不能回忆起最后时刻救了他／她的一个人。

观察能让你学会尽可能地了解自己以及你对你的来访者所采用的咨询技巧。通

---

* 编者注：下列网址系沿用原书，可观看与否与本书、本出版社无关。

过向内观察,你可以调节你自己的反应,检查内在的东西。这一自我觉察过程能带来成长与改变。不管焦点是在来访者还是你的身上,观察都能为你提供一个罗盘,在会谈过程中指导着你。

▶ 在会谈中保持观察

如果你采用这里定义的观察技巧,你就能对来访者可能做出的反应有所预期。

观 察 技 巧	预 期 的 结 果
观察你自己和来访者的言语与非言语行为。预期言语与非言语行为中存在的个体与跨文化差异。对一些此时此刻的观察,细致地、选择性地对来访者做出反馈,作为探索的主题。	观察能提供验证或证伪会谈中发生了什么的具体信息。同时,它们提供了各种微技巧和策略的使用指南。

在会谈的此时此刻,你需要观察来访者的哪些行为呢? 从你自己的生活经验中,你已经意识到了很多事情,对于一个会谈人员或咨询师来说注意到这些事是很重要的。从你已知的知识中进行一次头脑风暴,并且列一个清单。

但是在这种关系中有两个人。你该怎么办? 你是如何通过言语和非言语来影响你的来访者的? 了解你自己可能与观察来访者同样重要。从建立一个你自己非言语风格的简短清单开始。你可以从回想你自然的贯注风格开始(见第 1 章"你的自然助人风格:一次重要的录音或录像练习"),但是要扩展到那些自我观察。但是,更好的是录下你和其他人就你们俩都感兴趣的一个主题进行谈话的视频,以及另外一个不那么有趣甚至无聊的谈话的视频。你的人际关系的风格是怎样的? 它是如何影响你与他人关系的,又如何影响会谈中你与来访者的关系的?

▶ 观察来访者的贯注模式

开始练习观察技巧的一个完美起点是注意你自己和来访者的贯注风格。

观察非言语行为

面部表情、眼睛注视、音调、肢体动作、反应的时机与密度,这些对情绪信息都是非常基础的……在每种文化中,我们都能识别"基本"情绪的特征,比如伤心、生气或害怕。悲伤时,可以看到脸部嘴唇向下,眼睛斜视,更慢的身体动作。生气时瞳孔扩大,眼眶扩大,眉毛上扬,眉头紧锁,紧闭嘴唇。害怕则是眉毛上扬,扁平的额头,张开嘴巴(加上身体经常远离害怕的物体)(Siegal,2012,p.146,153)。

当谈论各种话题时来访者的舒适感发生变化时,他们可能暂停眼睛接触,移动身体,改变声音的性质。你可能观察到,当来访者想要结束某个话题时他们可能会把自己的胳膊或腿交叉,在困惑时会有快速的目光交流,追寻困难话题时会表现出口吃或话语犹豫,而抖腿、完全的身体移动或者突然合上双臂,最大的可能是对方感到不舒服。手和胳膊的姿势可能给你一些来访者如何组织事情的指示。

随意、不一致的姿势可能表明存在困惑。一个人寻求控制或者组织事情,他/她的手和胳膊可能会呈直线移动,手指命令式地指出。流畅、平缓的姿势,特别是与其他人一致的姿势,比如说和家庭成员、朋友或会谈人员,可能意味着开放与坦率。如果你从录像带中仔细观察你自己,作为一个会谈人员你也展现出许多相同的行为。

尽管如此,在识别非言语与言语行为特定的意义时要特别慎重,因为存在个体和/或跨文化的差异。比如,西格尔有关生气的描述可以和性吸引时的情形作比较,发生性吸引时会即刻意识到那个真正吸引你注意力的人。此时我们常常会看到代表欲望的卷入——瞳孔扩大,眼眶区扩大,甚至是呆滞的目光或轻微的眨眼,这代表着兴奋。瞳孔扩大通常意味着卷入和兴趣,而收缩可能意味着不屑或厌恶,有时甚至是生气的一部分。

非言语行为不仅是对一个人或某种情境感受的反映,同时可能是对你作为一个人的直接反应,包括转移行为预示着来访者是如何看你的。

观 察 言 语 行 为

语言是咨询与心理治疗的基础,并且有大量的方法来考察言语行为——从具体的语言学测试到各种各样咨询和治疗理论的语言体系。这一章我们将思考对会谈中直接的言语观察有用的4个方面:选择性注意的模式、来访者的关键词、抽象和具体的交谈、"我"的陈述和"他人"陈述。

观 察 冲 突 、不 一 致 和 矛 盾

你能否帮助来访者解决困难、处理问题、面对挑战或控制忧虑,将会促进他们生活中的矛盾、不协调和冲突等问题的解决。你对言语和非言语行为的认识将会增加你识别各种冲突类型的能力。压力来自内在和外在的冲突。内在冲突和不一致的例子包括优柔寡断、自责、失望和焦虑。人际关系的问题、文化压迫和工作是外在冲突的三个例子。当然,你的许多来访者将面临同时处理两种类型的冲突。

仔细观察多种不同类型的不一致能让你更深地理解来访者在面临的问题中他们"真正所处的位置"。可以不夸张地说冲突是咨询的"素材",通常在有冲突的地方你能给予来访者最大的帮助。

言语和非言语行为中的个人和跨文化差异

当你参与观察时,记住每种文化背景下都有不同风格的非言语交流方式。比如,在土耳其,将头向前移表示"是",而扬起眉毛表示"不是"。关于这些文化差异的一个简洁而有用的总结,可以访问"非言语沟通的重要性"页面,网址为:www.exparts-moving-and-relocation-guide.com/nonverbal-commuication.html。

另外一个例子是研究人员比较了不同文化群体下的触摸行为。一项研究记录了在咖啡馆里不同文化群体的朋友间在一个小时内相互接触的平均次数。结果表明英国朋友一次都没有,法国朋友接触了 110 次,而波多黎各的朋友接触了 180 次(Asbell & Wynn,1991)。克罗斯(Croce,2003)引用了一个平行研究,佛罗里达大学盖恩斯维尔分校的学生接触了 2 次,而波多黎各圣胡安大学的学生接触了 120 次。

微笑在大多数的文化中被视作温暖的象征,但是在日本,有些情况下微笑可能意味着不舒服。目光接触在传统的纳瓦霍人那里可能是不恰当的,但当一位纳瓦霍官员在经常与属于欧洲裔美国人的亚利桑那州人互动时,目光接触却是非常必要和恰当的。与本土人民打交道时,在其他一些国家也有类似的问题,比如澳大利亚、加拿大和新西兰。在尼日利亚,直接的目光接触被当成具有侵犯性,看着肩膀会更恰当一些。

所有助人专业人士都需要终身学习非言语沟通模式和它们的变化。在咨询会谈中,你将发现非言语沟通风格的变化可能会跟言语沟通模式的特定意义同样重要甚至更加重要。资源框 4.1 展示了一个这方面有趣的例子。爱德华·霍尔的《沉默的语言》(*The Silent Language*,1959)仍然是经典。保罗·艾克曼的著作(Ekman,2007)是目前关于非言语沟通的标准参考书。

资源框 4.1　咨询技巧的国内和国际视角

眼见为实吗?

张伟俊(音译)

非裔美国教育学教授詹姆斯·哈里斯和我受美国原住民青年领导力组织邀请在俄克拉荷马州做报告。我参加了他给 60 名美国原住民儿童做的首场报告。哈里斯以激情并且幽默的风格打动了在场每个人的心。但出乎我意料的是,当报告结束时他非常沮丧。"彻底的失败",他拉长了脸对我说,"他们一点也不感兴趣。""不,"我回答说,"这是一个巨大的成功。你没有看到他们有多喜欢你的报告吗?""不,一点也不。"经过一番深思,我开始明白他为什么会有这样一种错误的印象。

"没有多少面部表情。"哈里斯教授说。我说:"如果用非裔美国人的标准你可能是正确的。然而,这并不代表你的听众不感兴趣。"在公共场合原住民一定程度上对他们的感情是有所保留的,无论是积极的还是消极的。结果,他们的面部表情就显得难以察觉。原住民总是很重视情绪的控制,并且就我所知,他们认为这是成熟和智慧的标志。实际上,从情感的表达来说,非裔美国文化和美国原住民文化可能代表了连续统一体的两个极端。

"他们一个问题都没有问,尽管我们重复问了他们多次。"他说。我回答:"他们不问是因为他们尊敬你。""算了吧,你在嘲笑我。"我告诉他:"许多美国原住民不习惯在公共场所问问题,或许由于以下几个原因。(1) 如果你问了一个高水平的问题,你会把别人对老师的注意吸引到你的身上来。那是不谦虚的行为,有可能被认为是在炫耀。(2) 如果你的问题很傻,你会成为别人的笑料,很没有面子。(3) 不管你的问题是好还是不好,有件事情是确定的:你将会打乱老师的教学计划,或者你可能暗示老师讲得不清楚。那与美国原住民尊敬年长者的传统是相违背的。因此,你不要期望一个美国原住民听众像非裔听众那样活泼地提问题。今天这个情况,对于你的反复鼓励,有些孩子可能想问你问题。但是不幸的是他们仍旧没有那样做。"他问为什么。我回答说:"在你继续你的报告之前你仅仅等了他们几秒钟,这是远远不够的。对于美国原住民你需要采用一个更长时间的框架。欧裔和非裔可能在你的请求之后尽快地提问;而原住民却要等上大约20~30秒才开始提问。这段时期的沉默对他们来说是必要的。你可能会说他们是真正信仰这句谚语的人——'说话是银,沉默是金'。"他又问:"那么刚才那时候你怎么不告诉我?"我说:"哈里斯教授,如果那些美国原住民不问问题是对您的尊敬,你又如何期望一个谦逊的中国人如此不尊重您,以至于跑到台上去纠正您呢?"

该组织的负责人无意中听到我和哈里斯教授的谈话,他来到我的面前说:"你怎么知道所有这些有关美国原住民文化的事情呢?"我说:"美国原住民是数千年前从亚洲迁移过来,我不认为这个事实对你来说还是新闻。你介意你的亚洲表兄仍然与你们享有共同的道德特质吗?"我们三人都笑了。

▶ 咨询会谈的案例：这个问题是学习困难还是种族困扰？

凯尔·耶勒豪斯是美国西北部一所大学的一名二年级学生，主修初级商业。他来自北达科他州玫瑰花蕾印第安保留地一个较传统的拉科塔家庭。美国原住民是不太可能想起来咨询的，除非他们是被其他人介绍或是他们认为这个会谈者是值得他们信任的人。*

凯尔在大学前两年成绩挺不错，但是在这个秋季学期，他从平均成绩 B 下滑到仅仅及格的水平。他的市场营销学教授介绍他到学校心理咨询中心。这个案例中的会谈人员是一个欧洲裔美国人。

在这个案例中，你会看到开始的进展很慢，至少部分原因是跨文化差异的问题。看看会谈人员是如何运用观察技巧打开凯尔的心扉，讨论他的问题的。

咨询师和来访者的对话	过 程 评 论
1. 德瑞克：凯尔，快进来，很高兴看到你。	德瑞克走到门口，笑着与凯尔握手，进行直接的目光接触。
2. 凯尔：谢谢你。（停顿）	凯尔仅仅和会谈人员有一个很短暂的目光接触。他慢慢地坐下。
3. 德瑞克：我知道你来自玫瑰花蕾印第安保留地。	德瑞克知道背景和家庭问题对原住民通常是非常重要的。他意识到与其把焦点放在个体和寻找"我的陈述"，还不如花更多的时间来发展两人之间的关系。德瑞克办公室里的装饰包括来自美国原住民、非洲和墨西哥传统的艺术作品，也有他自己的爱尔兰文化传统象征物。
4. 凯尔：是的。（停顿）	尽管他的反应是轻微的，但是德瑞克注意到他坐在椅子上稍微轻松了一些。
5. 德瑞克：最近在这所大学有些困难。（停顿，但是凯尔仍然没有积极的反应）我不知道做些什么能够帮助到你，但首先，来到这间办公室就不是一件容易的事情。我知道哈里斯教授让你来这里是因为这一学期你的成绩一直在下降。	在秋季学期，学校原住民协会曾组织了数次抗议活动，反对学校吉祥物"战斗的苏人"。结果，学校多次发生种族侮辱和打斗的骚乱事件。意识到凯尔缺少眼神的直接接触，德瑞克也减少了直接凝视的次数，低下来头。在比较传统的人那里，不要直视对方通常意味着尊敬别人。同时，许多沮丧的来访者很少使用目光接触。（可互换共情）

---

* 在许多学校，从小学到大学，都有一些美国原住民。例如，有 1 000 多的原住民通过一个组织联合，散布于芝加哥的公立学校。通常情况下，这些原住民的数目不为人知。除非你在这个团体内的举止行为表明你是一个值得信任的人，并且你希望能了解他们这个团体，否则你绝不会知道存在着这么一个文化团体。

(续表)

咨询师和来访者的对话	过 程 评 论
6. 凯尔：是的，我的成绩不是很好，学习很难。	凯尔继续低着头，话说得很慢，很谨慎。
7. 德瑞克：考虑到刚才发生的事情，你愿意来这和我交谈，我感到很荣幸。凯尔，我对学校发生的事情也感到不安，我能够想象这也影响到了你。但是首先，你能告诉我你现在和一个白人咨询师谈话的感受吗？	德瑞克自我披露了对校园发生的事情的感受。他对凯尔成绩下降的原因做了一个有根据的猜测。当他谈到学校问题时，凯尔第一次抬起头，直接看着她，并且他注意到凯尔的眼睛里有愤怒的火焰。当德瑞克说"我感到很荣幸"时，凯尔轻轻地点点头。（潜在的强化）
8. 凯尔：太难了。我就是不能学习。（停顿）哈里斯教授让我来找你。我是不情愿的，但是我听一些朋友说你很棒。我想我愿意谈一点，看看到底发生了什么事。	那些与你有不同文化背景的人可能不会轻易地走进你的办公室。这就体现了你融入他们团体的能力对建立关系的重要性所在。在这个案例中，大学咨询中心的员工在引导学校社团的争论和在增进学校内各种族之间相互理解方面是很重要的。随着凯尔的谈话，德瑞克注意到凯尔逐渐放松，信任和和谐感开始出现。对有些来访者，可能需要一次完整的会谈才能做到这一点。凯尔属于二元文化，因为他对原住民家庭文化和美国白人文化都有很广泛的体验。
9. 德瑞克：谢谢。或许我们可以开始了。究竟发生了什么事情？	我们注意到凯尔的言语和非言语动作在这个时间内都有变化。德瑞克第一次问了一个开放性的问题。这个问题如果在会谈中提得太早可能会让凯尔警惕，什么也不肯说。
10. 凯尔：我是原住民协会的副主席，这会花掉我很多的时间。有时会有比学习更重要的事情要做。	凯尔开始慢慢地说，当他说到"更重要的事情"时，他眼中的怒火开始升起。
11. 德瑞克：更重要的事情？	重述鼓励来访者对关键的问题进行详细阐述，这个关键问题是德瑞克从凯尔的眼睛里看出来的。
12. 凯尔：是的。像昨天晚上，我们有一个反对印第安吉祥物的游行，因为让这个印第安卡通形象长着这么多难看的大牙是对我们的不尊敬。这又与教育有什么关系呢？他们讨论"自由主义的教育"，我认为这远远不是自由的，而是束缚；更糟的是，当我们回到寝室的时候发现我们有位同学的车窗全被砸坏了，里面有块砖头上面写着"你们是次等的"。	凯尔现在坐正了身体，说话的语速快了很多。他的身体表现出愤怒和挫伤——拳头紧握，脸紧绷。妇女、儿童或其他少数民族的人在经历了不被尊重和挫伤之后会有同样的感觉，也会有类似的言语和非言语行为。 砸车事件明显地表明那帮骚乱学生缺少对他人的尊敬。

咨询师和来访者的对话	过 程 评 论
13. 德瑞克：那对我来说是新闻。学校里的情形变得更糟糕了。你对协会的领导确实重要，现在你面临着更多的挑战。	德瑞克以他对情形的了解来对凯尔刚才说的话进行释义。他坐在椅子里，身体前倾，并且朝向凯尔。然而，如果凯尔对白人文化适应得不那么充分的话，那么上面的对话语调可能就会非常不同。或许会花费更长一点的时间来建立他们之间的关系，凯尔会说得更谨慎，并且他的愤怒和挫伤也不太会表现出来让人看到。反过来，会谈者可能得花费更长的时间来发展关系，用更多的自我披露，更少的直接的目光接触，特别是要对较长时间的沉默有耐心。 (可互换共情)
14. 凯尔：是的。(停顿)但是，我们打算控制局势。我们不会放弃的。(停顿)但是——我对学校工作已经卷入得太多，以至于学业受到影响。如果我因不及格而退学就不能再帮助协会了。	凯尔感受到会谈者在倾听，并且他得到了支持。被理解使他转到谈论自己来这里的原因。他显得更轻松了，看着德瑞克，好像在寻求帮助。
15. 德瑞克：凯尔，目前为止我所听到的是你已经陷入了学校的难题中，作为协会副主席，这也花了你不少时间，并且你对发生的事情感到很生气。我也理解你想坚持下去，你认为自己能管理好。但是现在你也想讨论一下你对学习的管理。不知道我听的是不是准确。	德瑞克已经运用了他的观察技巧，因为他知道凯尔现在主要的目标是提高自己的成绩。他明智地尽量少使用询问，运用一些个人的共情和倾听技巧来开始他们的会谈。 (可互换共情)
16. 凯尔：是的，我不喜欢现在的状况，但是我也知道我对偏居在玫瑰花蕾保留地的家人、拉科塔人民和我自己负有一份责任，我必须在学校里成功。我可以继续谈论学校里发生的一切，但首先我要把自己的学业问题厘清。	这里我们看到，凯尔要想成功，自尊和自我聚焦非常重要。尊重他人也是他为人的一个重要部分，他不是把自己只看作一个个体，他同时也把自己看作是他所在群体的延伸。凯尔很有精力，或许他需要讨论学校的问题，但是语调和肢体语言显示，今天对他最重要的第一话题是能够留在大学里。
17. 德瑞克：好的……如果你喜欢，过后我们可以再回到现在进行的话题，你可以告诉我因吉祥物而正在发生的一些事情和校园里的所有麻烦。但是现在的问题是你的学习怎样了。你能告诉我发生了什么吗?	德瑞克观察到此刻凯尔的会谈话题是留在大学，要为此而努力。他又问了一个开放式问题把焦点转到学业问题上，但是他留了一个口子，在后续会谈中仍然可能继续讨论校园问题。 (潜在的强化)

　　会谈此时开始了。很明显凯尔被观察，并决定他能否信任德瑞克。德瑞克在学校有很不错的声望。他会定期参加原住民的仪式和其他跨文化的事件。你将发现，如果你在一所中小学或大学环境工作，你的来访者会很清楚咨询人员的有效性与可信任性。

　　尽管主要聚焦在美洲原住民的问题上，但是这次会谈与其他被逐出家园和文化被轻视的其他原住民有许多相似之处，比如：夏威夷人、澳大利亚土著人、加拿大的迪恩和因纽特人、新西兰的毛利人、大不列颠的凯尔特人等。更重要的是，这次会谈在很多方面展示了在任何类型的跨文化咨询中可能碰到的问题。当一个欧洲裔美国来访者遇到一个拉丁裔或非洲裔美国人，或者其他肤色的会谈人员，可能也会在交谈、建立信任等早期阶段遇到困难（假设咨询师和来访者角色互换，情况反过来也一样。）

　　你将会发现，许多不考虑来访者文化背景的会谈进展缓慢。你时时处处用到的观察言语和非言语行为的技巧会帮助你找到适合在会谈中谈论的内容。一些可供选择的方法可能对你开始那些不太容易的会谈有所帮助：耐心、良好的幽默感、愿意自我披露、分享自己的阅历以及谈论一些像天气或运动这样的中性话题。你也会发现，找些探索来访者的正面优点经常是很有用的——"在我们开始之前，我想知道更多一些关于你的事情。你能具体告诉我一些你感到特别美好的往事吗？""这些事情里哪些你做得不错的？""你喜欢什么类型的事情？"如果时间允许，可以考虑做一次完整的心理健康回顾。

▶ 从概念到行动：三个组织原则

　　在向病人（来访者）提供咨询时，错过那些细微差别——错误解读他们试图要沟通的内容，错误判断他们的性格，没有注意到他们的情绪、手势，或者声调与他们所说的话不符，没有抓住那些他们在提到某些人或某些事时脸上转瞬即逝的悲伤或者生气的表情（这些人和事都很重要，而你可能并不知道）——如果这样，你的病人（来访者）会离开你。更加糟糕的是，他们将永远离开你。

——德鲁·韦斯滕，2007

　　本章强调了理解咨询相互作用的三个组织原则：非言语行为、言语行为，以及矛盾、不一致和不协调。经过一段时间，你将会在引出和解释来访者的世界观，你与来访者如何建立关系等方面获得相当多的技巧。学习观察技巧的最佳方式，或许是在会谈的录像上观察你自己和来访者。

非言语行为

观察来访者的贯注行为是很重要的。来访者的肢体动作可能表达对于某些主题或情景不同的舒适程度。声调的变化可能透露出与具体事件或关系相连的情绪。记得要观察自己作为治疗师的非言语行为,因为它们很明显会影响到你的来访者。"不管说什么,治疗者的声音都必须是温暖的、专业的、有能力的——同时是超越恐惧的"(Crawe, 2007, p.411)。

你可以通过资源框 4.2 了解更多关于非言语行为的研究。通过录像对自己进行周期性的观察,仔细留意自己的非言语风格。即使成为一个实践专业人员很长时间之后,都要继续注意,以避免出现坏习惯。

资源框 4.2　研究和你能运用的相关证据

观　察

在观察领域,机会只留给有准备的人。

——路易斯·巴斯德

对非言语行为的研究有一个漫长而卓越的历史。爱德华·霍尔 1959 年出版的 *The Silent Language* 是一部经典的人类学和多元文化研究著作,这个领域仍有待开拓。关于非言语交流的早期工作是由保罗·艾克曼完成的,1999 年他对自己工作的总结是这个领域的研究基础。

想了解共情与情绪的研究,可以观看保罗·艾克曼在 Youtube 上的访谈(www.youtube.com/watch?v=3i1QFv_PtqM&feature=topics)。

沙普利(Sharpley & Guidara, 1993;Sharpley & Sagris,1995)发现,目光接触和身体前倾与共情的程度紧密相关。希尔和奥布赖恩的观察发现,来访者反应消极时他们会很少点头。施密德·马斯特(Mast, 2007)发现,当要求参与者对感受做出推断时,他们会将注意力转移到视觉的非言语线索上,远离言语线索;而让他们对想法做出推断时,他们的做法刚好是相反的。

米勒(Miller, 2007)在工作场所研究了交流,发现了"连接"(connecting)是同情的基础,包括共情和观点采择。哈斯卡德和他的同事(Haskard et al., 2008)报告了医生的非言语交流,尤其是他们说话的语调在他们与病人的关系中扮演着重要的角色,会影响病人的满意度和继续治疗的黏度。健康医疗的提供者需要意识到语调的影响力,它可能不经意地暴露了他们的情绪,影响顾客的满意度。

梅奥和拉弗朗斯(Mayo & LaFrance, 1973)的研究今天仍然很重要,他们强调了文化改变和文化适应的问题。他们观察到：

在白人之间的交流中，明显地表明，倾听时注意力集中的动作就是看着说话的人；黑人在倾听时不看着对方，或许他们用其他的暗示来交流关注。因此，当黑人和白人交流时，他们之间的差异可能会导致更多的交流中断。白人可能感觉他们没有被倾听，而黑人则感觉他们没有被尊重。更进一步说，倾听者和说话者角色之间的交流可能脱节，导致产生不舒服的感觉。(p.389)

近40年之后，另外一项研究发现，当非裔美国人对他们的种族认同有强烈的感觉时，他们表现出对白人更开放；而相反地，大多数对自己白人身份强烈认同的白人对非裔美国人的反应则比较消极(Kaiser, Drury, Malahy, & King, 2010)。尽管经过这么多年非裔美国人的言语与非言语行为已经发生了相当大的变化，现在看起来似乎仍然如此(Green & Stewart, 2011)。

与本章尤为有关的一项研究考察了女性对待真实的和想象的性别骚扰的态度。当要求女性想象在面试中被骚扰，他们回答自己会生气。但是那些现实生活中被骚扰过的女性则报告感到害怕(Woodzicka & LaFrance, 2002)。早期研究发现，妇女对男性至上主义幽默的非言语反应非常明显，且与男性存在差异(LaFrance & Woodzicka, 1998)，这一发现可部分解释2002年的研究中发生了什么。

非言语交流和神经科学

神经科学家报告了许多与咨询和会谈过程直接相关的激动人心的跨文化发现。以下是埃伯哈特(Eberhardt, 2005)报告的：

▲ 与西方人相比，日本人是整体主义的思考者(Masuda & Nisbett, 2001)。当你与文化上存在差异的人共同工作时，要预期到可能存在的认知/情绪风格差异——但永远不要有成见！

▲ 生活经历可以对大脑系统做出修正(Draganskiet al., 2004)。当你学会在会谈中更有效地观察你的来访者，你的大脑可能发展出新的连接。可以预期你的跨文化学习会成为这些新连接之一。

▲ 当看到相同种族的脸时，黑人和白人都呈现出更活跃的大脑活动；当看到不同种族的脸时则会有更少的大脑激活(Golby, Gabrelli, Chiao, & Eberhardt, 2001)。当你的来访者与你的种族不同时，这可能会影响你的工作。再次建议，会谈早期讨论种族和其他的文化差异对于建立信任关系会有帮助。

面部表情　你作为一个会谈人员，微笑很好地代表了你的热情与关心。你能建立关系的能力常常能帮助你解决困难问题与情境。说到观察来访者，这里有一些可留意的点。眉毛紧锁,嘴唇紧绷或松弛,脸会红,来访者会在不恰当的时候笑。仔细地观察将会发现脸部细微的颜色变化,这是因为血液量会对情绪做出反应。呼吸可能加快或者暂停。嘴唇会噘起,瞳孔会放大或缩小。这些看上去很小的反应是了解来访者当时情形的重要线索,要注意到它们在你的实践中会起作用。你可能想选择一两个方面在你频繁的日常互动关系中进行研究,然后再转向其他方面。这作为系统学习和训练计划的一部分,会增强你的观察能力。

神经科学提供了我们需要考虑的关键数据。格劳(Grawe, 2007)回顾了主要的文献后指出,杏仁核(情绪体验的关键中枢)对"害怕、激怒和生气的脸……甚至是没有有意识地知觉到这些脸时……我们可以确定在心理咨询时病人的杏仁核会对咨询师面部表情中哪怕是最细微的生气的信号做出反应"高度敏感(p.78)。对你自己言行的自我觉察很明显和对来访者行为的知觉同样重要。

肢体语言　可能发生不一致的言语行为。比如,当一个来访者正漫不经心地谈论一个朋友时,他的一只手握成拳头而另一只则放开并且很放松,可能意味着来访者对这个朋友有一种复杂的感情或是刚才提及的有挑战性的问题涉及这个朋友。

那些交流非常好的人通常会反射出彼此的肢体语言,就像"镜子"一样。大脑中的镜像神经元能让会谈人员与他们的来访者共情。当共情到达一个高度时,来访者和会谈人员可能无意识地坐在相同的位置上,甚至一起做一些复杂的手部动作,就像是在一出芭蕾舞剧中,这被称为**动作同步**。**动作互补**则是指成对的动作可能不相同,但是仍然很协调。比如,当一个人说话时另一个人赞同地点头。你还会发现在一个人讲述的末尾会有一个手的动作,另一个人接过话题开始说时以一个相关的手的动作回答了前者。

动作不一致是一条很好的线索,表明来访者对会谈的评论是弱化的。动作缺少一致性在那些明显不同意对方观点的人中,甚至在那些有小的冲突而自己却没有意识到的人当中是很普遍的。你可能在你所知道的存在沟通问题的夫妻之间看到这种行为类型。

一些咨询与治疗专家有意地像镜子般映射他们的来访者。经验告诉他们,将肢体语言、呼吸频率和来访者的关键言词匹配起来,能够增强他们对别人如何看待世界和体验世界的理解。

但是,有意地镜像需要特别慎重。比如,一个实习学生报告与一个来访者进行会谈时有困难,并且他注意到这个来访者的非言语行为似乎特别不同寻常。在会谈快要结束的时候,这个来访者说:"我知道这个家伙试图模仿我的非言语动作。所以我不断地移动来给他增加难度。"你可以预料有些来访者对观察技巧和非言语行为知道的和你一样多。在这种情况下,你应该怎么做呢? 运用本书中提到的**诚实**和**真实**的技巧与概念。和你的来访者坦诚地讨论他们对你的观察并且不带防御。开放会奏效!

非言语行为中的文化适应问题:避免刻板　我们强调了在个体与文化风格上存在许多差异。文化适应是与会谈密切相关的一个人类学基础概念。

文化适应是在给定的文化中个体接受其规范或者行为标准的程度。由于个体生长的特定家庭、社会共同体和国家地区不同,因此没有两个人将以同样的方式对一般标准进行文化适应。实际上,"规范行为"不会存在于任何一个个体身上。因此,无论如何要避免对个体或群体持一成不变的印象。

一个在纽约州北部双亲家庭里长大的非裔美国来访者与一个类似的在洛杉矶或圣路易斯长大的人会有不同的文化适应经历。如果换成生活在单亲家庭的人,那么文化适应经历会有进一步的变化。如果我们仅仅把这个例子中的来访者的种族背景改成意大利裔美国人、犹太裔美国人或者阿拉伯裔美国人,那么差异会更大。当然,还有许多其他因素影响文化适应——宗教、经济阶层,甚至是头胎或是二胎等。如果我们要识别每个个体的独特性和特殊性,那么意识到他们生活经历的多样性非常重要。如果你把自己定义成白人、美国人、加拿大人或澳大利亚人,而仅仅认为其他人是多元文化的人,你可能要重新考虑一下你的看法。我们每个人都是具有多元文化的人,具有多样的和独特的文化适应经历。

最后,考虑一下二元文化和多元文化。你的来访者可能有不止一段重要的社区文化经历。一个波多黎各裔美国来访者、墨西哥裔美国来访者或是古巴裔美国来访者可能都在西班牙文化和美国文化中经历过文化适应。一个在魁北克的越南裔加拿大来访者,一个在阿尔伯达的乌克兰裔加拿大来访者以及在澳大利亚悉尼的原住民来访者可能也会呈现出二元文化的情况。并且所有的美国本土人、夏威夷人、加拿大的因纽特人和沙丘人、新西兰的毛利人、澳大利亚的原住民都至少存在两种文化。在那些经历过癌症、艾滋病、战争、吸毒和酗酒的人中也会有一种文化。所有这些问题及其他许多问题都深深地影响着文化适应。

简言之,对任何个体的成见不仅是歧视,而且也很幼稚!

言 语 行 为

正如在本章引言中提到的,咨询和会谈理论及实践几乎可以罗列无穷的言语框架来检查我们的会谈。这里提出了四个对会谈分析有用的概念:关键词、具体对抽象、"我"陈述对"其他人"陈述,以及识别来访者在他们故事中呈现的冲突。同时我们也将讨论与言语行为有关的一些多元文化问题。

关键词　如果你认真地倾听来访者的话,你将会发现有些特定的词会在他们描述情景时反复出现。注意到关键词并且帮助他们探究事实、情感以及潜藏在这些词语背后的意义是有用的。来访者通常用这些关键的描述性词语来组织他们的世界,这些词语可能会揭示潜在的意义。在决定对于来访者而言什么是最重要的时候,用声音来强调"潜在的言语"是另一个有用的线索。来访者倾向于用语调和说话音量来强调那些对他们而言最重要的单词或短语。

运用来访者的关键词加入他们,会促进你们之间的相互理解与交流。如果他们的言语是消极和自我贬低的,反映的是他们在会谈早期的感觉,但是过后要帮助他们用更积极的言语来描述相同的情景和事件。你经常要去做的是帮助来访者从"我不能"变成"我能"。

许多来访者会表现出言语追踪和选择性注意的问题。当他们想避免讨论一个困难的话题时,他们可能会停留在某一个问题上而排除其他重要的问题,巧妙地或突然地转换话题。也许对咨询和会谈新手来说,最困难的任务是帮助来访者停留在某个话题上而又不过度地控制他们。观察到来访者的改变特别重要。时常发表一下自己的评论是有用的——例如,"刚才我们在讨论有关 X 的情况。"另外一种可行的方法就是密切观察来访者是怎样对转移话题做出解释的。

资源框 4.3　抽象梯子

抽象 / 形式操作

处于抽象梯子高处的来访者的交谈风格比较具有反思性,会分析他们的思想和行为。他们很善于自我分析,但可能不会轻易提供具体例子说明他们的问题。他们更喜欢分析,而不是行动。对于他们而言,通常适合用自我导向的、抽象的理论,例如以人为中心或者心理动力理论等。

具体 / 情境性的

具体/情境性的来访者则倾向于提供具体例子和故事,而且细节丰富。你将会听到他们讲述自己看到的、听到的和感受的一切。要帮助这些来访者对其情境和问题进行反思可能比较困难。通常,他们指望咨询师给他们具体的可以执行的行动。对他们适合用具体行为理论。

更多具体例子和这些概念的延伸,可以参考 *Developmental Counseling and Therapy: Promoting Wellness Over the Lifespan* (Ivey, Ivey, Myers, & Sweeney, 2005.)

具体对抽象 在"抽象梯子"(见资源框 4.3)上来访者处于什么位置？两种来访者的交流风格(抽象和具体)通常需要不同类型的对话(Ivey, Ivey, Myers, & Sweeney, 2005)。千真万确,功能性核磁共振扫描已经显示,两种风格的来访者的前额皮层的脑电波确实有所不同。

具体/情境性的来访者善于提供与他们的忧虑与问题相关的具体信息和例子。这些来访者的语言构成了抽象梯子的"底层"基础。这些来访者可能难以对自我及其情境进行反思,也难以发现他们生活中的固有模式。

比较抽象和形式操作的来访者则有能力进行自我分析,通常也善于反思自己的问题。他们处于"高处",但是要找出细节,得到关于具体真正发生了什么的详细内容,却比较困难。

当然,许多成年人和青少年来访者将会在两种水平上都进行讨论。不过,儿童被认为基本是在具体层面上谈论的,而有些成年人和青少年也是如此。具体/情境性的来访者将会给你提供大量的具体信息。这些细节信息的价值在于,至少从来访者的角度看,可以让你相对准确地知道究竟发生了什么事情。但是,他们经常会在理解别人的观点时有困难。例如,有些具体风格的人会告诉你他们去医院时从头到尾发生了什么事情,详细到关于手术及医院如何运作的所有细节。或者,问一个 10 岁的孩子关于一部电影的问题,事实上却得到了一个完整的剧本。一个有人际关系困难的具体风格来访者,可能会通过罗列一些没完没了的关于具体事实的故事把情境呈现出来。例如,"他说……然后我说……"如果你让他们说一下这些故事的意义或者让他们讲述一下刚才他们说了些什么,他们会显得很困惑。

以下是一些关于具体/情境性陈述的例子:

儿童(5 岁):琼尼打我的胳膊,就是这儿。

儿童(10 岁):我们在踢足球时他打我。我刚刚进了一个球,这让他发疯。他从背后袭击我,抓住我的腿,我摔倒了,他又用拳头打我。你知道他还做了什么吗？后来他又……

男性(45 岁):我去了美特尔海滩——我们以 95 码的速度到达那里,当时交通情况糟糕透了。然而,你知道的,我们驶入市区时,我们做的第一件事是找个汽车旅馆住进去。当时我们找到一个只要 60 美元的,而且还有游泳池。然后我们登记,然后……

女性(27 岁):你问我的前夫如何干扰我的生活的例子？好的,我说给你听。一天,我和朋友在咖啡厅静静地喝咖啡。突然,他从后面出现,抓住我的胳膊(但未必伤到我),然后笑着出去了。我都要被吓死了。如果他能说几句话,情况就不会这么可怕。

这些细节很重要。总是用具体风格进行谈话和思考的来访者很难对自己进行反思和看到情境中的模式。

抽象/形式操作型来访者很擅长于理解世界和反省自己。但是有些来访者谈话方式太过抽象,以至于你很难理解他们究竟在说些什么。他们能够在自己的生活中看到模式,并且擅长讨论和分析自我,但是却很难找出他们的生活中具体发生了什么。他们更喜欢反思,而不是对问题采取行动。

儿童(12 岁):他总是这样对我,从未停止过。他就是一直这样对待每一个人的。

男性(20 岁):当我回想自己的时候,我看到一个很关心他人并且对他人有积极反应的人,但不知为什么,我感到别人对我没有什么回应。

女性(68 岁):当我回忆我的生活时,我看到一个自私的典型,这使我感到很不舒服。我为自己考虑得太多。

许多会谈人员自身也倾向于更抽象/形式操作型,并且可能会陷入分析和自我反省的模式。他们可能会把整个会谈几乎全部聚焦在分析上,观察者可能会好奇来访者和咨询者在谈论什么。

在每种对话风格里,强项同时可能变成弱点。你应帮助抽象/形式操作型来访者变得更具体一些("你能给我举个例子吗?")。如果你坚持,那么大部分来访者将能够提供你所需要的具体信息。

你也应帮助具体型的来访者变得更抽象一些,学会以模式为导向。最好的方式就是努力并认真地倾听他们有时很长的故事,对他们所说的内容进行释义和总结是很有用的(见第 6 章)。仅仅让他们考虑自己的故事是不起作用的("你能告诉我这个故事对你来说意味着什么?""你能思考下刚才那个故事,它说明了关于你的什么吗?")。可能我们需要用更直接的询问来帮助具体型来访者往后退并且考虑他们的故事。诸如此类的询问可能会有所帮助:"对这个故事你最能记住哪件事?""对已发生的故事你最喜欢什么?""最不喜欢什么?""为了改变故事的结局你已经做了什么不同的事情?"像这些缩小焦点的问题可能会帮助那些具体型儿童和来访者从自我报告转向自我检查。

最重要的是,我们需要使自己的风格和语言与来访者的独特性进行匹配。如果你是具体风格的,抽象型来访者会挑战你或让你感到困惑;如果你是比较抽象的,你可能无法理解和体会那些有具体倾向的来访者(而这种类型是来访者中的大部分)。抽象型的会谈人员经常对于具体型来访者感到烦躁。假如来访者比较具体,那么倾听他的具体信息并且进入他(她)给你呈现的世界中。假如来访者是抽象型,你还是要倾听并加入到来访者的世界里。仔细听完之后,考虑帮助来访者从另一个角度看待问题的可能性。

"我"陈述和"他人"陈述

来访者对问题的所有权和责任通常体现在他们的"我"陈述与"他人"陈述上。看一下下面的陈述：

"我努力工作来与我的同伴处好关系了。我已经改变了，向他(她)妥协。"

对应

"这是他(她)的错。没有任何改变。"

"我学的还不够。我应该更努力。"

对应

"我们在这所学校受到的种族侮辱使得我们几乎无法学习。"

"我感到很恐怖。要是我能做更多的事情来帮助他就好了。我已经很努力了。"

对应

"爸爸是一个酒鬼。我们每个人都深受其害。"

"是我的错，我不应该穿那件衣服的，或许是太性感了。"

对应

"不，妇女应该有穿自己喜欢穿的衣服的自由。"

"我信仰自己的上帝，上帝对我的生活很重要。"

对应

"我们的教堂提供很多支持，帮助我们更深地理解人的精神追求。"

我们需要知道对于我们的来访者而言正在发生着什么，同时还要知道来访者与他人的关系以及他们的家庭和社区发生了什么。我们需要平衡一下对问题的内部和外部责任。

回顾一下上面的五对陈述。其中有些是积极的"我"和"他人"陈述，有些则是消极陈述。有些来访者把他们的困难仅仅归于他们自己，有些把外部世界当作问题。有些妇女受到性骚扰，她们把问题归于其他人和外部环境，有些则认为她们自己在一定程度上引起了事件。咨询师需要帮助来访者看到自己的问题，但同时也要帮助他们正确思考这些问题与他人和周围环境的关联。

以上面酗酒者的陈述为例。有些酗酒者的孩子认为自己在一定程度上应该为家庭成员的酗酒行为负责。他们的"我"陈述可能是不真实的，并且最终使酗酒者喝得更多。在这种情况下，会谈者的任务就是帮助来访者学会把家庭的问题归于酒精和酗酒者。在与酗酒者本人谈话的时候他们可能会否认这个问题，一个重要的目标就是经常把他们引到那个关键的"我"陈述上，即"我是酒鬼"。当然，要从酗酒中恢复过来,部分原因是要认可他人,显示对他人的尊重。因此,平衡"我"和"他人"陈述是一个有用的目标。

经过一系列的会谈,你也可以把"我"陈述作为一种个人进步。例如,来访者在咨询的开始可能给你大量消极的自我陈述:"这是我的错。""我做了一件坏事,我是一个差劲的人。""我不尊重我自己。""我不喜欢我自己。"

如果会谈是有效的,这些陈述将会出现以下改变:"我还是有责任的,但我知道那不是我的错。""说自己'差劲'是打击自我的。我现在明白了我已经尽最大努力了。""我可以更加尊重自己。""我开始喜欢自己了。"

使用"我"陈述时,文化差异也很重要。要记住,英语是把"我"这个单词大写的少数语言之一。一个越南移民这样评论道:

在越南语中没有像"我"(I)之类的东西……我们用关系来定义我们自己……如果我和妈妈谈话,这个"我"对我来说就是女儿,"你(you)"就是我妈妈。我们的语言是针对关系的而非针对个体。

不一致、混合信息,以及矛盾

生活中充满了各种矛盾,咨询可以帮助解决这些矛盾。

我们的生活有各种矛盾、冲突、不协调和不一致,它们提出了各种挑战。同时,我们也有机会开启我们的成长潜能。有关来访者所显示出来的不一致的类型,或许,以下几个陈述就是最好的说明:

"我儿子很好,但他就是不尊敬我。"

"这门课我应该及格的。"(一个不做家庭作业,刚刚期末考试不及格的学生)

"那个问题不会使我烦恼。"(说的时候红着脸,握着拳头)

一旦来访者感到比较舒服,并且朝向亲善和理解迈进,对咨询师和会谈人员来说,一个重要的任务就是识别基本的不一致、混合信息、冲突或者来访者的行为和生活中的不协调。在大部分会谈、咨询和治疗中,一个共同目标就是要帮助来访者解决不一致和冲突,但首先要清楚地识别它们。

来访者内在不一致举例

言语陈述的不一致。来访者在一个句子中可能表达两种完全矛盾的观点("我儿子很好,但他就是不尊敬我。"或者"你的办公室真好,但是在这个街区太糟了。")我们大多数人对我们的爱人、工作和其他事情都包含一种复杂的情感。帮助他人理解他们的模糊性是很有价值的。

陈述与非言语行为的不一致。一个人所说的话和所做的行为之间的不一致是至关重要的。一个当父母的可能一边谈论如何爱孩子,一边又对虐待孩子感到内疚。一个学生可能说他/她应该得到好成绩,但实际付出的学习时间却不一定足以使其考好。来访者可能对多元文化、女性事业或者生态事业的支持"就事而论",却没有"采取必要的行动"。来访者可能正在谈论他想修复与某人的破裂关系的愿望,但同时又把这人的衣着攻击得一文不值。或者,当面对一个麻烦的问题时,他们会做一些或大或小的肢体动作来远离会谈者。

来访者与外部世界不一致举例

人们之间的不一致。"我无法忍受我的邻居。"注意到人际冲突是会谈人员、咨询师和治疗师的一个重要任务。

来访者与情境的不一致。"我想进这所学校读书,但我没能做到。""我找不到工作。"在这些情境下,来访者的思想世界经常与实际情况不一致。许多有色人种、同性恋者、妇女或残疾人发现他们生活在一种使他们生活更困难的背景情境下。歧视、异性恋主义、男性至上主义和健全至上主义等,代表了各种情境不一致。

目 标 的 不 一 致

在共情关系—叙事和发现优势—目标—重新叙事—行动的模式中,确立目标是中心环节。在建立咨询或心理治疗的目标时,你常常会发现来访者寻求不可协调的目标。例如,来访者想要同时得到朋友和父母的认可,但是要得到同伴的认可,学业表现可能就要遭殃,而如果学业表现可以取悦父母,那么他就"出卖了"同伴。

你 与 来 访 者 之 间 的 不 一 致

当你和你的来访者不同步时,一个更有挑战性的问题就发生了。这可以是发生以上任何方面的问题。你的非言语行为可能被来访者误读。来访者可能逃避面对问题。你在说一件事,而你的来访者却在说另外一件。咨询中的价值观或目标上的冲突可能直接明显,也可能无声、没说出来的——但无论哪一种情况,都能破坏你们的关系。当你过于接近真相的时候,来访者可能会刮刮鼻子。来访者是靠近你还是远离你?

无论哪一种情景,通过总结矛盾,来访者的思想、情感和行为,以及其他人或者一个生活情景所提出的冲突事件,帮助来访者理解他们的模糊之处,这是很有好处的。总结矛盾之后,就可以进行各种基本挑战,例如"我听到你说出问题的一方面是(插入代表矛盾或不一致部分的恰当的评论),但我又听到另一个方面是(插入关于矛盾的相反那面)。"接着,通过进一步的倾听和观察,来访者可能会得出他或她自己独特的解决方法。

关于冲突、不一致和矛盾的问题,本书第 10 章关于面质作为一种建设性挑战的内容,将更加详细地进行探讨。

▶ 小结:观察技巧

会谈人员试图观察来访者的言语和非言语行为,重点识别不一致、混合信息、不协调和冲突。咨询和治疗通常聚焦于问题及其解决方法。不一致本身通常就是一个问题。同时,不一致在许多形式上是我们生活中的一部分,甚至受到人们的喜爱。例如,幽默就是基于冲突和不一致。再者,观察可以帮助你发展恢复技巧,在会谈中感觉到迷失或混乱的时候可以运用。就算最专业的人士也不可能总是对一切了如指掌。当你不知道该怎么办的时候,贯注即可!

▼▼▼▼	要点
观察的重要性	自我觉察的会谈人员能够时刻意识到在会谈中与来访者的互动作用。来访者用非言语和言语方式来告诉我们有关他们的世界。观察技巧是用来判断来访者如何解释世界的关键工具。
三个重点观察项目	**观察技巧的三个领域** 1. 非言语行为。你自己和来访者的目光接触模式、肢体语言及声音性质是最基本的。这些方面的转移和改变可能是来访者兴趣或不安的表现。来访者身体可能前倾,表明他/她对一个观点感到兴奋;或者交叉胳膊来结束某个话题。面部线索(例如皱眉、嘴唇的紧绷及松弛、脸红、太阳穴脉搏抽动的频率等)是很重要的。大幅度的肢体动作可能表明了反应、思维或话题的转变。 2. 言语行为。注意到言语跟踪的模式对你和来访者来说都特别重要。在什么点上话题发生了改变,是谁引起的改变?来访者在抽象梯子上处于什么位置?如果来访者是具体型,你有没有跟上他/她的语言?来访者用的是"我"陈述还是"他人"陈述?来访者的消极陈述随着咨询的进展是不是变得更积极?来访者倾向于用特定的关键词来描述他们的行为和情形,注意到这些描述性的词语和重复性的主题是很有用的。 3. 冲突和不一致。不协调、混合信息、矛盾和冲突在大多数会谈或者所有的会谈中都会展现出来。精明的会谈者能够识别这些不一致,并恰当地提出来,有时再将它们反馈给来访者。这些不一致可能是在非语言行为之间,两个陈述之间,在来访者的言行之间,在不可调和的目标之间,或者在陈述和非言语行为之间出现。它们也可能出现在人与人之间,或者来访者与情境之间。同时,你自己的行为也可能出现积极的或消极的不一致。 简单、认真地对会谈进行观察是基本的。你能从来访者的世界中看到、听到以及感受到什么?注意你对来访者的影响:你所说的如何改变他们的行为,或者与他们的行为相联系?用这些信息来调整你的微技巧和会谈技巧。

（续表）

▼▼▼▼	要点
多文化问题	观察技巧对所有的来访者是很重要。注意言语和非言语行为中个体与文化的差异。一定要记得，某些个体和文化对于同一动作和含义与同一语言的应用可能与你自己个人的理解有所不同。你在对非言语行为进行解释时要谨慎。
动作一致性	动作的一致性特别有趣，提供了用来解释许多言语和非言语交流的基本概念。当两个人一起谈论并交流得很好时，他们经常表现出身体动作的和谐一致或者是补充。当人们交流得不好时通常会表现出动作的不协调：身体转移、摇晃、离开等动作很明显。

▶ 能力实践练习和能力文件夹

这一章讲了很多概念，要想掌握这些概念，并让它们成为你在咨询和心理治疗中有用的部分需要花时间。因此，这里的练习可以说是入门级的。另外，建议读者读这本书其他章节的同时，继续对这些概念进行反复学习。在通读本书的过程中，坚持训练本章学到的技巧，当前似乎有点混乱的内容将会越来越清晰，而且会自然而然地融入你自己的风格中。

现在很多人都有相机或者智能手机，都有录像和录音功能。我们极力主张大家花时间去仔细观察你正在做什么。用清晰的视频进行练习，是掌握技巧和能力的最原始、最有效的途径。

个人实践

练习 1：对非言语模式的观察 对一次咨询会谈、电视访谈或者任意两个人的谈话进行 10 分钟的观察。可以用录像重复播放画面。

视觉/目光接触模式 人们在什么情况下有更多的目光接触，是倾听的时候还是说话的时候？"来访者"在谈论某个特定主题时，与其他的主题相比，会更多地中断目光交流吗？你能观察到表示情绪兴奋的瞳孔放大变化吗？

声音性质 注意说话的速度以及声调和音量的变化。特别注意谈话突变或犹豫的地方。

贯注的肢体语言 注意到姿势、姿势变换、倾斜、呼吸的模式以及空间的运用。特别注意面部表情，比如肤色、脸红以及嘴唇动作。注意恰当的和不恰当的笑，皱眉，等等。

动作的协调性　注意到哪里发生了一致动作和模仿。你观察到动作不一致的例子了吗？如果可能,通过录像多次观察一个会谈或者一个会谈中的部分内容。一定要把对行为的观察与反馈表上的印象区分开来(资源框 4.4)。

1. 提交观察的情况。简单地总结观察中发现言语方面发生了什么。记下每一次观察。

2. 观察会谈中的以下内容,尽可能精确和具体地描述你看到了什么：视觉／目光接触模式、声音性质、关注的肢体语言、动作的协调性。

3. 记录下你的印象。你对观察作什么样的解释？对每一个观察部分你如何理解？最重要的是,当你从所看到、注意的东西中得出结论时,是否小心谨慎？

练习 2：观察言语行为和不一致　再一次观察同样的会谈,但是这一次特别注意言语方面和不一致的地方(当然也包括非言语方面)。思考下面的问题,为你针对会谈中发生的情况所采取的每一个决定提供具体的证据。再一次将你的解析和印象与观察区分开来。

言语跟踪和选择性注意　特别注意话题的跳跃和变换。谁引发了它们？你发现有什么特别的、表示对话题感兴趣或者回避话题的模式？倾听者看起来想听些什么？

关键词　在谈话中每个人的关键词是什么？

抽象或具体的对话　这场对话有关模式的还是有关具体细节？相关的人物是否以相类似的方式处理这个问题？

冲突与不一致　你观察的两个人中,你注意到他们的行为各有哪些不协调的地方？你能定位到两者之间有什么不一致吗？哪些问题的冲突有可能是重要的？

练习 3：检查你自己的言语和非言语风格　你和他人进行的一次真实会谈或对话,录制至少 20 分钟的录像,不要当作是角色扮演。然后观察你自己的言语和非言语行为,与你进行谈话的人的言语和非言语行为,像练习 1 和 2 那样,同样细致地观察。关于你自己,你学到了什么？

练习 4：把陈述划分成具体或抽象两类　以下是来访者陈述的举例。把每个陈述划分成基本具体或基本抽象。在后面的章节中,你将得到更多实践练习,从而能够得到更多关于干预技巧的建议。(这个练习的答案可以在本章末尾找到。)

对下面的陈述,具体的在 C 处画圈,抽象的在 A 处画圈。

C　　A　1. 我整天哭。昨天晚上我没睡着。我吃不下东西。

C　　A　2. 最近我感觉到自己很堕落。

C　　A　3. 我感到很内疚。

资源框4.4　反馈表：观察

_____（日期）

_____　　　　　　_____
（咨询人员姓名）　　　　　　　　　　　　　　（填表人姓名）

说明： 在角色扮演会谈过程中,仔细观察来访者和咨询人员,过后及时完成非言语反馈部分的表格。看录像或者听录音时,特别注意言语行为和不一致。如果没有任何记录工具,让一个观察者注意非言语行为,另一个观察者注意言语行为。

非言语行为检查单

1. 视觉。在什么时候目光接触发生间断？个体什么时候有更多的目光接触,是在说的时候还是听的时候？瞳孔有什么变化吗？

2. 声音。什么时候发生言语犹豫？语调和音量有变化吗？哪个词或短语经常被强调？

3. 肢体语言。一般风格和手、胳膊、躯体、腿等姿势是否有变化？开放还是保守的姿势？拳头是否紧握？是否在玩手或者其他的物体？身体状态,是放松还是绷紧？身体朝向别人还是背离他人？是否有突然的姿态变换？有扭动吗？距离有变化吗？呼吸有变化吗？面部表情什么时候发生变化？脸色是否有变化,是否有脸红、噘嘴或撇嘴？是否有恰当的或非恰当的笑？有点头吗？有皱眉吗？

4. 动作的协调性。有动作互补、一致或者不一致的例子吗？有呼应（echoing）吗？这些在什么时候发生？

5. 非言语的不一致。身体的不同部位是否出现不同的表现？这种情况是在谈论什么话题时出现的？

言语行为检查单

1. 言语跟踪和选择性注意。来访者和咨询人员在什么情况下无法继续停留在某个话题上？双方对什么话题都给予最大的关注？在这里列出来访者使用的最重要的关键词;这对进一步的分析很重要。

2. 具体型或抽象型。来访者是哪种类型？咨询人员在这个方面是如何同来访者展开谈话的？咨询人员是抽象型还是具体型？

3. 言语不一致。在这里写下你观察到的来访者或咨询人员言语不一致的地方。

C   A   4. 对不起，我参加会谈迟到了。交通很繁忙。

C   A   5. 我对约会确实感到很难应付。我是个社交蠢货。

C   A   6. 昨天晚上，约会伙伴说我太闷了。然后我就开始哭。

C   A   7. 我爸爸很高，长着红头发，并且经常叫喊。

C   A   8. 我爸爸很难相处。他很难对付。

C   A   9. 我们家充满爱。我们有一种分享模式。

C   A   10. 我妈妈刚刚给我寄了一盒小甜饼。

团体实践

练习 5：小组实践观察技巧   本章已经讨论了许多观察的概念。很明显，在单独一次的角色扮演会谈中，是不可能观察所有这些东西的。然而，练习可以作为以后进一步仔细学习观察技巧的基础。以下这个练习是用来总结这一章的中心思想的。

第一步：分组。三人或四人一组是最合适的。

第二步：选一位组长。

第三步：为第一次会谈实践分配角色。

▲   来访者要反应自然并且健谈。

▲   会谈人员要试图展示一种自然的、真实的风格。

▲   观察者 1 用反馈表(资源框 4.4)来观察来访者的交流。

▲   观察者 2 用反馈表来观察咨询人员。在这里，咨询性的微观指导过程往往聚焦于帮助咨询人员更有效地理解和运用非言语交流。理想的做法是，可以录像以便进行确切的反馈。

第四步：制订计划。说明会谈目的。因为中心任务是观察，所以会谈人员应该把注意力主要放到贯注和开放式问题上。也可以根据个人意愿使用其他技巧。角色扮演结束后，会谈人员应该报告会谈期间对来访者的个人观察，并且要展示基本的或是积极的掌握技巧。来访者将报告对会谈人员的观察。

建议用于这个角色扮演练习使用的话题是：现在有冲突或先前有过冲突的某件事或某个人。可供选择的话题还包括以下几个：

我对我的父母或其他重要的人的积极和消极情感。

我的工作、家庭成员或目前生活状况带给我复杂的幸福感。

两个观察者可以把这次会谈看作是对会谈者做出反馈，同时锻炼自己观察技巧的好机会。

第五步：进行一次 6 分钟的实践会谈。会谈人员和来访者要尽可能自然地讨论真实情况。

第六步：回顾实践会谈,提供 14 分钟的反馈。记住,要定时地停下录音带或录像带。为了增加明晰性,要对关键的条目多看几次,多听几次。观察者在整个会谈过程中,应该特别注意要仔细地完成反馈单。同时,来访者可以通过本书第 1 章的"来访者反馈表"给出有用的反馈。

第七步：互换角色。

能 力 文 件 夹

用以下内容作为评价你当前掌握水平的检验单。检查你目前感到能做到的那些方面。那些还未通过检查的可以作为以后努力的目标。不要期望读完这本书就能获得每个方面的意向性能力。然而,你会发现通过实践和重复,你的能力将会得到提高。

水平 1：识别和分类

注意到非言语行为的能力,特别是那些可观察到的行为变化——目光接触、声调以及肢体语言。

❑ 注意到动作的和谐与呼应的能力。

❑ 注意到言语跟踪和选择性注意的能力。

❑ 注意到你和来访者使用的关键词的能力。

❑ 注意到具体/情境性对话和抽象/形式操作性对话之间区别的能力。

❑ 注意到言语和非言语行为中的不一致的能力。

❑ 注意到来访者身上不一致的能力。

❑ 注意到你自己身上不一致的能力。

❑ 注意到你和来访者之间不一致的能力。

水平 2：基本能力。言语和非言语观察技巧是可以用毕生精力加以提高的技巧。因此,用下面的意向性能力清单进行自我评估。

水平 3：意向性能力。你将能够注意到来访者在会谈中的言语和非言语行为,并且时不时地使用这些观察来促进会谈对话的进行。你将会使自己的行为与来访者相匹配,必要的时候,你将可以使自己的行为"失调",从而促进来访者行动。例如,假设你先采用沮丧的来访者的消极肢体语言,接着又采取一个更积极的姿态,那么来访者就有可能会跟随你并采用更加自信的姿势。你能注意到自己对来访者的言语和非言语反应,你也能够注意到在你和来访者之间的不一致,并采取措施去解决这些不一致。

掌握以下领域的能力是要花时间的。在你已经练习了本书中的其他技巧后,再回到这个清单。作为掌握基本能力和意向性能力的第一个阶段,建议参考下面列出的这些能力:

❑ 鉴别来访者非言语模式的能力。会谈人员鉴别体态、目光接触模式、面部表情和声音性质。

❑ 识别来访者选择性注意的模式,用这些模式把来访者带回到原先的话题或者有意地转移到来访者提供的其他新话题上的能力。

❑ 匹配来访者的具体／情境性或抽象／形式操作语言,帮助他们以自己的风格扩展故事的能力。

❑ 识别来访者关键性的"我"和"他人"陈述,准确地反馈给来访者的能力,从而使来访者能更充分地描述和定义这些陈述的意义。

❑ 注意到不一致并准确地反馈给来访者的能力。(注意,这是面质和冲突管理技巧的重要部分, 在第 10 章中将详细讨论)。反过来,来访者将接受并利用这些反馈信息进行更深入有效的自我探索。

❑ 注意到你自己的不一致,并且恰当地加以改变的能力。

水平 4: 传授能力。你将会教给其他人观察技巧的能力。你在这个水平上的成就将由学生在自我评价表上的基本能力来决定。在咨询中,你的某些来访者可能对言语和非言语行为模式非常不敏感。教给他们观察他人的技巧可能很有用。不过,一次会谈中介绍给来访者的概念不要太多,1 到 2 个为宜。

❑ 在一次援助会谈中,教给来访者一些观察言语和非言语行为的社会技巧,以及注意到不一致的能力。

❑ 教给小团体以上技巧的能力。

▶ 确定你自己的风格和理论：对观察技巧的批判性自我反思

这一章主要关注言语和非言语观察技巧的重要性,并且,你已经做了各种练习,可以增强你在这个领域的意识。

再次说明,在本章、课堂上或通过非正式学习所提供的知识中,哪个观点对你而言是突出的? 你认为突出的内容,可能成为你下一步学习的指导。你对多元文化差异有何想法? 本章还有哪些观点你认为对于你的实践是有用的? 你如何运用本章的观点来开始建立自己的风格和理论的过程?

练习 4 答案

1 C	2 A	3 A	4 C	5 A
6 C	7 C	8 A	9 A	10 C

第二部分

基本倾听程序：
如何组织一次会谈

在微技巧层级中，贯注技巧和观察技巧是所有沟通技巧的基础。如果没有对个体和文化予以恰当的贯注，就谈不上咨询与心理治疗。

这一部分通过介绍基本倾听程序增强了贯注技巧，使你能引出与来访者问题有关的主要的事实与感受。通过询问、鼓励、释义、情感反映和总结，你将学习如何引出来访者的故事，理解他们看待自己故事的方式。

第5章 询问：开放式沟通

我们每天都会遇到询问。现在大多数的咨询都会相当广泛地运用询问，比如认知行为疗法(CBT)、简明咨询、激励性会谈等。本章解释了开放式问题和封闭式问题，以及它们在交流中的作用。但是，有时询问的使用是存在争议的。一些专家认为本章内容应该放在准确的、反映式倾听的核心技巧之后。

第6章 鼓励、释义和总结：积极倾听的关键技能

此处你将探索释义、鼓励、总结这些澄清性的技巧，这些技巧是发展关系，与你的来访者建立工作联盟的基础。同时，它们也是引出故事的关键。

第7章 情感反映：来访者经历的基础

这一技巧是问题的核心，使得会谈真正个性化。你将学到如何引出来访者丰富的情感世界。情感反映是一项有挑战性的技巧，要充分掌握就需要特别的关注，但是很多人相信真正的改变是以情绪和感受为基础的。

第8章 只运用倾听技巧，怎样开展一次五阶段咨询性会谈

一旦你掌握了观察技巧和基本倾听程序，你就做好了开展一次完整的、组织良好的五阶段会谈的准备。你将能够只运用基本倾听程序的技巧开展这次会谈。而且，

你将能够评估你和其他人的这些技巧在共情理解上的水平。我们不仅需要倾听，还需要带着共情去倾听。你可能会想要阅读第 6 章和第 7 章中有关共情的一些材料。

本章我们有着雄心勃勃的目标。当你完成了第 8 章，你将能达成几个主要的目标，从而使你能继续涉足有关人际改变、成长和发展的影响性技巧部分。对本章的意向能力水平，你可以关注以下目标：

1. 发展基本倾听程序的能力，引导来访者讲述故事。此外，引出来访者问题相关的关键事实与感受。

2. 观察来访者对你的技巧使用习惯的反应，调整你的技巧与贯注行为，以满足每个独特的来访者。

3. 只运用倾听和观察技巧来开展一次完整的会谈。

4. 评估你的咨询性会谈的共情水平，考察你自己和你在交流热情、积极关注，以及咨询与心理治疗的其他更多主观性维度方面的能力。

当你完成了这些任务，你可能发现你的来访者有令人惊讶的能力，可以自己解决他们的问题、忧虑或挑战。你也可能对自己作为一个会谈人员或治疗师的能力充满信心。

"有所疑虑时，倾听！"这是本章和整个微技巧框架的座右铭。

第 5 章

询问：开放式沟通

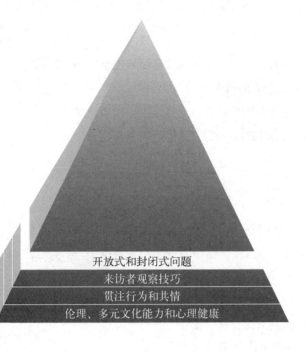

开放式和封闭式问题
来访者观察技巧
贯注行为和共情
伦理、多元文化能力和心理健康

询问来访者对建立有效沟通的基础而言很有帮助。有效的问题能打开了解与理解之门。询问的艺术在于知道在什么时候询问什么问题。先问自己的第一个问题是：如果你能启动一个神奇的按钮以获得你想了解的所有信息，那么你想知道什么？这一答案立刻能帮你提出正确的问题。

——罗伯特·海勒和蒂姆·欣德尔

本章任务

询问可用于提升会谈效果，引导来访者说出他们的真实故事。主要有两种类型的问题：开放式问题和封闭式问题。开放式问题可以诱发更丰富的信息，你和来访者的交流将会更自由和开放。封闭式问题则将诱发更简短的回应，可以给你提供一些具体的信息。需要意识到，像贯注行为一样，询问可以鼓励或阻止来访者的谈话。不管怎样，询问使心理咨询师一般处于谈话的主导地位。来访者通常在心理咨询师的参考框架内谈话，询问也可能带领来访者偏离自己的方向。

本章目的和能力目标

对询问的认知、了解、技巧和行动能帮助你：

▲ 通过引出更完整地描述，包括背景信息和所需的信息，了解和丰富来访者的故事。

▲ 选择最能达成谈话目标的询问方式。比如，什么通常引导出事实，如何引导出感受和过程，为什么则可以引导出原因。

▲ 根据来访者的个人需求，有意地帮助来访者打开或结束一次谈话。

▲ 询问要充分考虑文化差异，以尊重来访者的方式进行。

本杰明是名高中二年级学生。在他所就读的这所学校，每个学生都会被约谈，沟通毕业后的计划——参加工作、参军还是上大学。你作为中学心理咨询师，邀请本杰明谈谈毕业后的打算。他的成绩属于中等，并不是很健谈，但众所周知是个"好男孩"。

再次阅读一下本章的引言部分，你可以向本杰明提哪些问题，帮助他提前思考未来的规划？ 如果你询问太多的问题，可能发生什么情况？

翻到本章最后，比较下你的想法和我们的有什么区别。

▶ 引言：定义和询问问题

尽管贯注行为是会谈微技巧的基础，但是询问提供了指导会谈的系统框架，帮助会谈顺利进行。询问有助于定位与澄清问题，开辟新的谈论话题，也帮助来访者进行自我探索。

在许多理论与救助形式中，**询问**（questions）都是不可或缺的部分，尤其在认知行为疗法、短期咨询和许多职业决策中。职业心理咨询师和社会工作者采用评估式会谈，中学指导咨询师帮助学生决策考哪所大学都需要使用询问。即使不做咨询，诊断也需要运用询问。

问题的类型

这章主要讲询问的两种重要类型——开放式问题和封闭式问题。

开放式问题（open questions）是不能用几句话就可以回答的那类问题。这类问题鼓励别人说，从而给你提供最大程度的信息。典型的开放式问题以"什么""怎么样""为什么"或者"能否"开头。比如，"你能告诉我你今天为什么来这儿吗？"

封闭式问题（closed questions）用几个词或句子就可以回答，帮助你获取细节信息。它们可以提供有用的信息，但引导访谈的重担就落在了会谈人员的身上。封闭式问题通常以"是"开头，比如"你是和家人住在一起吗？"

如果你能有效地运用开放式问题，来访者的谈话会更自由和开放。封闭式问题诱发更简短的回答，帮助你获取具体信息。下表是运用这些问题你可能得到的一些预期结果。

开 放 式 问 题	预 期 结 果
询问通常以"谁""什么""什么时候""在哪里""为什么""能否"开头，这些问题既是开放式的，同时又在一定程度上结合了封闭式问题的优势，因此赋予了来访者更大的权力，他们更容易说出一些他们不愿意回应的内容。	针对开放式问题，来访者将给出更多细节信息，谈得更多。"能否"问题通常是开放程度最高的，因为它们允许来访者简短地回答"不，我不能"，但更可能的是，他们会以开放的方式做出自我探索。
封 闭 式 问 题	预 期 结 果
封闭式问题多以"是"开头	封闭式问题可以提供细节信息，同时可能关闭来访者的谈话。
有效的询问使得与来访者的谈话更聚焦，获得更多直接相关的信息，减少停滞不前。	

询问问题

然而，一些理论家和许多实际工作者对询问的使用提出了一些顾虑，他们认为在掌握了本书第 6 章和第 7 章的积极倾听技巧后再学习如何询问问题是最理想的。他们指出，一旦问题抛给刚开始提供咨询的人，释义、情绪反馈和总结这些积极倾听的技巧可能会被忽略。当然，过度使用询问会将会谈的重心从来访者身上转移开，同时给予会谈人员过多权力。你在这一章的中心任务就是在会谈的询问使用中找到自己的平衡点。

反思 **为什么有些人拒绝询问？**

花一分钟的时间来回忆和探讨一下你自己过往询问的经历。可能是你的一位家长或老师，他/她用询问的方式让你感觉不舒服甚至感觉受到了攻击。写下一次有关询问的消极体验，以及询问过程带给你的感受与想法。

关于询问，我某次难受的个人经历是怎样的？

这些经历带给我的感受是怎样的？

你有什么想法？

现在你如何看待这些经历，它让你对询问有什么感受？

人们通常通过描述某些人对他们拷问的情形来对这种练习做出反应。他们可能把询问和气愤、负罪感联系在一起。我们中的许多人对询问都有过消极体验。而且，询问可能用来引导和控制来访者的话语。学校纪律和法律辩护是典型的用询问来控制来访者的例子。如果你的目标是使来访者找到自己的解决方式，那么询问可能会阻止你达到目标，特别是当它们不能被很好地使用的话。正因为如此，一些会谈专家，尤其是人本主义倾向的会谈人员，他们反对在会谈中使用询问。

同时，在很多非西方的文化中，询问也是不合适的，在那些文化中询问可能会被认为具有侵犯性或过度打扰。然而，在我们的文化中询问仍然是生活中的一部分。我们在任何地方都可能碰到询问。医生或护士、销售人员、政府官员以及其他一些人员发现，询问是他们职业的基础。许多心理咨询理论支持大量使用询问。比如，认知行为疗法和简短咨询就大量使用询问。关键在于如何聪明地和有意识地询问。

本书这一部分的目的是探索询问的某些方面，最终决定它在众多交流技巧中的位置。慎重使用的话，询问是一个有价值的技巧。资源框 5.1 呈现了一些有关使用询问的有趣研究。

资源框 5.1　你可以运用的研究与相关证据

询　　问

研究结果可用于指导我们在特定情境或理论流派下，使用哪种类型的问题最恰当。毋庸置疑，比起封闭式问题，开放式问题能得到来访者更长的回答（Daniels & Ivey, 2007; Tamase Torisu, & Ikawa, 1991）。

不同的理论流派在会谈中使用询问的差异很明显。以人为中心的领导很少使用询问，而 40％的问题解决导向的小组领导则经常使用询问（Ivey, Pedersen, & Ivey, 2001; Sherrard, 1973）。你会发现，认知疗法、激励性的会谈以及简短咨询大量使用询问（见第 15 章）。你最常使用的助人理论在一定程度上决定了你在询问技巧上的使用。

理解情绪是助人过程的关键。来访者在被直接询问时最容易描述自己的感受（Hill, 2009; Tamse, 1991）。如果你想了解情感和感受，探索背景情绪（第 7 章），你将不得不经常使用询问。

询问和神经科学：记忆、错误或正确？

询问常常是一种有效的方式，可以帮助来访者探究过去发生的事情，这些信息储存在长时记忆系统中，主要位于大脑执行前额皮层与海马（Kolb & Wishaw, 2009）

区域。询问的目标是获取信息,这些信息将帮助来访者成长,最终生成一些新的、更积极的和准确的神经网络。

然而,询问如果对来访者引导太多,可能导致他们杜撰一些从未发生过的故事。在一项经典的研究中,洛弗特斯(Loftus, 1997, 2001)发现,仅仅是提醒一下人们从未发生过的事情,就可能引发错误的记忆。在其他的研究中,大脑扫描发现错误记忆的激活机制与正确记忆的不同(Abe et al., 2008)。显然,作为一名心理咨询师或治疗人员,如果你掌握不到这些信息,也就无法判别来访者报告的记忆是正确的还是错误的。在使用询问调查时你一定要谨慎,不能将你的想法强加于来访者。

如果你使用太多的询问,可能你的出发点是好的,但是最终可能使来访者谈论你的观点,而不是他的。我们希望来访者能找到他自己的方向。诱导性问题甚至可能导致新的错误的来访者记忆。

有时询问是有必要的:"还有什么?"

来访者并不总是自发地给你提供所有必要的信息,有时询问是获取遗漏信息的唯一方式。比如,来访者可能会说自己很沮丧,无法做事。作为一个助人者,你可能认真地听他讲,但仍然遗漏了关于消极情绪根本的问题。开放式问题"在你的生活中或家庭中现在发生了什么重要的事情?"可能会引出一些事实信息,比如正处于分居或离婚境地或者被解雇了,或者其他一些根本性的重要的相关方面。你首选的治疗抑郁症的正规方法应该根据来访者生活中的一些事情进行修正,采取不同方向的治疗措施。

艾伦生活中的一个意外事件说明了询问的重要性。他父亲在接受心脏手术后失明了,这是手术的后果吗? 不,这是因为外科医生忽略了基本的开放式问题。"这段时间,在你的生活中,生理上或情绪上有没有什么别的事情发生?"如果询问了这个问题,外科医生将会发现艾伦的父亲在手术的前一周有严重且不正常的头疼。他们就可以诊断出这是仅仅需要一些药物就可以简单治疗的眼部感染。

在咨询中,来访者可能会说他们紧张、焦虑甚至失眠。你认真倾听,并相信问题可以通过帮助来访者放松和计划改变他的工作时间而解决。不管怎样,你问来访者,"你的生活中发生了别的事情吗?"因为你仔细、有兴趣的倾听,来访者已经对你比较信任,他会打开心扉和你分享一个性骚扰的故事。到了这儿,会谈的目标就改变了。

如下的有效询问可以帮助提供更完整的信息:

你现在的生活中还发生了什么?

回顾一下我们所讨论的,还可以加上点什么? 你甚至可能想过却没有说出来的。

　　你现在能告诉我一些发生在你身上的事情吗？（这个问题通常能引出令人惊奇和有用的信息。）

　　你的朋友或家庭成员还会对你所说的再加点什么吗？从其他角度（例如民族、人种、性取向或其他方面），你的情形是怎样的？（这些询问改变了问题的焦点，帮助来访者从一个更广泛的、基于网络的朋友、家庭和文化背景中看待他们的问题。）

　　我们遗漏了什么吗？

▶ 共情与具体性

　　要对来访者共情，你需要具体了解来访者对你说的是什么。在感同身受地理解方面，具体性很有价值。要寻求细节而非模糊、大概的信息。作为心理咨询师，我们通常最感兴趣的是具体的感受、具体的想法和行为的具体例子。所有开放式问题中最有用的问题之一是"请问你能给我一个有关……的具体例子吗?"具体性帮助会谈变得生动，同时可以对来访者所说的话做出澄清。类似地，心理咨询师与来访者的沟通(包括指导、反馈技巧以及诠释)必须具体的，同时是来访者可以理解的。

▶ 咨询会谈例子：工作中的冲突

　　实际上，我们每个人在工作的时候都和他人有过冲突。愤怒且难以对付的顾客、迟钝的主管、懒惰的同事，所有这些人的挑战都让人焦虑。在下面的记录中，我们可以看到员工辅助心理咨询师杰米拉和中层经理凯莉的会谈。凯莉和彼得发生了冲突。

封闭式问题示例

　　第一次会谈片段的记录显示了封闭式问题怎样引出了一些特殊的事实，同时，有些时候，这也导致来访者受到了心理咨询师的诱导，甚至会把心理咨询师的观点塞进自己的脑袋。

心理咨询师与来访者的对话	过 程 评 论
1. 杰米拉：你好，凯莉！今天发生了什么事？	之前杰米拉和凯莉有过一次谈话，那次谈话主要是关于凯莉第一次作为主管在工作中所遇到的困难。本次会谈杰米拉以一个开放式的问题开始了谈话。这样的问题也可以被视为一个标准的社交性问题。

（续表）

心理咨询师与来访者的对话	过 程 评 论
2. 凯莉：嗯,我和彼得又发生问题了。	杰米拉和凯莉的关系很不错,所以凯莉进入角色比较容易。并不是所有的来访者都能这样快速地进入谈话议题的。为了更深入地交谈,往往需要用更多时间来发展双方关系,信任和友谊在很多时候是必须的,哪怕是面对回访者。
3. 杰米拉：他和你争吵了吗?	凯莉看上去对杰米拉的谈话感兴趣,杰米拉正在倾听,显露出了良好的贯注技巧。然而,这是一个封闭式问题,杰米拉在没有认识到凯莉的想法与感受之前就已经定义了问题。(弱化)
4. 凯莉：(犹豫)实际上,他很难共事。	凯莉坐回座椅,等待着心理咨询师给她以引导。
5. 杰米拉：他按时来上班吗?	杰米拉企图通过定义一系列问题来对彼得做出诊断。在会谈中现在做出诊断还为时过早。(弱化;注意到是心理咨询师在提供具体信息,而不是来访者。)
6. 凯莉：不,这不是问题,他甚至每天都到得很早。	
7. 杰米拉：他工作作风正派吗? 他工作完成得好吗?	杰米拉开始盘问凯莉。(弱化)
8. 凯莉：那正是问题之一,他的工作相当出色,而且总是很准时,对于他的工作我没有任何意见。	
9. 杰米拉：(犹豫)他和你们小组里的其他人员相处得怎么样?	杰米拉的身体看起来很紧张,在她思考接下来要问什么问题的时候不由得皱起了眉头。许多依赖于封闭式问题的心理咨询师突然发现他们没有什么好问的了。然后他们找另一个封闭式问题来问,以回到议题中来。
10. 凯莉：嗯,他喜欢和丹尼尔一起出去,他们经常在角落里大笑。这令我紧张,他忽略了其他的职员,其他不仅仅指我。	
11. 杰米拉：这样,我们要设法说服的对象是你,对吗?	杰米拉一直在找一个人来责备。她找到了凯莉,杰米拉稍微放松了一些。凯莉沮丧地坐了回去。(严重弱化,远离了议题。)
12. 凯莉：(犹豫,结结巴巴地说)……嗯,我认为是这样的……我……我……实际上希望你帮助我解决这个问题。	凯莉将杰米拉视为专家。她不想受到责备,同时巴不得讨好人,很快就接受了心理咨询师的诊断。

封闭式问题可能抑制来访者,经常被用来强迫来访者认同会谈人员的观点。上述会谈看起来有些极端,但类似情况在日常生活中很普遍,有时甚至发生在咨询或心理治疗的会谈中。来访者与心理咨询师之间存在权利上的差异。一个听不进意见的心理咨询师很可能会对来访者做出不恰当的决定。

开放式问题示例

会谈是为来访者服务,而不是心理咨询师。运用开放式的问题,杰米拉了解了凯莉的故事,而不是前一个例子中使用封闭式问题强加给凯莉。同样,下述会谈在员工辅助办公室进行。

心理咨询师与来访者的对话	过 程 评 论
1. 杰米拉:你好凯莉,今天发生了什么事?	和前面封闭式问题的例子一样,杰米拉使用了同样的方式轻松开始。她有着良好的贯注技巧,能与人建立起融洽的关系。
2. 凯莉:嗯,我和彼得又发生问题了。	凯莉的反应与第一个示例中的相同。
3. 杰米拉:问题更多了吗? 你能跟我讲一讲最近都发生了什么吗?	开放式问题是从"能"开始的,一个以"能"开始的问题一般都被潜在地认为是封闭式问题,经常用"是"或"不是"来回答。但是在美国、加拿大和其他一些英语国家,这样的问题经常被用作开放式问题(主要目的是为了获取更具体的信息,同时也是一种共情。)。
4. 凯莉:上周,彼得做了些新东西。他和丹尼尔走到拐角处,然后他们两个一起大笑起来。他无视我们其他所有的人,他让我感到很恼怒。他工作出色、准时,但是他难以相处。	我们正在听凯莉讲述自己的经历。通过开放式问题,凯莉反映了一些信息。她提供了她对整件事总的看法,以及对她个人的影响。
5. 杰米拉:我听说了。彼得好像变得更加难以相处了,而且看起来还影响了你们整个团队。这加重了你的压力,使你心烦不已。这是你对事情的基本感觉吗?	如果来访者提供了大量信息,我们需要确保对他们做了准确的倾听。杰米拉总结了凯莉所讲的内容,并认同了凯莉的情绪。最后的那个封闭式问题就像理解的核查或检验。向你的来访者进行周期性的检验核实可以帮助你发现自己得到的是否是正确的信息,这可以在两个重要的方面对你有帮助:a. 它将你和你的来访者联系起来,并鼓励他们继续说下去;b. 如果你有错误的假设或推断,来访者可以帮你澄清更正。(可互换)
6. 凯莉:是的。实际上,我需要冷静一下。	

（续表）

心理咨询师与来访者的对话	过 程 评 论
7. 杰米拉：让我们改变一下步调。你可以告诉我一个上周彼得没有做好工作的具体例子吗？	杰米拉让凯莉给出一个具体的例子。来访者的一些特定的例子对我们理解实际的情形很有帮助。
8. 凯莉：上周，我告诉他去检查一下簿记员安妮完成的一份报告，我们的团队知道那是相当重要的。当我把报告给他的时候，他的眼神似乎是在说"你凭什么吩咐我做事情？"不过那天他还是坐下来检查了那份报告。星期五，全体员工会议上，我让他给大家概括地讲一下这份报告。丹尼尔大笑起来，但是我们其他的职员仍然坐在那里。他甚至羞辱了安妮，说她的报告是例行公事，毫无趣味。他明显是在挑衅我，不过我不在乎。这是他做的一个典型的例子。	
9. 杰米拉：我看到了，你被激怒了。凯莉，你为什么认定他那些话是针对你说的呢？	以"为什么"开始的问题可以发现事情的原因吗？（弱化，留意凯莉的反应）
10. 凯莉：（犹豫）实际上，我不清楚为什么。我试过帮他的。	微技巧并没有得到期望中的回答。当然，这并非不正常。对于凯莉来说，知道为什么似乎还太早。这里示范了一个以"为什么"开始的问题。
11. 杰米拉：性别有时也可能是一个重要因素。男性有时候会欺负女性。你能否探究一下那种可能性吗？	杰米拉谨慎地提出了她本人对事情的看法。为了不把观点强加给对方，她用了虚拟语气提出，并使用了"能否"（would）开始的问题，用"可能"来陈述她对情况的了解。（潜在的强化）
12. 凯莉：杰米拉，这是讲得通的。我也曾经这样想过，但是我真的不想接受这个可能性。很明显，彼得已经使丹尼尔脱离了我们这个小组。在彼得来之前，我们的合作都很愉快。（停顿）是的，这对我来说是讲得通的。彼得总想突出他自己，他在尽可能地接近我的上司，我看到他总是过去找他。他以贬损的态度和我的两个女同事与秘书谈话。从某种程度上来说，我想把他留在我们小组内，他很有才能，可是他那么难以相处，应该怎么办呢？	在杰米拉的帮助下，凯莉对遇到的困难获得了更宽的视角。她想起了一些体现彼得野心以及男性至上主义行为的情况，这是一个值得被关注的问题。（这里我们看到凯莉增加了一些新的想法，帮助她看清目前的情况。杰米拉前面的评论是强化共情。）

（续表）

心理咨询师与来访者的对话	过 程 评 论
13. 杰米拉：所以，现在问题变得很清楚了。你需要一个工作小组，同时你也需要彼得是这个小组的成员。我们可以探讨一下，通过练习对彼得坚持己见来应对彼得。但是，在此之前，在这种情况下，你能找出哪些对于对付彼得而言有帮助的东西呢？	杰米拉对凯莉的新的参照框架提供了支持。她对会谈向哪里发展提供了意见，但建议在这之前，需要花时间来寻找凯莉正面优势。凯莉可以很好地解决这些问题，如果她从自己的资源和能力的基础出发的话。（潜在的强化，找到凯莉能够做的一些具体的事情而非她不能做的）
14. 凯莉：我需要提醒自己，我在这个领域知道的东西肯定比彼得多。两年前，我与乔纳森共事时，我跟他一起工作时也一直存在着问题。他总是跟我争辩，最后，我坐下来和他争辩了。从那以后，他就好了。我知道我的小组成员尊重我，他们总是向我征求意见。	凯莉第一次笑了，她从杰米拉那得到了足够的支持，她很容易知道了自己的实力。不管怎样，不能期望每次都那么简单。来访者很容易回到他们的弱点，而忽略他们的优点。
15. 杰米拉：你能告诉我一些明确的例子，当你坐下来直接面对乔纳森的挑战时发生了什么吗？	这个"能"问题寻求凯莉有效地处理这种困难情景时的具体的细节。杰米拉从中可找到具体的技巧，让凯莉后续能运用到处理与彼得的关系上。从这点来说，会谈的焦点从问题的定义转移到了问题的解决上。

在这个浓缩的摘录里，我们看到凯莉被给予了足够的时间和空间去发现发生了什么。询问的核心是找到澄清发生了什么事情的明确事例。同时，我们看到询问的词干，如"为什么""怎么样""能"。对来访者可能产生的反应有一定的预见性。寻找正面优点在成功询问中是一个尤其重要的部分。我们可以通过来访者的实力帮助解决问题。

你很可能在工作中会遇到有类似人际关系问题的来访者，可以实践一下。前面的案例重点阐述了如何仅仅通过使用询问来让来访者说出自己的经历。询问是一个非常有用的技巧，但同时不要忘了使用太多询问所存在的风险。

▶ 从概念到行动：让询问对你的会谈行之有效

询问让会谈能为我所用。我从很多问题中进行搜索，找到那些我认为对我的实践最有帮助的问题，然后记住这些问题。现在当我需要的时候可以随时提取出来。做好准备非常重要。

——诺玛·格卢克斯滕·帕卡德

询问可能是有帮助的,但如果来访者想结束而不想说什么的话,询问是具有侵犯性的。运用这里提及的观点,帮助你定义自身关于询问的见解和它是怎样符合你自然的风格的。

询 问 帮 助 你 开 始 会 谈

跟来访者建立舒适的关系,开放式问题推动了自由讨论,也为交谈者保留了足够的空间。这里举一些例子:

"你今天想谈些什么?"

"你能告诉我你来见我是为了什么吗?"

"自从我们上次谈话以后,事情怎么样了?"

"上次我们见面的时候,我们谈论你打算去面对你的伴侣讨论你的性问题,这周怎么样了?"

前三个开放式问题提供了足够的空间,使得来访者可以谈论任何事情。最后一个问题尽管是开放式的,但问题来自一周前,所以为会谈提供了关注点。对于一个擅言辞的来访者,这些类型的问题非常有效。但是,这些开放式问题如果遇到不健谈的来访者时就很难把握。在这种情况下,以一些非正式的谈话来开始会谈,比如天气,上次交谈中的一些积极的话题,或者就你所知道的来访者感兴趣的话题。当来访者感到很舒服的时候,再将话题转到会谈中心问题上。

开 放 式 问 题 使 用 的 第 一 个 词 可 能 决 定 了 来 访 者 接 下 来 将 说 什 么

询问的词干经常(但不总是)可以产生预期的结果。运用以下指导原则,你将惊讶地发现这些简单的询问在收集信息方面会如此有效。

"什么"类型的询问通常引导出事实。

"发生了什么?"

"你将要做什么?"

"怎么样"类型的询问经常引出关于探索的过程、感受或情绪方面的信息。

"那应该怎么解释?"

"你对这件事情感觉如何?"

"为什么"类型的询问会引出原因的讨论。使用"为什么"问题要相当谨慎。既要理解原因是有价值的,同时也可能被有关原因的讨论所误导。要记住,很多来访者在"为什么"的追问下,可能联想起来过去被拷问的不愉快经历。

"你为什么让那件事情发生呢?"

"你为什么那样想呢？"

"能否"这类问题被认为是最大程度的开放，同时包含了一些封闭式问题的优点。因为来访者可以自由地说"不，我不想讨论这个问题。""能否"这样的问题反映了心理咨询师较少的控制。

"你能否告诉我更多关于你的情况？"

"能否举一个明确的事例？"

"能否告诉我今天想聊些什么吗？"

试一下，你会惊讶地发现使用这些简单的指导原则多么有效。

▶ 开放式问题帮助来访者详细讲述和丰富其故事

一开始会谈，心理咨询师通常会先问一个或两个问题，然后再考虑接下来该怎么办。即使很有经验的心理咨询师一开始也会觉得不知道应该做什么。就来访者早些时候提出的话题问一个开放式问题可以帮助重启谈话并使其继续前进。

"你能告诉我关于那件事情的更多情况吗？"

"当那件事情发生的时候，你是怎么感觉的？"

"根据你所说的，你认为这个问题的最佳解决方式是怎样的？"

"迄今为止，我们遗漏了什么吗？"

"你的脑海中还浮现了什么吗？"

询问有助于引出来访者世界中的具体细节

"你能给我一个明确的例子吗？"是最有用的开放式问题之一。许多来访者倾向于谈一些模糊的一般性的问题，明确而具体的例子丰富了会谈本身，也给心理咨询师理解来访者的行动提供了资料。比如，假设一个来访者说"里卡多简直要使我气疯！"一些以具体性和细节为目标的开放式问题如下：

"你能告诉我里卡多怎么对待你的一些具体例子吗？"

"里卡多做了什么特别的事情让你这么生气？"

"你说'使我发疯'是什么意思？"

"你能明确地说一下，在里卡多气疯你之前和之后都做了什么吗？"

封闭式问题也可以引出具体细节，但即使是方向很明确的封闭式问题，也可能会自发地远离来访者的方向。不管怎样，对于谨慎的心理咨询师而言，封闭式问题的价值也是无法估计的。

"里卡多生气后打你了吗？"

"里卡多经常嘲笑你吗？"

"里卡多吸食毒品吗？"

类似这样的问题可能能够鼓励来访者大声说出以前想隐瞒的东西。

询问中潜在的问题

询问在会谈中有巨大的价值，同时我们也不能忘了它潜在的问题。

炮轰。太多的问题可能会使来访者产生防备心理，他们也会对心理咨询师给予很多控制。

多重询问。炮轰的另一种形式，心理咨询师可能同时提出好几个问题让来访者感到混乱。但是，这样来访者可以自己选择一个问题来回答。

作为陈述的询问。一些心理咨询师可能使用询问引导来访者说出他们希望听到的答案。他们也可能带有一些评判，比如"你不认为你学得更多的话会更有帮助吗？"这个问题明显将来访者推到了焦点上。另一方面，"你认为尝试放松一下来代替你现在做的事情怎么样？"这种形式的问题可能会有帮助，它能引导来访者对问题有新的思考方式，给你更多的选择与方向来接触来访者。一条很有用的规则是：如果你想做一个陈述，最好不要把它构建成一个询问。

"为什么"询问。"为什么"这类询问会让来访者产生戒备或感到不舒服。当我们还是孩子的时候，我们可能都有这样的经验，"你为什么要这样做？"任何可能激起被冒犯情绪的问题都会让来访者感到不舒服，产生戒备。一些专家建议根本不要使用"为什么"问题。

不管怎样，"为什么"询问在你帮助来访者探索理解的深层问题时通常是有帮助的。在第 11 章，释义/重构和意义反映常常被用来搜索一些深层次的问题，外显或内隐地搜索"为什么"问题。有关生命愿景与意义的发展性问题及弗兰克尔的著作都特别关注"为什么"生活。

在跨文化情境下，询问可能导致不信任

如果你的背景与经历和来访者相似，你会发现你可以立即自由地使用询问。另一方面，如果你来自一个明显不同的文化背景，你的询问可能遭遇不信任，来访者不愿意回答。询问使心理咨询师处在有权利的位置上。如果你明显是一个中产阶级的心理咨询师，向一个贫穷的、可能陷入财务危险的来访者倾泻一大堆问题，那么来访者以后可能不会再来咨询了。如果你是非裔或者白人，跟亚裔或者拉丁美洲人一起

工作,极端的询问风格会导致猜疑。如果倒退到种族隔离的年代,同样的问题也会发生。

艾伦在澳大利亚南部跟原住民社会工作者一起做研究和教学。他试图理解他们的文化,以及他们对培训的特殊需求。艾伦有天生的好奇风格和许多问题,但是他和小组成员的关系似乎发展得不错。但是有一天,马特·里格尼,一个艾伦感到尤为亲密的人,把他带到一边,给了他一些非常有益的矫正反馈:

你这个白伙计,总是问问题! 让我告诉你一个白人对我询问时,我是怎样想的。首先,我的文化认为许多问题是无礼的。但是我了解你,知道那是你的工作。但这是当你问我问题时我脑袋里的想法。首先,我怀疑我能否足够信任你,给你一个诚实的回答。然后,我意识到你的问题太复杂了,用几句话很难说清楚。但我知道你需要一个答案。所以我在头脑中认真考虑了你的问题。然而,你知道发生了什么吗? 在我能回答你前一个问题之前,你已经切换到了下一个问题!

艾伦很幸运,因为他获得了足够的信任和友好,马特愿意和他分享他的观点。许多有色人种人士说澳大利亚原住民的反馈也道出了他们在跟白种人进行交流时的感觉。残疾人、男同性恋者、女同性恋者、双性恋者、精神谈话者还有很多其他人——事实上,可能任何人——都会对使用过多询问的心理咨询师产生不信任。

另一方面,在以帮助处在风险中的青少年以更积极的方式重新定义自己为目标的小组会谈中,询问是非常有用的,参见资源框5.2。

资源框5.2　咨询技巧的国内与国际视角

询问在面向处在风险中的青少年咨询中的运用

考特兰·李,美国咨询协会前主席,马里兰大学

马利克是一个13岁的非裔美国人,在郊区一所初中读七年级。他和母亲以及七岁的妹妹住在一间公寓里,公寓位于中下阶层(工人阶层)聚集的环境复杂的区域。马利克的父母亲在他六岁的时候就离婚了,他很少见到自己的父亲。他的母亲靠同时做两份工作来维持全家的生计,他和妹妹放学回家后母亲不能在家陪他们。

在小学期间,马利克都是一个优秀的学生。但是,自从开始上初中后,他的成绩急剧下降,他表示自己对好成绩完全没有兴趣。他在学校成天和一群七八年级经常惹事的男孩混在一起。

这是一个典型的十几岁的非裔美国人案例。但是其他种族/民族群体中同样存

在这样的问题,尤其是那些贫困家庭的孩子。哪怕是在一些富裕的家庭,相同的模式也经常发生。许多十几岁的青少年存在惹祸或吸食毒品的风险。

当他还是个小男孩的时候,马利克就需要承担一个男人的责任,他必须把母亲不能做的事情扛起来。同时,他的同伴藐视学业成功的重要性,想反抗传统的权威。马利克正在艰难地从男孩向男人转变,却没有正面的男性做榜样。

我曾发起过一个咨询项目,该项目的主要目标是让黑人中的未成年男孩拥有个人和文化自豪感。关于项目的详细内容参见我写的《强壮的黑人男性》(*Empowering Black Males*, 1992),我关注的核心问题是"一个强壮的黑人是怎样的?"尽管设计这个问题主要是用于小组会谈的,同时针对参与一对一咨询的未成年男性也进行了询问。这样做的主要考量是帮助青少年重新以更积极的方式来定义什么叫作强壮与有力量。关于这一点,我发现了一些有用的问题:

▲ 什么使一个男人强壮?

▲ 就你个人而言,你知道哪些强壮的黑人男性? 什么使得这些男性强壮?

▲ 你认为自己是强壮的吗? 为什么?

▲ 怎样的身体是强壮的身体?

▲ 滥用身体是强壮的表现吗?

▲ 有哪些非洲英雄或长者对你来说很重要? 他们做了什么,使得他们成为强壮的人?

▲ 学业上的优点怎么样?

▲ 一个强壮的黑人是怎样的?

▲ 一个强壮的黑人做些什么会使得他与众不同?

▲ 你可以做些什么让自己与众不同?

不得不提的是,你不能随便询问一个非裔美国未成年人或任何人种的青少年上述问题,除非你和他已经建立起了积极而开放的关系。要建立足够的信任,才能询问这些有挑战性的问题。你需要离开你的办公室走进学校和社区,成为一个值得信任的人。

作为一名职业心理咨询师,我希望你遇到有挑战性的青少年时能持有积极的态度。他们正在寻找拥有成功人生的榜样,你自己也可以成为他们的榜样之一。我希望你们考虑一下如何建立小组项目来促进他们的发展,对青少年试试上述的一些方法,帮助他们迈向更积极的方向。

▶ 询问可以用来帮助来访者找到正面优势

个人优势清单

在会谈中，来访者经常谈及他们的问题以及他们不能做什么。这些将他们推到了"不平衡"的位置上。结构良好的询问模板可以帮助来访者找到他们以前的成功与正面优点。通过运用优势清单，我们可以帮助来访者聚焦自己，对自己感觉更好。来访者做对了什么？

作为会谈的一部分，我喜欢做一个优势清单。我们现在就花一些时间来确定一下你所具有的或者你以前具有的正面经验和优势。

- ▲ 你能告诉我一个你曾经取得成功的故事吗？我愿意听到具体的细节。
- ▲ 告诉我他人曾经支持你的一次情形，他／她为你做了些什么？你现在的支持系统是什么？
- ▲ 你过去引以为豪的事情有哪些？现在呢？
- ▲ 你干得比较好的事情是什么？或者别人说你做得比较好的事情是什么？

文化／性别／家庭优势清单

现在我们转到个人之外，来看看环境的正面优势。

- ▲ 根据你的种族／民族／信仰历史，你能确定你现在或过去拥有的一些正面优势、视觉印象和经验吗？
- ▲ 你能回忆出一个朋友或者家庭成员，跟你同样性别，他／她处理逆境的方式代表了某种类型的英雄吗？你能记起他／她的样子吗？
- ▲ 尽管有很多的家庭问题，但我们都拥有家庭力量。家庭包括我们的大家庭、继家庭，甚至过去那些对我们有特别意义的人。比如，一些人会谈到一位特别的老师、一个学校管理人员，或者一位热心的老人。你能具体地告诉我他们的情况以及他们对你意味着什么吗？

关于问题的一些具有积极意义的例外

探究问题没有发生的情形通常很有效。在有关信念的咨询中，这是另一种常用的方法。有了这些信息，你可以决定做什么是正确的，然后鼓励来访者做更多同样的事情。

- ▲ 让我们关注一下例外的情况。问题或者忧虑没有产生，或者不是那么困难的是什么时候？请给我关于这些时刻的一些例子。

▲　只有很少的问题会一直发生。你能告诉我这件事没有发生的一次情形吗？那可能会给到我们一个解决问题的主意。

▲　这个例子和往常的有什么不同？

▲　更积极的结果是怎样产生的？

▲　这跟你平时解决问题的方法有什么不同？

许多来访者会毫不犹豫地说出自己的优点，你的观察和反馈会帮助他们重新认识自己。"还有什么吗？"这类询问给来访者提供了一个机会，能够对你的反馈增加更多的力量与资源。

很明显你不会一直有时间来帮助来访者寻找所有力量与正面优点。但是当仅仅关注消极故事的时候，你会把你的来访者放在一个很脆弱的位置。不要用寻找正面优点来掩盖或隐藏基本问题。更恰当地来说，正面优点是来访者解决他们问题的资源。

▶　针对不善言辞的来访者运用开放式和封闭式问题

总的来说，开放式问题比封闭式问题在会谈中更受欢迎。但必须认识到开放式问题需要一个健谈的来访者。他要乐意和你分享。这里有一些建议，鼓励来访者跟你更自由地交谈。

根据来访者的情况建立信任关系

对于犹豫的来访者而言，最关键的问题是建立信任。对于一些来访者而言，太早出现大量询问会使得信任的建立成为一个缓慢的过程。如果一个来访者是被要求来见你的，或者和你的文化背景不同，他/她可能不太愿意跟你交谈。首要的是建立信任，同时你自己自然的开放性与社交技巧尤其重要。与一些来访者建立信任需要一次完整的会谈或者更长时间。

寻找具体的例子

一些心理咨询师和许多来访者的会谈很模糊和笼统，我们称之为"高高地站在抽象阶梯上会谈"。拿它与使用具体明确的语言相比较，在后一种情况下，来访者所说的内容直接是有意义的。如果你的来访者谈论一些笼统的措辞，叫人难以理解，询问"你能给我一个具体的例子吗？"尤为有效。

既然例子让问题更清楚，甚至可以询问更多具体的问题："你说你和你的老师相处不好,你的老师具体对你说过或做过什么呢?"如果关注具体的事例,你帮助来访者的机会就大大增加了,当然你需要以不带评判的方式,避免对来访者品头论足。

关注细节的具体询问的一些例子如下。

▲ 根据时间顺序讲述故事:"首先发生了什么? 接下来发生了什么? 结果是什么?"

▲ 关注可观察的具体行动:"其他人说什么了? 他/她做了什么? 你说了什么或做了什么?"

▲ 帮助来访者看到事情的结果:"后来发生了什么? 你后来都干什么了? 他/她后来干了什么?"有时来访者太关注事件以至于没有意识到事情已经结束了。

▲ 关注情绪:"在这件事情发生之前,你感觉到和想到了什么? 其间呢? 发生之后呢? 你认为别人会怎么想?"

注意,先前的每个问题都需要相对简短的回答。这些都是开放式问题,它们更关注谈话的方向,可以通过一些封闭式问题来平衡。不要期望你不善言辞的来访者对你的这些问题会有全面的回答。你可能需要询问一些封闭式的问题,来补充一些细节和获得详细的信息。"他是否说了什么?""她在哪里?""你的家人感到愤怒吗?""他们回答'是'还是'不是'?"

一个引导性的封闭式问题是很危险的,尤其在跟儿童会谈时。在先前的例子中,你可以看到长长的一系列封闭式问题可以引导出故事,但是也可能使来访者仅仅对你的询问提供有限的回应,而不是他们心里真正所想的或者感觉的。更糟糕的是,来访者可能采用你的思考方式来结束会谈或以后不再来见你。

▶ 小结：对询问做出你的决策

我们通过让你仔细地回想自己关于询问的经历开始了这一章。很清楚,过度使用询问技巧可能伤害你与来访者的关系。另一方面,询问可以促进谈话和保证获得信息的全景图。询问可以帮助来访者想起遗漏的信息。这些问题有"还有什么吗?""到现在为止我们遗漏了什么吗?""你能想到有什么刚刚发生在你生活中的重要的事情,而你还没有告诉我的吗?"

以人为中心的理论家和许多专业人士反对使用询问。他们强烈反对询问中带有控制的暗示。他们指出,仔细的贯注和运用一些倾听技巧可以引导出来访者的主要问题。如果你接待了一个和你文化背景不同的人,某种询问风格可能会导致不信任。在这种情况下,询问需要跟自我披露和倾听技巧相平衡。

我们关于询问的立场很清晰——我们相信询问,同时我们也害怕过度使用。我们对一些简短心理咨询师印象深刻,他们使用询问比其他任何技巧都多,但仍然能够尊重他们的来访者并帮助他们做出改变。另一方面,我们也发现,一些已经显示出优秀贯注技巧的学生却倒退回仅使用询问的地步。询问可以是一个很好用的"装置",但是咨询师同样需要仔细地倾听来访者,如果这对会谈有意义的话。

寻找正面优点是咨询开始后会谈微技巧的基础。我们相信卡尔·罗杰斯是正确的,他强调积极关注与无条件接纳。我们一次次注意到,治疗通常以弄巧成拙的重复而结束。能引出力量与资源的那些询问常常能引导来访者了解自己的一些明确优点,他们可以运用这些优点帮助自身解决问题和疑惑。

对本章最有用的总结将是你自己的印象与决定。你个人对使用询问的立场在哪里?

▼▼▼▼	要点
询问的价值	询问帮助会谈开始,为讨论打开新的领域,帮助查明和划分问题,也帮助来访者自我探索。
开放式问题	询问可以是开放式的或封闭式的。**开放式问题**不能用简短的几句话回答,鼓励人们开口,给你提供最大程度的信息。典型的开放式问题以"什么""怎么样""为什么"和"能否"开头。在所有的开放式问题中,最有帮助的是"你能就……给我一个明确的例子吗?"
封闭式问题	**封闭式问题**可以用简短的几个词语或句子来回答,在关注会谈本身和引出一些具体信息方面有优势,但是需要心理咨询师有很强的责任感。封闭式问题通常以"是"开始。举个例子,"你住在哪里?" 需要注意的一个问题是,无论开放式或封闭式问题,如果一个话题对来访者足够有趣或重要,通常都会延长会谈时间。如果会谈进展得很顺利,开放式问题与封闭式问题之间的区别就没有那么重要了。
了解背景的新闻式询问	阅读完本章,你需要理解的关键问题是诊断和询问的大体框架,这跟新闻记者写新闻的大体框架差不多,"谁""什么""什么时候""哪里""怎么样""为什么"。 ▲ 谁是来访者? 关键的个人背景因素是什么? 有什么其他人牵扯在内吗? ▲ 问题是什么? 情况的详细细节是什么? ▲ 问题是什么时候发生的? 接下来发生了什么? ▲ 问题在哪里发生的? 环境和周围的情况怎么样? ▲ 来访者怎么反应的? 他/她感觉怎么样? ▲ 问题或者忧虑为什么会发生?
"还有什么吗"问题	还有什么别的吗? 我们遗漏了什么? "还有什么吗"问题可以带出遗漏的信息。这些询问具有最大程度的开放性,允许来访者自己控制。
积极方法的必要性	人们通常认为咨询与心理治疗主要关注生活中的挑战与问题。但这一关注点需要与引出来访者的力量、发现亲友的支持以及找到现在和过去的成就相平衡。咨询会谈的训练可能过分强调忧虑与困难。需要使用一种积极的方法来加以平衡。

（续表）

▼▼▼▼	要点
多元文化问题	所有这些询问都可能使一些来访者关上自己的心扉。一些文化群体认为北美人一个接一个的询问很无理且具有侵犯性，尤其是建立信任之前的询问。但是询问是西方文化中非常重要的一个部分，为获得来访者认为有用的信息提供了一种途径。询问帮助我们找到来访者个人、家庭和文化/背景资源。如果询问具有恰当的结构，同时让来访者意识到这是为了帮助他们达到自己的目标，那么询问就会变得容易一些。
积极的	仅仅重视消极的问题可能会导致沮丧和气馁的恶性循环。寻找积极面、强调优势、积极心理学以及健康平衡了针对问题与忧虑的会谈。来访者做得正确的是什么？问题有哪些例外发生？来访者可以有哪些新的选择？这些选择可以怎样丰富来访者的生活？

▶ 能力实践练习和能力文件夹

　　花一些时间掌握本章提到的很多概念与技能，把它们作为你咨询或心理治疗中有效的一部分。下方的练习将帮助你达成这一目标，但你需要在贯穿本书的学习中以及其他时候持续地学习这些概念。通过实践，所有这些材料将变得更清晰，同时最重要的是，它们会成为你自然风格的一部分。

个人实践

　　练习1：写下封闭式和开放式问题　选择以下一个或多个来访者的故事，然后写下开放式和封闭式问题以引出更多的信息。你会询问用来引出具体信息的封闭式问题吗？你会用开放式问题推动这些话题的详细阐述吗？包括事实、情感和可能的原因？当你考虑与年龄相关的跨文化问题时，哪些特别的考虑将对每个人都有益处？

　　乔丹(15岁，非裔美国人)：我在走廊上走，三个同性恋走向了我，称我为同性恋，把我推到了墙边。他们开始攻击我，这时有个老师来了。

　　艾丽夏(35岁，波兰裔美国人)：我在三次晋升中都被忽略了。每次，我都被列为下次考虑的对象。我很生气，也对自己感到怀疑。

　　多米尼克(78岁，法裔加拿大人)：我的感觉非常糟糕。在这个"家"里，没有人注意我。食物也很难吃。每个人都很无力。我有时感到很恐怖。

给上述一个或多个案例写下一些开放式问题。列出来的问题应该能够带来更多的信息、事实、感受和原因。

能否……？

什么……？

怎么样……？

为什么……？

接下来写出三个封闭式问题来获得有用的具体信息。

能否……？

是……？

哪里……？

最后，写下一个询问，以获得一些具体的例子与细节，使问题更加明确和易于理解。

练习 2：在你的日常互动中观察询问　本章已经讨论了基本的询问词"什么""怎么样""为什么""能否"，以及来访者针对每个询问做出的不同反应。在和一个朋友或熟人交谈时，按顺序尝试使用下面五个基本询问：

你**能否**大概说一下发生了什么吗？

最关键的事实是**什么**？

你对这种情况是**怎么**感觉的？

你觉得**为什么**它会发生？

还有什么其他重要的？我们遗漏了什么吗？

在这里记录下你的观察。前面的预测实现了吗？来访者有没有按顺序给你提供：(a) 关于情况的总体描述；(b) 相关事实；(c) 对情况的个人感受；(d) 可能引起这种情况的背景原因。

团 体 实 践

以下是建议用于询问实践的练习。目标是同时使用开放式问题和封闭式问题。对实践的指导性步骤，在第 3 章贯注行为部分已经做了简短的描述。为了获得系统练习各步骤的更多信息，参照指示是有必要的。

练习 3：开放式与封闭式问题的系统团体实践

步骤 1：分成实践小组

步骤 2：选一位组长

步骤 3：为第一次实践会谈分配角色

▲　来访者

▲ 心理咨询师

▲ 观察者1：使用反馈表(资源框5.3)，负责微督导过程。记得既要看到心理咨询师做得好的地方，也要关注需要加以提升的地方。

▲ 观察者2：操作仪器、计时，也要完成反馈表。

资源框5.3 反馈表：询问

_____(日期)

_____   _____
 (心理咨询师姓名)   (填表人姓名)

说明： 尽可能完整地记录心理咨询师的询问。至少写出询问的关键词(什么、为什么、怎么样、是否等)，指出每个询问是开放式问题还是封闭式问题。如果需要，可以加页。

---

1. _____
2. _____
3. _____
4. _____
5. _____
6. _____
7. _____
8. _____
9. _____
10. _____

1. 哪些询问提供了有关来访者最有用的信息？

2. 对心理咨询师的贯注行为提出具体的反馈。

3. 讨论寻找正面优点以及询问的使用。

第四步：制订计划。心理咨询师应该计划同时使用开放式问题和封闭式问题。包括在实践会谈中非常关键的"什么""怎么样""为什么"和"能否"问题。再加上"还有什么吗"来丰富来访者的故事。

讨论一个有关工作挑战的问题。来访者可能会分享现在或过去在工作上的人际冲突。心理咨询师首先引出冲突故事，然后寻找正面优点和力量。

建议选用的话题如下：

▲ 与一个朋友或家人的冲突

▲ 一个积极的爱好(如慢跑、健康食品、自行车、小组运动)

▲ 源于精神性或者种族/民族背景的力量

第五步：只使用询问技巧进行一次 3～6 分钟的会谈实践。心理咨询师练习开放式问题和封闭式问题时，可能希望手中有一份建议询问的词干清单。来访者相对合作与健谈，但是他回应问题的时间不应该过长，不然心理咨询师仅有非常有限的机会来询问。假如你决定选择一个更有挑战性的话题，将需要更多的时间。

第六步：用 12 分钟复习实践，给心理咨询师提供具体的反馈。记得要定时停止录音机和录像机，来听或观看发生的事情以获得更清晰的事实。总的来说，在回听和回看磁带之前先提供一些反馈是明智的。但是这样做有时会导致后来根本不再回看或者回听磁带。

第七步：互换角色。

能 力 文 件 夹

确定你自己的理论与风格，以能力为基础就能以最高的水平达到会谈微技巧层次的顶点。本书每一章都以一个反思性的练习结束，询问你所讨论的内容的想法与感受。到你结束这本书时，你开始确定自己的风格与理论之际，你对你的能力会有一个真实的记录，同时也是很好的书面记录。

用以下检验单来评估你现在掌握的水平。检查你现在能够胜任的那些方面。那些未经检验的方面可以作为将来的目标。在看完这本书的时候，不要期望在每个方面都能获得意向性能力。不过，你会发现，通过重复和练习你将能够提高能力。

水平 1：识别和分类

☐ 能对开放式问题和封闭式问题进行识别与分类。

☐ 能够对询问中出现的多样性话题进行初步讨论。

☐ 能够写出可以预见来访者接下来要讲什么的开放式问题与封闭式问题。

水平 2：基本能力 在进入下一个技巧领域之前，把这个能力水平作为目标。

❏ 在角色扮演会谈中询问开放式和封闭式问题的能力。

❏ 获得使用开放式问题得到长反应，运用封闭式问题得到短反应的能力。

水平3：意向性能力。通过本书学习意向性能力。不管我们从哪里开始，我们所有人都可以改进我们的技巧。

❏ 用封闭式问题获取必要信息的能力，同时不会打断来访者自然的谈话。

❏ 用开放式问题帮助来访者详细阐述他们故事的能力。

❏ 用"能否"这类询问获得来访者大概故事的能力。("你能大概告诉我发生了什么吗？""告诉我更多？")。

❏ 用"什么"这类询问推进对事实的讨论的能力。

❏ 用"怎么样"这类询问带出感受("你对那的感受怎么样？")，以及关于过程或顺序的信息("那是怎么发生的？")的能力。

❏ 用"为什么"这类询问引出来访者原因的能力("你为什么认为你的配偶／爱人反应冷淡？")。

❏ 引出来访者具体信息和细节的能力("你能给我一个明确的例子吗？")。

水平4：传授能力。就像前面说的，此时不要期望你自己在教团体或同辈的心理咨询师这些技巧时很熟练。你会发现，不管怎样，许多从询问的直接引导中受益的来访者更关注别人的想法与观念而不是他们自己的。那些对自己谈论很多的来访者，发现这些技巧在打破只关注自我方面很有用。同时请指出太多询问存在的风险，尤其是"为什么"询问，它会将其他人处于困境，使得他们产生防御心理。

❏ 在助人谈话中，教给来访者询问这一社会技能的能力。你可以告诉来访者这一技巧或者和他们练习角色扮演。

❏ 教给一个小组询问技巧的能力。

▶ 确定你自己的风格和理论：对询问的批评性自我反思

这一章集中讨论了在会谈中使用询问的有利因素和不利因素。作为作者，就我们而言，明显认为询问是咨询过程中一个重要的部分。我们已设法指出那些跟我们不同的意见。询问在会谈、咨询和治疗中可以帮助建立有效的工作同盟关系。

不管关于会谈、咨询和心理治疗的教科书如何说，事实仍是：是你决定是否使用这些观点、建议和概念。在这一章，课堂上或通过非正式学习所提供的所有知识中，哪个观点对你而言是不同凡响的？你认为哪一个最出色并且可以作为你下一步的指导？你对种族／种族划分的想法是什么，它和你对询问的使用有什么关系呢？你是怎样用这一章的观点开始建立自己风格和理论的过程的呢？

▶ 关于本杰明，我们的想法

开始会谈之前，我们可以向本杰明解释我们想了解他对自己毕业后有什么打算。会谈中我们可以从非正式的谈话开始，比如聊聊目前学校的事情或我们了解的一些关于他个人的事情。第一个问题可以类似这样表达："你很快就要进入三年级了，你对毕业后有什么打算吗？"如果这个问题打开了一些尝试性的想法，我们会认真倾听并向他询问一些细节。如果他在自愿入伍或加入一个当地社区大学或州立大学之间犹豫不决，我们可能询问他以下问题：

"这些选择分别对你有什么吸引力？"

"你能告诉我你有哪些优点，对你进入部队或大学有帮助的吗？"

"如果进入大学，你可能想学什么专业？"

"在这些决策中，财务问题有着怎样的影响？"

"这些可能性分别有什么缺点吗？"

"你能否想象一下 10 年后你理想的生活是什么样的？"

另一方面，本杰明可能只回答："我不知道，但是我猜我最好开始考虑这个问题。"然后等着你给出指导。你意识到需要回顾他过去喜欢的东西和不喜欢的东西，这些都可以作为他未来可能的线索。

"在高中时你最喜欢的课程是什么？"

"你有些什么样的活动？"

"你能否告诉我你做过的一些工作？"

"你能否告诉我你的爱好以及在闲暇时间做些什么？"

"什么让你感到很兴奋，卷入度很高？"

"你做过什么让自己感到很幸福的事情？"

基于这些问题获得的信息，我们可以看到本杰明的能力与兴趣模式，对未来的行为可提供参考。

如果本杰明在咨询办公室感到不自在，那么这些问题都可能使他关上心扉。他可能认为我们是在拷问他，甚至觉得我们是在侵入他的世界。一般来说，获取并组织这类重要信息需要使用询问。但是询问只有当你和来访者共同工作，并建立了良好的关系时才有效。

第 6 章

鼓励、释义和总结：
积极倾听的关键技能

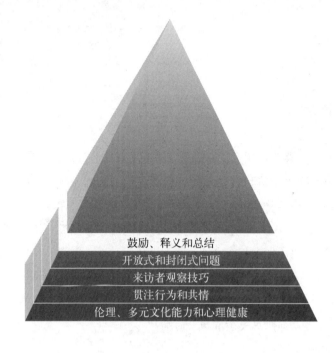

鼓励、释义和总结
开放式和封闭式问题
来访者观察技巧
贯注行为和共情
伦理、多元文化能力和心理健康

可能性只是一句话……我们的目标是让眼睛一亮！

——安德鲁·赞德

本章任务

来访者需要知道心理咨询师一直在倾听他们，已经理解他们的观点，并像他们所经历的那样感受他们的世界。鼓励、释义和总结是积极倾听的三种核心的基本技巧，有助于建立共情。一旦来访者的故事得到真正的倾听，他们便会更为开放，做好改变的准备。

本章目的和能力目标

对积极倾听技能的认知、了解、技能和行动能帮助你：

▲ 帮助来访者澄清他们想说的东西。

▲ 鼓励来访者更详细地阐述关键点，提供进一步的信息，以便对理解和意义加以明确。

▲ 通过复述来访者故事中关键的词句和想法，你可以检验倾听的准确性。

▲ 倾听来访者的优点以及所展现的积极的方面，这是来访者做出结构性改变的基础。

▲ 通过定期总结，帮助来访者组织他们问题与忧虑中关键的方面。

詹妮弗(进入房间,马上开始了谈话):我真的需要和你聊聊。我不知道从何开始。这学期事情进展得非常顺利。但是我刚结束了我的最后一门考试,这简直是个灾难,可能因为我最近都没有好好学习。过去一个月我都在和一个男生约会,但是昨晚一切都结束了……(停顿)但是真正困扰我的是,上周一我的爸爸妈妈打电话来说他们要离婚了。我知道他们经常打架,但是我从来没想过他们有一天会离婚。我想回家,可是我害怕……

詹妮弗又接着说了3分钟,基本说的是同样的话,不断地重复,看起来都要掉眼泪了。她有时候说得太快,令人很难跟上她的节奏。她终于停了下来,充满期待地看着你。

在此刻你脑海中会闪现关于詹妮弗的什么念头? 你可以说些什么或者做些什么,让她感到你理解她,正在与她共情? 假如我们承诺要强调力量和正面优点,那对于什么时候说以及如何说一些非问题的内容,你有什么想法? 可以拿你的想法和下面我们的想法做下对照。

如果和詹妮弗会谈,首先这样说会有帮助:"我知道你现在真的很受伤",然后对詹妮弗遇到的几个问题做下总结,复述一遍给她听。作为最初反应的一部分,可以使用**检验**(checkout)(如"我听得对吗?")来确认倾听的准确性。检验(有时被称为*知觉检查*)可以帮助你确认总结的准确性。接着你可以问她:"你刚才谈到了很多事情。今天我们将从哪儿开始?"

另一种策略是先关注最有冲击性的危机。我们可以从分手,或者说更可能从詹妮弗父母的离婚开始,因为后者看来是最困扰她的问题,当然她需要自己告诉我们什么对她是最重要的。然后,我们可以对她的关键观点进行重述、释义和小结。这样做也许可以帮助她在转向其他问题之前先关注一个关键问题。其他问题,比如分手,可以和父母离婚联系起来。一旦找到方向,其他问题可以后续再讨论。

我们需要时刻记住詹妮弗潜在的力量与资源。很明显,此刻她感受不到自己拥有任何的力量或资源。但是,如果你仔细地倾听,很快你就可以列出有关她的力量的清单。她说出的第一个句子中就有线索:"事情进展得非常顺利。"在一个恰当的时机,对这些关键词做释义回溯有可能打开了解她力量与资源的途径。可能你会发现她有很多朋友,之前有过不错的成绩,在离婚之前她父母曾有过和谐的关系。所有这些都可以被总结为正面优点,用于帮助她处理所面临的短期和长期的问题。

▶ 引言：积极倾听

倾听是一个主动的过程。不管你是否运用贯注技巧或本章中的一些技巧，你都必须全神贯注地投入到会谈过程中去。如果你使用这里定义的鼓励、释义和总结技巧，你可以预期来访者将做出什么回应。

鼓励(使用鼓励手段和重述)	预 期 的 结 果
做出简短的回应，使得来访者更能表达自己。可以是言语的重述(重复关键词和简短的陈述)或者是非言语的行为(点头和微笑)。	来访者会对主题做出详细的阐释，尤其是带有疑问的语气运用鼓励和重述。
释义(也被称为"内容反映")	预 期 的 结 果
简化、阐明刚才所说的话的核心，注意做释义时要使用来访者的关键词。释义时通常以疑问的语气反馈给来访者。	来访者会感到自己被倾听了。他们倾向于给出更多的细节，而不是重复相同的故事。如果释义不准确，来访者也有机会对心理咨询师做出纠正。
总　　　结	预 期 的 结 果
总结来访者的评论，整合他们的想法、情绪和行为。这一技巧与释义类似，但是总结针对来访者更长时间内所说的话。总结时重要的是你要努力找到可以支持来访者的力量与资源。	来访者感到被倾听，常常还可以学习到自己多个部分的故事是如何被整合的。总结可以促使讨论更集中、更聚焦。总结还可以用来向新的话题过渡，或者开始或结束一次完整的会谈。

积极倾听要求你全身心地投入，帮助来访者扩充和丰富他们的故事。需要你能听到来访者想法、情感和行为中发生的微妙变化，这就要求你对来访者的思路了如指掌。所以说，积极的倾听需要全身心的投入。

鼓励、释义和总结是共情理解的三个基本技巧，能够帮助你和来访者进行交流，让他们感到自己被倾听了。运用这些准确的倾听技巧，你不会把自己的想法和来访者所说的相混淆，并且能够运用来访者的关键词向来访者反馈你所听到的。通过提炼、简化和明确他们所说的话来帮助他们。

鼓励指心理咨询师或心理治疗师运用言语的和非言语的方式使来访者介绍更多的信息。此技巧包括点头、张开手、运用像"嗯哼"等肯定性短语，以及重复来访者所说的话中的关键词。重述是更深一层的鼓励方法，指准确地重复来访者使用的两个或多个词。此外，适当的微笑和关心也是两种主要的鼓励手段，使得来访者在会谈中感觉更轻松,从而更能表达自己。

释义,有时也被称为"内容反映",指对刚才所听到的来访者的主要述说内容做出反馈。倾听者通过简化并阐明来访者的论述来做到这一点。释义并不是机械地重复,而是用你自己的话加上来访者所说的关键词来解释的。

总结与释义类似,但主要用来阐明及提炼来访者在很长时间内所说的话。总结可以用来开始或结束一次会谈,或向新的话题过渡,或阐明复杂的问题。最重要的是,通过总结可以帮助你和来访者思考、整理会谈中的一些过程。

▶ 共情、无条件的积极关注和积极倾听技巧

如在第 3 章中解释过的,共情是贯注行为和观察行为的基础。但是我们还可以从更多的维度来阐述共情。罗杰斯非常强调**无条件积极关注**(unconditional positive regarob)。与这一概念有关的另一个词是**接纳**(acceptance),一个可能相对容易理解和运用的短语。

人们通过接纳,也就是给予我们罗杰斯提出的无条件关注来滋养我们的成长。这是一种优雅的态度,一种即使知道我们失败也同样会重视我们的态度。这是一种深刻的信念,让我们放下一切托辞,承认我们最糟糕的感受,发现我们仍然是被接纳的。在一段良好的婚姻关系、亲密的家庭关系或密切的朋友关系中,我们感到非常自由和自然,不用担心会失去其他人的尊重(Myers,2013)。

要接纳来访者他/她本身是一个挑战。我们很容易对一个被欺负的孩子给予无条件的积极关注,而反过来,要接纳那个欺负者则需要付出大得多的努力。对那些想法或行为带给你麻烦的人进行共情,需要你做出额外的努力。你想到的只是接纳这个人,而没有其他的想法或行为,这将对你会有帮助。如果你接触的孩子或青少年被诊断为品行障碍,对他们感到愤怒或责怪毫无益处。从倾听来访者"来自哪里"开始,你将会发现这超出你的想象,原来自己有更大的潜能去接纳他人。共情可以被评估为可互换共情、强化共情或弱化共情。在弱化反馈中,心理咨询师过多地关注消极的方面,忽略了可能性。在可互换的反馈中,心理咨询师准确地注意到或反馈来访者所说的内容。有效共情的基础是听到来访者说的话。这个时候是和一个有困难的来访者进行会谈时很好的切入点。强化共情包含积极的部分。即使是最困难的来访者也有一些良好的品质与优点。倾听他们,运用倾听技巧中积极的部分。

心理咨询师指出,即使在最糟糕的情况下,来访者也可以提供一些东西,这是强化反馈的一种特殊类型。比如,假设詹妮弗花 10 分钟来搜寻她对父母离婚的想法与

感受。可能有眼泪、有愤怒的表达，但是同样也有一些时刻她能感受到父母在努力支持她，尽管他们两个人自己的关系看起来已经结束了。时常在你来访者身上寻找一些积极的、有力量的方面。首先，准确简洁地对消极的故事做出总结，更重要的是，增加对力量的搜寻。

咨询师：（总结完詹妮弗的故事后）詹妮弗，在故事的中间部分，我听到了一些有力量的地方。你和父母的关系都很亲密，而且他们都想和你在一起，尽管他们两个自己的关系有问题。我听到了你关心他们，同时他们也很在乎你。而且，幸运的是，你其他课程的成绩都不错，所以你也可以把学习再捡起来。这些你听起来感觉怎么样？

这些反馈不会马上解决困难，但是它们能守住希望，同时为来访者自我探索、找到解决方案提供了框架。

为了理解积极倾听的重要性，我们花点时间来看看它的反面——弱化技巧。它看起来像是在倾听，但实际上将来访者的问题最小化了，扭曲了他们所说的话，与来访者或情境不能建立任何积极的关系。

詹妮弗，我听到了你所说的。很艰难，但是我相信你可以迈过去的。（早早地做出令人安心的保证，实际是将她的问题最小化了，这很少会有帮助。）

我理解你的父母正在考虑离婚，你想阻止他们。（这是一种扭曲。父母已经决定离婚，而詹妮弗未谈及任何想阻止他们的兴趣或能力。）

我看到了你很受伤，不知道该走向何方，因为你谈及了你的父母和考试上的失利。但是你也和那个男人分手了。告诉我更多关于发生了什么的信息。（这个问题需要在某个时间点进行探索，但不是现在。这会将关注点再次拉到消极的方面，让来访者很孤单，没有积极的支持。）

在这三个例子中，心理咨询师的确将他们"自己的事"和来访者的事混淆在了一起。倾听自己不是倾听来访者。

反思 准确的共情

准确的共情不像我们所想象的那么平常，也没有那么容易做到，但是它的影响确实是深刻的。让你的朋友或家人给你讲一个故事（关于一次冲突，一次积极的体验，一个正发生的挑战）。你只需要坐下来听就可以了，也可以问几个问题来丰富与扩展这个故事。带着接纳倾听，同时寻找力量与资源。询问你的朋友你的总结是否准确，以及他对于被倾听的感受。写下其他人的反应，以及你对他们反应的想法。

你学到了什么?

带着接纳的倾听对你来说是否容易?

当你重复志愿者说的话时,准确吗?

根据志愿者的反馈,你的总结准确与否?

你发现了哪些力量与资源?

你对其他人的反应怎么看?

对于他／她的反应,你留意到自己有什么想法?

▶ 咨询会谈例子：他们因我的鞋子取笑我

下面的会谈是一个经过剪辑的录像版本,由本书作者玛丽和达玛黎(儿童演员)共同完成。达玛黎,11 岁,是一个六年级学生。会谈讲的是一个孩子的问题,但我们所有人不论年龄大小,都与我们最亲近的人发生过一些不愉快的事情。玛丽首先引出了孩子被取笑的故事,接着是达玛黎对这个故事的看法与情绪。玛丽接下来关注的是孩子的力量,是健康方法的例子之一。

玛丽用了很多的鼓励性的话语与重述。我们可以回顾一下录像会谈的记录,发现玛丽运用了 9 个最短的鼓励语(“噢”“嗯⋯⋯”),2 处积极鼓励的话(“太棒了”“非常好”),以及 4 处关于信念的重述,还有无数的微笑与点头。积极倾听孩子所说的话需要你不断地投入,表现出兴趣以及良好的幽默感。儿童的回答往往比较简单,和儿童会谈的时间比成人所用的时间短。

心理咨询师和来访者的对话	过 程 评 论
1. 玛丽：达玛黎,最近怎么样?	玛丽和达玛黎已经通过学校活动认识对方,所以他们两个人的关系已经建立起来了。
2. 达玛黎：挺好的。	她笑了笑,然后坐下了。
3. 玛丽：很高兴你能来。我们谈话时,如果你想随便写点什么或画点什么,就用这些记号笔吧,我知道你一定想和我说点什么。	玛丽首先欢迎了这个孩子,并给了她一些可以动手的东西。许多儿童在和心理咨询师谈话时往往坐立不安。他们需要做些其他的事情。达玛黎接过工具就开始画起来。如果是个活跃的青少年男孩,讨论问题时你可以将他带去篮球场。给成年人一些可以动手的东西也会有帮助。

(续表)

心理咨询师和来访者的对话	过 程 评 论
4. 达玛黎:在学校,我的班里有一群女生,她们因为我穿的不是耐克就一直嘲笑我。	达玛黎向下看了看,显得有些沮丧。她停止了画画。孩子们很清楚自己的经济状况,尤其是在他们比较困顿时。还有一些孩子可能只有旧胶鞋,而达玛黎至少还有新胶鞋。
5. 玛丽:她们"一直在嘲笑你吗"?	用达玛黎的关键句进行重述。
6. 达玛黎:是的,它们不是最好的。我的意思是,它们不是耐克,就像其他同学穿的那样。	达玛黎悲伤的语调中夹杂着一些愤怒,她又开始画画了。
7. 玛丽:是的,可是那也是很好的鞋子。你知道的?	有时候咨询师会试图安慰来访者而不只是倾听。玛丽提供了安慰,一句简单的"嗯哼"可能会比较有效。但是,在后面的会谈中给予安慰可能是非常有效的一种干预。(这是轻微的弱化,但不会破坏会谈过程。不要期望每个反应都能达到第三级的水平,即强化共情。)
8. 达玛黎:是的,但是你知道我家并不富裕,而那些女孩家都非常有钱。	来访者尤其是孩子,会犹豫地反驳心理咨询师。注意到达玛黎说"但是……",当来访者说"是的,但是……"时,心理咨询师明显跑题了,这时需要改变他们的风格。
9. 玛丽:我明白。她们买得起耐克鞋,而你也有新鞋子,只是你的鞋子和她们的不一样,然而她们因此嘲笑你?	玛丽意识到她的安慰太早了,她又回过头来用达玛黎的关键词,对目前所讨论的核心问题进行了释义。(可互换)
10. 达玛黎:是啊……而且她们有时取笑我,叫我的名字。我感到很难过。我试着不去理她们,但即使这样,我心里仍然觉得受到了伤害。	如果你精确地释义或总结,来访者通常会用"嗯"或"是的"作为回应。他们通常会继续详细讲述他们的故事。
11. 玛丽:她们取笑了你的鞋子,让你感到心里很难过。	玛丽理解了达玛黎的感受。这种类似于释义的情感反映在下一章有比较详细的阐述。(可互换)
12. 达玛黎:嗯……嗯,那是不公平的。	达玛黎想着玛丽的话,满怀期待地看着她接下来会说什么。她的思路回到了最本质的问题上来了。
13. 玛丽:好了,达玛黎,我现在了解到其他孩子是如何因为你没有耐克鞋而取笑你的,而这也确实伤害了你。那的确不公平。你知道,我听说过你,当然也知道你做的所有好事。听到这些嘲笑你的事,我很难过,我知道你的天赋,你喜欢做的所有事情,还有——还有你拥有的优势。	玛丽的总结涵盖了达玛黎的大部分评论,同时玛丽暴露了她自己的感受。适当地运用自我暴露是有帮助的。玛丽通过提醒玛丽拥有的优势,开始了正面优点的搜寻。(可互换,自我暴露关注优势;如果被接受了,可能成为强化共情。)

（续表）

心理咨询师和来访者的对话	过 程 评 论
14. 达玛黎：是啊。	达玛黎轻轻地笑了，也略微放松了。玛丽的话语是强化共情。
15. 玛丽：想到你拥有的所有正面的东西，以及可以提供的东西，你的脑海闪现了什么？	一个开放式问题鼓励达玛黎思考她的力量与正面优点。（强化共情）
16. 达玛黎：是的，在学校里，老师说我会写文章，我长大后想成为一名记者。老师想把我写的上一篇故事放到学校报刊上发表。	达玛黎微笑着，语速有点快。事实上，如果提起他们的能力与力量，所有来访者都会感觉能更好地处理他们的问题。
17. 玛丽：你想成为一名记者，因为你的写作水平很好？哇！	玛丽用达玛黎自己的话热情地释义了对达玛黎的正面评价。（可互换的；因为说话的语气，还有些强化共情的意味。）
18. 达玛黎：嗯哼，我在我们足球队里也踢得很好。我是主力之一，所以我几乎像一个领袖，但是……（达玛黎中间停顿了下来。）	达玛黎第一次在会谈中笑了，在很多事情上她感觉良好。
19. 玛丽：所以，你不仅是一位学者，还是一位领袖和一名运动员，其他人都是崇拜你，对吗？所以作为足球队的一名领袖，你感觉怎么样？	在这个释义中，玛丽额外对学者和运动员两个身份做了澄清，并对正面优点的搜寻做了详细描述。根据在操场上的观察，她知道孩子们的确很崇拜达玛黎。心理咨询师增加了一些相关的词语来扩展意义，这很有帮助。玛丽聪明地运用了检验"对吗？"来看自己是否偏题。同时，玛丽询问了一个关于感受的开放式问题。我们留意到达玛黎用了一个关键的词语"但是"。你认为玛丽应该接着这个话题谈还是应该继续搜寻力量？（可互换的，带有一些强化维度。）
20. 达玛黎：（咯咯地笑，短暂地向下看了看）是的，感觉很好。	向下看并不一定总是意味着悲伤！自发性地短暂向下看的动作叫作"识别反应"。通常它发生于来访者认识并弄懂他们自身的一些新东西时。
21. 玛丽：所以你是一个好学生，同时你很擅长足球，是一个好的主将，这让你内心感觉很好。	玛丽用事实和感受总结了达玛黎的正面优点。这个总结中"良好感觉"和早先讨论的"心理受伤"相矛盾。（强化的）

（续表）

心理咨询师和来访者的对话	过 程 评 论
22. 达玛黎：是啊，它让我内心感觉很好。在我做作业和做每一件事时（停顿，难过的神情又回来了），但是一回到学校，她们憋足了劲要破坏它。	再一次，达玛黎同意了玛丽的释义。她感到从玛丽那里得到了支持，而现在正在准备对付别人的嘲笑。从这里我们可以看到上面第18行对话中隐藏的东西。我们相信玛丽先前忽略"但是"的决定是正确的。很明显，现在需要再次讨论消极的情绪。当消除了达玛黎的健康力量的问题，玛丽可以更好地讨论这些消极感受。
23. 玛丽：她们只不过是想破坏它。既然你心里有这么多美好的感受，在学习上优秀，擅长踢足球，又是个领袖。现在，我只是想知道，你作为一个学生，希望有一天可以成为一名记者，并且是足球队的主将，这样一种美好的感觉我们可以如何加以运用。现在最大的问题是如何保有这些强烈而美好的感觉，以及如何处理那些取笑你的孩子。现在让我们寻找一下解决问题的方法吧。	玛丽重述了达玛黎的上一句话，再次总结了达玛黎做得很好的许多事情。玛丽改变了步调，准备转向会谈中问题解决的部分。在这里，我们很清晰地看到了玛丽的接纳和力量的识别给了达玛黎支持，然后她转向了如何处理这些问题。 不论你是与孩子还是成人一起工作，尽量花和用在问题上同样多甚至更多的时间在力量上。当然，必须听来访者告诉你关于他们问题的细节，不要忽略了他们没有那么积极的情绪和感受的方面。

玛丽在一开始就与达玛黎建立了一种很好的关系，她可以相当快地引出整个故事，之后转向了叙事和发现优势。有了这些信息，再去解决来访者的问题和挑战就会比较容易了。

▶ 与孩子的会谈

所有来访者都需要知道他们得到了咨询师的倾听。与孩子一起工作时，所有的微技巧都能使用，同时更多强调鼓励、释义和总结技巧。许多高效的小学教师经常重复学生刚刚说过的话。这些技巧加强了会谈的效果，帮助孩子基于自己的参考框架娓娓道来。将你的故事告诉那些能准确倾听你的人是一种澄清、安抚和慰藉。资源框6.1列出了更多和孩子工作时的关键观点。

达玛黎因为有人嘲笑她的鞋子这样一件看起来很"微不足道的小事"而感到有压力。当你得知对孩子、青少年和成人生活来说，那些微小的、重复的负性事件有怎样的重要性时，你可能会感到诧异。重复的次数太多带来的不仅只有悲伤，资源框6.2

对这一问题作了回顾。

资源框 6.1　倾听技巧与孩子

贯注

避免俯视孩子,谈话时尽可能与他们的视线高度一致。这就意味着心理咨询师需要坐在地上或小椅子上。孩子精力旺盛,如果他们可以用手做些事情,这对谈话会有帮助;你可以允许他们在谈话的时候画画或玩黏土。要做好心理准备,与孩子交谈时将出现比成人更多跳跃性的主题,但后面是否使用贯注技将他们拉回到关键问题,这需要探讨。放置一些小椅子或布置些有趣的东西,制造适合孩子的气氛。热情的和符合孩子实际喜好的氛围对孩子很重要。访谈过程中要使用名称而非代词,因为孩子在压力下很容易感到困惑(很多成人也是这样的)。微笑、幽默和活跃的风格将有帮助。

问题和具体化

在语言上使用简短的句子、简单的词语和具体化的风格,避免抽象。孩子可能对于太宽泛的开放式问题,如"你能告诉我大概发生了什么事情吗?"可以将这些抽象的问题用具体的情境性语言进行分解,综合使用封闭式与开放式问题,比如"打架发生的时候你在哪里?""在打架之前发生了什么?""然后发生了什么?""他感觉怎么样?""她愤怒吗?"在询问孩子棘手问题时,使用封闭式、带有引导性的问题尤其要谨慎。试图了解他们的观点,而不是你的。

鼓励、释义和总结

高效的小学老师经常使用这些技巧,尤其是释义和鼓励。找到一位优秀的老师,自己去观察下。需要运用这些技巧,加上好的贯注与询问技巧,帮助孩子说出他们的故事。

知情权和与孩子会谈

当你和孩子会谈时,询问一些道德上的问题时首先要获得同意,这是特别重要的。依据国家法律及职业实践准则,通常在和一个儿童进行会谈之前,获得父母的签字允许是非常有必要的。把会谈的有关信息和其他人员分享时也一定要获得同意。孩子及其家庭也应该清楚地了解信息将会被怎样公开,而且会谈记录对他们的评价也应当是有利的。在征求同意的过程中,最重要的一点是要说明来访者有权利在任何情况下撤销同意承诺。

资源框6.2 压力累积：什么时候"小"事情变成创伤？

从某方面来说，因为一个人穿的鞋子就取笑他，这看起来并不严重——孩子嘛！但是，一些贫困家庭的孩子的求学生涯却是在别人对他们穿的衣服、鞋子的直接或间接取笑、嘲弄中度过的。在一次中学同学聚会上，艾伦和一个同班同学交谈，很明显，他情绪沮丧。通过交谈，艾伦很清楚地知道了这个同学在求学过程中遭到的取笑和嘲弄，对他而言，这些经历仍然历历在目，成为痛苦的记忆。

细小的轻视冷落如果经过多年不断的重复，就会变成大的伤害。运动员和学生中比较受欢迎的那一部分人可能会傲慢地嘲弄那些"书呆子""来自农村的人""郊区的"或别的不属于他们这个群体的人。教师、督导甚至是心理咨询师有时也会加入嘲弄者的行列。随着时间的推移，这些轻视在孩子或青少年心中堆积，一些人把别人的嘲弄内化成心理上的自卑，一些人则可能用极端的方式报复别人的嘲弄——看一下全美范围内发生在各个中学和高校的枪击案。

微歧视

歧视和不公平是压力累积或精神创伤的另外的例子，它们有时被称为"微歧视"（Sue, 2010a, 2010b）。玛丽在实习过程中，曾接待过一位年轻的非裔美国妇女，她提及最近遇到的种族侮辱。当她坐在一家餐厅时，听到两个白人在大声地谈论种族隔离时期的"好日子"。也许这些话并不是针对她的，但她仍然感到自己受到了伤害。这个年轻的女人接着谈起她生活中直接或间接的种族侮辱是多么寻常，这让她每天都觉得很沮丧，影响了她的生活。一旦出现困扰她的事情，她就立即给姐姐发信息来缓解情绪，同时还要再找时间和姐姐谈话来寻求支持。这些分心的事情影响着我们的情绪，也就很难在学校学习或工作中做到完全高效。（参见第9章和第10章，里面有艾伦在真实的访谈中如何处理一个相关问题的案例记录。）

不断的微歧视和侮辱带来了对于世界的不安全感（内化成压抑或自责）和紧张，以及对不公平的愤怒（外化成对压抑的觉知）。不管怎么样，被轻视或侮辱的那个人会感到躯体紧张、脉搏加快，心跳加速——经过一段时间，会出现过度紧张和高血压的症状。心理问题表现到生理上，累积的压力会变成创伤。

战争老兵、遭受性骚扰的女性、超重或身材过矮的人、天生或由于后天灾祸而生理残疾的人、同性恋者，以及许多人都存在压力累积，都有形成精神创伤的危险。他们处于后创伤压力的危险之中。

作为心理咨询师，你必须警觉你的来访者表现出来的压力累积和微歧视的信号。

他们在自责内化这些压力吗？或者他们在外化，在心中形成愤怒、生气的模式，他们有可能爆发吗？这些人都有重要的故事要倾诉。首先，这些故事可能听起来很寻常，但是通过你仔细的倾听和给予的支持，日后，创伤压力的反应可能得到缓和或预防。

最后，在社会工作的社会公正这一领域中，心理咨询师有义务尽可能地行动起来进行干预，与压迫与不公平战斗。然而，咨询和心理学在社会行动中的位置还不明确。你的立场是什么？

▶ 从概念到行动：鼓励、释义和总结的积极倾听技巧

要验证你的理解是否完全准确，从来访者想说明的观点中抽取 1～2 个完全符合他个人意思的句子。可以使用你自己的语言，但是针对敏感的重点问题，通常直接引用来访者的原话。

——尤金·简德林和梅瑞林·肯德里克-甘德尔

在咨询和心理治疗中，必须持有非评判性态度，你只需要简单地倾听，接受他们所说的。你的所有行为可能在无意中传递着评判和消极的态度。真正的挑战是做到毫无评判性地接受我们所听到的内容。回忆一下，你会发现来访者能通过捕捉你细微的面部表情来发现你的判断。你可以怎么处理？基本上，随时随地将你的注意力完全集中在来访者身上。之后你可以将自己从这个世界抽离出来，更好地帮助你的来访者。

鼓励

鼓励的方式有点头、开放的手势、积极的面部表情等，能使来访者滔滔不绝地讲述。简单的言语，如"嗯""啊"也能产生同样的效果。沉默和适当的非言语交流是另外一种形式的鼓励。所有这些鼓励形式都最小限度地影响来访者谈论的方向，来访者只要被鼓励保持一直说就可以了。重述和重复来访者的关键语句，或简单的陈述都会对来访者所说的话产生更直接的影响。

让我们想象一下，本章开头部分提到的那位有多个问题的来访者詹妮弗将当前主要问题锁定在她父母离婚的事情上。

我感到我的生活崩溃了。我和爸爸妈妈都很亲近，当他们告诉我他们要分开的

消息，一切都不对劲了。当我坐下来学习时，我无法集中精神。我的室友说我变得易怒。我觉得每件事情都让我心烦意乱。在此之前，我在课堂上一切正常。我真替妈妈感到受伤。

詹妮弗的生活还得继续。最终我们希望关注的是她的力量，但眼前她明显需要倾诉，更深地探索她与父母有关的想法和情绪。在这句话中，我们汇总一下会发现有好几个关键词，重复其中任意一个词语都会引导詹妮弗继续扩展目前的问题。作为心理咨询师，我们倾向于建议准确地重复其关键词："你很受伤。"这样做可以提供机会，让她讨论对母亲、对自己，甚至是其他问题上的情感与想法。

"你真替妈妈感到受伤"，这样说关注点会更狭窄一些，但也可能是另外一个不错的选择。"崩溃""和父母亲近""不能集中""易怒"都可以。所有这些词都可以帮助詹妮弗继续说下去，但的确会导致很不同的方向。

关键词作为鼓励手段可以包含一个、两个或三个词语；重述会更长一些。这两种方式都强调尽量保持来访者自己的语言，典型的做法一般只是将"我"改为"你"。（詹妮弗说"我真替我妈妈感到受伤"，而心理咨询师说"你很受伤"。）

如果你重新读一下上面的段落，大声说出上面建议的鼓励和重述会有益处。心理咨询师可以运用不同的声调，注意你的言语风格是推动了其他人说话或导致了冷场。

除非过分运用或运用不当，原则上所有类型的鼓励都会促进来访者说话。过多地点头、做手势或是太多机械模仿会使来访者烦躁或沮丧。从许多心理咨询师的观察来看，太多的鼓励看起来生硬笨拙，不能表达原意。然而，鼓励太少，会让来访者感到你不感兴趣，不关心他的事。恰到好处的鼓励能帮助交流持续进行，向来访者传递这样的信息：他一直在被认真地倾听。

释义（对内容的反映）

乍看起来，释义是个简单的技巧，似乎只比鼓励稍微复杂一点。如果你能给来访者准确的释义，你可能会以"很对"或者是"是……"来回应来访者。来访者会继续更深入地探讨问题。释义的目的就是推动来访者探求和阐明问题。你伴随释义的声音和肢体语言也会向来访者表明：你是否对倾听更深的内容感兴趣或者是否希望来访者继续。

准确的释义能帮助来访者停止重复一个故事。一些经历过创伤的来访者可能需要重复多遍。我们的目标不是停止访谈，而释义能帮助他们走出创伤，因为每次你重复来访者所说的话，来访者的故事就又被重复一次，也就被听到了。那些刚经历过重大手术的朋友需要述说几遍他们的故事。与其感到烦躁，回答"我之前已经听过了"，不如全神贯注，将你所听到的重复一次或进行释义。

怎样释义？在准确释义时，观察技巧很重要。你需要听出来访者说的关键词，并在释义中像来访者那样运用它们。释义的其他地方可以用你自己的话，但是大意和思想应该反映来访者的世界观而不是你的！

一个准确的释义通常由 4 个维度组成：

1. 句干，有时用来访者的名字，例如"达玛黎，我听你说……""卢西亚诺，听起来像……""情况看起来是……"。运用这些句干不是必要的，如果过分使用，会使你的评论看起来像是机械模仿。可以料想来访者可能会沮丧地说："那是我刚才说过的，为什么你还问？"

2. 来访者用来描述情况或人的关键词。再次运用来访者观察技巧，主要是努力找到来自来访者的关键词以及他们的主要意思。从这个方面来说，释义有时会与鼓励性重述相混淆。然而，重述基本上是来访者自己的话，同时只涉及有限的材料内容。

3. 总结来访者所说的实质内容。在这里，心理咨询师运用技巧，将来访者含糊不清的表达转化为简洁的、有意义的、清晰的表达，这对于推进咨询会谈顺利进行是非常重要的。心理咨询师虽然有忠于来访者真实想法的艰巨任务，但并不一定要总是准确地重述他们的话。

4. 准确性检验。检验是释义结尾时的一个简短的问题，请来访者对释义（总结或别的会谈微技巧）是否相对正确或有用做个反馈。一些检验的例子包括："我正确地理解了你吗？""那是否准确？""我说的对吗？"如果释义以问题的形式呈现，同样可以通过提高你结尾处的音调来进行释义，这是一种暗示的检验。

以下是一位来访者的陈述，紧接着是示范性的关键词鼓励、重述以及释义。

我真的很担心我的妻子。她有一种想法，想走出家门，去看看世界，并找一份工作。我是养家糊口的人，并且认为自己有很高的收入，孩子们认为尤兰达是一个很好的母亲，我也这样认为。但是昨晚，我们真的看到了存在的问题，并且进行了激烈的争吵。

▲　关键词鼓励："养家糊口的人？""激烈的争吵？""很好的母亲？"

▲　重述激励："你真的担心你的妻子。""你认为自己是养家糊口的人。""你们发生了激烈的争吵。"

▲　释义："虽然你有较高的收入，但是你真的担心你期待中的完美妻子想要找一份工作，并且你们有过一次激烈的争吵，你认为是这样吗？"

关键词鼓励就像选择性注意。注意到上述的鼓励会引导来访者去向不同的谈话方向。"养家糊口的人"引向讨论工作和可能的责任，"激烈的争吵"可能引向讨论争吵的细节，而"很好的母亲"则引向他妻子的行为。

这个例子表明关键词鼓励、重述以及释义是一个连续体上的不同的点。在每一个案例中，强调的都是倾听来访者以及对他们所说的话进行反馈。短的释义和长的释义的关键词鼓励都类似于重述。一个长的释义类似于一次总结。这些在会谈中都有用到，或者可能被过分使用。

总 结

总结围绕一段时间的交谈，有时可以涵盖整个会谈，甚至针对来访者多次会谈所讨论的问题。在总结过程中，心理咨询师倾向于对来访者进行言语或非言语的评论，之后选择关键的概念和方向，向来访者尽可能精确地重述。在末尾检验准确性是总结很重要的一部分。下面是总结的一些例子。

开始一次会谈：让我们来看一下，上次我们讨论了你对岳母的愤怒的感受，我们也讨论了当婴儿出生时你与她的争吵。你觉得自己很内疚又很忧虑，自那以后你们再也没有好好相处过。我们也讨论了这个星期的行动方案。那进行得怎么样了？

会谈中：目前，我已经发现这个计划进行得不怎么好。当你把这个主意看成操纵时，你再次感到内疚，差点启动另一次争吵。"差点发生争吵"比"发怒"好。但是有一个主意起效果了。你可以同她讨论她的花园，而这是第一次没有争吵的谈话。你设想下周这个计划的下一步是可行的，是这样吗？

会谈结束：在这次会谈中，我们更详细地回顾了你对你岳母的感受，以下问题看起来更突出：首先，我们的计划不是完全没用，你已经可以和她谈论一件事而不再大喊大叫。就像我们说过的，我们已经发现你的部分行为发生了变化。这些变化包括更好的目光接触、更多的放松以及当你开始发现自己想动怒时主动更换话题。我欣赏你结束与她关于这些问题的谈话时的观点，你表达了真的想原谅她，也希望得到她的原谅，让你们两个可以有更好的连接。这总结了这次会谈吗？那好，我们对下周要谈的也有了一些细节性的想法。让我们看看到时进展如何。

▶ 差异性和倾听技巧

定时的鼓励、释义和总结是三个基本的技巧，它们似乎都有广泛的文化包容性。事实上，所有来访者都喜欢被准确地倾听。与不同文化背景的来访者建立关系可能会花更多的时间。但是，再说一次，永远不要一般化和僵化信条。

女性比男性倾向于使用释义和相关的技巧，而男性更倾向于频繁地询问。你可能留意到，在你的课堂或工作坊上，男性往往举手更快，经常打断别人说话。但是这一"规则"也有很多例外，不要只靠这个规则。不管怎样，性别上的差异的确存在，我们必须对此保持觉察。在会谈中，要直接地将性别差异指出来。

一些来自传统文化背景的亚洲来访者（柬埔寨人、中国人、日本人和印度人）会寻求方向与建议。他们愿意分享他们的故事，但是你可能需要告诉他们，为什么在你俩得出一些答案之前，你想听他们说更多关于他们的问题。为了建立信任，你必须表明自己的意见，并且要比你想象的还要早地提出自己的建议。在这种情况下，要有把握和信心，但是要让他们知道你想从他们身上了解更多。当你更好地了解他们时，你对他们的建议可以有所改变。最终，你想和他们一起工作，由他们自己决定怎么做。资源框 6.3 和资源框 6.4 回顾了你可以从国际化视角来运用倾听技巧的证据。

资源框 6.3　你可以使用的研究和相关证据

积 极 倾 听

早期一项基础研究发现，微技巧的训练能够使心理咨询师用更具文化适用性的方式做出反应（Nwachuku & Ivey, 1991）。对鼓励、释义和总结的研究经常被看作是整个共情倾听的一部分。本辛（1999a; Bensing & Verheul, 2009, 2010）已经在这个领域就病人和医生的关系做了一些设计非常周密的工作。她发现，如果医生和病人已经建立了稳定的关系，并且能仔细地听病人说话，就会受到更高的评价。同时她也发现，如果医生能够仔细地听病人叙述，病人谈话的时间也会明显增多。通过对护士运用微会谈技巧的九项研究发现，他们在共情方面受到了更高的评价，更关注病人，更少出现医疗错误。在心理咨询师与治疗师中也有类似的发现（Danilels & Ivey, 2007）。

微笑是你可以做到的最有鼓励作用的事情之一。许多研究已经发现，微笑"很有用"，它是表达热情和开朗的基本方式（Restak, 2003）。虽然下面的内容不是正式研究的结果，但它建立在观察的基础上的：本书作者艾伦是一个表面上不显露表情的人——他会微笑，却很谨慎地运用这个技巧。另一方面，玛丽以她的微笑和乐观而出名。猜一猜，当艾伦和玛丽在一起时，别人会和谁交谈？如果你是个天性热忱的人，这个性格特点会感染你的来访者。如果你更像艾伦，可能会让你花的时间多一点，但你同样可以是一个很高效的倾听者！

神经科学和积极倾听

当然，积极倾听是共情沟通的核心。对共情相关文献的回顾发现，有效、热情、胜任的倾听者的神经结构与来访者相匹配。同时，我们需要了解自己和其他人的差异，不要偏离了边界。fMRI的数据显示，有专门的大脑区域负责这一过程：岛叶、前扣带皮层、右颞顶区域。如果大脑部分区域出现了损伤，共情的理解也会受到影响(Decety & Jackson, 2006)。

卡特(Carter, 1999, p.87)报告：

表达可以……传递情绪给其他人——如果看到一个人表现出强烈的厌恶，那么可以观察到大脑与厌恶情绪有关的区域就会被激活。相似，如果你微笑，世界就真的在朝你微笑(一定程度上)。实验中，把细小的传感器连接到正在看脸的人的"微笑"肌肉上，研究发现，如果他看到了另一个人正在微笑，就会启动自动模仿——虽然很细微，可能看不到……大脑总结那里发生了一些好的事情，所以创造了愉悦的感觉。

这是一种运动同步性的变体，之前描述过。你也可能学会来访者的抑郁心境和风格，然后再将悲伤返回给来访者，因此对消极情绪环路进行了强化。但是，如果你带着能量和兴趣倾听，那么这种沟通将会是高效的，期待来访者将这情感作为一种内在的积极的资源来接收。积极倾听是发展关系的关键，可以帮助引出来访者的故事与优势。

谈论优势与资源，会对大脑本身产生有益的影响。比如，当情境是愉悦的、积极的时，就会释放神经递质多巴胺，大脑就会做好学习新东西的准备，发展新的神经网络。只有对杏仁核给予足够的刺激，给大脑接收新的信息与观点的活力，新学习才会发生。同时，我们需要想到杏仁核是与一些消极情绪有关的基本区域之一——一些特定类型的刺激会阻碍学习与改变的发生。极端的外部刺激(战争、强奸、家庭破裂)会诱发太多刺激，导致"熔断保险丝"，结果会损坏神经的连接。

资源框6.4 咨询技巧的本国与跨国观点

培养能帮助双语来访者的技巧

阿扎拉·圣地亚哥-里韦拉，全美拉美心理协会前主席

并不是很久之前，心理咨询师把双语认为是一种"不利因素"。我们现在知道需要改变这种观点。我们从两个重要的假设谈起：会两种语言的人能够在两种文化下工

作和交流，这实际上是一种有利因素。只会讲一种语言的人处在劣势中！研究表明，讲双语的孩子有更充分发展的能力和更广阔的智力发展(Power & Lopez,1985)。

假设你的来访者是在一个讲西班牙语的家庭中长大，他/她有时可能会用西班牙语思考，即使他/她有很好的英语能力。在我们用语言表述我们所见、所感、所听之前，我们无言地经历着这个世界。比方说，萨尔瓦多人已经经历了战争和其他形式的压迫，他们用自己的语言来感受那种情况。

你可能要跟社区中来自一种或多种语言背景的人交流，你首先要了解一下这些移民的一些历史和经历。然后，我们建议你学一些他们母语中的一些重要的词与短语。为什么？因为发生在特定语言中的经历一般是用母语的形式记在脑子里，所以含有丰富情感的某些记忆是不可能在他第二种语言(英语)中得到的，它们一开始就储存在第一种语言(比方说，西班牙语)的记忆中。如果来访者在谈论用西班牙语、高棉语或俄语经历的某事时，那么他们所说的"关键词"就不是英语，而是他们的母语。

以下是在会谈中如何运用这些观点的例子：

社会工作者：你能告诉我，当你失去工作后发生了什么吗？

玛丽亚(西班牙语来访者)：这很难，我实在不知道说什么。

社会工作者：如果你能把发生的事情用西班牙语说一遍，再用英语翻译给我听，这对我们会很有帮助。

玛丽亚：*Es tan injusto! Yo pense que perdi el trabajo porque no hablo el ingles bien. Me da mucho coraje cuando me hacen esto. Me siento herida.*

社会工作者：谢谢，我能明白这对你的影响很大。你能用英语再说一遍吗？

Maria：(很有情绪地说)我说，"这一切看起来都是如此不公平。我想我丢掉了工作是因为我不能讲好英语。当他们这样做时，我感到很生气，这伤透了我的心。"

社会工作者：我现在能更多地了解了。谢谢你能用母语和我分享你的感受。我听到你说"injusto"，你非常生气。让我们继续谈这件事，有时，用西班牙语讨论一下非常重要的事情，好吗？

上面简短的例子只是一个开始，下一步就是要形成来访者母语中关键词的词汇。这不可能一下子就做到。但是你需要逐渐增强技能。以下就是对许多来访者可能非常有用的一些西班牙语中的关键词。

Respecto(尊重)：来访者受到尊重了吗？比方说，社会工作者可以说："你的雇主没有尊重(*respecto*)你。"

Familismo(家庭)：家庭对于西班牙语系的人来说非常重要。你可以说："这些事情和你的家庭(*familia*)关系是怎样的？"

情绪(见下章)通常是在母语中经历的。当情感反映时，你可以跟来访者学习和使用这些关键词：

Aguantar：容忍　　*Miedo*：恐惧　　*Amor*：爱　　*Orgullo*：自豪

Carino：喜欢　　*Sentir*：感觉　　*Coraje*：生气

我们也建议学一些社区语言里重要的谚语、隐喻、警句，*dichos* 意思是西班牙谚语，如下面的例子：

Al gue mucho se le da , mucho se le demanda. 给你的越多，你想要的越多。

Vale mas tarda que nunca. 晚做比不做好。

No hay peor sordo que el no quiere oir. 聋子比不想听的人强。

En la union esta la fuerza. 团结就是力量。

想着列出这样一些话，学着正确的发音，你就会发现再给一些西班牙语的人做咨询时很有帮助。实际上，你在给他们尊重(*respecto*)。你可以学习几种语言的关键词。

注：我们有一个西班牙版本的基本贯注技巧，*Las Habilidades Attencionales Básicas: Pilares Fundamentales de la Comunicacioon Efectiva* (Zalaquett, Ivey, Gluckstern-Packard & Ivey, 2008)，可同时用于单一语种和双语帮助者。贯注技巧的描述引用的是拉美裔教授们提供的来自不同拉丁美洲国家的案例。使用本书中的这些信息和练习，可以更好地运用你的咨询与心理治疗工具，为说西班牙语的来访者提供有效的服务。

▶ 小结：实践、实践、再实践

在这一章我们已经强调了三种主要倾听技巧的重要性——鼓励、释义和总结。不管你选择的理论如何，也不管你如何将这些会谈技巧整合到自己的自然风格中，如果想有效地工作，这些技巧仍是核心。

这些技巧中的意向性能力需要实践。这样你在会谈中运用这些技巧时就会拥有基本能力。每个来访者都需要别人听他讲，如果能够表明你在仔细听，通常会使事情变得很不一样。高级的意向性能力则需要通过谨慎、重复的实践。

在本书的这个地方，我们想分享一下下面的故事，因为它的确清晰地阐明了持续实践技巧的重要性。不实践你也可以通过考试，但是如果你很严肃地对待助人这件事情，学习并熟练地掌握这些技巧就非常关键。

阿曼达·拉索是西肯塔基州一名咨询专业的学生，其老师纳瑞沙·米娜特里同我们分享了她是如何练习这些技巧的,并且允许我们把这种方法传给你。当你读到她的话时,问一下自己是否愿意像她一样为学好专业技能而孜孜不倦。

为了我的毕业设计,我选择了"寻求正面优点：在找到信心的基础上达到共情"的实践练习。我选择这本书前面的一个练习,是因为我没有心理咨询方面的经验。我想在开始时仅做一些简单的练习。我对五个不同的人做了相同的练习,看是否能得到相同的结果。

这个练习的内容包括询问来访者有哪些方面的力量,再让他们讲述与力量有关的故事,然后,心理咨询师观察来访者的姿态,并留心所有的变化。拉斐尔,一名宿舍管理员,是我运用这种方法实践的第一人。他的一些力量来自他的家庭、朋友、锻炼健身,以及他所拥有的一个内在的支持小组。当他谈论他的支持小组以及他们怎样让他积极起来时,他开始放松下来。对于他所谈论的话题,他显得很轻松,但很兴奋。我也注意到了他的一些姿势。在这段时间,我看到他从紧张和不自信渐渐放松下来,开始热情地谈论他的话题。

我试用这种方法的第二个人是我的室友卡萝尔。当我们开始谈话时,她有些紧张,并且用了很长时间考虑她的力量。当我让她讲讲她的故事时,她开始变得很活泼。她说话时,我能看到她的眼睛闪烁着光芒。她的声音提高了,手也开始比画。做好自己的工作,提提建议,锻炼一下身体,听听音乐,或者完成一首她自己创作的歌曲,这些活动让她感到活力四射。

她先列举了几个使她充满力量的例子,之后列举得越来越多。那天早些时候,她的爵士乐排练感觉不错。她为乐队介绍了一首新歌,乐队成员都很喜欢。她还告诉我关于顺利完成那天工作的一件事。卡萝尔绝对是在这个方法(实验)下,情绪／角色变化最大的人。

阿曼达为了检验她的技巧,又继续会谈了三个人,并对每个人进行了详细的报道。如果你想达到意向性能力,最好的方法就是系统训练。对于一些人来说,训练一段时间就可以了。而对于我们大多数人来说,需要花费更长的时间。你怎么认为?

▼▼▼▼	要点
积极倾听	来访者需要知道有人在倾听他们的故事。贯注技巧、询问技巧及其他技巧会帮助来访者敞开心扉。然而,如果你想表明完全地倾听了一个人的故事,鼓励、释义和总结技巧是必需的。以上这些技巧包括积极倾听都能鼓励来访者畅所欲言。它们可以显示你的兴趣所在,帮助你和来访者展现来访者的生活世界。在会谈微技巧训练框架中,积极倾听技巧是其中最难的技巧之一。

（续表）

▼▼▼▼	要点
积极倾听技巧	三种准确的倾听技巧帮助你说明你的倾听能力： 1. 鼓励是一种多样化的言语和非言语的方式，心理咨询师或会谈人员可以用来鼓励他人继续谈话。鼓励的方式包括点头、鼓掌、"嗯"等表示肯定的回答，以及对来访者提到的关键词的简单重复，还包括用准确的言语重复来访者的话。对来访者各种关键词的选择会对来访者的深入方向产生重要影响。重述是使用来访者的原话，一种延展的鼓励形式，同时对决定来访者接下来可能说什么的影响要小一些。 2. 释义是指通过缩短和阐明来访者的谈话来回应来访者已经提到的内容中的本质东西。释义不是鹦鹉学舌，而是你运用自己的话加上来访者话中的重要词语。 3. 总结和释义几乎一样，除了它涉及较长的时间与较多的信息。总结可以用于会谈的开始或结束，用于转换到另一个新的话题，或者对来访者的冗长而又复杂的叙述进行阐明。要求来访者对会谈以及他们观察到的重要内容做出总结是非常明智的。
检验	运用"知觉检查"，可以提供机会明确你的总结精确与否。
"怎么样"积极倾听	释义和总结通常包括四个部分： 1. 句干。通常你会想称呼你来访者的名字："贾米亚，我听到你说……""卡洛斯，听起来像……" 2. 关键词。来访者在描述情况时所准确运用的关键词。 3. 精炼地提取来访者所说内容的本质。你可以运用来访者所说的关键词对他们所说的话做一个简单的总结。总结就是长些的释义，通常也包括情绪维度。 4. 检验。内隐的或外显的，需要和你的来访者核对一下，看看你向他／她反馈的信息是否准确。"我听得准确吗？"
行动	以上这些技巧实际上对任何人都有用。但是，也许有些人会觉得这种重复很烦人，也许会说"刚才我不是说过了吗？"因此，使用这种技巧时，你应该同时对你的来访者运用观察技巧。
承诺	当你听来访者倾诉时，尝试着保持一种非评判性的接纳态度。因为即使是最准确的释义或总结也会被反对性的非言语行为否决。 行动是掌握这些技巧的关键。慎重的、不断重复的实践是掌握鼓励、释义和总结如何有效使用的关键。通过实践，你能增强帮助来访者的能力，降低让人觉得机械化的可能性。

▶ 能力实践练习和能力文件夹

鼓励、释义和总结这三种技巧比起询问来，争议会少一些。事实上，所有会谈理论都建议和赞同这些积极倾听的关键技巧。

个 人 练 习

练习1：识别技巧 下文是一个来访者的陈述，跟着的是几个可供选择的会谈人员反应——识别鼓励(E)、重述(R)、释义(P)、总结(S)。

来访者：这次来访进行得很顺利。我已经决定回去并完成我的学业。但是我怎么支付学费？我现在有一份不错的工作，但是我将不得不改做兼职，而且还不知道他们会不会录用我。得到这笔资金不容易，我对此很担心。

——"嗯哼。"

——使用促进性的肢体语言，保持沉默。

——"很担心?"

——"你不知道他们会不会录用你?"

——"看来你已经决定要完成学业了，只是，经济问题是你最大的挑战。"

——"在上次会谈中，我们谈到你准备回访学校。如果进展顺利，你真的想重返学校。但与此同时，当你想到所有问题时，你有些担心。我听到的这些是否正确?"

练习2：炮制书面鼓励、重述、释义和总结

a."我和陈已经分手了。我也不再阻止他酗酒。他清醒时挺好的，但这样的时候很少。他总是对我不管不问。我不知道对于金钱、孩子我要做些什么，甚至到哪儿去找份工作。"

根据来访者的陈述，写出三种不同类型的关键词鼓励：

_____

_____

_____

写出一个重述/鼓励：

_____

_____

_____

写出一个释义(包括检验)：

_____

_____

_____

写出一个总结(通过想象前几次会谈,炮制资料):

_____

_____

_____

b. "除了谈到的这些,我们还很想要一个孩子。我们已经尝试好几个月了,但没有结果。我们正在考虑去看医生,但我们没有医疗保险。"

根据来访者的陈述,写出三种不同类型的关键词鼓励:

_____

_____

_____

写出一个重述/鼓励:

_____

_____

_____

写出一个释义(包括检验):

_____

_____

_____

写出一个总结(通过想象前几次会谈,炮制资料):

_____

_____

_____

练习3: 其他背景的技巧实践 在朋友或你自己的会谈中,仔细考虑使用关键词鼓励和简短重述。注意这些方法对你朋友的参与度和兴趣方面的影响。你会发现谈话的流畅性会改变。他们对你的鼓励做出了反应。对你的观察做出总结:

_____

_____

_____

_____

_____

_____

_____

_____

团体实践

练习 4：与另一个人或多人练习技巧　经验表明，本章所讲的技巧通常很难掌握。反馈别人所说的容易，但是要准确地做到这点，让来访者感觉到被认真地倾听，是另外一回事。

第一步：分组。如果可能的话，每组三人。

第二步：选一位组长。

第三步：为第一次实践会谈分配角色。

▲　来访者

▲　心理咨询师

▲　观察者 1　使用资源框 6.5 的反馈表

▲　观察者 2　使用反馈表。

第四步：制订计划。为这次实践会谈确立明确的目标。心理咨询师应该计划扮演一个角色，在这个角色中，心理咨询师向来访者提出一些开放式的问题，引出来访者的忧虑。然后，运用鼓励技巧让来访者说出更详细的内容以及挖掘出更深的意义。适当地运用更多的开放式和封闭式问题，但仍要把注意力主要放在释义和鼓励上。会谈结束后做一个总结(这点经常会被忘记)，用问题("我正确地理解了你吗?")检验总结的准确性。

建议运用过去或当前一些有关压力的经历来作为此次练习的话题，这些经历在某种程度上与精神上累积的创伤有关。这样的例子有被嘲笑、被戏弄、被当作笑柄、被误解或误会时发生的事，与老师、督导和心理咨询师共处时的不公平经历等，或者某次你经历的偏见或被打压。

开始讲故事的时候情绪可能也会跟着流露出来。自由地对这些情绪进行释义和总结，但是这次首先应该集中在故事、事件或者情况本身。当你练习下一章情感反映的技巧时，我们建议你再重复一下这个故事。

所有上面的这些话题和事件将会给观察者提供机会观察到非言语行为与不一致性、不协调以及冲突。来访者会内化或外化他的责任或过失吗？来访者认为自己错了属于内因,来访者认为由"他们"或者外部原因引起则属于外因。大多数来访者会展示内因与外因的平衡——自责,同时也责备别人。

第五步：进行3分钟的实践会谈。

第六步：用12分钟时间回顾实践会谈并向会谈人员反馈。 务必运用反馈表(资源框6.5)以保证心理咨询师的陈述可拿来讨论。这张表提供了会谈有用的记录,会大大地推动讨论。对来访者的反馈要给予特别的关注,可以运用第1章中的"来访者反馈表"。如果你有录像或录音设备,定时打开或停止,后退以倾听和观察会谈中的重点。心理咨询师是否已经达到了他/她的目的? 掌握的水平达到了何种程度?

第七步：互换角色。

一般提示。 在角色扮演中,来访者自由地交谈是很重要的。当你在实践会谈中变得更有信心时,你可能想让你的来访者变得更"难以对付",好使你在较困难的情况下检验你学的技巧。你将会发现,当他们感觉自己已经被听懂了,那些"难以对付"的来访者通常会更容易相处。

能 力 文 件 夹

积极倾听是意向性会谈和咨询的核心能力之一,请花一点时间检查一下你的立场以及你将来的目标。

运用以下内容作为评价你当前水平和掌握能力的检验单,核对那些你现在有能力做到的方面,其余的可以作为未来的目标。不要期望在学完本章后你就能获得每一个方面的意向性能力。不过,你会发现,通过重复和实践你将能够提高你的能力。

水平1：识别和分类。

❑ 能够对鼓励、释义以及总结进行识别和分类。

❑ 能够在运用这些技巧时,就碰到的多样性话题进行讨论。

❑ 能够预测并写下来来访者下一步要说什么的鼓励、释义和总结。

水平2：基本能力。 在进入下一个技巧领域之前,把以下能力水平作为目标。

❑ 能够在角色扮演会谈中运用鼓励、释义和总结。

❑ 能够通过非言语交流、沉默、小小的鼓励("嗯哼")或是对关键词的重复来鼓励来访者继续讨论。

❑ 会谈开始时,能在合适的时机先和来访者讨论一下文化差异。

水平3：意向性能力。

❑ 能够准确地运用促进来访者谈话的鼓励、释义和总结。

❑ 能够准确地运用鼓励、释义和总结使来访者避免不必要的故事重复。

资源框 6.5　反馈表：鼓励、释义和总结

_____ (日期)

_____　　　　　　_____

　(心理咨询师姓名)　　　　　　　　　　　　　(填表人姓名)

说明：记下尽可能多的心理咨询师的叙述，然后把这些陈述按询问、鼓励、释义和总结或其他分类。从 1 到 5 分(低到高)为后三个技巧的准确性评级。

心理咨询师陈述	开放式问题	封闭式问题	鼓励	释义	总结	其他	准确性评分
1.							
2.							
3.							
4.							
5.							
6.							
7.							
8.							
9.							
10.							
11.							
12.							

1. 来访者表露出的主要的不一致性是什么？

2. 基于通常的会谈观察，对于问题的责任，来访者一般是归为内部原因、外部原因，还是两者兼有？

❑ 能够运用关键词鼓励，指导来访者的谈话朝向重要的话题和中心思想。

❑ 能够准确地总结来访者长时间的言语——例如，一个完整的会谈或者几个会谈的主题。

❑ 针对双语来访者，能够运用他们母语中的关键词和短语来进行交流。

水平 4：传授能力。传授能力是为以后准备的，但是一个在倾听方面有困难的来访者，将会从释义训练中受益。有些人经常不能准确地倾听，而且还会曲解他人的话。

❑ 能够在一个帮助性的会谈中教会来访者鼓励、释义和总结等社会技能。

❑ 能够教会一个小团体上述技巧。

▶ 关于詹妮弗，我们的想法

积极倾听需要我们付出行动和决策。我们所听到的(选择性注意)对于来访者如何谈论他们的问题有着深刻的影响。当一个来访者提供了大量的信息，而且讲话速度很快时，我们常常感到困惑，我们承认有点被压垮。对于这种类型的来访者我们要花很多的精力来准确、完全地积极倾听他们。

如果我们的工作是个人咨询，我们最可能关注詹妮弗父母的离婚问题，通过重述她的一些关键词来鼓励她，帮助她聚焦于当前最核心的问题上(比如"你父母这周早先时候打过电话来，告诉你他们分开了。")。我们可能听到一个焦点更集中的故事，知道更多细节。一旦我们更充分地了解了这个问题，后续我们就可以转向讨论其他问题。

另一种可能的做法是尽可能简洁、精确地总结詹妮弗谈到的主要事情。我们需要抓住她的几个主要观点的本质。接着，我们需要使用检验技巧来明确我们是否正确地理解了她的想法与感受(比如，"目前为止我听到的都正确吗？")；然后我们可能问她，"你谈到了很多的事情，那今天你想从哪儿开始？"如果我们是高校的心理咨询师，没有参与个人问题的咨询，我们可以选择性地贯注于我们专长的领域(学习方面的问题)，推荐詹妮弗寻找校外资源进行个人咨询。

与你做的相比，你认为上面的想法怎么样？

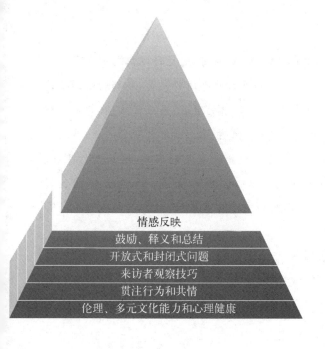

第 7 章

情感反映：
来访者经历的基础

情感反映
鼓励、释义和总结
开放式和封闭式问题
来访者观察技巧
贯注行为和共情
伦理、多元文化能力和心理健康

> 情感反映伴随着持续的自我探索和觉察，(以及)放弃探索时做出的评价反应。
>
> ——卡尔·罗杰斯(释义)

本章任务

情感反映的主要使命是澄清情绪生活——发现"事情的本质"。对于许多理论家与实践者而言，这是咨询和治疗能力中最重要的微技巧。隐藏在来访者言语、想法和行为背后的情感和情绪驱动着来访者的行为。

本章目的和能力目标

对情感反映的认知、了解、技能和行动能帮助你：

▲ 让来访者置身于基本经历。会谈中有时会说得太多或太理性，可能偏离了对我们有指导意义的更深的情感。

▲ 引出来访者丰富的情绪世界，促进你设身处地地理解他们。

▲ 注意到来访者面对事件或决策、面对重要的人或理解他们自己的方式包含着混合或矛盾的情感，该技巧可以帮助来访者探索和整理这些复杂的情感和思想。

托马斯：在我的成长过程中，我的父亲经常喝醉，但是直到现在我都没有感到特别厌烦。（停顿）但是当我回到家，看到他对我母亲的所作所为，我真的受到了伤害——你知道，我母亲是个非常文静的女人。（眼睛向下看，眉头紧皱）我想不出她为什么要承担那么多。（以迷惑的表情看着你）但是，如同我和你说的一样，有天晚上我和母亲正在那里喝茶，父亲回来了，他跌跌撞撞地走到门前，然后开始生气。他正要打我母亲的时候，我上前阻止了他。我非常愤怒，差点要和他动手。（他的眼中闪过一丝愤怒）我担心母亲。（他的眼中有些恐惧和愤怒，而且你发现他的身体紧绷。）

如同在第 6 章提到的，释义是对所说内容重点的反馈。相比之下，情感反映包括观察情绪，对它们命名，将它们复述给来访者听。释义和情感反映密切相关，经常出现在同一陈述中，但两者最重要的不同是，释义强调内容而情感反映强调情绪。

为了弄清楚两者的区别，根据上述托马斯的叙述，写下一句释义，强调内容；然后写下一句情感反映，强调情绪。暂时不要求你按情感反映表述，所以要运用自己的直觉记下这名来访者主要的情感词语，两个可能用到的句干已经给出。

释义：托马斯，我听你说……

情感反映：托马斯，你感到……

你可能想拿自己的反映和我们的想法做比较，可以参见下面引言部分的内容。

▶ 引言：情感反映

罗杰斯是一位理论家、实践家和作者，他让我们充分认识到了倾听的重要性。我们现在使用"情感反映"这一术语时应该感谢他。《成为一个人》（*Becoming a Person*, Rogers, 1961）一书将倾听，尤其是情感反映带上了中心舞台。

情感反映的定义参见下方表格。表格中展现了如果你使用下方定义的倾听技巧，可预期得到的具体结果。

情 感 反 映	预 期 的 结 果
确认来访者的关键情绪，反馈给他们，以澄清他们的情感体验。对于一些来访者，简单地认同他们的感受可能更合适。情感反映通常结合释义与概述一起使用。	来访者将更充分地体验和了解自己的情绪状态，从而更深入地谈论自己的情绪与感受。他们可能会用更准确的描述来校正心理咨询师的反映。

▶ 释义和情感反映的比较

释义来访者的陈述重点在于内容，明确已经交流了什么。在托马斯的案例中，内容包括父亲的酗酒史，母亲的温顺和所承担的一切。当然，还包括来访者在家经受的具体情况。释义会向来访者表明你已经听到了他所说的内容，并且鼓励他继续说下去。

释义：托马斯，你的父亲已经酗酒很长时间了，你的母亲承担了很多。但是现在他开始出现了暴力，你自己差点被他激惹而打了他。我听到的是这样吗？

情感反映：托马斯，你因为所发生的事情感到真的很受伤、生气和担忧。情感的基本回应是"真的很受伤""你感到生气"，以及"你很担忧"。

引出和反映情感的首要任务是识别来访者所表达的情绪关键词。你可以比较确信地知道来访者有这些情感，因为他们外显地表达了出来。在另一个层面上，反映还可以帮助我们探索来访者更深层的没有说出来的部分。比如，"我还听出你对父母的关心，你想帮助解决目前的问题，为此你感到焦虑。"

▶ 情感反映的技术

和释义类似，情感反映也包括一整套可以以各种方式运用的言语反应。请记住我们常常互换使用"情感"和"情绪"这两个词。标准的情感反映由以下几个方面组成：

句干(sentence stem)。选择一个句干，比如"我听你感到……""你看起来好像……""听起来像……"。不幸的是，这些句干被使用得过于频繁，以至于听起来有些滑稽与刻板。在实践中，你会想要变化句干，有时也会想完全省略。可以用来访者的名字或代词"你"使句干弱化和个性化。

感受标签(feeling label)。把情绪词或情感标签加到句子中（"乔纳森，你看起来对……感觉不好……""你看起来很开心""看来你今天受挫了，你的气色很差"）。对复杂的情感，可以多用几个情绪词（"玛雅，你看起来既高兴又沮丧……"）。

背景或简短释义(context or brief paraphrase)。你可以增加一句简短释义来扩展情感反映。"对""当""因为"是情感反映中可用于增加背景的众多词语中的三个（"乔纳森，你似乎对过去两周发生的事感到沮丧""玛雅，你看起来既高兴又沮丧，因为你马上要离开家了。"）。

过去时和现在时(tense and immediacy)。现在时的情感反映（"现在，你很生气")比过去时("那时你很生气")更有用。有些来访者对运用现在时讨论"此时此地"有些困难。当然在一些特殊情况下,回顾过去情感的"那时那地"也十分有帮助。你会发现,讨论现在经历的情感和回顾过去的情感非常不同。

检验(checkout)。检验一下你的情感反映是否准确,尤其是在来访者的情感没有被说出来时,这样做非常有帮助("你今天很生气——我听得正确吗?")。但是,来访者自己也可能没有意识到,在他的陈述中存在一些未提及的情感。这些未说出口的或内隐的情感通常(但并非一直如此)以非言语的方式表达出来。例如,托马斯紧皱眉头,往下看,身体绷紧(表明他可能处于紧张、混乱的状态);当他说到打架时,他的眼中掠过一丝愤怒和恐惧。注意到来访者说他的父亲酗酒是最近才让他感到困扰的。但是这听起来不太可能,这点对后续探讨他成长的家庭生活或许有用。来访者是在否认对酗酒的一种长期、深刻的被隐藏了的情绪吗?然而此时,重点是引出故事,并注意来访者与故事有关的情绪。当越过危机时,这一切对来访者又意味着什么?

情感分很多层,就像洋葱。来访者可能谈到诸如困惑、迷失或挫败的情绪基调;或者他们会直率地明确表达一种单一的情绪。不论如何,进一步倾听和反映常常能发现隐含着的复杂的,有时甚至是冲突的情绪。比如,来访者可能说对配偶感到失望;反映失望时,来访者可能谈论的是对缺少关注的愤怒,一旦关系破裂独身一人的恐惧,以及残余的对配偶深深的关心。在所有这些情绪当中,被伤害感可能是非常重要的。

我们认为,首先关注可能存在的暴力非常关键,通过重复来访者陈述中关键的情感词语将释义与感受结合起来也是恰当的。比如,"你此刻因此真的很受伤""你生气是因为你的父亲打了你的母亲""你担心父亲喝更多的酒"。将释义与情感反映结合可以弄清楚来访者的情绪,同时鼓励他更全面地叙述整个故事。

现在,这种情况让你很受伤。我发现你很受伤。这是你感受的一部分吗?(运用能反映隐含的情感的关键词)

阻止父亲打母亲引出了许多情绪——我看到了一些愤怒,对于未来的恐惧。我所说的接近你的情感吗?(这里的重点是未言明的情感,主要是非言语的而不是言语上的,检验在此尤为重要)

托马斯,你说你的父亲酗酒已经很多年,(释义)我看到了你的不同情感——愤怒、伤心、困惑——我还听出了你对父亲和母亲都很关心。我是否已经理解了你对整个情况的感觉?(这是一个比较宽泛的情感反映,总结了一些隐含的情感,鼓励来访者更广泛地去思考)

▶ 共情和热情

　　如果你为托马斯这样的来访者咨询，你会发现他需要你的热情与支持。热情，适宜的微笑，表达你对来访者的尊重与关切，这些都是共情的基础。你的热情可以通过言语和陪伴性的非言语表达（尤其是语调和面部表情），就像胶水一样能将共情与正向改变的可能性黏在一起。没有热情与共情，改变也可能发生，但有效性会下降，同时可能花费更长时间。

　　我们建议你对会谈录像。事后回顾一下会谈，还可以请朋友或同事给出反馈。来访者会将你的微笑与热情带到会谈之外。

▶ 咨询会谈的例子：我的母亲得了癌症，我的兄弟却不帮助她

　　人一旦发现自己患上癌症、艾滋病或其他严重的身体疾病，就会产生巨大的情绪压力。繁忙的医生、护士有时处理不好他们病人的情绪。当然，他们也没有多少时间帮助那些病人家属。患病是一段令人恐惧的经历，家人、朋友、邻居，甚至专家都难以对付它。

　　下面的记录给出了情感反映的例子。这是第二次会谈，詹妮弗刚欢迎她的来访者斯蒂芬妮到房间。她们简单地问候了彼此，来访者的非言语信号表明她想立即开始谈话。

心理咨询师和来访者的对话	过 程 评 论
1. 詹妮弗：斯蒂芬妮，你妈妈的情况怎么样了？	詹妮弗知道主要的问题可能是什么，所以她的第一个开放式问题就谈到了它。
2. 斯蒂芬妮：测试结果出来了，最后结果看起来很好。但我还是很不安，癌症，很难说……（停顿）	斯蒂芬妮用一种很安静、柔和的语调谈话。当说到"癌症"时，她向下看。
3. 詹妮弗：你现在很不安，很担心。	詹妮弗用了来访者用过的情绪词"不安"，但是又用"现在"加上了来访者没有说出来的担心的情绪。她当场直接表达了这种情感而没有用检验，那是明智的吗？（带有充分言语与非言语热情的共情，与个人真实性可互换）

（续表）

心理咨询师和来访者的对话	过 程 评 论
4. 斯蒂芬妮：是的，自从她第一次查出癌症……（停顿），我就一直很担心，她看起来没以前那么好了，她需要那么多的休息。结肠癌是这么可怕。	如果你帮助来访者将他们没有说出来的感受命名，一般他们会说"是的"或做类似的回答，或者他们会点点头。命名和认同情绪有助于澄清它。
5. 詹妮弗：可怕？	重复来访者说过的关键情绪词可以帮助他们更深层地详细述说问题。
6. 斯蒂芬妮：是的。我为她也为自己感到可怕。他们说它会遗传，她在第二个阶段，我们必须仔细观察。	意向性预料变成现实。斯蒂芬妮详细说明了可怕的感觉及其来源。她脸上有一种恐惧的表情，看上去很劳累。
7. 詹妮弗：这样，我们这里谈到了两件事情。你刚经历了你妈妈的手术，并且它很可怕。你说过早些时候，他们切除了全部肿瘤。但是，你妈妈因为麻醉而有一些麻烦，那段时间挺让人害怕的。你必须全天照料她，因为你们家其他人都离得很远，你感到很孤独。这已经够可怕的了，同时你还可能遗传这种致病的基因，这也是相当令人恐惧的。把这些放在一起，你感觉快要崩溃了。用"崩溃"这个词可以吗？	此时，詹妮弗决定总结一下之前所说的。她重复了第一次和本次会谈中的关键情感。她用了一个新词"崩溃"，这个词来自她对整个情况和斯蒂芬妮表现出来的疲倦的观察。
8. 斯蒂芬妮：（立刻）是的，我快崩溃了，我很累，感到害怕，狂躁不安。（停顿）但是我不能生气，我的妈妈需要我。这让我感到内疚，因为我不能做得更多。（开始啜泣）	这次情感反映带出来的情绪好像比心理咨询师先前预期的还多。现在斯蒂芬妮正在讨论自己的问题，她触碰到了更多的基本情绪。当关系良好时，这也许不错。斯蒂芬妮在以前的会谈中没有哭过，此时她好像需要大哭一场，让内心的情绪释放出来。
9. 詹妮弗：（静静地坐了一会）斯蒂芬妮，你面对的太多，而且由你独自承受。允许自己多关注一下自己，经历一些伤害。（当斯蒂芬妮哭的时候，詹妮弗评论道。）让它释放出来——这是允许的。	斯蒂芬妮把所有这些都放在了心里，她需要经历正在感受的一切。如果这种情感经历让你个人感到舒适的话，释放情感是有益的。同时，在某些方面则需要从情感色彩较淡的参考框架来谈论斯蒂芬妮的情况。在此再次强调共情与热情的重要性。
10. 斯蒂芬妮：（继续哭，但啜泣有所缓和）	参见资源框 7.3 那些帮助来访者解决情感经历的观点。

(续表)

心理咨询师和来访者的对话	过 程 评 论
11. 詹妮弗：斯蒂芬妮，我能感受到你受到的伤害和孤独，我钦佩你的感受力——它体现了你的关心。现在你能端坐并尝试做次深呼吸吗？	来访者端坐，哭声几乎停止了。她有些谨慎地看着会谈人员。她用纸巾擦了擦鼻子，做了一个深呼吸。詹妮弗在这里做了三件事：(1) 她反映了斯蒂芬妮此时此地的情绪；(2) 她在这些情绪中找到了一个正面优点和积极力量；(3) 她建议斯蒂芬妮做深呼吸。有意识的呼吸常常能帮助来访者集中注意力。（增强的）
12. 斯蒂芬妮：我做好了。（停顿）	她擦了擦眼睛，喘了口气，释放出自己的一些情绪后，她似乎轻松了很多。
13. 詹妮弗：你在心里憋了很长时间。我第一次看见你流泪。你得具备许多力量和能力去做这些事情。照顾他人的品质和力量你都表现出来了，但要知道，再坚强的人也有伤心落泪的时候。	詹妮弗通过自己的观察总结出斯蒂芬妮的积极品质和优点并反馈给她。她提出了一个重构（见第 11 章），指出照顾他人的态度是斯蒂芬妮的优点。（增强的）
14. 斯蒂芬妮：谢谢，但是我还是感到很内疚。	斯蒂芬妮现在已经控制住了自己。
15. 詹妮弗：你感到内疚？	这里用了重复，是最基本的情感反映。可以预测，斯蒂芬妮会详细叙说情感的意义。（可互换）
16. 斯蒂芬妮：我为谁哭？我的母亲已经是癌症的第二阶段，她很痛苦，我只是希望我的兄弟们至少能回家看看她。	预测是对的，斯蒂芬妮详述了自己的内疚感。我们开始看到她是一个"过于负责"的人，她承担了许多不属于自己的责任。
17. 詹妮弗：你的母亲已经经受了癌症，但你仍然充满了痛苦与恐惧，虽然以不同的方式。我听到你说到内疚是因为你的兄弟们没有回家？	首先，詹妮弗反映了斯蒂芬妮的痛苦和恐惧的情感。她还分离出了内疚感，但采用封闭式问题进行情感反映。在本案例中，可以将该询问看作检验。（可互换）
18. 斯蒂芬妮：是的，我每天都给他们打电话，告诉他们发生了什么事情。他们在电话里答应得很好，但就是不回家。	斯蒂芬妮加快了语速，她的拳头紧握。
19. 詹妮弗：我感到你有些生他们的气，是这样吗？	为了反映来访者未言明的情感，詹妮弗运用了非言语行为观察技巧。她很聪明，想到斯蒂芬妮可能会否认自己生气，就使用了检验（一个简短的询问——是这样吗？）

心理咨询师和来访者的对话	过 程 评 论
20. 斯蒂芬妮：我感到很内疚，我没能说服他们回家。（思考，停顿）不，我没错，他们应该回来的。（生气地）我知道他们有工作走不开，可这也是他们的母亲。（停顿）况且，不止这次。他们几乎没有打过电话，他们只顾自己。我估计他们今年暑假会露面，他们去年都没有露过面。	斯蒂芬妮在整个家族中是看护人的角色吗？当她探索自己的情感时，她有了新的发现。
21. 詹妮弗：斯蒂芬妮，刚才我听到你真的对他们很生气，因为他们没有帮忙，置身事外。	一个典型的情感反映包括： 1. 一个句干（"我听到你"），通常运用来访者的名字或代词"你"。 2. 命名情绪或感受（"生气"）。 3. 情感背后的事实或原因。 4. 将情绪引到当下，此时此刻（"刚才"）。（可互换）
22. 斯蒂芬妮：你知道他们还做过什么吗？（继续开始另一个故事）	此次的情感反映让斯蒂芬妮忍不住讲出了隐藏在心里久的事情，这些事情让她对弟兄们很失望很生气。
[23－30，省略]	在这次交流中，斯蒂芬妮说出了自己对兄弟们的情感。
31. 詹妮弗：所以，斯蒂芬妮，我们已经谈论了你对兄弟们的失望和生气。你似乎已经意识到了一些从前没有意识到的事情。你想说，对他们没有回来承担应该承担的责任，再感到内疚也没有意义。同时，我感到你仍然希望与他们有更多的交往。在继续之前，我想我们是否应该改变一下关注点？到目前为止，我们已经讨论了你的忧虑和困难。同时，你已经设法做了许多。在过去的一个月，你担心很多也做了很多。你能否告诉我是什么支持你能在过去一个月里做到这一切？	詹妮弗听完第一部分会谈中的几个问题和挑战，此次会谈更进一步了。她觉得应该寻找正面优点了。如果詹妮弗能帮来访者识别出一些与此事有关的积极的情感、想法和行为，那么斯蒂芬妮会做好准备，更坚强地处理她要面对的问题和挑战。

你或许已经发现，在此次会谈中，詹妮弗主要运用的技巧是情感反映，同时运用了几个询问来帮助激发来访者的情绪。由于人的变化和发展通常根植于情绪经历，所以在所有的咨询与治疗理论中，这一技巧都很重要。

一开始工作，你就会发现情感反映的重要性。要完全自如地使用这一技巧会花费你一段时间。因为在日常交谈中，它占的部分要少于书中所学的其他技巧，但是情感反映确实是助人职业的核心。

我们建议你在开始做这方面的工作时,首先进行简单的情绪观察,然后通过简短的认同反应将它们反映出来。随着你日益自信,掌握了这些技巧,那时情感反映在所有技巧中的比重与位置,你自有定论。

在继续深入探讨之前,考虑一下你自己和你的个人风格,这点对你非常重要。情绪表达让你感到舒适吗? 如果在过往的经历中,你不经常讨论情感,这个技巧对你可能比较困难。因此,当你开始学习这一技巧时,要经常回忆自己处理情绪的历史和能力。如果你对这一领域不感兴趣,你在帮助来访者深度探索问题时就会遇到困难。此处的练习和穿插在本书中的其他练习可以帮你获得更多经验,丰富你的情绪世界。你自己在做情感反映练习时,试着尽可能多地运用这一技巧。在掌握这一技巧的初期阶段,把情感反映和询问、鼓励和释义结合起来运用是很明智的。

▶ 情绪经历的觉察与熟练应对

艺术的心理咨询师能抓住来访者的情感与情绪。我们的情绪经常指导着我们的思想与行为,甚至不需要我们意识到它。

——艾伦·艾维

在所有文化与社会中,人们在日常交谈中很少关注情绪与感受,但这一领域的能力与技巧是你成为一名高效的助人工作者的基础。阅读本章的内容或通过考试,与你真正有能力帮助来访者处理他们的基础情绪与情感经历之间存在着真实而巨大的鸿沟。如果你只打算学习一种技巧,我们最推荐的就是情感反映,因为它是建立真实的工作联盟与稳固关系的基石。

▶ 情绪的语言

人们总是以言语和非言语来表达情绪与感受的。一般社会交谈中经常忽略情绪与感受问题,除非它们特别重要。因此,我们许多人很少关注其他人的情绪经历,甚至对眼皮底下发生的事情毫无觉察。

在通常的使用习惯中,情绪与情感两个词可以交换使用,本文中也如此。纵观咨询历史,我们发现与教授了四种基本情绪:伤心、疯狂、高兴和惊恐。这一古老的规定在所有文化中都适用。但是,跨文化研究增加了另外三种基本的情绪:惊讶、厌恶和轻蔑(Ekman,2009)。厌恶与轻蔑密切相关,经常将它们放在一起讨论。

情绪既是生理的,又是心理的。当托马斯表达对父亲行为的愤怒时,它不只是一个想法。杏仁体激活了边缘 HPA 轴(下丘脑—垂体—肾上腺轴),激素导致心跳加速,血压升高,呼吸变化,肌肉紧张。如果你接下来的讨论强调托马斯面对困难的力量与寻找正面优点,你将看到他开始放松下来。执行额叶皮层(TAP)的积极情绪会被激活。

在此基础上,达马西奥(2003)将前面提到的情绪视为最基本的情绪,同时将**社会情绪**(social emotions)(内疚、害羞、骄傲、尴尬)作为基本情绪在文化上的融合。比如,内疚包含了边缘系统的恐惧,但是执行 TAP 决策以及文化相关的认知经历会对它加以修正。举个例子来说,与积极情绪相关的内疚可能是某人对父母或某群体的爱。是一些错误的行为引发了该情绪。如果你对来访者经历的内疚做情感反映,你可能遇到的是复杂的情绪,要尽力帮助来访者整理发生了什么,以及他/她想做点什么。

在咨询过程中,厌恶和惊讶不如传统的伤心、疯狂、高兴和惊恐受到那么多关注。厌恶与害怕和愤怒密切相关。从进化上来说,厌恶最初是为了免受腐烂食物和排泄物的伤害,同时与嗅觉有关。它迅速地进化,影响到很多事情。如果你做一个婚姻有关的咨询,你可能有这种感觉,要挽救一段关系特别困难。厌恶情绪一旦产生相对会比较稳定。

惊讶可能是积极的,如发现了一些新鲜、有趣和刺激的东西。可能是一段新关系的初始,或是朋友赠送的一件礼物。另一方面,惊讶可能是震惊,甚至有害的——比如,黑夜中一只狗大声吠着跑出来,附近爆炸般的声响,或者是地震。最初几秒惊讶情绪之后,与情境相适应的积极或消息情绪就会跟着出现。

在咨询与治疗中,惊讶通常是做出改变的契机。一份新的觉察或者是一次有用的对抗,可能引发来访者的惊讶情绪。在稳定的助人关系中,惊讶是一个有用的工具。

如果要做情感反映,我们需要通过增加情绪词汇来加深理解。头脑风暴情绪词语是一种不错的方式。下面列出了传统的四种基本情绪(伤心、疯狂、高兴和惊恐),还加上厌恶/蔑视和惊讶,并为你写下相关社会情绪词语留出了空。重点想想代表同一情绪而强度不同的词语,例如疯狂一词可能让你想到恼怒、愤怒和狂怒。

伤心	疯狂	高兴	惊恐	厌恶/蔑视	惊讶
____	____	____	____	____	____
____	____	____	____	____	____
____	____	____	____	____	____
____	____	____	____	____	____
____	____	____	____	____	____

现在,你完成了列表,可以翻到本章最后,比较下你的列表与我们的列表。注意,这些情绪分类主要是消极的。有争议的是,厌恶、愤怒和害怕以不同的方式保护我们远离危险,而且它们主要位于杏仁核和边缘系统。可能伤心没有保护的作用,因此和执行前额皮层区域(TAP)关系更密切。高兴是积极的快乐情绪,主要位于 TAP。惊讶主要是一种保护性的情绪,但过后可能被视作高兴情绪的一部分。

通过来访者的语言我们可以了解他们的情绪,准确地反映他们的理解,同时在此过程中澄清他们的情绪与情感。但是,有时非言语的行为可能比来访者说了什么更重要。来访者的语言和他的音调、眼神接触、身体语言一致吗? 观察这三个方面是发现来访者内心真正发生了什么最好的方式。资源框 7.1 列举了一些基本且有用的非言语情绪。

资源框 7.1　情绪的非言语表达：微观和宏观的感受

宏观的非言语相对容易被看到。来访者可能眼神往下看,扭转身体不看你,说话非常轻,这些都是害怕的典型表现。非言语情绪预期表现的一些具体维度详见下方总结。

但是,微观的非言语同样重要,甚至更重要。不用惊讶,这是联邦调查局特别关注的领域,用于发现欺骗的线索,揭露狡猾的行为。我们每天眼前都会不断出现这些微观的非言语,但是大部分时候我们没有留意——如果我们什么都不说的话。

"微表达是隐藏的情绪稍纵即逝的表达,有时出现得非常快,比如眨一下眼——只有十五分之一秒……这是因为人们想隐藏……这是非常有力的工具,因为情绪的面部表达是人类拥有的与通用语言关系最密切的东西。"(Mastumoto, Hwang, Skinner, & Frank, 2011)。通过实践,我们能学会观察它们,在发现隐含的情绪方面,它们和宏观的非言语同样可靠——甚至是比外显的、容易观察的来访者行为更有价值的指标。

观察微观的非言语是有价值的,反映它们需要更加细心,因为来访者经常没有意识到内在的感受。一般最简单的做法是先留意它们,然后观察一段时间,这些观察可以在会谈中与来访者分享。微观的非言语可能是主要潜在问题的例子,或者是更大故事中的一小部分。

下面列举了一些与七种主要情绪有关的非言语的例子。最重要的是面部表情,因为它们是伴随情绪的最清晰的指标。稍瞬即逝的面部微观非言语是最容易被注意到的。

伤心　嘴唇曲线向下，上眼皮下垂。眉心上扬是判断伤心最好的指标之一。身体看起来是塌的，双肩下垂；说话的音调较软，速度很慢。可能胳膊交叉并伴随着耸起。

疯狂　生气典型的表达是直立的身体姿势，皱眉，大声而有力量的音调；嘴部和下巴可能很紧张，嘴唇紧闭，拳头紧握，手心向下。另外一些非言语表达有快速跺脚，手放在臀部，在危险的情景中，可能移向你。还有一种"愤怒地露齿笑"，这表明想掩藏内在的情绪。

高兴　高兴表现为微笑，放松、开放的身体姿势、直接的眼神接触、典型地伴有瞳孔放大等。它往往是整体性的，通常不会表现出微观的非言语。微笑时嘴唇曲线是上扬的。来访者常常在凳子上往前移，使用掌心向上这样的开放性姿势。

惊恐　害怕的表现为紧张、呼吸加速、视线转移或抬起眉毛、皱眉、咬嘴唇、胳膊交叉或者焦虑地玩手指。瞳孔可能会缩小（有时这是害怕或想逃避某样东西的唯一真实的线索）。音调可能是摇摆不定的，可能伴随着结巴或清嗓子。同样也有害怕地露齿笑，与生气地露齿笑密切相关。

厌恶　往往会鼻子皱起，因为噘着嘴而上嘴唇扬起。一些人认为这是从对腐烂食物的嗅觉与感知进化而来的，是一种保护性机制。人们对什么感到厌恶存在着文化差异。当然，厌恶也体现在人际沟通中，"令人厌恶"的行为或想法，甚至出现在政治中。如果你的来访者对他/她的伴侣感到厌恶，修复他们的关系可能非常困难。

蔑视　尽管与厌恶密切相关，蔑视的情绪有些不同，可以通过面部特征来辨别，它反映了对另外一个人轻蔑和无礼的态度。下巴抬起，像是俯视其他人的鼻子。可能一侧唇角紧张，而另一侧轻轻微扬起。淡淡一笑常常被看作是讥笑。

惊讶　这种情绪一般只持续几秒的时间，如果某个人有意将惊讶的情绪隐藏起来，那就更不明显了。典型的表现是眼睛大大地张开，眉毛扬起，前额皱起。回想一下你"瞠目结舌"的经历，那是非常惊讶的体验。当你帮助来访者发现了新的觉察，或是有效利用了对抗（见第10章）技巧时，惊讶就是一种稍瞬即逝的微观的非言语。惊讶可以引起认知与情绪的改变。

▶ 帮助来访者增加或减少情绪表达性 *

　　我们常常想鼓励来访者更充分地表达他们的情感，但有时他们也会被情绪吞没，

　　* 本节基于 Leslie Brain 的思考，她参与我们的工作，是一位很棒的研究生。虽然我们加入了新的内容和观点，但我们仍想对她带来的启发表示感谢。

我们想帮助来访者慢下来，重新获得控制感。下面的几点会有帮助。

观察非言语表现。呼吸直接反映情绪内容。迅速和沉重的呼吸信号与强烈的情绪有关。同时要注意面部变红、瞳孔缩小与放大、身体紧张度、声调的变化等，尤其要注意言语中的犹豫。你还可能遇到一些来访者仅仅停留在认知层面讨论问题，而缺少表达情绪与情感的词语。这可能是一条线索，说明来访者不愿意处理情感，或者是对于来访者的文化而言，表达这种情绪是不合适的。

参与到来访者当下，为他们恰当地定速。通过倾听与澄清可以加入来访者。一旦你和来访者建立了稳固而信任的关系，你可以为来访者定速，引导他们更多地表达与觉察情感。许多人刚要讲述自己情感，却因为一个玩笑、话题更换或者理智分析又退了回去。以下是为来访者定速，鼓励他们更多或更少表达情绪的一些方法。

讨论事情的积极方面。这样做可以使来访者自由地面对消极的方面。通过咨询关系，你作为心理咨询师也代表着积极的方面。

告诉来访者，他／她似乎已经接近了重点，"你愿意倒回去再说一次吗？""你要再说一下那个字眼（或词语）吗？"

考虑询问一些问题。谨慎而细致地询问可以帮助来访者探索情绪。运用现在时的"此时此刻"技巧。"你此刻有什么感受（指当前）？""当你这么说时你的身体正在发生什么？""你此刻看到／听到／感到了什么？"请注意，用"是"和"此刻"表达一般现在时下的经历是最好的。

另一方面，如果你发现来访者需要离情绪远一点或者你自己对情绪不舒服，可以使用"do"和"那时"。"你感受如何？"或者"你当时感受怎么样？"，帮助来访者从"此时此刻"的经历中转移。

运用格式塔练习。这些练习可以帮助来访者对伴随情绪经历的身体变化保持更好的觉察。

当来访者直接经历落泪、愤怒、绝望、高兴或愉快等情绪时，你自己的舒适程度会影响到来访者如何面对这些问题。如果你对某个情绪明显感到不适，就很可能通过非言语行为体现出来，你的来访者会避免进一步讨论卷入这一情绪或事件中来。需要找到一个平衡，一方面顺应你自己的呼吸，展现具有文化适宜性与支持性的目光接触；另一方面，仍然要给来访者的啜泣、叫喊、战栗留有空间。这两方面的平衡很重要。你可以使用下面这些句子：

我在这里。我也经历过。

我和你站在一起。不用故作坚强……这是可以的。

这些情绪是恰当的。我在听。

我明白你。深呼吸。

情绪表达需要保持在一定的时间范围内。对于哭泣，两分钟已经很长了。此后，帮助来访者重新回到此时此刻非常重要。

用于重新确定会谈主题的工具包括：

慢下来，有节律的呼吸

心理咨询师和来访者讨论来访者与情境中的积极方面

与来访者讨论对自己的情绪表达做出回应的直接的、赋予力量的、自我保护的步骤

站起来，走动，或者采用坐姿，将注意力锁定在骨盆和躯干上

重新给予情绪体验积极的框架

谈到这个故事需要讲述很多次，而每次讲述都会有帮助

需要注意的是，每次处理情绪和感受时，都可能唤醒来访者过去的创伤。这时初入门的心理咨询师常常需要将来访者推荐给更有经验的专业人员。此时，哪怕是两分钟的情绪表达也太长了。在这种情况下，要寻求督导和会诊。

神经科学研究的结果显示，人们对他人的身体／情绪反映是可以测量的。如果对方在种族甚至政见这些方面与自己不同，基于这些反映，他们会对其他人产生一定的社会情绪和认知信念。一个人可能通过语言或行为掩饰真实情绪，比如声称喜欢某个人或否认自己有种族主义倾向。但是 fMRI 测量可能发现不同的结果——大脑中消极情绪的区域被激活了，显示出真实的情绪（Vedantam, 2010；West, 2007；Westen, 2007）。

情绪指导我们的认知决策，而 TAP 具有调节和控制功能。同时，海马中的固定记忆通常难以改变。人们对种族的态度与信念就是其中一个例子。资源框7.2呈现了一些例子，以说明深层情绪态度是认知状态的基础。

资源框7.2 咨询技巧的国内和国际视角

作为白人的无形性与对其他种族的感受

德拉德·温·苏

跨文化研究中有个"热点"主题，常常会带出一些让来访者和心理咨询师都感到讶异的情绪。我在旧金山的街头曾将一个开放式问题抛给行人："作为白人意味着什么？"以下是一些回答。请留意这一问题带给你的感受。

42 岁的白人商务人士

Q：作为白人意味着什么？

A：坦白地说，我不知道你在说什么。

Q：你不是白人吗？

A：我是的，但是我有意大利血统。我是意大利人，不是白人。

Q：嗯，那作为意大利人意味着什么呢？

A：意大利面、很棒的食物、热爱酒。（明显激动了）这简直荒谬。

主旨：该人否认了自己皮肤的颜色，很浅显地谈论了自己的意大利血统。围绕这一主题，他表现出了愤怒的情绪。

26 岁的白人女大学生

Q：作为白人意味着什么？

A：这是不是一个恶作剧的问题？……我从来没有思考过这个问题……嗯，我知道很多黑人对我们有偏见。我希望大家都能忘记种族差异，将跟自己不同的人当作普通人来看待。人就是人，我们应该对身为美国人感到骄傲。

主旨：她从来没有思考过作为白人的问题，表现出防御与困惑的感受。她主要关注"人就是人"。

29 岁拉美裔行政助理

Q：作为白人意味着什么？

A：我不是白人。我是拉美裔！

Q：你生我的气了吗？

A：不……只是我的皮肤颜色比较浅，人们就认为我是白人。只有我在说话的时候，他们才意识到我是拉丁美洲人。

Q：好的，那作为白人意味着什么？

A：你真的想知道吗？……好吧，这意味着你总是正确的。它意味着你从不需要解释你自己或道歉……你知道电影《爱就意味着你永远不必说对不起》吗？是的，作为白人你从来不必说对不起。它意味着你认为自己比其他人好。

主旨：对于不被认同的生气，以及认为白人有优越感时的生气与失望。

39 岁的非裔美国销售

Q：作为白人意味着什么？

A：你真的想知道吗？如果你是一个白人，你是正确的。如果你是一个黑人，退下去。

203

Q：这是什么意思？

A：白人认为他们知道所有的答案。一个黑人的话没有白人的有分量。当白人顾客来到我们的代理点，看到我站在车旁边，他们却可以无视我。事实上，我认为他们将我看作一个穿戴整齐的看门人而已。他们会寻找白人销售人员。我和老板说到这个问题，但是他说我过分敏感。那就是白人意味着什么。他们拥有权威或权力告诉我到底发生了什么事情，即使我知道事实并不是那样的。作为白人意味着当你傲慢的时候你可以告诉自己你不是。这就是作为白人意味着什么。

主旨：因为白人认为其他种族的人没有他们有能力与才华而感到失望和生气；同时，白人拥有定义世界上其他人的权力。

这四个例子描述了蕴涵在种族问题中深存的躯体感受与社会情绪。拉美裔和非裔美国人的评论阐述了许多有色人种对于白人的感受。另一方面，白人常常没有意识到肤色如何影响他们的生活。作为白人带给了欧裔美国人没有感觉到的特权，他们没有意识到自己拥有这些特权。

内容部分引自 *Overcoming Our Racism: The Journey to Liberation*，Jossey-Bass，2003. Reprinted by permission of John Wiley & Sons Inc.

▶ 情感反映中积极情绪的位置

> 将消极情绪（如悲伤）与高兴做对照，能带来内心的平静和坚忍的坦然。
>
> ——安东尼·达马西奥

积极情绪，不管是喜悦或只是满足，都可能使得人们以愉悦的方式对他人与环境做出回应。研究显示，积极情绪拓宽了人们视觉注意力的范围，拓展了他们行动的本领，同时提升了他们应对危机的能力。研究结果还发现，积极情绪会带来更灵活、有创造力、整合的，以及对信息保持开放的思维模式（Gergen & Gergan，2005）。伤心、疯狂、高兴和惊恐是组织情绪语言的方法之一。但是我们可能需要更多地关注表示高兴的词语——开心、幸福、爱、满足、一起、兴奋、欣喜等。

反思　此时此刻

上面列举了一些积极情绪，现在请花一点时间想想，你分别经历这些情绪时的具体情形。你留意到当时自己的身体与想法有什么变化吗？将它们与产生消极情绪

时的体验相对照。很可能的情况是,你微笑时身体的紧张度降低了,甚至血压都下
降了。也许如达马西奥所提出的,你甚至发现了一丝内心的平静。你的经历是怎样
的? 你留意到身体发生的变化了吗? 想法呢,有什么变化吗?

情绪产生时,你的大脑会发出信号,而身体随之发生改变。前额大脑皮层对高兴
及其类似的积极情绪进行回忆与标记时,会激活积极的执行 TAP 轴。杏仁核可以给
这一激活过程、积极放松的身体感受以及愉悦的结果提供能量(见第 1 章图 1.3)。当
你伤心或生气时,会有一系列化学物质流经你的身体,而这些变化往往通过非言语体
现。情绪改变了你的身体机能,因此它也是你所有思维体验的基础(Damasio, 2003)。
当你帮助来访者体验更积极的情绪时,你也正在帮助他/她变得更健康。认知上积
极情绪的输入能带来积极情绪与感受的输出。当然,一些对健康有益的方法往往也
能帮助我们更好地对抗消极情绪。

一项对长寿的曼凯托修女的研究发现,对早年生活表达了最积极情绪的女性比
那些经历了痛苦的人更长寿(Danner, Snowdon, & Friesen, 2001)。针对"9·11 恐
怖袭击"应激反应的研究发现,那些能获得最积极情绪的人表现出更少的抑郁症状
(Fredrickson, Tugade, Waugh, & Larkin, 2003)。有弹性的情感生活方式能让我们
更快地恢复,皮质醇水平上的伤害则轻微很多。

谈到的这些有关健康的例子,主要与执
行 TAP 前额皮层有关,杏仁核的激活水平也
较低(Davidson, 2004, p. 1395)。从长时记忆
中提取积极的经历是帮助我们保持健康和减
少压力的途径之一。

图 7.1 呈现了一个抑郁的人与无抑郁的
人大脑激活水平的差异。从这张图中我们可
以看到,缺乏积极感受与情绪时发生了什么。
和抑郁作战充满挑战,但我们的目标是增加
积极的机能。如果我们仅仅关注消极的、充
满问题的故事,仅仅反映这些消极情绪,那么
我们是在强化抑郁。倾听这些故事是必要
的,但我们针对来访者表达的悲伤或抑郁的
终极目标是找到积极的方面。(当然,严重的

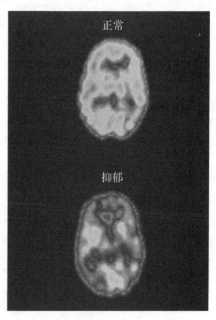

图 7.1

抑郁在进行心理咨询与治疗之前,常常需要先进行药物治疗,不然咨询与治疗很难达到充分的效果。)

▶ 积极反映策略

有一些策略可以帮助来访者反映积极的情绪与感受。第一种策略是寻找健康与积极的优点,如第 2 章中所强调的。作为健康评估的一部分,反映积极情绪时需要与健康有关的方面联系起来。比如,你的来访者可能觉得有安全感,拥有精神层面的优点,对性别和/或文化认同感到骄傲,在过去和/或现在的友谊中获得的关心与热情,在恋爱关系中获得亲密与关爱。在会谈的早期阶段锚定这些情绪,而后在压力很大时可以将这些积极情绪提取出来。基于积极情绪"背包",可以生成一个健康目录,这些积极的经历一直在那里,有需要时随时可以提取出来。

情感反映时要认真地听,将来访者的优势引导出来。将这作为你情绪反映的策略之一。比如,来访者可能正经历分手的痛苦,哭泣着不知道该怎么办。我们不建议你打断这一情绪流;在恰当的时机,将你观察到的积极情绪反馈给来访者,这样可以更好地帮到来访者。

对于一些关系有困难的伴侣,如果能更多地关注进展顺利的事情——即关系中尚不错的方面——对他们的关系会有帮助。很多伴侣仅仅看到他们存在不同意见的5%,而忽略了95%相处不错或彼此欣赏的方面。如果要求他们把注意力放在最初在一起的原因上,一些伴侣能很好地回应。这些积极的优势能帮助他们处理有困难的问题。

如果给来访者布置家庭作业,可以要求他们每天参与一些与积极情绪相关的活动。比如,坚持跑步或以轻快的步伐散步的人很少陷于悲伤或抑郁情绪。冥想和瑜伽常常有助于产生更积极的情绪,心境会更平静。感到沮丧时看一场好电影,或者与好朋友出去吃顿美食,都可能有帮助。简而言之,帮助来访者记住,即使在最困难的时候,他们也有快乐的途径。

最后,帮助他人常常能让人们对自己感觉更好。如果一个人感到挫败或自我感觉不够好,去教堂小组当志愿者、为人类家园栖息地工作、花点时间去动物收容所工作都有助于他们发展更积极的自我感觉。参见资源框 7.3 有关情感反映的研究成果。

资源框 7.3　你能使用的研究与相关证据

情 感 反 映

研究发现,情绪加工(情绪工作和检测情绪与身体状态的能力)是有效的体验式咨询与治疗的基础。与对自己情绪有觉察的人相比,那些有较低情感意识的人更可能犯错(Szczygiel, Buczny, & Bazinska, 2012)。研究还发现,患有抑郁的来访者在治疗中的获益与情绪加工技巧密切相关(Pos, Greenberg, Goldman, & Korman, 2003)。你的情感反映技巧对帮助来访者更好地控制他们的生活有帮助,这是基本的影响因素之一。

处理情绪和感受不仅是咨询与心理治疗的核心内容,同时是医患关系中高质量会谈的关键(Bensing, 1999b; Bensing & Verheul, 2009, 2010)。与情绪打交道需要关注非言语的维度。点头、眼神接触,尤其是微笑有促进作用。很明显,热情、兴趣和关心这些非言语的沟通和言语同样重要,甚至更重要。希尔(Hill, 2009)发现,运用情感定向的询问能增加来访者的情绪表达。但是,如果来访者已经表达了情绪,继续使用询问可能会打扰来访者,采用反映的方式会更有益。

"有几项研究结果表明,从实践来看,总体上30%～60%的病人的健康问题没有明确诊断。"(Bensing, 1990a)。要准备好关注有医疗问题的来访者的情绪。年长者倾向于显示更多的混合情绪(Carstensen, Pasupathi, Mayr, & Nesselroade, 2000)。也许是因为生活经历教会了他们事情比他们原来预想的更复杂。帮助年轻人意识到情绪的复杂性也许也可以作为一些咨询会谈的目标。

托马斯等(Tamase, Otsuka, & Otani, 1990)在日本的研究发现了明确的证据,证明情感反映的有效性是跨文化的。在这一领域系列研究的报告中,希尔(2009)发现了反映性回应的促进作用。她报告,当帮助者的重复与反映运用得很好时,来访者常常都意识不到。有效的倾听会促进探索。

注意事项：请不要借用上述段落来告诉来访者"一切都会好起来的"。一些心理咨询师和心理治疗师如此害怕消极情绪,从不允许他们的来访者表达他们真实的感受。不要通过过快转移焦点到积极的方面,而将困难的情绪最小化。

▶ 小结：情感反映是核心技能,同时需谨慎使用

关注情绪与感受是心理咨询与治疗过程基本且必要的特征之一,而且在会谈之外它同样具有实践意义。与情绪和更基本的情感打交道,会随着来访者、情境与事情

的变化而变化。帮助来访者意识到他们的情绪本身对自己是有帮助的。在学校咨询、职业咨询、个人决策或深度的个人咨询与治疗中，当来访者移向复杂问题时，将他们混合的情绪进行分类是成功咨询的关键之一。

很多时候一个简短而准确的反映最有效。对于朋友、家人和同事，一个迅速的情感认同（"如果我是你，我会感到很生气……"或者"你今天肯定很累"），再跟以连续正常的谈话对发展更好的关系最有帮助。在与一个折磨人的服务员或销售商的交流中，一个情感认同可以改变一顿饭或商业交易的整个调子。

同样，对很多来访者而言，一个简短而准确的情感反映最有效。在来访者对心理咨询师还没有建立起信任与充分共情的关系，或者来访者与心理咨询师在某些方面存在文化差异时，情况更是如此。

请记住，来访者并非总是准备好了表达或分享他们的感受。来访者只有在和你建立了相互和谐和信任的关系后，才会敞开他们的心扉。记住重要的一点，不是所有的来访者都感激或欢迎你评论他们的情感。同时，共情的反映有时会产生面质的效果，促使来访者从不同的视角看待自己，所以对于一些人来说会觉得被冒犯了。沉默寡言的来访者可能对反映感到迷惑，或者可能说"当然，我很生气，你为什么那样说？"这类话。在一些文化群体里，情感反映可能是不合适的，而且代表着文化的非敏感性。例如，一些男士可能认为情感的表达是"不够男人的"，但一个简短的认同对他们有用。尽管在会谈中观察情感很重要，但是根据你的观察行事并非一直都能捕捉到来访者最感兴趣的方面。运用这个技巧，时机的选择尤为重要。

▼▼▼▼　　要点	
情绪和社会情绪	情感是我们称之为情绪经历的基础。基于研究，基本情绪包括伤心、疯狂、高兴和惊恐，加上惊讶、厌恶／蔑视。社会情绪（如内疚、同情和爱）是在文化情境中发展起来的，它可能是基本情绪的融合。情绪不只是认知层面的，它还在多个水平的躯体表达上有所体现，从可观察的身体语言，到心率、血压等微妙的变化。
命名	你想找到一系列的方法观察与标记来访者的感受和情绪。在为情感贴上标签时，注意以下方面： ▲　来访者所运用的情绪词 ▲　未真正说出来的含蓄的情绪词 ▲　通过对来访者身体动作的观察发现的非言语表达的情绪 ▲　混合言语与非言语的情绪线索，它可能代表各种不一致的情绪

（续表）

▼▼▼▼	要点
情感反映	情绪可以被直接观察到，由询问（"你感受如何？""你生气吗？"）或反馈（"你这样说的时候看起来不舒服""我感到你现在很焦虑"）引出，然后通过以下步骤反映出来： 以一个句干开头，比如"你感觉……""听起来像你感到……"或者"你感到……吗？"，用上来访者的名字。 添加表示情感的词或词语（伤心、高兴、幸福）。 通过释义或主要内容的重复添加背景（"看起来，这个极好的评价令你感到幸福。"） 在许多情况下，现在时比过去／将来时更有作用（"你现在感到很幸福"而不是"你那时感到……"或"你将来感到……"）。 紧接着的是识别来访者未说出口的情感，此时检验最有用。（"我理解得对吗？""接近吗？"）这样，如果你是以不正确的或者令人不愉快的方式接近他／她尚未做好准备承认的事实，来访者可以为你改正。
情感认同	和没有充分建立起信任的来访者打交道时，简短的情感反映尤其有帮助。而在许多情境下，进行更深入的反映也是合适的，但需要针对较健谈的来访者。情感认同可以使来访者在检视自己情感时压力较小；在会谈早期，对于一个文化背景与你不同的来访者而言，情感认同可能特别管用。然后，随着相互信任的发展，你可以更深层次地探索来访者的情绪。
情感反映中的 积极情绪	积极情绪影响人们对其他人和环境做出回应的方式。它们会激活我们的大脑，扩宽我们的知觉，让我们思维更灵活，提高我们应对危机的能力，让我们更幸福，改善我们的健康。要常常去发现这些情绪。帮助来访者激活位于前额皮层的积极的大脑区域。 情感反映帮助我们同时触及消极情绪与积极情绪。对消极情绪予以认同和反映，同时寻找积极的优点与情感。对抗一个消极情绪，需要五个或更多的积极情绪（Gottman，2011）。情绪上超负荷、伤害性的一句评论或消极的生活经历都可能持续一生的时间，甚至改变一个人的自我观。如果我们想建立有效的情感和自我调节机制以及意向性，那么采用积极的方法是基础。
神经科学的启示	对大脑的研究验证了咨询领域围绕情绪情感的很多传统信念与说法。神经科学主要关注边缘 HAP，在 TAP 执行前额皮层之前，最初是边缘 HAP 做出反应。这一发现支持了情感反映最重要的是倾听技巧而非贯注行为（如果一个人没有贯注，情感就没法观察到）。如果情绪情感得到了认同，认知行为疗法等方法就会更有效。

▶ 能力实践练习和能力文件夹

我们会在很多日常交往中观察到情绪，但我们往往视而不见。然而，在咨询和救助情况下，它们是了解别人的关键。而且，你会发现，更多地注意情感和情绪会丰富你的日常生活，使你更了解那些和你一起生活、工作的人。

个人练习

练习1：增加你的情绪情感词汇　回到本章开始拟建立的情感词语表。花点时间丰富该表。拉长该表的一个方法是，思考两类情感词语，这将能进一步了解来访者如何感知这个世界。

第一类是代表混合或矛盾情绪的词语。你的任务就是帮助来访者整理隐藏在表面下，已表达出的词语下的更深的感情。列出代表混乱和模糊情绪的词语（例如，混乱的、焦虑的、矛盾的、悲哀的、心碎的、混合的）

一个常见的错误是认为这些词语代表基本情绪。大多数情况下，它们包含更深的情绪。"焦虑"一词在这种环境中尤其要重点考虑：有时它是混合情绪的一个模糊的指标，可能混合了伤心、另一水平上的爱、关心或希望高兴的欲望。它也可能是焦虑症的基础，此时焦虑主要是混乱的情绪。如果你把来访者的焦虑看成一种基本情绪，咨询可能会进展缓慢。心理咨询师的一个重要任务是，当你发现混合情绪词语时，应运用询问和情感反映技巧使来访者发现隐藏在表面下的更深的情绪。例如，在焦虑或混乱的情绪中，你可以发现生气、受伤，还混合着爱。

现在从你的混合情绪列表中找出两个词并列出更多的基本词语，如混乱的或是沮丧的这些强调情感取向的词语。同样的，基本情绪词语疯狂、悲伤、高兴、惊恐在此过程中可能有帮助。参见本章最后的情感负荷词语列表。

情感和情绪通常通过隐喻、明喻、举例和身体语言表达出来。说"感觉自己像一块柔软的抹布"比说"累得筋疲力尽"更能生动地描述出你的情绪。其他的例子包括"陷进了垃圾堆里""像风筝一样高""死机"或"像狮子一样骄傲"。因为隐喻常常会掩盖更复杂的情绪，所以你可能希望通过认真倾听和询问来找寻底层的情绪。在表中写下至少五个隐喻后，你可能希望生成一张隐藏在这些隐喻之下的基本情绪词语表。

"隐喻使得大脑多愁善感"是发表在《当代科学》(*Science Now*)上一篇文章的标题(Tellis,2012)。我们知道大脑语言区域一般是对言语表达做出反应。最新的研究发现,我们使用感觉的隐喻时,大脑负责触觉的区域也会被激活(Lacey,Stilla, & Sathian,2012)。将来访者描述为"内心柔软"时,语言和触觉区域会同时反应。对隐喻和关键情绪情感词语的进一步研究为情感反映提供了更多有用的信息。

生成一个包含隐喻和明喻的列表对于咨询过程是有帮助的。比如,"你感到陷入了垃圾堆""混乱的状况让你感觉是在一台旋转的洗碗机里""你高兴得就像一个在秋千上的孩子。"

练习2：区分情感反映和释义　情感反映和释义的主要区别在于前者包含情感词语。当然,许多释义中也包含了情感反应,此时心理咨询师的陈述分类为两者皆可。下面有个例子,针对例子分别作出了不同的回应,请指明哪个回应是鼓励(E),哪个是释义(P),哪个是情感反映(RF)。

"我实在是太沮丧了。我找不到住的地方。我看到许多公寓,但是它们都非常贵。我累了,不知道要到哪儿去。"

把下面的心理咨询师的答复用E、P、RF加以标识,如果运用了多种技巧可组合标识。

_____"不知道要到哪儿去?"

_____"累了……"

_____"你看起来有些累了,并且挺沮丧?"

_____"只是一间公寓都没有找到,它们都太贵了。"

_____"你看起来挺累的,也有些沮丧。看来你已经努力过了,但没有找到你能够支付得起的公寓。"

请就下面这个例子,为你的来访者写下一句鼓励、一句释义、情感反映或是释义/情感反映的组合。

"是的,我的确感到既累又沮丧。事实上,我很生气。有个地方,他们像对待灰尘一样对待我。"

鼓励：_____

释义：_____

情感反映：_____

释义与情感反映的组合：_____

练习3：情感认同　我们看到,一天中,在你和很忙且很烦恼的人进行情感交流时,简短的情感反映(或情感认同)是有帮助的。至少每天一次,有意识地去倾听一位服务员、教师、接线员或是朋友的心声,并给他们一个简短的情感认同("你看起来很忙很紧张")。在这之后,要有一个简短的自我陈述("我能帮忙吗?""我应该回来吗?""我今天也很忙"),在你的日志中注明发生了什么。

假设你面对的一位来访者看起来的确非常抗拒此时此刻的情绪经历。你可以怎么帮助这位来访者增强情绪情感?

团体实践

练习 4:练习情感反映　情感反映是最有挑战性的技巧之一。但是对于有效的咨询与心理治疗,掌握这一技巧是非常关键的。

第一步:分组。

第二步:选一位组长。

第三步:为第一次实践会谈分配角色。

▲　来访者

▲　心理咨询师

▲　观察者 1　要特别注意来访者的感情,使用反馈表(资源框 7.4)。进行督导时关注的重点应该是心理咨询师带出与处理情绪情感的能力。

▲　观察者 2　特别要关注心理咨询师的行为,记下心理咨询师的每个具体引导。

第四步:制订计划。我们建议讨论过去的创伤经历或现在的故事(被愚弄、被取笑、被严重误解、学校人事的不公正,或者你经历的某种偏见或压迫)。不要只关注消极情绪。花些时间带出有关优势的积极的故事,并反映这些积极的情感。

许多学生因为大额学生贷款而感到焦虑和紧张。扮演一位正面临这些问题的学生。反映情绪情感,鼓励来访者继续。同样,可以采用积极优点寻找的方法。在处理贷款事宜上,这位学生有什么优势可利用?

确立明确的会谈目标。你可以使用询问、释义和鼓励帮助你获取相关信息。心理咨询师要定时反映情感。使用一个情感词语作为鼓励,开放式问题("发生此事时你的感受是什么?")可以促进这一过程。实践会谈结束前要有个小结,兼顾情感与有关情境的事实。根据能力文件夹中的基本目标与动态的掌握目标来确定你个人的会谈目标。

观察者要利用这段时间检查反馈表,计划他们自己的会谈。

第五步:运用该技巧进行 5 分钟的实践会谈。

第六步:用 10 分钟时间,回顾实践会谈并向会谈人员反馈。

心理咨询师设定的目标实现了吗?掌握目标达到了什么水平?基于第 1 章的"来访者反馈表",来访者口头做出了什么反馈?随着技巧本身以及来访者角色扮演的复杂化,你会发现这点时间不够深入地实践会谈,于是想与小组成员协商在此次会谈之外继续做一些实践。同样,心理咨询师达到了掌握目标的什么水平? 心理咨询师能达到对来访者产生具体影响的具体目标吗?

第七步：互换角色。

一般提示。在角色扮演中,如果他/她乐意,来访者可以"难以应付",但是必须健谈。请记住这是一个实践的会谈,如果不讨论情感相关的问题,心理咨询师就没有机会练习该项技巧。

资源框7.4　反馈表：观察与情感反映

_____(日期)

_____　　　　　　　　_____

　（心理咨询师姓名）　　　　　　　　　　（填表人姓名）

说明：观察者1要通过以下的言语和非言语行为的记录,对来访者的情感加以特别的注意。观察者2要在另一张纸上记下与心理咨询师情感反映措辞尽量相近的词,并且要对这些词的准确度与价值做出点评。

---

1. 来访者用言语表达的情绪情感。在此列出所有与情绪有关的词语。

2. 来访者非言语的情感状态。脸红? 身体动作? 其他? 后面要与来访者加以确认。来访者回想起什么情绪? 作为心理咨询师,你在倾听与反映的过程中感受到了什么情绪?

3. 来访者未确切说出的隐含情感。后续要与来访者一起检验这些情感,以确保有效与否。

4. 心理咨询师所使用的情感反映。尽可能使用心理咨询师的原话,并在另一张纸上记录下来。

5. 对情感反映的评价。此次会谈做得好的主要有哪些方面? 心理咨询师的技巧运用准确有效吗? 检验过了吗?

能力文件夹

情感反映技巧取决于你观察来访者言语与非言语情绪的能力。当你确定自己的风格与方法时，你会发现这将是核心技巧。

运用以下检查单来评价你当前的掌握程度。当你查看下方的条目时，问自己"我能做到这点吗？"确认那些你目前有能力做到的方面。其余的可以作为未来的目标。不要期望在学完本章后，你就能获得每一个方面的意向性能力。不过，你会发现，通过重复和实践你将能够提高你的能力。

水平 1：识别和分类。

❏　能够生成一张广泛的情感词语表。

❏　能够区分情感反映与释义。

❏　能够辨别情感反映的类别。

❏　能够初步讨论与本技巧有关的各种问题。

❏　能够写出鼓励来访者探索他们情绪的情感反映。

水平 2：基本能力。 在进入下一个技巧领域之前，把这个能力水平作为目标。

❏　能够在会谈之外的情境下，在日常交流中简短地认同人们的情感(饭店、杂货店、朋友等)。

❏　能够在角色扮演的会谈中运用情感反映技巧。

❏　能够在实际会谈中运用这一技巧。

水平 3：意向性能力。 以下技巧都与预测和评估你情绪处理能力有效与否有关。你可能需要花些时间来掌握这些技巧。在你理解和掌握这些技巧的过程中，对自己要有耐心。

❏　能够促进来访者探索情绪。当你观察并反映来访者的情绪时，来访者是否增加了对情感状态的探索？

❏　能够反映情感，使来访者感觉自己的情绪得到阐明。他们常常可能说"是那样的，而且……"，然后继续探索自己的情绪。

❏　能够帮助来访者暂时脱离情绪过分强烈的状态，平静一段时间。

❏　能够帮助来访者探索复合情绪，这种情绪可能指向密切的人际关系(困惑的、混合了积极和消极的情感)。

水平 4：传授能力。 这些技巧中，传授能力是为以后准备的，但是一个在倾听方面有困难的来访者，可以从观察情绪的训练中真正受益。有许多人不注意他们身边人的情绪变化。共情理解源于了解别人的情绪。我们所有的人，包括来访者，都可能因为在日常生活中运用这一技巧而受益。有明确的证据表明，那些被确诊患有反社会人格障碍的人在认识和共情其他人的情感方面的确存在困难。你会发现，一些品行障碍的孩子身上也存在这一问题。在这些情况下，共情的心理教育以及认同他人是一项关键的治疗措施。从帮助他们观察和命名情绪开始会比较恰当，然后再学习情感认同。

- ❑　能够在助人会谈中教授来访者如何观察他们身边的人的情绪。
- ❑　能够教授来访者如何认同情绪——有时候，反映他们周围人的情绪。
- ❑　能够教授一个小组的成员观察与情感反映的技巧。

▶　确定你自己的理论与风格：对情感反映的批判性自我反思

本章主要讲了情绪，以及它对建立咨访关系基础的重要性。尤其关注识别七种基本情绪，还举了许多关于社会情绪的例子，同时讨论了你可以如何帮助来访者更多或更少地表达他们的情绪，以与他们的现状相匹配。

本章、课堂上或通过非正式学习所提到的知识中，哪个观点对你而言不同凡响？你认为什么内容对引导你下一步的工作是最重要的？关于多样性你怎么看？你认为本章中还有哪些是重要的？你怎样利用本章中的技巧建立你自己的风格和理论？

▶　情绪词语列表

再次，注意到我们关于消极情绪的词汇比积极情绪更广泛，所以再强调一下以乐观的基调与来访者相处的重要性。

伤心：不高兴、郁闷、想流泪、不感兴趣、悲伤、无聊、不快乐、沮丧、忧郁、悲观、难过、痛苦、极度痛苦、遗憾、后悔、内疚、糟糕的、被毁灭的、低价值的、可怜的、嘲笑、不开心、悲哀、抑郁、失望的、心情沉重、低落、无精打采的、拒绝的、愁眉苦脸、崩溃的、不满足似的、悲惨的、忧郁地闲荡。

疯狂：生气、恼怒、侮辱、激惹、愤慨、愤怒、敌意、冒犯、被得罪了的、攻击的、狂怒、凶猛、暴风雨似的、狂热、发怒的、被激怒的、有恨意的、强烈敌对、对抗性的、不妥协的、不喜欢的、仇恨、厌恶、威胁的、不满意的、不满足的、不公平的、不合理的、粗鲁的、敏感的。

高兴：幸福、放松、安全、舒服、平静、轻松、高兴、"完整"感、有价值的、被接纳的、"在一起"、有趣、兴奋、自信、欢乐、精神高涨的、喜悦、充满喜悦的、感谢的、感激不尽的、活泼、愉快、兴高采烈、满足、满意、快乐、感到快乐的、享受、松了一口气的、陶醉的、可爱的、轻快的、关心、乐于助人、愉悦、渴望、热切、符合的、节日、逗乐、祝福、幸运、吉利的、爽朗的、心情放松的、自尊、尊重、敬重、珍爱的、受欢迎的。

惊恐：害怕、烦躁、惊吓、受威胁的、焦虑的、焦虑、忧虑、危险、担心、担心的、令人担忧的、令人不安的、恐惧、惊慌、恐怖、恐慌、恐怖、张皇、颤抖、烦恼、困扰、折磨、紧张、担忧、提心吊胆、担惊受怕、徘徊不前的。

厌恶：强烈地反感、讨厌、憎恶、憎恨、排斥、令人作呕的、恶心的。与之相关的社会情绪包括肮脏的、虚伪的、下流的、贪婪的——许多与我们道德或价值体系不一致的方面。

蔑视：极度厌恶、轻蔑、厌恶、不尊重、不赞成、鄙视、憎恨、嘲笑。

惊讶：惊奇、惊愕、出乎意料、大吃一惊、惊叹、震撼、干扰、令人吃惊的事。

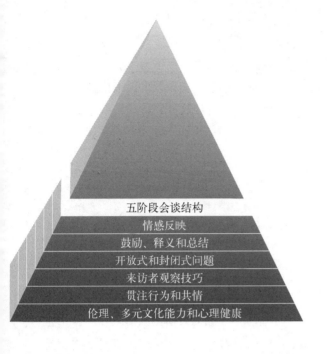

第 8 章

只运用倾听技巧，怎样开展一次五阶段咨询性会谈

五阶段会谈结构
情感反映
鼓励、释义和总结
开放式和封闭式问题
来访者观察技巧
贯注行为和共情
伦理、多元文化能力和心理健康

太上，不知有之……

悠兮，其贵言。功成事遂，百姓皆谓：我自然。

——老子

本章任务

通过本章的学习，为你如何运用前面几章讲到的共情倾听技巧组织一次完整的会谈提供了基础。而这一过程的基础是组织良好的会谈五阶段(共情关系—叙事和发现优势—目标—重新叙事—行动)。此外，我们将回顾基本倾听程序，并介绍决策性咨询——这是许多咨询理论的基础框架。

本章目的和能力目标

对只运用倾听技巧开展五阶段咨询性会谈的认知、了解、技能和行动能帮助你：

▲ 进一步发展运用基本倾听程序的能力，这是有效咨询与心理治疗的基础。

▲ 检验倾听技巧和共情，因为它们与神经科学以及大脑有关。

▲ 给予来访者流畅而有意向的回应，不管你对技巧的运用是否成功地达到了预期结果。

▲ 理解和熟练掌握组织良好的会谈五阶段：共情关系—叙事和发现优势—目标—重新叙事—行动。

▲　仅仅运用倾听技巧开展一次完整的会谈。

▲　认识到本杰明·富兰克林的最初问题解决模型与五阶段的关系，以及富兰克林模型和五阶段模型如何阐述各种咨询和心理治疗模型。

▶ 基本倾听程序是生活中很多领域有效沟通的基础

回顾一下，本书第一部分的倾听技巧就提到了建立共情关系是有效心理咨询和治疗的基石。此外，共情理解和认真倾听在人类沟通的所有领域都有价值。当你去看医生，你希望医生有最佳的诊断技巧，同时希望医生带着理解与共情倾听你的讲述。一位优秀的老师或经理知道倾听学生或员工的重要性。这一微技巧代表了有效人际沟通的具体方面，被运用于许多场景：从帮助一对夫妻更有效地沟通，到帮助一个严重抑郁的来访者和他人接触，再到训练非洲的艾滋病工作人员，或是访谈全世界的难民。而且，倾听技巧的教学已经成为个体咨询与心理治疗中标准化与通用的部分。

基本倾听程序(basic listening sequence, BLS)能帮助你和其他职业人员理解来访者的故事。这些技巧在前面的章节中分别进行了探讨，本章将整合地运用它们，可以看到它们在会谈中的全部影响。当你使用 BLS 时，你可以预期来访者可能的回应。

基本倾听程序(BLS)	预 期 的 结 果
基本倾听程序使用开放式及封闭式询问、鼓励、释义、情感反映和总结等微技巧，同时会辅以贯注行为与来访者观察技巧，选择和实践基本倾听程序的所有元素。	来访者将说出他们的故事、问题或忧虑，包括关键的事实、想法、感受和行为。来访者会感到自己的故事得到了倾听。

在贯注与观察的基础上，我们回顾一下 BLS 的技巧以及每个技巧的核心意图：

▲　询问—开放式问题后接着封闭式问题，可以带出来访者的故事以作诊断

▲　鼓励—贯穿会谈的整个过程，帮助激发细节

▲　释义—抓住和提炼来访者所说的内容

▲　情感反映—考察情绪的复杂性

▲　小结—理顺来访者会话的次序，并理解其内容

如果在基本倾听程序中增加检验部分，你就有机会获得自己倾听准确性的反馈，来访者会让你了解你倾听的准确性如何。

BLS 技巧的使用不需要每次都按照某个特定的顺序，但是明智的做法是，确保在倾听来访者故事时运用到了所有技巧。每个人都要恰当地运用这些技巧，使之能满足来访者与情境的需求。熟练的心理咨询师运用来访者观察技巧留意来访者的反应，以及意向性地灵活转变风格，从而提供来访者所需要的支持。

在咨询、管理、医疗和一般人际沟通中运用 BLS 的例子详见表 8.1。

表 8.1　基本倾听程序的四个例子

技能	咨　询	管　理	医　疗	人际沟通（学生对朋友的倾听）
开放式问题	"托马斯，你能告诉我你想和我谈些什么……"	"阿萨德，你能告诉我生产线出现故障时发生了什么吗？"	"圣地亚哥女士，我们能从你的头痛是怎么发生的开始吗？这样可以吗？"	"基娅拉，你和大学贷款的工作人员的会谈进行得如何？"
封闭式问题	"你高中毕业了吗？""你正在找的具体是什么职业？"	"谁和生产线问题有关？""你检查了主传送带吗？"	"头痛是在左边还是右边？你已经头痛多长时间了？"	"你能得到一笔覆盖你全部所需的贷款吗？它的利率是多少？"
鼓励	重复更长语句中的关键词			
释义	"所以你在考虑重回大学。"	"听起来你几乎向所有人都咨询了。"	"我听你说喝了红酒或吃了太多巧克力时头痛更严重。"	"哇哦，我能理解你所说的，两笔贷款是挺多的。"
情感反映	"你对自己的能力有信心，但是对能否进大学有担忧。"	"我感觉你对主管的反应很沮丧，很困惑。"	"你说你最近总是感到非常焦虑与紧张。"	"我感觉一想到要还款，你多少感到有些焦虑。"
总结	在每个案例中，高效的倾听者在带入自己的观点或使用影响性技巧之前，都会先根据来访者或其他人的观点将故事总结一下。			

对一些来访者而言，咨询与心理治疗是段艰难的经历。他们要在会谈中讨论自己的问题并解决冲突，因此会谈可能成为令人沮丧的一连串的失败和恐惧。时刻记住要运用 BLS 帮助来访者找到他们的优点与资源。要确保会谈更积极、更直接，可以运用寻找正面优点与心理健康的方法。不只是询问问题与忧虑，意向性心理咨询师或心理治疗师会寻找和认同来访者积极的方面以及优势。即使在最困难的情境下，找到来访有利的方面以及后续问题解决可使用的资源。当来访者与你谈话时，强调他/她积极的优点能让他们感受到自己的个人价值。

资源框 8.1 展现了揭秘助人过程的简短讨论。

揭秘助人过程

艾伦·E.艾维和卡洛斯·P.扎拉奎特

揭秘：减少神秘感或去除神秘感。

——《韦伯斯特在线词典》

揭秘：让事情更加容易理解。

——《剑桥高级学习词典和同义词典》

咨询和心理治疗成功的原因是什么？ 许多年来，咨询与心理治疗都是一个神秘和令人费解的过程。卡尔·罗杰斯是最早揭秘咨询过程的人。通过使用钢丝录音机的新技术，他向我们展示了在会谈中究竟发生了什么。在那之前，治疗师只能报告他们记得的部分。在他之后，早期的研究发现，会谈人员谈及的他们在会谈中所做的事情与他们实际所做的并不相符。

罗杰斯让我们对治疗过程和共情的理解有了最初的认识。但是，我们对高质量会谈**行为**的认识仍然不清晰。心理咨询师的哪些**可观察**行为使得会谈得以成功？治疗时促进来访者成长的关键行为是什么？随着大量新治疗师不断涌现，治疗师和来访者的独特性，咨询视角、问题和目标的多样性，以及识别咨询与治疗关系的核心组成部分仍然难以捉摸。

揭秘咨询过程 直到微技巧方法出现，咨询与心理治疗领域尚未确认高效助人者的行为特征。艾伦和科罗拉多州立大学的同事得到了第一个视频授权，用于更准确地考察优秀心理咨询师与治疗师**可观察行为**技巧是什么。第一次，录像设备记录下了会谈的非言语与言语行为。

贯注，第一行为技巧 贯注行为的重要性引起我们的关注纯属偶然。我们录下了秘书的一次示范性会谈。她完全没有贯注正在咨询的学生——向下看、紧张的动作、话题跳跃等。回顾该视频时，我们第一次发现贯注行为的一些具体表现，恰当的眼神接触，舒适的肢体语言，高兴而流畅的声调，以及视觉上的跟进——代表跟随来访者的话题。当她回去做另一次带录像的实践会谈时，她有效地进行了倾听，甚至看起来像个心理咨询师。所有行为仅仅发生在半个小时之内！

通过行动将微技巧学习带回家 当秘书过完周末后回来时，进一层的揭秘发生了。"我回到家，贯注了我丈夫，然后我们度过了一个非常美好的周末！"我们没有预期到会谈行为可以转化到真实生活中去。我开始意识到教会来访者和病人沟通微技巧的重要性。运用本书中教的技巧，孩子、夫妻、家人、管理培训生、精神病人、难民，以及其他许多人现在都在学习具体的沟通方法。

微培训快速发展，走向跨文化　微技巧和微培训出现后不久，反响接踵而至。之后涌现了超过450个基于数据的研究，艾伦的作品也被翻译成了多种语言，成为大学咨询、社会工作以及心理学课程的常规部分。甚至现在，它在许多不同的情境以及文化中仍具有适应性——从澳大利亚原住民的社会工作者到非洲的艾滋病朋辈心理咨询师，再到日本、瑞士和德国的管理人员。我（卡洛斯）的毕业项目的一部分就是微技巧的训练。很荣幸，在智利做老师期间，我教的微技巧训练是高效心理咨询课程的第一部分。我的学生很喜欢这一框架，同时展现出了他们的能力。

微技巧的跨理论特征　口头陈述的会谈中做了什么与会谈中实际发生了什么存在差异，而微技巧为这两者之间的差距架起了一座桥梁。沿着罗杰斯的传统，会谈得到了揭秘。同时，微技巧也提供了理解不同治疗理论间存在广泛不同的基础。实际上，尽管这些理论都用到了BLS的一些方法或五阶段会谈形式，但是如果谈到本书中第二部分的影响和行动技巧，你会发现信念与行动上都存在很大的区别。五阶段同时是一个基本的决策系统。第14章对决策性咨询的讨论强调了这一点。

录下你的会谈　这就是我们希望你尽可能地录下你自己的会谈的原因，包括在练习阶段以及你后续作为职业人士的阶段。现在通过并不昂贵的摄像头、微型相机甚至是手机即可获得视频。我们建议你揭秘会谈中自己的行为。如果能和你的来访者一起观看视频更是无价的。借助微培训模型意识到你天然的能力，同时学习更多其他的技巧，以与更多人高效地工作。

使跨文化问题变得更具体　发现了贯注技巧后约一年，艾伦满腔热情地在微技巧的工作坊中讲授释义、情感反映和总结。他谈到了贯注行为以及眼神接触的重要性，这时一个安静的学生走向他，描述了她自己在阿拉斯加与因纽特人打交道的经历。她指出，直接的眼神接触在传统的人们看来可能是一种漠视甚至是敌意的行为。我们仍然可以使用贯注，但是我们需要考虑每种文化下的自然沟通风格。这让艾伦做出了一个个人的承诺：要发现更多文化如何影响个体的事实，以及在所有会谈中如何考虑文化的问题。

现在，神经科学　作为一个团队，我们最新的冒险事业进入了一个新的相关领域，我们现在开展工作坊，讲授"基于大脑的咨询与治疗"。对神经科学的研究进一步揭秘了助人的过程。没有太多的意外，在我们领域做的绝大部分事情都得到了神经科学的验证。但是我们现在可以更准确地了解到来访者的内部发生了什么，因此可以做出最恰当的干预。神经科学的研究使我们更加坚信采用积极的咨询方法而少关注消极方面的必要性。出于实践的意图，假设你的来访者通过大众传媒和电视已经获知了许多有关大脑的知识。神经科学是通向我们领域的范式转化，我们需要做好准备在实践中运用这一研究。你会发现，包括在会谈过程中大脑如何发生改变的指导都能帮助来访者更加坚定而充满希望，因为会谈中我们是一起工作的。

未来在继续 揭秘学习过程常常可以带出一些新的令人振奋的东西。职业化的研究与实践，加上学生的反馈，改变着我们在本书中所说的内容。和我们一起加入学习过程，与我们分享观点。你会使我们这个激动人心的领域有所不同。

▶ 从概念到行动：基于心理咨询与治疗多理论构建会谈五阶段模型

基于心理咨询与治疗的多个理论运用微技巧时，组织良好的会谈五阶段（共情关系—叙事和发现优势—目标—重新叙事—行动）为多个咨询与治疗理论中的微技巧运用提供了组织框架。不论你现在或未来倾向于什么理论，在运用常常迥然不同的技巧时，都可以将五阶段会谈结构作为基础。比如，所有心理咨询师和治疗师都需要和来访者建立共情关系，引出来访者的故事。

同时五阶段也是一种决策组织。最终，所有来访者将做出行为、想法、情感和意义方面的决策。各个理论对上述各方面的关注程度不同，运用不同的语言与方法来进行。但是，做决策的是来访者，而非我们。

五阶段具体是怎样影响决策的？许多人将本杰明·富兰克林作为系统决策模型的创始人。他提出了问题解决的三个阶段：(1) 明确问题（提取故事和优点，制定目标）；(2) 生成可能的答案（重新叙事）；(3) 决定采取什么行动（行动）。富兰克林的模型仅仅忽略了共情关系的重要性（第1阶段），设置更清晰目标的必要性，以及确保来访者能在会谈结束后在现实世界采取行动。决策性咨询也叫问题解决式咨询。不论我们采用哪种说法，它们的本质是相同的：我们如何帮助来访者经历现有问题，想出新的方法？

因此，富兰克林的问题解决模型如今仍然相关，其框架延展渗透到了咨询与治疗的理论中。心理咨询和心理治疗的五阶段是该模型的延伸，所有理论都包含着该决策过程。

关于这点，请参看表格 8.2，其中详细总结了会谈五阶段。请注意，在每个阶段倾听技巧都是关键。如果对微技巧与五阶段足够熟练，你可以仅仅使用贯注、观察与 BLS 即可完成整个会谈。这也是罗杰斯以来访者为中心理论的主要目标之一。但是，罗杰斯赞成尽量少使用询问。

本书的第二部分主要锁定在影响技术上，这些技术主要用于阶段 4 和阶段 5。因此，表 8.2 中也会简要地介绍一些影响性技术。

在你逐步掌握五阶段后，最好制定一个对照表，以确保所有会谈都涵盖了这些基本点。当然，没必要一直都遵循确定的顺序来进行会谈。许多来访者讨论他们的问题时会从一个阶段转移到另一个阶段，然后又回到前一个阶段，你常常会想鼓励这种循环。后续咨询阶段透露的新信息可能使我们需要收集更多有关基本故事的信息，从而以新的方式定义来访者的问题与目标。通常，你会想引出更多的优势与健康资源。

图 8.1 中咨询会谈五阶段的决策圈提示我们，助人是来访者与心理咨询师双向的努力。我们需要灵活地运用我们的技巧与策略。一个圆圈既没有起点，也没有终点，被看作平等关系的象征，在这个圆圈中，心理咨询师和来访者一起探讨问题。圆圈的中心是健康与正面优点寻找，这是所有阶段的核心。

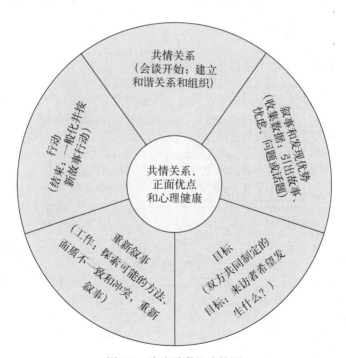

图 8.1　咨询阶段的决策圈

表8.2　微技巧会谈的五个阶段/维度

阶段/维度	功能与目的	通常使用的技巧	预 期 结 果
1. **共情关系**。会谈开始。建立和谐关系和组织。"你好，今天你想谈点什么？"	建立工作联盟，让来访者对咨询过程感到舒适。解释在此次会谈或系列会谈中可能发生什么，包括知情同意与伦理问题。	贯注、观察技巧，提供信息以建立会谈组织。如果来访者问你问题，你可以使用自我披露。	来访者理解了会谈的关键伦理问题及会谈意图，感到很放松。同时，来访者可能更清楚地了解你作为一个完整的人以及一个专业人员是怎样的。
2. **叙事和发现优势**。收集数据。运用BLS引出来访者的故事、忧虑、问题或话题。"你的忧虑是什么？""你的优势与资源有哪些？"	发现和澄清来访者参与会谈的原因，倾听来访者的故事与问题。作为健康方法的一部分，识别来访者的优势与资源。	贯注与观察技巧，尤其是基本倾听程序和寻找正面优势。	来访者分享他们的想法、情感与行为；详细地讲述故事；表现出优势与资源。
3. **目标**。双方共同制定目标。BLS有助于定义目标。"你希望发生什么？""如果你达成了这一目标，你会有什么情绪反应？"	如果你不清楚你将去向哪里，那么你需要在某个地方结束。在简短咨询中（第15章），制定目标是基础，它可能是整个会谈第一阶段的组成部分。	贯注技巧，尤其是基本倾听程序；某些影响技术，尤其是面质（第10章）可能有用。	来访者将直接探讨他/她想去往哪个方向，新的思考方式、希望的情绪状态、行为的改变。来访者也可能寻求，在当前事实或现状不能改变的情况下（强奸、死亡、事故或疾病），如何更高效地生活。
4. **重新叙事**。通过BLS探索其他可能的方法。面质来访者的不一致与冲突。"关于它，我们将要做些什么？""我们能产生新的思考方式、情绪与行为吗？"	生成三个或以上可能帮助来访者解决问题的方法。在这点上创造力很有帮助。寻找三种或以上的解决办法供来访者选择。其中一个选择是什么都不做，接受现状。重新叙事在不同的理论与方法指导下，做法迥然不同。	通过支持性面质对主要不一致进行总结。根据不同的理论取向，有些可能更广泛地运用影响技巧（如解释、意义反映、反馈）。但是仅仅采用倾听技巧同样是可能的。要创造性地解决问题。	来访者可能以新的方式重新审视个人的目标，至少从这些可能的方法来解决问题，同时准备走向新的故事与行动。
5. **行动**。计划将会谈中的收获一般化到"真实生活"中去。"你将会这么做吗？"运用BLS评估来访者会谈之后采取行动的承诺。	将新的学习一般化，促进来访者改变日常生活中的想法、情绪和行为。让来访者完成家庭作业和做出行动。合适的话，做好会谈结束的计划。	影响技巧，比如指导、心理教育，加上贯注与观察技巧，以及基本倾听程序。比如，"我们能否制定一下明天或下周的目标，或者要做的事情吗？"	会谈之后，来访者在日常生活中表现出行为、想法和情绪上的变化。

阶段 1：共情关系——开始会谈：建立和谐关系和组织，以及初步目标（"你好"）

在首次会谈中，介绍会谈与建立和谐关系最重要，在后续所有会谈中它们仍是核心。大多数会谈都是以"你能告诉我怎样才能帮到你吗？""你今天想聊点什么？""你好，利奈特。""见到你很高兴，马库斯。"或者类似的话语开始的。建立和谐关系的基本原则就是使用来访者的名字并定时地在会谈中重复，使会谈个性化。一旦你完成了会谈的必要组织（告知来访者法律与伦理问题），许多来访者就立即开始讨论他们自己的问题。这些来访者代表了即时的信任。我们的职责是尊重来访者，在整个会谈过程中持续地与他们建立良好的关系。

不同情况下，建立和谐关系需要的时间与关注不同。有时和谐关系的建立可能需要很长的时间，并且与治疗融合在一起。比如，在一个治疗违法青年的实例中，打乒乓球以及了解来访者性格特征是治疗的一部分。如果是和你文化背景不同的人建立相互信任关系，可能还需要数次会谈。

组织。组织会谈包括来访者的知情同意以及伦理问题，详见第 2 章。来访者需要知道他们的权利以及会谈的限制。如果这是一个正在进行的系列会谈中的一部分，通过对先前的会谈加以总结，整合至当前的会谈中来，将有助于保持会谈的连续性。有时，甚至可以告诉来访者有关会谈阶段的信息，他们因此能知道即将面临什么。

倾听初级目标。尽管更多可定义的短期与长期目标是在第 3 次会谈时制定的，在第 1 次会谈时制定初步目标仍是有帮助的。这些早期目标可以为你提供初步的框架，因为你希望理解来访者，并与之共情。带出一个更完整的故事后再对早期的目标进行修正与澄清。在简明咨询与督导技术中，在第一阶段制定目标尤为重要，详见第 15 章。

在适当的时机做自我分享。做一个开放、真诚和一致的人。鼓励来访者向你询问问题，这也是探索你自己的性别与文化差异的时机。当你的种族和民族与来访者显著不同时，跨文化咨询是有关什么？权威人士一致认为文化、性别与民族的差异需要在咨询早期坦率地说出来，通常是在第一次会谈中（比如，Sue & Sue, 2013）。

观察与倾听。第一次会谈中你会了解到来访者的许多信息。要留意来访者的风格，尽可能地与他/她的语言保持匹配。当关系逐渐变得舒适，你可能会留意到你和来访者的身体语言是很自然的镜像。这就意味着来访者已经非常明确地准备好了继续向前走，说出自己的故事以及寻找优点了（阶段 2）。

阶段 2：叙事和发现优势——收集数据：引出故事、问题和优点（"你的忧虑是什么？""你的优点与资源是什么？"）

倾听来访者的故事。来访者的想法、感受和行为与他/她的忧虑有什么联系？

我们运用基本倾听程序的技巧来引出他们的故事与忧虑。开放式与封闭式问题帮助你定义来访者所考虑的话题。鼓励、释义和检验则有助于更清晰地理解，并给你提供一个机会来检验你所听到的是否准确。通过情感反映为重要的情绪理解打下了基础。最后，总结是个好办法，它把来访者所提出的几个观点以有序的形式组织起来。

加工故事。接下来，探索相关的想法、情绪，以及与其他人的互动。收集来访者和他们知觉的信息与数据。基本的"谁""什么""哪里""什么时候""怎么样""为什么"等一系列询问提供了一个简短但通常有用的框架，来确保你已经覆盖了信息收集以及问题定义的最重要的方面。你试图定义来访者的中心问题时，要不断地问自己，来访者的真实世界和当前的故事是什么？

寻找优势以及资源的故事。当我们发现了来访者所能做的事情而非做不了的事情时，他们的成长是最快的。不要仅仅关注困难与挑战。寻找正面优点应该是本阶段会谈的一部分。如第 2 章中所描述的那样，此时可以做一个全面的健康寻找（wellness search）。

治疗失败。治疗失败可能是医疗事故诉讼的原因。这通常发生在心理咨询师没有能够引出来访者的故事，而来访者也不清楚他们真正想要什么的情况下，这导致整个会谈缺乏清晰的目标。当故事很清晰，优点也建立起来，你就可以审视与澄清目标了。参与了目标制定并理解你助人干预原因的来访者会更愿意参与到过程中，更积极地做好改变的准备。

阶段 3：目标——制定共同的目标（"你希望发生什么？"）

共同制定与平等的方法。在来访者的目标制定过程中，你的积极加入非常必要。如果你和来访者不清楚会谈将去向哪里，会谈可能因缺乏明确的方向而徘徊不前。通常来访者和心理咨询师认为他们在为着同一结果而努力，而实际上他们想引向不同的方向。来访者可能更满意于晚上睡眠良好，而心理咨询师却想要完全的人格重建。来访者可能想要关于如何找到一份新工作的简短建议，而心理咨询师却想给他们职业测定以及建议新的职业。

提炼目标，使它们更精确。如果你在关系形成早期找到了更广泛的目标，它们就提供了一个焦点与大概的方向。第 3 阶段有助于审视早期目标，如果必要，可以将它们分成更细的子目标，确保它们清晰与可执行的。有研究发现，如果你没有一个目标，你就只会抱怨。简短咨询与训练的权威们赞成在会谈的第 1 阶段就制定目标，与建立关系同步进行。处理高中纪律问题，面对寡言的来访者，以及一些文化团体的成员时，制定一个清晰的联合目标可能是建立关系的关键因素。如果你能使自己的咨询风格适应于每个来访者，你就有更大的可能获得成功。

总结当前故事与首选结果之间的差距。一旦建立起目标，如果将原来提出的问题与定义好的目标之间的差距做个对比，并简短地加以总结，可能大有裨益。可以将下面的模型作为解决来访者问题的一个基本的开始。运用支持性面质，这可能是第4阶段重新叙事的开始。

"卡恩，一方面，你的忧虑／问题／挑战是[简短地总结情况]，但是另一方面，你的目标是[总结目标]。发生在你身上可能的解决方案是什么？"

不用说，我们需要更多的语句来表达，实际与模型句子会有所不同。但是，作为制定目标的一部分，有必要对比现在的状况与想要的情况之间的差距。有趣的是，甚至罗杰斯也会询问来访者他们的会谈目标可能是什么。

要使用来访者的语言来定义问题以及想要的结果。总结性面质中需要列举来访者考虑过的其他方法。理想上，到第4阶段之前，来访者应该提出至少两种可选的方法。你可能想使用手势来表现现实与理想，就像使用平衡标尺一样。

阶段 4：重新叙事——工作：探索不同方法，面质来访者的不一致性、冲突以及重新叙述故事（"关于它们，我们将做些什么？"）

开始探索过程。心理咨询师怎样帮助来访者想出新的解决方法？正如前面章节中描述的那样，他们对来访者的面质做出总结。"另一方面……"要确保关于问题的总结是完整的，事实情况、来访者的想法与感受都已包含在总结中。

运用 BLS 促进来访者提出问题的解决方法。想象一个学校心理咨询师与一个青少年谈话，这个青少年刚刚与校长发生了巨大的争执。首先要建立和谐关系，但是你可能认为这个青少年会挑战你；他／她可能认为你会支持校长。你的任务不是判断，而是收集来自青少年观点的资料。如果你们已经建立起了和谐关系（阶段1），在数据采集（阶段2）时倾听，青少年可能会以更积极的方式寻找解决办法。接下来询问从发生积极改变的立场出发，他／她希望发生了什么。和青少年一起寻找能"挽回面子"的方法，并继续会谈。

鼓励来访者富有创造力。重新叙事时你的首要目标是鼓励来访者自己寻找解决问题的方法。带着上面这样的青少年进行探索与创造，要积极倾听，使用总结："你把情况看作……你的目标是……校长与你讲的不同，校长的目标可能是……"如果你已经建立了和谐关系，也很好地倾听了，这时许多青少年都能够想出一些办法帮助解决问题。

基本倾听程序以及熟练的询问技巧会方便来访者探索问题的解决办法。这里是一些有用的询问，可以帮助来访者解决问题。最后两个问题主要聚焦于健康方法，在简短咨询中比较常见。

- ▲ "你能想出什么主意——任何冒出来的点子？"
- ▲ "你能想出什么别的方法吗？"
- ▲ "告诉我你曾经经历的一次成功。"
- ▲ "从前你用过什么方法？"
- ▲ "如果你不能马上解决所有问题，哪一部分问题可以先解决？"
- ▲ "我们想出的主意中最吸引你的是哪一个？"
- ▲ "如果采用其他方法，结果会是什么？"

心理咨询师和治疗师都试图以类似的方式解决来访者生活中的问题。心理咨询师需要建立和谐关系、定义问题，帮助来访者确认预期的结果。

将来访者的问题或忧虑与想要的结果联系起来。问题和想要的结果间的差距是主要的存在不一致的地方，这种不一致可以通过三种基本的方法予以解决。首先，心理咨询师可以运用贯注技巧确定来访者的参考框架，然后反馈一份来访者忧虑与目标的总结。很多时候来访者自己会想出综合的方法来解决他们的问题。第二，心理咨询师可以利用信息、指导和心理教育干预的方式帮助来访者想出新的方法。第三，如果来访者自己想不出办法，心理咨询师可以运用解释、自我披露以及其他的影响技巧来解决矛盾。最后，在系统的问题解决和决策方面，心理咨询师会和来访者一起想行动的办法，然后优先考虑最有效的可行办法。

决策与新故事的目标。对假设策略的探索／头脑风暴／测验能促进来访者的决策，并想出一个新的故事。一旦做出了决策或者发展了一个新的可行的故事，就可以制订计划将这些想法变成现实世界里的行动。你需要帮助来访者将情绪、想法、行为一般化，并且制定会谈之外的行动计划。

以上要点是针对决策咨询的，但你会发现在动机会谈与危机咨询中实际上是相同的。不同理论在技巧使用以及本阶段所强调的内容上有所区别。但是，不同的理论观点在会谈的早期部分相似性相对较高。

阶段 5：行动——总结：一般化与新的故事行动（"你会这么做吗？"）

将新行为带回家庭环境可能很困难，这便是世界的复杂性。我们如何将想法、感受和行为运用到日常生活？一些咨询理论基于的假设是行为和态度的转变源于新的潜意识的学习；他们"相信"来访者会自发地改变。这的确可能发生，但是不断有证据表明，做好改变的计划可以很大地提高现实世界中真实发生的可能性。

重新回到青少年与校长发生冲突的事情上去，你们可能已经有了一些好主意，但除非年轻人采纳，否则在冲突情境下任何事情都不可能发生。找到一些"有效"的方法，让重复行为问题发生改变。当你阅读下方有关将建议一般化的清单时，你可以考虑下，可以做些什么帮助这个青少年和其他来访者重新叙事，改变他们的想法、感受与行为。

改变不是很容易就能发生的，许多来访者仍会回到较早的、潜意识的行为。你的工作是帮助来访者做好改变的计划，确保在真实生活中也有效。以下三种技巧可以用来促使来访者将会谈中所学加以转化，提高来访者将学到的新东西带回家，尝试新行为的可能性。

签订合约。要想帮助来访者保持和使用学习到的新东西，最基本的方式是制订一份非正式的或书面的合约，在合约中列明要做哪些新的或者不同的事情。理想上，合约要列得足够清晰与具体，使来访者实际执行时能轻松地完成。针对某些更复杂的问题，可以选择代表解决办法的一部分签订合约。如果我们要求来访者完全改变他们的行为，他们可能遭遇失败，以致不愿意参与到下一次会谈中来。

家庭作业和记录。会谈结束之后布置一些家庭作业，使得会谈的效果事后仍可以保持，并且变得越来越标准化。对于不喜欢做"家庭作业"的来访者，一些心理咨询师会布置"个人实验"。在下一次会谈之前的一周时间，协商后给来访者布置特定任务。要使用非常具体和明确的行为任务，比如"为了改善你的害羞，你同意在教堂/犹太教会/清真寺活动后接近一个人，并做自我介绍"。让来访者把这周主要的想法和感受记录下来，这可以作为下一次会谈的基础。另一种可能性是采用矛盾意向："下周我想你故意重复我们讨论过的自我对抗行为，但是要特别留意其他人的反应，以及你自己的感受。"这可以帮助来访者更好地意识到他/她正在做的，以及后果是什么。

后续与支持。让来访者回到后续的会谈中，每次会谈都有一个具体的目标。心理咨询师可以为来访者提供社会和情感的支持来度过困难时期。后续支持代表了你的关心。可以利用电话定期检查行为保持情况。也可以使用电子邮件，但这可能泄露你的个人隐私。许多心理咨询师和治疗师会给来访者打电话，但不会给出他们自己的电子邮箱。如果你在一家机构工作，将电话给来访者时一般使用办公室号码。

第 13 章提供了一系列的策略与技巧，确保来访者更高效地运用会谈中学到的东西。第 13 章列举了自信训练、沟通技巧心理教育，以及压力管理策略系列的具体内容。可以特别关注基于研究的治疗性生活方式改变（TLC）的方法，包括如何建议来访者参与更健康的行为，如锻炼和冥想，运用他们的精神资源。为了实现最大的影响与行为转化，我们建议综合使用几种不同的技巧与策略。

如果没有做好精细的计划，在会谈中学习到的行为与态度不一定会转化到日常生活中。考虑在会谈结束的时候询问你的来访者："你会这么做吗？"

▶ 案例：五阶段决策咨询会谈"我不能好好地和老板相处"

如果要在一次完整的会谈中仅仅使用倾听技巧，需要来访者是个健谈、合作的人。经过整理，这个会谈例子清晰地展示了技巧运用和共情水平的部分。真知子是名毕业生，她想看看自己是否真的可以仅仅运用倾听技巧就得到"一些东西"。来访者罗伯特是一个20岁做兼职的学生，在工作中他和老板有冲突。他相当能说，也愿意解决真实的问题。因此，在这个案例中，第一阶段很简短。

基于五阶段模型，决策咨询是一种实践性的方法，它既是一种独立的理论，又涵盖咨询与治疗的所有理论。为什么是这样？实际上，我们所有来访者都将做出生活的决策，不管是关于职业的、人际冲突的，或者是应对焦虑、抑郁或创伤后应激的。来访者将决定是否继续与你交谈，是否继续采用关于行为、想法或情绪改变的新观点。

第14章将简要概述决策咨询的实践理论。下面我们看看真知子描述的当心理咨询师仅使用倾听技巧时来访者是如何做出决策的。

阶段 1：共情关系

心理咨询师和来访者的对话	过程评论
1. 真知子：罗伯特，你是否介意我们对这次会谈进行录音？这是为了咨询的课堂练习。我要制作一份会谈的记录，这个要交给教授的。可以吗？另外，如果你什么时候不愿意了，我们会随时关掉录音机。如果你感兴趣的话，我还可以向你出示记录。如果你日后什么时候不想让我使用这个材料，我一定不会用的。你能签一下这份知情表吗？	真知子使用封闭式问题开头，可以得到结构性的信息。在录音之前经得来访者的许可，对于材料给予来访者个人控制权，这一点非常关键。作为一个初学者或学生，从法律上来讲，你无法控制保密性，然而保护来访者是你的责任。这是会谈的开始，不用对共情做评估。
2. 罗伯特：听起来不错啊，我确实有一些话想说。好的，我签字。（他签字时说话停顿了）	罗伯特看起来很自然很放松。由于临时说明了录音情况，他并不十分关心录音带的用途，和谐的关系很容易就建立了。 由于罗伯特很明显急于开始，会谈的这一部分比一般情况要简短一些。此处预期要花费更多的时间。

(续表)

心理咨询师和来访者的对话	过 程 评 论
3. 真知子：你想说点什么？	很自然的开放式问题，特意给来访者最大的个人空间。
4. 罗伯特：我的老板，他非常讨厌。	罗伯特通过他的非言语行为，很明确地暗示了他要谈及的话题。真知子观察到他很舒适，决定立即转向收集信息(阶段 2)。对于一些来访者，需要几次会谈才能达到一种和谐的工作关系。

阶段 2：叙事和发现优势

　　这段会谈继续探索了罗伯特与顾客、他老板以及前任上司的冲突。这显示了了在过去几年中，一种和权威发生冲突的模式。这在年轻男性的早期职业生涯中是普遍的模式。在经过对具体冲突情景和这个模式的几个例子的详细讨论之后，真知子决定做一次寻找正面优点，发现优点的尝试。一旦来访者意识到他们自己的优点与资源，就很可能做出决策。

心理咨询师和来访者的对话	过 程 评 论
5. 真知子：你能告诉我你和老板之间发生了什么吗？	这一开放式问题意在得到来访者在会谈中所提到的问题的概要。 (可互换共情，因为它基于先前的评论)
6. 罗伯特：嗯，他简直不可思议。	罗伯特没有给出问题的概要，相反，他做出一个很简单的回答。预料的结果并没有发生。
7. 真知子：不可思议？……继续……	鼓励。意向性能力要求你准备好另一个反应。此时，开放性的身体姿势和反射性语调在与来访者沟通时尤其相关。恰当的鼓励通常都是强化的，但是我们只有在看到来访者具体做出了怎样的反应时才能这么说。
8. 罗伯特：嗯，非常讨厌。是的，非常讨厌。似乎不管我做什么事，他总是监视我。我觉得他不够信任我。他真的很折磨我。	我们看到故事发展了。如果运用鼓励法，来访者通常会详细地说出问题的具体情况。这一次对运用鼓励法的结果预料得非常准确。上面第 7 段提及的的确是强化的。
9. 真知子：我听到了你的失望，甚至还有生气？所以，他不可思议，总是监视着你。那你能不能给我举一个具体的例子，来说明他的哪些做法让你觉得他不信任你？	罗伯特的描述有一些模糊。真知子首先认同了他的情绪，尽管这还不完全清晰。然后她询问了一个开放式问题，以引出具体的故事。 (可互换共情)

（续表）

心理咨询师和来访者的对话	过程评论
10. 罗伯特：嗯，也许那不是信任。就说上个星期吧，我有个客户发生了争吵。他抱怨刚买的衬衫。这又不是我的错，我不喜欢这个客户对我大喊大叫，所以我就还口了。没有人可以对我那样！当然我的上司不喜欢我那样做，然后就把我给炒了。这不公平。	通过明确的例子，我们使事情更具体了，因此我们可以更充分地理解来访者的生活和思想中正在发生什么。同时，我们开始看到罗伯特在应对老板与自己情绪的过程中将要做出决策。
11. 真知子：就我所听到的，罗伯特，这个家伙很难相处，他做的事让你很生气，正在这时，你老板进来了。	真知子的反应和罗伯特所说的很像。她再次的释义和情感反映代表了基本的可互换共情。
12. 罗伯特：的确如此！这的确让我生气。我从来都不喜欢别人叫我什么。我辞掉上一份工作就是因为老板也这样对我的。	通过情感反映，罗伯特的生气变得清晰多了。准确的倾听通常导致来访者说出"的确如此"或类似的话。
13. 真知子：所以，你的上一个老板也不公平？	真知子的语调和肢体动作体现了不带评判的关怀与尊重。她用询问的语气释义来访者的话，她抓住了罗伯特的关键词"公平"，这是一个隐含的检验。 （可互换共情）
14. 罗伯特：你说对了。	
15. 真知子：罗伯特，我们已经谈了不少工作中遇到的一些困难。我想知道一些让你觉得不错的事情。你能告诉我一些在工作中你认为好的事情吗？	释义、组织，以及开放式问题，开始寻找正面优点。（可互换，因为会给会谈带来一些新的信息）
16. 罗伯特：是啊，我工作很努力。他们总说我是一个好员工。我觉得这点很好。	罗伯特愈发紧张的肢体语言开始在"寻找正面优点"中放松下来。他说得很慢。
17. 真知子：听起来好像你的努力工作让你觉得很好。	情感反映，强调积极地看待。 （可互换共情）
18. 罗伯特：是的。比如……	

　　罗伯特继续不停地谈论他的成绩。通过这种方式，真知子了解到罗伯特过去的一些正面的东西，而不仅是他的问题。她运用基本倾听程序，帮助罗伯特对自身感觉良好。真知子还获悉罗伯特有几个重要的优点，比如决心和愿意努力地工作。这些

优点和他本来就具有的智慧能帮助他解决自己的问题。

阶段 3：目标

心理咨询师和来访者的对话	过程评论
19. 真知子：罗伯特，考虑你谈到的所有问题，你认为怎样才是理想的解决方案？你希望事情怎样？	开放式问题。给来访者增加了一个新的可能性，代表强化共情潜在的开始。它能够使来访者想起一些新的事情。当然，目标是罗伯特将做出决策的基础。
20. 罗伯特：哎呀，我觉得我希望事情更容易，更平稳，而不是充满了冲突。我回到家时非常疲劳也很生气。	这里我们看到了五阶段会谈的一个关键性的结果。罗伯特正在做出一个具体的决策，说出自己在此次会谈中想深入的地方。
21. 真知子：我知道了。它让你付出了很多。更具体地告诉我，怎样才能让事情更容易一些。	释义，开放式问题引导明确的东西。
22. 罗伯特：我只是想少一些麻烦。我知道我在做什么，但有时却没什么用。我只是想解决这些冲突，而不是总得屈服于它们。	罗伯特并不像期望的那样明确而具体。但他带来了冲突的一个新的方面——屈服。
23. 真知子：屈服？	鼓励。
24. 罗伯特：是的。我真的想只代表我自己。有时候我感到有点像是我和老板在竞争。我讨厌让老板认为他可以控制我。	此时罗伯特更充分地敞开了自己。

　　真知子得知了罗伯特跟其他人冲突的另一个侧面。随后，基本倾听程序带出了他与几个顾客和员工的冲突模式。随着目标制定过程中新信息的融入，你可能发现有必要改变对问题的定义，甚至可能重新回到阶段 2 以收集更多的信息。

心理咨询师和来访者的对话	过程评论
25. 真知子：因此，罗伯特，关于目标我听到了两件事情。第一，你希望少些麻烦，但另一件事，同样重要，你希望不需要屈服。同时，你个人可以控制发生的事情。我理解得准确吗？	真知子使用总结帮助罗伯特理清了他的问题，尽管并没有立刻得出解决方案。她检验了自己倾听的准确性。（可互换共情）
26. 罗伯特：你是对的，但是我能做些什么呢？我想要更多的控制，但是我肯定想要少些麻烦，同时我需要那份工作。生气对我并没有什么用处。	罗伯特开始对自己的问题有所了解。

(续表)

心理咨询师和来访者的对话	过 程 评 论
27. 真知子：生气并不能把你带到自己想去的地方。好的,听起来我们有了一个今天可以工作的目标。让我们一起工作,使得目标更具体明确,更可行。好吗?	这一情感反映同时包含了重构罗伯特问题的元素,因此使得目标可能更具体化。她关于一起工作的陈述提醒了来访者这是一个平等的关系,她也会参与到答案的寻找中。我们同时感受到了真知子的真实与真诚。(强化共情)

阶 段 4 : 重 新 叙 事

心理咨询师和来访者的对话	过 程 评 论
28. 真知子：那么,罗伯特,一方面我已经了解了你与上司,以及让你不愉快的顾客之间发生冲突的长期模式。另一方面,我刚才也听到你大声而清晰地表明自己想少一些麻烦,得到更多的个人控制。似乎对事物的控制是可以替代"屈服"的真实的词汇。同时,我们也知道你是一个好员工,想把工作做好。考虑到这些,你将怎样处理发生在你身上的事情?	真知子保持了非评判的态度,与来访者在语言到肢体语言方面很协调。这是主要的共情总结。在她的帮助下,罗伯特现在知道了更大的问题是个人控制,同时避免麻烦。她以一个开放式问题作为结束,询问罗伯特想到的可能的解决方案。(强化共情,因为屈服被重新定义为控制问题,同时以清晰的形式对故事做了总结)
29. 罗伯特：那么,我是一个好员工,但是我自我矛盾太久了。我认为以前我太多地受制于老板和顾客了。我认为,下一次如果一个顾客抱怨,我将保持安静,然后填写赔付表。为什么我要承担这个世界?	罗伯特说得更快了。他也更加深入了。如果有人认真地倾听,许多来访者开始想他们的解决方案。但是事情并不总是这么容易或迅速就能做到。然而,罗伯特眉头蹙起,说明他有些紧张。他现在正在"努力工作"。
30. 真知子：我感觉你想做一些不同的事情。所以你可以做的一件事情就是保持安静。通过这样做你能以自己的方式保持对事情的控制,并且你不必屈服。(暂停)	真知子从认同罗伯特的非言语情绪开始。然后她运用罗伯特的关键词做释义,包括会谈早先谈及的新词"控制",强调他现在所想的东西。但是,她在等待罗伯特的反应。(可互换)
31. 罗伯特：(短暂的停顿)对,那就是我应该做的,保持安静。	他重新坐下,交叉双臂。这说明前面那个"好"的反应从某些方面来说实际上是弱化的。还有更多的工作要做。看起来是一个改变的东西,最好的情况也不过是一个开始。

（续表）

心理咨询师和来访者的对话	过 程 评 论
32.真知子：听起来是个好的开始，但是我确信你也能想到其他方法。你能做的其他事情有什么，尤其是在那些你不能保持安静的时间里？你能想出更多的法子吗？	真知子给了罗伯特简单的反馈意见。她的开放式问题对会谈是强化的。她注意到，他的封闭性非言语特征表明还有更多事情要做。（带有强化共情维度的可互换共情）

　　来访者常太心急，抓住闪现的第一个想法就作为他们问题的解决办法，这样可以避免更深入的思考。运用多种询问和倾听技巧来引导来访者更进一步深入。定时参考优势与正面优点常常能让来访者更聚焦，使他们能回到解决困难与有挑战性的问题上来。

　　在第4阶段这一部分的后面，罗伯特能对两种可能的行动做出决策：(1) 与老板坦诚地讨论这个问题，听取他的意见，同时反馈他的表现；(2) 参与学校咨询中心的愤怒情绪管理项目。作为此次会谈的结果，罗伯特意识到他跟老板之间的问题只是他在权威和愤怒情绪管理方面持续问题的一个例子而已。他和真知子讨论了去看看治疗专家并与其进行更多交谈的可能性。罗伯特决定他要和真知子谈得更多一些。达成了这样一个约定：如果情况在两周内未好转，罗伯特除了参加愤怒情绪管理课程，他还将寻找治疗专家的帮助。

阶段 5：行动——一般化和转化学习到的东西

　　如果没有一个后续跟进计划——甚至是关于行动的书面合约——来访者后续往往不会真正落实之前会谈中同意要去做的事。尽管会谈看起来似乎有效，但是太多的心理咨询师和治疗师停在了这个点上。每次会谈结束前预留至少 5 分钟的时间，制定一个行动办法，使得来访者能把新学到的东西带回家。

心理咨询师和来访者的对话	过 程 评 论
33.真知子：所以你已经决定最有用的方法是与你老板交谈，同时当你感到麻烦时可以深呼吸，并使用你的第一条建议，仅仅保持安静。但是最大的问题是"你会这么做吗？"	释义，开放式问题。（强化）
34.罗伯特：当然，我会的。我第一次觉得老板不那么让我紧张。	罗伯特迈向了一个决定。

（续表）

心理咨询师和来访者的对话	过 程 评 论
35. 真知子：若他像你所描述的那样，罗伯特，那或许还需要一段时间。你能制订一个具体的计划，以便我们下次见面时进行讨论吗？	释义，开放式问题。从会谈中概括得出，鼓励来访者采取具体的行动，以帮助他们明确将针对自己的决定做一些什么。（强化）
36. 罗伯特：我认为你是对的。首先，我需要不动，先观察一下情况，看看老板是怎样和其他人相处的。如果他向我走过来，而我感到麻烦，我将真的努力保持安静。好的，还有件事情，我俩都是球迷，周日比赛结束后，有时在周一下午的晚些时候，他和我会在 Rooster's 喝咖啡。这可能是接近他最好的时机。	在发展新故事时，一个具体的行动计划应运而生。
37. 真知子：哇，这是你想出来的一个很有吸引力的计划——听起来这是一个很好的决定。先不动，看看正在发生什么应该会有帮助，Rooster's 的环境对你们的谈话而言也很理想。那么，具体些，你将对他说些什么？	真知子对罗伯特的计划给予了热情的反馈，接着询问了一个开放式问题，再次引出具体性。这是另一个强化的帮助性引导，因为罗伯特需要进一步澄清自己的计划。
38. 罗伯特：我可以告诉他我喜欢在那儿工作，但是我担心如何对付难缠的顾客。我想我会征求他的意见，问问他是怎么做的。在某些方面，它让我担心，我不想屈服于老板……但是，他可能有好主意，可以帮助我。	罗伯特能够计划一些起作用的事。对其他来访者，你可能想用角色扮演的方式，开展一次实践会谈，由你扮演老板，给予罗伯特机会撰写谈话的工作脚本。在和老板谈话之前，你也可以给予一些忠告，或布置一些实践会谈的家庭作业。你也会注意到罗伯特仍然担心"屈服"。在后续的会谈中仍然可以接着讨论控制问题。
39. 真知子：下次见面时你愿意更多探讨一下这个问题吗？或许通过你和老板的交谈，我们能够找出方法，能让你感觉更舒服的方式来处理这个问题。听起来像是一个很好的约定。罗伯特，你会与老板进行交谈，然后我们会在这周或下周再次见面。	开放性问题，组织。如果罗伯特决定和他的老板交谈，听取他的意见——真正地改变了自己的行为——那么此次会谈从整体上评估就是非常强化的。如果不是这样，那么评估就会低一些。真知子很明智地将更广的有关控制的问题作为了下次会谈的内容。

　　如果能将跟进计划做得更精确一些，那么帮助就更大了，这很可能会涉及影响技巧，家庭作业的运用。你会发现具体性在帮助来访者制定并实施决策方案时是很重要的。当真知子询问罗伯特具体做些什么时，这是一个特别好的反应。

　　第一次你可能发现，在工作中运用系统的五阶段会谈，若仅仅使用贯注、观察和基本倾听程序很有挑战，但这是可以做到的。对于健谈的、急于解决他们问题的来访者而言，这种方式很有帮助。你会发现这种决策结构对于固执的、想做出自己决策的来访者也是有用的。像一面镜子一样，提出问题，你可以鼓励你的来访者找到他们自己的方向。关于五阶段和决策咨询的更多内容，请见第 14 章，还会有一个笔录的案例。

▶ 会谈中的笔录

一个经常被提出的问题是，在会谈过程中是否应该进行笔录，要找到支持与反对做笔录的观点都不困难。不同的人在想法上存在差异，我们将基于实验的结果分享我们的看法。更重要的是，遵从你所在机构的方向。

在心理咨询和治疗中的意向需要准确的信息。因此，我们建议你用心地听并做笔录。这是我们的观点，但是有些人会表示不同意。你和你的来访者可以做出一个对你们双方都适合的安排。如果你个人对笔录很放松，它将不会成为会谈中的问题。但若你对笔录有所担忧，它很可能就是一个问题。当与一个新的来访者进行合作时，要在会谈早期获得其许可。我们建议做任何有益于来访者的案例笔录，并且与他们共享练习会谈阶段的记录。来访者志愿者对会谈的反馈对于思考你自己的助人风格非常有帮助。运用你自己自然的风格，你可能这样开始：

"当你谈话时，我想做些笔录，可以吗？它常帮助我们回顾重要想法。我也喜欢记下你对重要之处的确切话语。我将在你离开之前制作一个笔录副本，因此你能拥有和我一样的记录。你知道，文件中的笔录内容在任何时候都对你开放。"

会谈中做笔录在会谈和咨询的最初部分往往非常有帮助，当你逐渐了解来访者时，作用会逐渐减弱。对会谈活动的录音与录像遵循同样的原则。如果你很放松，与来访者在平等基础上分享，这种类型的会谈记录一般会顺利进行。有些来访者发现将录音记录带回家听很有帮助，能促进自己从会谈中学习。在会谈中不做笔录也没有错，但是一般需要保留录音，我们建议在会谈结束后尽快书写会谈总结。在这些对你行为负责的日子里，清晰的笔录对你、来访者以及你所在的机构都有帮助。

HIPAA（《健康保险携带和责任法案》）中对做笔录有具体和详细的法律要求，但有时也不够清晰。一些规则比起一般的医学记录对咨询的一些方面给出了更明确的保护，但是这些规则有时模棱两可，它们提及了保留心理咨询双重记录的可能性。你从业或实习的机构在这方面能给你指导。同时，查询朱尔（Zur, 2011）的 *The HIPAA Compliance Kit* 也会有帮助。

▶ 小结：运用基本贯注技巧的结构良好的会谈

前面的讨论与例子已经展示了微技巧决策咨询的五阶段结构,这表明将微技巧和基本倾听程序的概念整合为一体是可能的,进而得到有意义、组织良好的会谈。你也许发现,通过共情关系—叙事和发现优势—目标—重新叙事—行动这五阶段,而不运用建议与影响技巧来进行工作很有挑战性,但这也是能做到的。用在那些健谈、急于解决且有能力解决自己问题的来访者身上,五阶段是一个很有用的模式。你会发现这种决策结构对于那些执意要做出自己决定的来访者也有用。通过充当镜子与询问,我们鼓励来访者去发现他们自己的方向。

从哲理上讲,五阶段决策风格类似于罗杰斯(1957)提出的以人为中心的疗法。罗杰斯为"治疗人格改变的必要和充分条件"确定了指导方法,本书中描述的共情结构就出自他的思想。罗杰斯原来反对使用询问技巧,但后来改变了他的观点。不提供任何信息、建议与运用影响技巧就能组织一次会谈,你的这种能力暗含了对来访者能够找到他/她自己独特方向的能力的尊重。在组织一次会谈时,如果你仅仅运用贯注技巧、观察技巧和基本倾听程序,那么你便是正在运用一种以人为中心的方法进行咨询。

也许更重要的是你能意识到五阶段结构可以被运用到咨询与治疗的所有理论中。关于这点,第15章将有更详尽的阐述,你会看到对许多理论与策略的简要介绍以及附带的记录。比如流行的认知行为疗法(CBT)会谈需要建立在共情关系的基础上。假若心理咨询师和来访者之间没有建立起良好的工作关系,改变的发生就会非常缓慢,甚至可能无法发生。采用 CBT 的咨询师需要引出来访者的问题,同时 CBT 日益认识到运用聚焦优势这种关注积极点的方法能提高成功率。目标制定一直都是 CBT 的核心特征。以人为中心的会谈的目标可能是发展更好、接纳度更高的自我概念,或者为了理解情绪;CBT 通常将目标锁定在定义清晰的具体的行为目标,或者是围绕更理性与高效思考方面的目标。在重新叙事阶段,CBT 独特地运用了具体与研究深入的策略。CBT 在行动阶段发展了真正的力量,在第 14 章谈到的预防复发也是其他许多助人理论中被广泛使用的一个标准化的体系。

▼▼▼▼	要点
基本倾听程序	通过询问、鼓励、释义、情感反映与总结引出来访者的故事和优势。这一程序被运用在多种场景中,而非仅限于心理咨询与治疗。

（续表）

▼▼▼▼	要点
会谈的五个阶段	阶段 1　**共情关系**：和谐的关系与组织（"你好"） 阶段 2　**叙事和发现优势**：收集资料，定义问题（"你的问题是什么？""你的优势是什么？"） 阶段 3　**目标**：确定结果（"你想要发生什么？"） 阶段 4　**重新叙事**：探索可选择的方法与来访者的不一致（"对于这我们将做些什么？"） 阶段 5　**行动**：一般化与转化学到的东西（"你会这么做吗？"）
制作决策圈	会谈的五个阶段不需要一直按照五步依次进行。在每次会谈需要考虑的维度的基础上再考虑阶段。同时，需要持续关注位于决策圈中心的关系、正面优点以及健康。

▶ 能力实践练习和能力文件夹

本章技巧的掌握是个复杂的过程，它需要经过长时间的练习。以下是对每一个技巧的基本个人练习和团体练习。

个人实践

练习 1：说明在不同情况下基本倾听程序（BLS）怎样起作用　写出咨询的引导句，它们可能会被用于帮助来访者解决"整个夏天我还没有找到工作"这样的问题。在这个案例中，你必须想象来访者做出了完整的回应。写下代表 BLS 的回应。

开放式问题：_____

封闭式问题：_____

鼓励：_____

释义：_____

情感反映：_____

总结：_____

现在想象在和一个来访者谈话。他刚被告知结婚 25 年多的父母要离婚。你的任务是用 BLS 查明来访者对这个消息是如何想的,如何感受,行为如何。

开放式问题：_____

封闭式问题：_____

鼓励：_____

释义：_____

情感反映：_____

总结：_____

最后,你如何运用这些技巧与一个因为没有人跟他／她玩而哭着跑到你跟前的小学生交谈?

开放式问题：_____

封闭式问题：_____

鼓励：_____

释义：_____

情感反映：_____

总结：_____

练习 2：寻找正面优点和基本倾听程序(BLS)　想象你在进行一次职业咨询会谈。来访者说:"是的,我对未来感到迷惘。一方面我想继续心理学专业;另一方面,考虑到我的未来,想改为商业。"运用 BLS 发现来访者的正面优点。在一些案例中,你必须想象来访者对你的第一个问题的反应。

开放式问题：_____

封闭式问题：_____

鼓励：_____

释义：_____

情感反映：_____

总结：_____

你在为一对正考虑要离婚的夫妻做咨询。丈夫说:"不知何故就没有感觉了。我仍然关心南特尔,但我们总是不停吵架,甚至在小事上也吵个不停。"用寻找正面优点的技巧把这对夫妻的长处与资源找出来。通过这些长处和资源,他们可能会找到解决问题的积极方法。特别是婚姻咨询方面,许多心理咨询师因为没有指出这些原来把夫妻拉到一起的长处与正面的东西而失败。

开放式问题：_____

封闭式问题：_____

鼓励：_____

释义：_____

情感反映：_____

总结：_____

团体练习

练习 3：实践组织良好的五阶段会谈与以人为中心的咨询　现在轮到你练习基于决策咨询模型微技巧的五阶段结构了。运用你新学到的知识就能将五个阶段充分地关联起来。建议找一个愿意扮演来访者的人，这个人想做一个决定，或者想讨论一个机会或遇到的问题。运用你迄今学到的技能与这名"来访者"至少谈话 15 分钟。

再读读第 2 章有关和志愿来访者工作时的职业道德要求。组织会谈时，要先询问来访者对会谈录音的许可。告知来访者可以随时要求关闭录音机。和来访者讨论保密性问题，并请他/她签订第 2 章中的许可表。

尽量将所有微技巧与概念都整合到一次有意义的、组织良好的会谈中去。完成共情关系—叙事和发现优势—目标—重新叙事—行动五个阶段而不使用建议和影响技巧非常有挑战性，但它也是能做到的。五阶段代表了一种有用的治疗模式，适合用在那些健谈、急于解决自己问题的来访者身上，以及那些固执的、想做出自己决策的来访者。

当你完成了会谈，可以请你的来访者完成反馈表。在实践会谈中，得到及时的反馈可以为你提供来访者如何看待你的信息。与未来的来访者也要定期持续地做这项工作。可以将此次会谈转录，用于以后的学习与分析。你可能想对比第一次录下的会谈与此次会谈，在本次课程的结束部分你还将有另一次机会。

回顾一下本次会谈的录音或录像记录，询问自己以下问题：

1. 你能否将迄今学到的所有微技巧与概念都整合进一次有意义的、组织良好的五阶段会谈？

2. 你做了哪些你认为有效和有帮助的事情？

3. 从"来访者反馈表"以及来访者对此次会谈的其他评论来看，哪些地方你做得比较突出？

使用反馈表(资源框 8.2)评估你的此次会谈，或者请一个同学用这张表格评估你的录音。

资源框 8.2　反馈表：仅运用基本倾听程序练习一次会谈

_____（日期）

_____　　　　　_____
　　（会谈人员姓名）　　　　　　　　　　　　　　　　（填表人姓名）

说明： 会谈人员：仅使用基本倾听程序进行一次简短的五阶段会谈。我们建议你首先与你的来访者分享一下会谈的各阶段。针对的主题建议是职业决策、寻找工作与娱乐的平衡，或者从第 2 章中选一个问题。你和来访者可以选择任何现实生活中的不会过于复杂的话题。

观察者： 请给出对会谈人员的反馈与评论。这个会谈人员能够只运用倾听技巧就进行一次会谈吗？

1. 共情关系。开始会谈。建立和谐关系的性质？在继续下　个阶段的会谈前是否已经建立了关系？会谈人员是否提供了组织？是否整个会谈都维持了和谐的关系？对 BLS 的观察是什么？

2. 叙事和发现优势。收集信息，定义问题，以及识别优点。会谈人员是否只运用了倾听技巧引出来访者的故事？是否已发现来访者至少一个正面优点、资源或优势？对 BLS 的观察是什么？

3. 目标。制定共同的目标。通过运用倾听技巧，是否概括出了来访者的结果和目标？目标是否具体和可行？对 BLS 的观察是什么？

4. 重新叙事。工作。会谈人员是否仅仅运用倾听技巧就能帮助来访者想出新的办法？会谈是否引向了目标的达成？还是太宽泛了，使来访者难以实现目标？对BLS的观察是什么？

5. 行动。结束和一般化。是否做了具体的计划和合约，以使来访者能够将会谈中产生的新想法带回家？是否为后续工作做了系统的行动计划？对BLS的观察是什么？

6. 意向性能力。会谈人员做得是否正确？所运用的基本倾听技巧是否产生了预期的结果？当预期结果没有发生时，会谈人员是否能够有意识地灵活变化，使用其他不同的倾听技巧？

能力文件夹

　　本章中提到的这些观点和技巧可能需要一个人花费毕生时间去不断加深理解和提高能力。在这里你要学习、掌握从会谈技巧运用中所表现出的基本的可预测性概念，一些共情概念，以及组织良好的会谈的五个阶段。我们已经知道，学生掌握这些概念是完全有可能的，但是对于大部分人来说（包括作者们），我们发现达到初级水平能力后让我们更意识到，我们正面临一生的实践和学习。

　　如果你能够只运用倾听技巧就可以实施一次会谈，你应该感觉良好。把注意力集中在倾听技巧的完成上，将它当作以后咨询或会谈的基础进行运用。当你这样做的时候，你就能为发展自己的风格和理论做更好的准备。

　　用以下的核查单来评估一下你自己的掌握水平。当你检阅以下项目时，询问自己"我能做到这点吗？"核对那些目前你有能力做到的方面，剩余的可以作为未来的发展目标。不要期望在学完此书后，你就能获得每个方面的意向性能力。通过重复和实践你将能够提高能力。

水平 1：识别和分类。

❑　能够识别和分类倾听的微技巧。

❑　能够识别和定义共情以及它的相关维度。

❑　能够识别和分类会谈结构的五个阶段。

❑　能够以初级形式讨论与这些观点有关的各种问题。

水平 2：基本能力。 在进入下一个技巧领域之前，把这个能力水平作为目标。

❑　能够在真实会谈或角色扮演会谈中运用倾听的微技巧。

❑　能够在真实会谈或角色扮演会谈中展示出共情的维度。

❑　能够在真实会谈或角色扮演会谈中体现组织良好的会谈五阶段。

水平 3：意向性能力。 以下技巧都与预测和评估你情绪处理能力有效与否有关。你可能需要花些时间来掌握这些技巧。在你理解和掌握这些技巧的过程中，对自己要有耐心。

❑　能运用倾听微技巧对来访者产生预期的结果。

❑　能够运用共情能力使你的来访者感到舒适、放松，推动其情感表达。

❑　能够帮助来访者暂时脱离情绪过分强烈的状态，平静一段时间。

❑　能够让你的来访者达到会谈五阶段的目标：(a) 共情关系—发展和谐关系，感觉会谈是有组织的；(b) 叙事和发现优势—共享关于忧虑的信息，以及促进问题解决的积极力量；(c) 目标—明确甚至改变会谈的目标；(d) 重新叙事—朝解决问题的方向努力；(e) 行动—把从会谈中得出的理念应用到日常生活中。

水平 4：传授能力。 这些技巧中，传授能力是为以后准备的，但是那些经常召开会议或需要做系统计划的人可以从学习会谈五阶段的过程中受益。它可以作为一个检验单来确保所有要点都已经包含在会议或预备会谈中。

❑　能够教会来访者会谈的五个阶段，特别强调倾听技巧。

❑　能够教会一小组人这一技巧。

▶ 确定你自己的风格和理论：对整合倾听技巧的批判性自我反思

你现在正处于能够开始创建自己会谈过程结构的阶段。我们当然不期望你同意我们说的每件事。你可能已经发现了，对于你来说，一些技巧比其他技巧更有效，你的价值观和过去的经验很可能会深深地影响你组织会谈的方法。有些技巧你想继续使用，有些则想加以改变。

在你考虑以下引导你自己的风格和理论的基本问题时，我们希望你回顾一下前面 8 章的内容。

在本书、在课堂上或者通过非正式方式学到的知识中，对你来说，什么最重要？

允许自己花一些时间真正思考一下这个关键的想法或概念——它可能帮助你发现与了解自己。对你来说特别重要的是什么这一问题的答案很有用，它可以为你后续怎样做提供指导。

继续写出你自己风格和理论的发展。

聚焦和共情面质：
神经科学、记忆和
影响技巧

我们与来访者的互动会改变他们的大脑（以及我们自己的大脑）。在不远的将来，心理咨询和治疗将最终被视为喂养天性的理想方式。

——奥斯卡·冈萨维斯

我们已经注意到咨询会改变大脑。通过神经形成，我们在生命中发展新的神经元与神经连接，使大脑中的神经元数量控制在 1 000 亿左右。研究表明，位于海马的记忆皮层发展出了最多的新神经元，尽管有证据表明其他一些部位，比如前额皮层和嗅觉区域也会发展新的神经元（Gould, Beylin, Tanapat, Reeves & Shors, 1999; Seki, Sawamoto, Parent, & Alvarez-Buylla, 2001）。

因此，有关咨询改变记忆的说法是准确的。借助记忆的改变和许多方面，咨询与治疗寻求途径促进想法、情绪和行为的成长与改变。记忆的改变在整个大脑回荡。执行前额皮层和 TAP 尤其受影响，使得想法、情绪和行为发生变化。

第三部分的两章内容，提供了两份 DVD 记录的真实会谈的脚本，描述了运用神经科学的概念，咨询技巧如何真的改变了记忆（Ivey, Ivey, Gluckstern-Packard, Butler, & Zalaquett, 2012）。你将看到，记忆是如何通过倾听技巧进行探索，然后通过聚焦和共情面质发生改变。来访者奈莉达·扎莫拉发展出了新的认知，产生了记忆，改变了情绪和行为。

第 9 章　会谈中的聚焦：从多种角度探索故事

本章，你将看到来访者奈莉达所呈现的令人烦恼而又压抑的班级遭遇。出乎意料的是，这些遭遇立即就印在她的长期记忆里。通过使用倾听技巧和聚焦，会谈人员帮助来访者从多个角度回顾其故事，从而保证对忧虑与问题进行综合考察。熟练的聚焦建立在倾听的基础上；倾听可以帮助来访者以新的方式看待他们的故事，而无须为他们提供答案。

第 10 章 共情面质与创造性新方法：识别与挑战来访者的冲突

与奈莉达的第 2 次会面让我们看到澄清与共情面质如何导向长期记忆的永久性改变。很多理论家与实践家认为，共情面质是促成来访者改变与发展的关键刺激。共情面质的基础是共情倾听与观察来访者冲突的能力。熟练的支持性面质可以帮助解决冲突与模糊不清，从而导向新行为、思想、感受和意义。

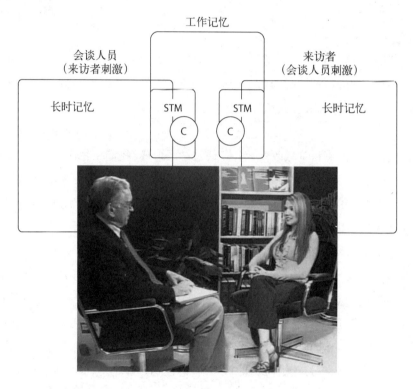

会谈人员（艾伦）和来访者（奈莉达）正在交谈中，描述了非言语的镜像行为（注意到几乎一模一样的肢体镜像动作），描绘了短时记忆和长时记忆的相互作用。

▶ 记忆改变在会谈中是如何发生的

以下两章主要讲聚焦和面质，描述了如何从一个消极故事中走出来，重构框架，改变意义，从而使得来访者对自己有更好的感觉，在思考和行为上变得更有效。奈莉达·扎莫拉是南佛罗里达大学的超级明星学员，她很友善，同意我们分享她与艾伦两次会谈的录像。在回顾这些会谈时，你将看到倾听与影响技巧是如何结合起来的。

让我们从基于大脑技巧的方法来看看会谈人员与来访者。来访者奈莉达分享故事，艾伦倾听、反映，帮助她重新叙述记忆及其意义。两个大脑在会谈中都是活跃的，同时,两人的大脑活动(包括短时记忆和长时记忆)都可能在互动时发生改变。在当下有意识的交谈中,两种位于海马的记忆相会了。工作记忆给会谈带来了活力和发生改变的可能。最终,会谈改变以更积极的方式影响来访者工作记忆的交互过程。工作记忆是我们去往长时记忆的通道,而长时记忆的显著变化会带来想法、感受/情绪和行为上的改变。会谈并不是一个单向的过程。会谈人员在与来访者共同工作时也在学习和变化。

在咨询会谈中,工作记忆是行动整合的核心。工作记忆可以被定义为存储来自当下意识的高速信息,以及来自短时记忆和长时记忆信息的区域。奈莉达和艾伦的工作记忆分别可能存储最多 18 个单位的信息。但是,工作记忆中的信息量随时可能变化。比如,一次伴有强烈情绪的体验可能使来访者的工作记忆只能存储 1—2 个单位的信息。

在考虑来访者与会谈人员互动中发生改变的过程时,我们还需要处理执行前额皮层到杏仁核和边缘 HAP 的关系。若要明确位于海马的长时记忆是否牢固,贯注行为(丘脑和前额 TAP 高度控制的注意过程)仍然是基础。但是激活杏仁核,让情绪卷入对工作记忆执行功能和让这一切发生也是必要的。

关于同一时间工作记忆中可以储存多少单位的信息,权威之间的意见存在差异。工作记忆最初和最常被引用的定义是可以保持 7±2 个单位(Miller,1956)。一般人们的工作记忆最多能记住 7 个数字,但是通过练习,一些人可以记住 20 个甚至更多的数字。谈论艰难的经历可能会降低工作记忆的广度,这在会谈中经常发生。有时,来自长时记忆无意识的强烈情绪和记忆可能掩盖了外部当下正在发生的事情。当下冥想时的直接意识似乎让工作记忆得以休息。

从基于时间的信息加工方法来看(Ivey,2000),意识(consciousness,C)代表了心理上的现在,其长度在 100 毫秒到 750 毫秒之间,可以进入短时记忆和长时记忆。一个冥想的人(有人体验到了真实的"跑步者的亢奋")、一位芭蕾舞演员、一位网球明星,或是一位严肃的画家,他/她很接近活在当下的意识。当然,不通过训练很少人能达到这些目标,这一过程包含了执行 TAP 和边缘 HPA,加上杏仁核的刺激,位于海马的记忆,以及整个大脑。长时记忆已经被自动化为程序记忆,因此使得个人充分处于当下。有趣的是,这也是咨询与治疗的目标之一——帮助来访者学习新的方式,最终让这些方式成为他们的一部分,他们很少需要思考他们的行动。

短时记忆(STM)能让人马上意识到,大约持续 10 秒的时间,能记住 100 个单位的信息。如果学习发生了,信息就会转移到长时记忆(LTM)。LTM 是我们陈述性(情景的、语义的)和非陈述性(程序的、知觉的、经典条件反射、情绪的)信息的存储地。长时记忆中更深层的是无意识和生命体验,这些记忆比较难进入,但是通过恰当的刺激,它们也能被带到短时工作记忆和意识层面。如果发生了合适的事件或是会谈人员提供了关键的刺激,我们就可能接近无意识的材料。工作记忆可以被称作经过心理治疗引起改变的"行动"基础,与 STM 和 LTM 一起整合当下的直接意识。

　　会谈的关键任务之一是帮助来访者重新叙述过去的经验,发展出新的记忆和连接(行为、想法、情绪和意义)。成功的心理咨询与治疗能显著地改变来访者的长时记忆,甚至能在大脑中建立新的神经网络(大脑可塑性)。前面呈现的有关贯注的微技巧提供了促进理解和改变发生的认知/情绪"能量"。本书的这部分介绍的影响技巧是改变过程的开始与巩固。

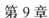

第 9 章

会谈中的聚焦：
从多种角度探索故事

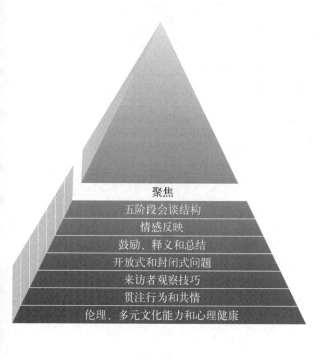

聚焦

五阶段会谈结构

情感反映

鼓励、释义和总结

开放式和封闭式问题

来访者观察技巧

贯注行为和共情

伦理、多元文化能力和心理健康

我是我自己和我的境遇。

——何塞·奥特嘉·伊·加塞特

本章任务

聚焦是其他书上没有谈及的技巧。聚焦的意义是帮助你和你的来访者想出对故事和行动进行重新构思的创新可能性。聚焦的系统架构有助于对问题、忧虑、事件及挑战进行重新架构和建造。聚焦技巧是达到以下效果的最清晰的方式：（1）突出个体的重要性；（2）增强来访者个体对于自身如何在社会情景中发展的意识，尤其是社区和家庭对其自身发展影响的意识。

本章目的和能力目标

本章所教的相关意识、知识、技巧与行动有如下作用：

▲ 帮助来访者从多个解释框架来叙述的故事和解释问题，这是一种促进创造性改变的有效方式。

▲ 提升来访者的认知与情感的复杂程度，从而增加他们重述问题并加以解决的可能性。

▲ 促进来访者透过社区图与家系图把自己看作是关系中的自己与社区中的个人。

▲　帮助来访者采取行动应对他们的忧虑、问题与挑战。

▲　把"社会促进、社区意识和社会改革"作为心理咨询或治疗活动的一部分。

本章开头引用了西班牙哲学家奥特嘉·加塞特的名言："我是我自己和我的境遇。"但是，一种语言直接翻译成另一种语言常常不能传递全部的意思。对我们来说，这句话的意思是："我是我和我的文化、环境及社会处境的总和。"

经其本人允许，我们在本章中引用一位南佛罗里达大学的前硕士生及其社区心理谱系图的例子*，她的名字是奈莉达·扎莫拉。她有一个真实的困扰，就是在一门入门咨询课上被置于不舒服的处境。这种情形并不少见；很多来自非欧洲背景的学生都认为自己与环境"格格不入"。除此以外，很多"主流"学生也可能觉得自己并不受所有人的欢迎。

奈莉达：我在这里，是一个咨询专业研究生。我在迈阿密的大学学习很好，我认为这没什么大不了的，因为迈阿密离这里只有四个半小时车程。但是，第一天上课的时候，我举手，第一次课上发言，而有个同学问我是不是美国人（紧张地笑），是不是本国人（紧张地笑）。是的，我说，嗯，我……我的家离这里只有四个半小时的车程，但他却觉得难以置信。所以，那次发言好像让我犹豫起来，不敢参加讨论。它让我变得更在乎自己的表现。（在这里，可以看到一个单一的发言已经影响到了杏仁核与前额皮层，因此认知与情感记忆立刻且永久地被储存到了海马中）

艾伦：这使你感觉到难为情。我们能否对此做更多的探索？比如，首先，用英语表达，与那次经历相对应的感受是什么？（在接下来的例子的笔录中可以看到，不久还将用西班牙语来探索这些感受。）

奈莉达：是啊，我感到很意外，因为我来自迈阿密，我的很多亲人都是最近从古巴过来的，而他们就把我当成美国女孩，还拿我开玩笑。

艾伦：他们拿你开玩笑，这让你感到难堪。

奈莉达：太对了。所以，在迈阿密的时候，我的家人和朋友取笑我是个美国佬，不会说地道的西班牙语，因为我学了英语就把西班牙语忘得差不多了。然而现在，我

---

*　记录来自艾伦·艾维和奈莉达·萨莫拉的真实会谈 DVD：Ivey, A., Ivey, M., Gluckstern-Packard, N., Butler, K., &Zalaquett, C. (2012). Basic Influencing Skills［DVD］. Alexandria, VA：Microtraining／Alexander Street Press. By permission of Microtraining／Alexander Street Press, www. alexanderstreet.com。

来到了坦帕，我却变成了不会说英语的古巴女孩，这让我感觉自己就像被撕裂一样。有时我都不知道我到底是哪里人了。

奈莉达所面临的问题是什么？是哪些内在和外在的因素影响了她的思考、感受和行为？在继续阅读之前，请把这些因素列举出来，越多越好。

▶ 关于聚焦法的介绍

首先，必须注意奈莉达所面临的是这样一种压力：缺乏归属感和感到冷漠，同时陷于迈阿密古巴文化与坦帕大学文化之间的矛盾。这些压力源给她施加了情感影响，并向大脑传递具有破坏性的皮质醇，在她的长期记忆中刻上了关于自己的负面影像。她处于高度不一致的冲突状态。聚焦有助于分清主要的矛盾冲突领域，从而确定哪些可以优先处理。倾听并以一种支持的方式挑战来访者，有助于帮助她理清自己的处境，从而为解决问题做更充分的准备。

本章和下一章我们会呈现一个关于咨询改变记忆的例子。这里的第一部分先介绍社区网络。这是一个系统途径，可以重新审视旧有的积极记忆并帮助来访者在社会情境中看待自己。社区网络就是一幅用来理解来访者个人及其文化背景的视觉图像。

上例中，奈莉达的一个主要的现实问题就是她本人已经内化了的文化压迫；她把自己的与众不同"归咎"于自己。与其把奈莉达当作一个个体，不如帮助她看到其他角度，比如说，班级里的压迫，这样她就可以更好地重新定义和改变自己的负面记忆。此外，聚焦到家庭和文化背景，也有助于她建立对古巴家庭与文化的自豪感，提供积极的财富、力量和资源，更有效地应对她所经历的那些棘手的评价。

根据下表的定义运用聚焦技术，就可预期来访者的回应。

聚　焦	预 期 结 果
运用选择性注意，会谈中的聚焦包括这些方面：聚焦于来访者；聚焦于主题、忧虑或问题；聚焦于重要他人（伴侣、配偶、家人、朋友）；相互关系的"我们"聚焦；聚焦于会谈人员；或者聚焦于文化／环境／背景。还有，聚焦于会谈当下。	来访者倾向于把对话或故事集中于心理咨询师所回应的领域。心理咨询师若能带入新的焦点，故事将从多角度进行阐述。有选择地只关注个体，有可能导致更为广阔的社会背景维度被忽略。

选择性注意（见第3章）是聚焦法的基础，但作用方式不同。心理咨询师倾向于聚焦或者倾听不同话题。来访者倾向于谈论你重点关注的话题。透过参与技巧（包括目光、声调、言语跟随和肢体语言等），你对来访者暗示了你所听到的和关注到的内

容。要十分小心那些有意无意的选择性注意模式，因为来访者可能会跟随你的引导进行谈论，而不是谈论他们自己真正想说的。

咨询，最重要的目标必须是围绕个体进行。当你聚焦到个体的问题时，来访者将从他们个人的解释框架来谈论他们自己。这样，首先要聚焦的维度，是把来访者的个体重要性摆在前面。直呼来访者的名字并用第二人称"你"有助于使咨询变得更加个人化。引出来访者的故事固然重要，但不要太着迷于故事的细节，以免忽略了正在跟你谈话的人本身。有些治疗师俨然成了不折不扣的隐私窥探者，不断打探来访者的个人隐私。

聚焦的第二个领域就是关注会谈中的**主题**，或者称主要话题。通过倾听和聚焦于主题、故事或忧虑，帮助来访者从记忆中引出力量，是会谈过程中很有价值的一部分。

在这里，我们既引出来访者的故事、问题和忧虑，同时也搜寻来访者的力量与积极财富。传统上定义为引出"问题"。"问题"这个词本身就是一个问题，因为把来访者放在了低人一等的位置上。心理健康方法以完全不同的方式来处理这些问题。假如来访者正在经历一段重要关系的破裂，通常我们要听一个冗长的故事。把故事说出来，本身就是一种减压。只要有人认真倾听和理解，来访者就会感觉良好。太多的初学者，甚至是专业人员都忽然变成了窥探者，他们太关注来访者的故事，导致无法聚焦在来访者独特的个性上，也无法利用来访者的个人力量来帮助其解决问题。

奈莉达生活在包含多种系统的宽广背景下。这时，**关系自我**的概念或许可以派上用场。**社区个人**的观念是从奥格博纳亚（Ogbonnaya，1994）提出的一个非洲中心主义框架中发展出来的。他指出，每个人身上都有家庭和社区历史及其经历的生活印记。从那时起，个人就是社区个人的观念已经广为接受，因此我们常常听到这句话："养育一个孩子需要一村人的努力"（It takes a village to raise a child.）。来访者会带来很多社区的声音，这些声音影响了他们对自我和世界的认知。本章中关于奈莉达不信任自己的社区图的例子表明，这个策略有助于理解来访者的历史，同时发现其力量和资源。

个体咨询通常聚焦于个体与家庭及朋友之间相互矛盾、不一致和相互违背的问题上。不过，另一方面，很多来访者的问题关系到更广阔背景下的问题和事件（例如，贫穷的学校，洪水，经济条件等），只关注个体及最初听到的故事，这些东西可能就会被忽略。帮助来访者把自己及自己的问题看作是**社区个人**的问题，他们就可以学习新的方式来看待自己，同时更加有效地运用支持系统。下面列举一些可以使心理咨询师把会谈聚焦到某个具体领域的例子：

重要他人（伴侣、配偶、朋友、家人）

"奈莉达,跟我谈谈你跟迈阿密的家人之间的关系。"(积极记忆聚焦)

"你祖母过去对你很有帮助。那么,对于这件事,她会怎么说呢?"

"你的朋友们对你有什么帮助呢?"

相互关系聚焦(关于来访者、治疗师或小组的"我们"陈述)

(在会谈初期)"奈莉达,有些事情已经烦扰你一年多了,不过我们可以一起来探索。在治疗中,我们怎样才能最好地合作呢?"

会谈人员聚焦(分享心理咨询师的亲身经历和行动反应)

"第一节课中听到那样的话,确实让我很不舒服。"

(接着)"我感到很高兴,看到你在尝试运用你的拉丁身份,而且意识到这是你在那次课堂上所经历的种族歧视的一种形式。"

文化/环境/背景聚焦(包括诸如经济因素这类更大范围的问题)

"让我们来看看你的社区图,这样我才能更好地理解是什么使奈莉达成为奈莉达。"

"你从你的教会与社区能获得哪些力量?"

"迈阿密与坦帕有哪些不同? 这些不同对你有什么影响?"

即时性聚焦(谈论会谈中此时此刻发生的事)

也可以关注会谈中当下正在进行的一切。此时,聚焦点在问题上,而且有积极的咨访关系作为补充。

"奈莉达,此时此刻,我感觉到你受伤了。"

(过一会)"奈莉达,此刻我感觉到,你对我刚刚说的话感到有点困惑。我很高兴,你可以对我坦诚地表达你的感觉。"

心理咨询师通过聚焦会谈与拓展会谈,让来访者更大程度地注意到自己与他人及社会系统的关系：即关系个人与社区个人(persons-in-relation, persons-in-community)。从某种意义上讲,心理咨询师就是一个交响乐指挥,他可以选择聚焦在哪些乐器(即想法)上,从而促进整体理解。有些咨询师单单聚焦在来访者和他们的问题上,却忽略了来访者问题的整体背景。

记忆摄入的内容很多。聚焦在一个方面必然看不到整个画面。社区图是一种帮助心理咨询师与来访者把握整个画面的途径。

▶ 社区图

　　来访者带来很多的故事。通常我们倾向于对其中一个问题进行工作。然而，来访者的问题却深受其他故事与问题(例如，朋友、家人、多元性的独特因素等)的影响。要帮助来访者应对生活中的复杂性与个人决定，需要关注的因素还有很多。

　　要更好地理解聚焦和拓展来访者故事的价值，一种有效的方法就是社区图，它有助于展示来访者的文化背景和历史图景，从而帮助我们从文化背景中看待来访者。通过一起探索社区图，来访者就能更深入地理解自己与他人的关系自我。

　　社区图是一个"自由形式"的活动，这个活动鼓励来访者用自己的独特方式来展示自己原来所在的社区或目前所在的社区。资源框 9.1 展示了一些社区图的例子。通过社区图，我们可以更好地把握来访者的发展性历史，发现他们解决问题的力量。家系图，可以由来访者自己构建，也可以通过询问和倾听他们所列举的事物，在心理咨询师的帮助下进行。

构建你自己的社区图

　　通过以下步骤，我们可以完成自己的社区图，以此开启对聚焦的研究。花点时间来做这个谱系图，将使你能更好地帮助来访者从社区个人和社会背景的角度看待自己。社区图是你和你的来访者的文化缩影。

▲　选择最主要的成长社区。原生社区(community of origin)通常是你习得最多文化的地方。不过，过去或者现在的其他任何社区都可以用。

▲　拿张大纸代表广义的文化与社区。用一个重要标志代表你或者来访者，把你或者来访者放入这个社区中，可以在中心，也可以在其他合适的地方。鼓励来访者发挥创意，用有吸引力的方式来代表他们的社区，可以是地图、建筑物或者星形图(参见资源框 9.1)。

▲　把家庭画到纸上，可以用对你或你的来访者来说最贴切的符号来表示。这里的家庭可以是核心家庭，也可以是主干家庭，或者两个都包括，不同文化群体对家庭的定义有不同的方式。这就有可能提供足够的家庭信息。你也可以参考附录 B 里所展示的家系图。

▲　把最重要和最有影响力的团体放到社区图上，用突出的视觉符号来表示。学校、家庭、邻居宗教团体是最常被选中的。对青少年来说，同辈团体通常很重要。对成年人而言，工作团体和其他特殊团体则更为重要一些。

资源框 9.1　社区图：三个形象的例子

我们鼓励来访者生成属于他们自己的"原生社区"和现在社区支持网络的视觉表征。下面列举三个例子,除此以外还有很多。

1. 奈莉达·扎莫拉的社区图。
奈莉达对这个谱系图十分重视,她跟艾伦分享了这幅图。她运用电脑生成图像来描述她的原来社区。她只用了几个重要的维度来展示,让人感受到她从小生长的很小的拉丁社区。每个图像都有助于更好地理解奈莉达在她的家庭社区中的整体面貌。

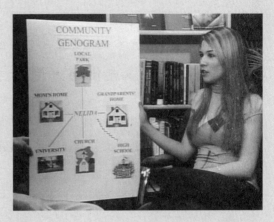

2. 地图。来访者绘制的一幅精确的或者象征性的社区地图。在这个例子中,是一个乡村的环境。注意这位来访者的背景图像如何展示了一个亲密的主干家庭和一个相对较小的经验世界。令人感兴趣的是地图上没有朋友这一部分。教堂是唯一的外界因素。

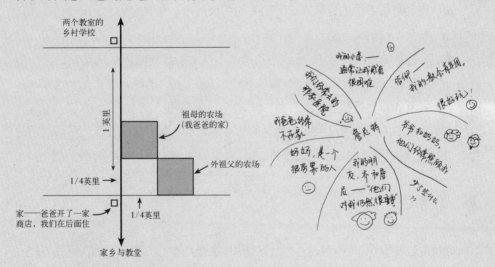

3. 星星。詹尼特小学时的世界很好地告诉我们她生活中的一段困难时期,不过,也要注意支持系统和积极记忆。

▲　本书第一章讨论的 RESPECFUL 模型的相关方面也提到,多元化问题包含在谱系图中。奈莉达的拉丁背景是她自我概念的中心。所有来访者都深受他们的

种族、民族、社会阶层和其他因素的影响。社区图有助于理解个体是从哪里来的。

通过聚焦于来访者的生活与社会背景，可以更广阔地理解并对会谈提供多角度的思考。我们聚焦于某些问题的部分原因是我们自己的社会背景。你的那些成长过往与当前问题可能影响到咨询。你有可能有意无意地避开谈论某些让你不舒服的主题。对于来访者也可能如此。对自己可能存在的偏见加以注意，就足以自如且更好地理解每个个体的独特性。

▶ 识别个体与多文化的力量

我们提议把社区图作为一种力量与积极财富。不是讨论来访者在社区中经历的各种困难，而是聚焦积极方面并识别他们的力量和资源。利用社区图，寻找各种力量的图像与叙述，比如：

▲ 咨询过程中，把社区图贴在墙上。

▲ 聚焦单个社区团体或者家庭。即便来访者想从负面的故事开始讨论，也要先强调积极的故事。在积极力量还未深刻进入脑海之前，除非来访者明确需要讲述艰难的故事，否则不要考虑负面的东西。

▲ 帮助来访者讲述与所选社区相关的积极故事。如果是你自己的故事，或许你会以日记的方式把它写下来。

▲ 在社区的不同团体中，至少要找到两个以上积极的图像。试试发展出一个积极的家庭图像、一个信仰图像和一个文化图像，这样就能把各个领域的良好资源与支持都包括在内。

本章后面的内容将通过奈莉达和艾伦的对话记录来展示这一过程。对话记录的分析，包含了对奈莉达的社区图的分析，为你提供了如何使用该策略的例子。

▶ 家系图

你可能已经发现了，在奈莉达的社区图里，家庭是中心。附录 B 展示了家系图，这是多数咨询与治疗课程都有教的常见策略，这种课程会更详细地阐述家庭。我们通常会对来访者同时使用两种策略，并在会谈的整个过程中，把家庭与社区图挂在办公室墙上，以此来提醒来访者，在咨询会谈中他们并不孤单。被咨询师注意到自己的力量和文化背景使很多来访者感觉得到安慰。

我们很多人都有重要的家庭故事，并且代代传承下来。这些故事都可以成为力量的源泉(如最喜欢的祖父母,经历苦难最终成功的祖先等)。这些家庭故事是真正的骄傲来源,也是"寻找正面优点"的核心。多数心理咨询师与治疗师倾向于在家庭历史中寻找存在的问题,这当然也是合适的,但寻找积极家庭故事同样重要。

儿童对于家系图比较感兴趣,把家系图改为简单的"家庭树"就可以对他们起作用。鼓励儿童画一棵树,然后按照他们自己的愿望把家庭成员画到树枝上。

▶ 分析社区图

分析社区图使你有机会了解来访者的发展历史与文化背景。它将提供很多信息,给你启发并聚焦在重要问题上。先让来访者描述社区以及对他们过去的发展而言最为重要的事情。从总体上了解来访者的社区。

接下来,询问图中每一个组成部分背后的故事。目标是寻找的故事要有趣和具有支持性,能带来优势、勇气以及生存意义。在来访者的故事中引出事实、感受和想法。我们很多人都曾在充满挑战甚至压迫的社区中成长,因此,积极引导可以聚焦在曾经对来访者有帮助的积极方面与力量。这个积极方面的平台使我们更有可能,也更有希望探索到那些问题事件。(更多关于社区图的内容,参见 Rigazio-DiGilio, Ivey, Grady, & Kundler-Peck, 2005)。

下面是奈莉达的社区图真实描述的部分内容。在这里,我们从谱系图来看待故事,并看到如何提出不同的问题聚焦。如何利用社交谱系图至关重要。来访者将了解到他们的问题是在背景中产生的。在过程描述中,强调力量的作用有助于来访者看到自己的能力,也让他们感到被尊重。有了这些积极因素,奈莉达就有能力应对她在坦帕所面临的挑战以及其他有可能出现的困难。

会谈人员与来访者的对话 *	过 程 评 论
1. 艾伦：春假之前我们说好你要做一个社区图。你做好了吗?	聚焦在奈莉达及其主题和忧虑上。本次会谈的主题是社区图及奈莉达对自身背景的个体感知。会谈一开始先简单地打招呼和问候奈莉达的近况。她刚从迈阿密的家回来。会谈开始时提开放性问题,询问会谈主题——检视谱系图。

---

　　* 记录自艾伦·艾维和奈莉达·萨莫拉的真实会谈 DVD,为表述清晰略作编辑：Ivey, A., Ivey, M., Gluckstern-Packard, N., Butler, K., &Zalaquett, C. (2012). Basic Influencing Skills, 4th ed. [DVD]. Alexandria, VA: Microtraining/ Alexander Street Press. By permission of Microtraining/ Alexander Street Press。(http：// www.alexanderstreet.com/ products/ microtraining)

(续表)

会谈人员与来访者的对话	过 程 评 论
2. 奈莉达：做好了。给你看。	奈莉达拿出她的社区图(参见图 9.1)，显得有些激动。
3. 艾伦：你用电脑做得好极了。那么能否跟我讲讲这个地方是什么？	聚焦个体与主题。反馈，关于主题的开放式询问。使用社区图时，建议聚焦积极方面和力量，而不是忧虑。积极因素可以为来访者解决问题奠定良好基础。
4. 奈莉达：当然可以。我选择了我成长过程中那些社区的重要部分，是这些东西塑造了现在的我。实线表示积极的关系团体，黑线表示既积极又消极的关系团体，而曲线是比较消极的关系团体。	构建社区图的方式有很多，要鼓励每个人用自己的方式来解释。奈莉达用电脑制作，然后放大在海报板上。借用家庭治疗谱系图的方法，她加上实线和曲线来表示不同的关系。
5. 艾伦：我看到那里有些积极因素：大学，教会，当地的公园，还有你的祖父母。你母亲的家，有点起伏不定的家。我们曾谈论过与你父母有关的一些问题，不过今天我们要从你的背景方面聚焦到力量和积极因素上。我想听你简单讲一讲，这里每样东西的积极故事，然后我们选择其中一两个来更深入地看一看。先选一个比较难的吧，就这个线条断裂的高中吧。	聚焦主题和重要他人。重申艾伦在图上所看到的内容。在此，焦点仍然是主题的积极方面；稍微关注到她的母亲。艾伦先是提出要从积极聚焦开始检视谱系图，然后又提议从其中一条断裂的线条开始检视。(至此，还未出现具体的共情重点，不过关系比较坚实，因此本次会谈到这里可以当作是可互换共情。)
6. 奈莉达：嗯，上高中的时候，我并不确定要不要上大学，因为我的家庭很传统。他们的拉丁思想认为，女人更应该待在家里，为人妻，而不是受教育。因此，我上大学的想法刚开始的确没有得到父母和祖父母的支持。这正是我高三那年比较动荡的原因。	这里可以看到奈莉达上大学前跟家庭的过往矛盾。这里很明显是多文化与性别因素。
7. 艾伦：是有点动荡，拉丁传统不支持女性受教育。不过这里有没有发生过什么积极事件呢？肯定有什么好的事情发生了，不然你现在也不可能在这里。	艾伦简单聚焦在文化/环境背景上，但接着就重点询问有关的积极记忆，这在探索社区图进程中至关重要。每个人的家庭社区都可能有一些困境，如果可以，建议推迟一些再去探讨。这里的目标是通过寻找积极优势，引出有助于奈莉达未来可用的力量。本书后面的章节将把文化/环境/背景聚焦放在中心位置。
8. 奈莉达：嗯，我高中时很幸运，有一个很好的辅导员，她引导我走向我认为我应该走的路。她帮助我以全新的角度看待问题，帮了我很大的忙。	提到一个支持性的辅导员的重要性。这很好地说明，原有社区中的其他人如何帮助我们取得今天的成绩。这位辅导员曾经是积极资源，而且可能现在还有帮助。

（续表）

会谈人员与来访者的对话	过 程 评 论
9. 艾伦：能找到一个有帮助的辅导员真是太好了。难怪你最终选择了咨询领域作为专业。所以，尽管你的高中生活用曲线表示，你的社区里还是存在可以助你向前迈进的有用力量。	聚焦于奈莉达和主题。通过关注奈莉达过去的一位重要人物，艾伦指出了积极方面。他在说明中加上"力量"这个词。（这可以视为轻微的强化共情）
10. 奈莉达：幸运的是，我现在跟妈妈的关系也越来越好，所以我一有机会就想去看她。	奈莉达更加积极地讨论，她想起了过去和现在支持她的各种回忆。太多的会谈人员可能会寻找或强调那些有问题的记忆，从而给会谈带来负面的气息。要想解决问题，最好是带着力量，想想我们能做什么，我们有什么积极的回忆。
11. 艾伦：嗯，我还注意到，你在说你妈妈的时候，虽然说你说跟妈妈的关系是半矛盾状态的，但我看到你的眼睛在发光。	聚焦于奈莉达。非言语交流的反馈。（强化共情）
12. 奈莉达：是吗？这确实让我也感觉良好，因为我们高中时关系真的很差。但是我决定上大学后来又读研究生，她目前确实是我最主要的支持系统之一。	尽管谱系图中的关系是曲线的，奈莉达把对妈妈的看法重新定义为更加积极。假如艾伦聚焦在消极因素上，我们很可能就会听到一系列伤心的，甚至是令人沮丧的故事，而且都是对于来访者毫无帮助的故事。至此，可以看出，将奈莉达在课堂上遇到的消极事件与她的积极生活经历进行对比，这是一种有用的方法，可以在头脑里对消极记忆进行重新叙事和重写。
13. 艾伦：所以说，你跟你妈妈现在好多了。好，嗯，你的爷爷奶奶对你的成长有着很特别的意义。	聚焦重要他人。释义、强调积极因素。（可互换共情）
14. 奈莉达：嗯嗯。对。你知道的，他们把我养大，所以就算他们传统和保守，对某些东西不够开放，例如女性受高等教育。尽管如此，他们总是支持我的决定，而且是重要的力量与支持。	奈莉达再一次重申她从家庭中所获得的支持。来访者重申积极力量与优势，强化发展有利资源，这非常好。能帮助建立了对力量的情感意识，增加了以力量为基础进行改变的可能性。
15. 艾伦：他们确实对你很重要，而且提供至关重要的支持，尽管他们思想有些保守。我想，"保守"这个词，也意味着当你面临困难的时候，他们总能让你依靠，对吗？	聚焦于重要他人和奈莉达本人。简单的解说加上对"保守"这个词进行积极意义上的重新定义。这个例子不仅显示了对来访者的尊重，也是对她的家庭、对拉丁文化的尊重。（强化共情）
16. 奈莉达：是的，他们确实可以依靠。	
17. 艾伦：接下来，我看到的是当地的公园和教会。	聚焦于主题——即社区图。艾伦把话题转换到社区图里一些更积极的关系团体上。

（续表）

会谈人员与来访者的对话	过 程 评 论
18. 奈莉达：这些都是我童年时的美好回忆。你知道吗，这个公园就在我祖父母家对面。我并没有刻意地去想它，但是我在画这个图的时候，就总是回到这个公园，充满了我成长的美好回忆。我记得爷爷总是会带我去公园骑单车，诸如此类。嗯，这无疑让我感觉良好，想到这，我就决定要把它画出来。	引出积极故事可以表达尊重，对关系的回忆与美好经历使来访者有机会展示他们生活中的美好事物。来访者不都是苦大仇深。
19. 艾伦：这个公园因为爷爷而很重要。想到公园时有什么特别的图像吗？	聚焦于重要他人与奈莉达本人。重述／释义，开放式询问。这里，艾伦开始采用图像与社区图相结合的技术。（关于该影响性技术的更多具体例子参见本书第 13 章）。视觉记忆往往封存了生活大事件
20. 奈莉达：那里确实太宁静了。	图像不一定总是视觉上的。在本例中，奈莉达讲的是一种带给她平静的感受。
21. 艾伦：宁静。	聚焦于奈莉达。鼓励。很显然，"宁静"是一个通常所说的关键词，往往代表着从过去留存下来的积极的现时记忆。在关于情感反映的讨论中，我们发现，情绪和感觉的定义有所不同。情绪部分由认知引起，而感觉更多地跟身体相关联。图像练习的一个目的是让人们与他们的感觉更好地连接。（可互换共情）
22. 奈莉达：嗯嗯。我祖父母与我妈妈之间总是不和，这当然影响到我，而公园就像一个避风港，所以就像有了一种安定、宁静的氛围。外祖父会带我去骑单车，这就让我有机会逃脱家里的问题，有点像度一个短假，找个地方躲一躲。	我们听到谈及与情绪有关的认知成分。
23. 艾伦：一个你可以真正感受宁静并且静下心来的地方。我提议，在这个宁静的感觉里停一停。你能想出某一次在那个公园里，跟祖父在一起真正感受到平和与宁静的时光的具体画面吗？	聚焦于奈莉达。情感反映／释义，接着是直接的图像关联。这是附加性的，鼓励奈莉达更加具体深入地进入她的经历。寻找具象常常与强化助人相关联。注意，艾伦忽略了已经探讨过的关于不和的问题。（可互换共情；请求想出视觉图像是一种可能的强化。）
24. 奈莉达：有，这个画面就是，当我正要把车往一个小山坡下面骑，然后又上去，这样上上下下的时候。嗯，我感觉有祖父在，我可以安全地自由地骑上骑下。	奈莉达好像几乎完全"进入"了回忆，这显然是在她的工作记忆里。（奈莉达能够使用视觉图像，那么，艾伦在第 23 问里的引导应该是强化的。）

（续表）

会谈人员与来访者的对话	过 程 评 论
25. 艾伦：你能用"平和与自由"这些词来形容吗？	聚焦于奈莉达。鼓励，用询问的方式鼓励奈莉达寻找更多当下以及现时的经历。
26. 奈莉达：我就是感觉到了平和与自由。	接下来奈莉达和艾伦之间的问答都很简短，意味着会谈正处于当下的时刻。
27. 艾伦：说这两个词的时候你感觉如何？	聚焦奈莉达。通过开放式问题询问基本的感受。
28. 奈莉达：舒心。	与情绪相比，这是一个更加基础的感觉的例子。
29. 艾伦：舒心。你身体哪个部位感受到这种舒心的感觉？	聚焦奈莉达。鼓励，用问题引导奈莉达发现身体当下的感觉。（很可能是另一个强化评论）
30. 奈莉达：在我的胸口。	奈莉达也表现出真正平和与宁静的感觉，这很可能与她在公园里跟祖父在一起时的感觉记忆相似。感觉与情绪还不只是认知性的；从某种程度上而言，也能从肢体上感觉出来。
31. 艾伦：你在胸口感觉到这份宁静。社区网路图的用途之一就是从过去或当前事件中寻找力量，并尝试在身体上定位。当我们感到有压力时，看看过去那些曾经给我们支持与力量的故事，有助于应对新出现的困难。这样能理解吗？	聚焦于奈莉达和她的忧虑。情感反应之后，解释在身体上定位积极事件的价值。如果艾伦花更多一点点时间去启动那些积极感觉，让奈莉达更全面地沉淀一下，效果会更佳。（可互换共情）
32. 奈莉达：理解。嗯嗯，这个身体的感觉正好帮我更好地看到它，直到我真这么做了我才明白我对它有多思念。是的，我确实感觉自己回到了那些记忆中，那些视觉图，那个我当时感受到的安稳舒心的感觉。	对于奈莉达来说，这不是新的回忆，但这个练习使其重要性更加凸显。
33. 艾伦：对。那么在下一轮会谈之前，我们先总结一下。首先，当你感觉到压力与紧张的时候，你总是拥有那份你和祖父心里都有的宁静感觉。深呼吸，放下，想象那个公园的视觉图，那就是我们所说的资源。	聚焦于奈莉达，主题与忧虑。提供信息和建议。这里强调的是帮助奈莉达把这次经历推广运用到真实世界中。来访者若拥有若干积极的身体感觉资源，就可以用来帮助他们经受压力时刻。
34. 艾伦：对，感觉是这样的。谢谢！	

▶ 运用聚焦法审视你自己的信念和方法

下面我们转向更广的思考，探讨如何使用聚焦法拓展来访者的思维。在继续阅读之前，花点时间想一想，你自己对一个困难的有挑战的问题的看法——例如，流产。花点时间把对下面这些楷体字问题的反应都写下来，这会很有帮助。

不论是会谈人员、心理咨询师还是心理治疗师，都会遇到具有争议的案例，来访者可能会做出与你不一致的决定。流产，有时候被称作"文化战争"中的一部分。围绕这个问题有很深刻的信念与情绪。就连"选择优先"(pro-choice)还是"生命优先"(pro life)这样的说法都可能会让人反感。*关于这个挑战性的问题，你个人的立场是什么？*

你的家庭、朋友以及其他亲密的人又是如何看待流产的？你的社区与教会，包括过去的和现在的，又是怎么说、怎么想的？你对州法律和更广泛的全国性媒体报道怎么理解？这些如何影响你的想法？从更为复杂、更加背景化的视角来看，花一点时间思考一下，是什么影响了你对这个问题的看法；记录下你的发现。谁决定的？是你，还是你的家庭及社区背景？

心理咨询师对那些对流产与其他争议性问题采用不同立场的人的现实情景、想法和感受的理解十分重要，不管你的立场与他们是否相同。*你能否识别出那些与你的立场不同的人们的想法和感受？他们的想法和感受如何？*

咨询不是教来访者如何生活或者教他们要相信什么。相反地，我们帮助来访者自己做决定。不管你的个人立场是什么，你可能会发现，自己会运用咨询会谈来强化这个立场。很多业内人士认为，心理咨询师要避免会谈中的偏好。你可能需要帮助来访者理解关于流产的多个立场，或者识别并且处理他们那些有意无意的性别主义、种族注意、反犹太主义、反伊斯兰主义，或其他各种形式的不包容。有效咨询的精湛艺术就是以中立态度进行探究，融合对不同信念的意识与尊重，促进来访者自我发现、自主发展与自我成长。

▶ 应用聚焦法解决挑战性问题

有些学校体系和机构明文规定禁止讨论流产问题。进一步说，假如你正在某些特定机构(比如，以信仰为基础的机构，反对或反流产咨询诊所)参与工作，机构有关于流产咨询的明确规定。从伦理上讲，咨询开始之前，要将机构的详细信念告知来访者。再次说明，可以写下对于下面这些问题的答案，但是这些难题不一定有"正确"答案。

　　想象一个刚刚终止了妊娠的来访者找到你。很显然，她需要明确告诉你她的遭遇，你会如何帮助她？下面列举若干问题，我们邀请你用不同的聚焦维度来想一想你将如何回应。

个体和重要他人聚焦

　　特蕾莎：我刚刚做了流产，感觉非常糟糕。那里医疗条件很好，手术也很成功，可是科德尔不想跟我有任何瓜葛，我也不能跟父母讲。

　　聚焦于特蕾莎本人，你会说什么？

　　聚焦于重要他人——即科德尔，你会怎么说？

　　如何才能聚焦态度以及她的朋友可能给予的支持？

　　选择一个恰当的聚焦可能并不容易。很多刚开始做咨询的人仅仅聚焦于问题。"请具体讲一讲流产的问题。"这样的迅速询问会导致来访者说出流产的细节，但极少能反映出来访者确切的个人经历。这样询问也许更为合适："我愿意听你的故事。"或者"你想告诉我什么呢？"关于聚焦什么，并没有明文规定，不过通常来说，我们想要听听来访者的独特经历。通常的起点是，聚焦于个体——注意强调使用"你"和"你的"这两个词。

　　其他关键人物(科德尔、家人、朋友)是更大图景中的一部分。他们会有什么故事？他们与作为"关系自我"的特蕾莎有什么关系？从其他的故事与观点出发，可以进一步充分了解她的情况。要完整地理解来访者的经历，最终需要探索所有相关的重要关系。

家庭聚集

　　特蕾莎：我的家人比较信教，他们一直强烈反对流产，这让我更有罪恶感。我永远也不能告诉他们。

　　如何聚焦于家庭来回应她的陈述？

　　如何寻找家庭中可能帮助或支持来访者的其他人？

　　家庭是我们最先习得个人价值与道德规范的地方。特蕾莎是如何定义"家庭"的呢？除了核心家庭以外，家庭的类型还有很多。非裔美国人和拉美裔可能认为家庭就是主干家庭,一个同性恋者可能把同性恋团体作为他的家,单亲家庭与多种家庭形式的存在,使得对家庭这个图景的描述更为复杂。建立社区或家系图,可以帮助特蕾莎找出可能对她有帮助的资源与榜样。如果她的父母帮不上忙,也许她的姑姑或奶奶可以帮忙。

相互关系聚焦

特蕾莎:我感觉每个人都在评论我。他们好像都在指责我。我甚至有点怕你。

如何恰当地聚焦于你自己跟来访者的关系?

怎么说才能让特蕾莎聚焦于当下的感受?

相互关系聚焦通常强调当下关系中的"我们"。以平等的关系共同工作可以让来访者更有力量。同时,帮助来访者看到他们当下的感受深度,是非常有用和有力的。"此时此刻,我们遇到了一个问题。""我们一起努力来帮你解决好吗?""对于我们所做的,你有何感想?"重点是心理咨询师与来访者之间的关系。两个人共同解决一个问题,这样,心理咨询师就承担了问题的部分责任。

在女权主义咨询中,这种"我们"聚焦很可能非常恰当。"我们一起来解决这个问题。"这种"我们"聚焦提供了一种责任共享,不管来访者的背景如何,责任共享都会让他/她感到安心。许多女权主义心理咨询师很强调"我们"。一些咨询理论和西方文化强调得更多的是"你"(来访者聚焦)和"我"(会谈人员聚焦)之间的差别,"我们"被认为是不恰当的。

相互关系聚焦常常包含了当下的角度,并且使会谈进入即时性。为了聚焦当下,你可以选择若干不同类型的回应。例如,"特蕾莎,现在你因为流产感到有点受伤,有点伤心。""我感觉到此刻有很多说不出来的愤怒。"还有一种典型的问题:"现在,此时此刻,你的感觉怎么样?"

会谈人员聚焦

特蕾莎:对于我的做法,你怎么看? 如果是你,你会怎么做?

你会怎么说? 聚焦会谈人员可以是对来访者或情境的感受与想法的自我暴露——如:"对于你所遇到的事,我很关心,也感到很难过。""现在,我真的为你感到受伤,不过我知道,你是有能力挺过去的。""我想帮助你。"或者"我也有过流产……我的经历是……"对于会谈人员或者心理咨询师的介入是否适宜,存在着不同的观点,不过这种陈述的价值和作用,越来越被人接受。但是不能使用过多,自我暴露要简洁。

你会如何恰如其分地分享自己的想法与感受？

你会从自己的理解框架给出建议吗？这个建议会是什么？

文化／环境／背景聚焦

看看到目前为止关于特蕾莎的讨论，你如何说才能引出更广阔的文化／环境／背景问题呢？

文化／环境／背景聚焦也许是最复杂的聚焦。下面列举了这些广阔领域中的一些话题以及来访者可能的反应。关于流产的讨论，一个关键的文化背景问题常常是宗教与信仰取向。不管来访者是一个保守派还是自由派基督徒，一个犹太教徒、印度教教徒、穆斯林，还是无信仰者，从信仰的角度来讨论这个价值观问题，对于她的思考与存在很关键。

▲ 道德宗教问题："你的宗教背景是如何起作用的？"

▲ 法律问题："在这个国家，流产会带来一些法律问题，你是如何处理的呢？"

▲ 女性问题："有一个妇女支持小组刚刚成立，你愿意参加吗？"

▲ 经济问题："你说你不知道如何付手术费……"

▲ 健康问题："你现在吃饭睡觉如何？有没有产生副作用？"

▲ 教育／事业问题："你失学／失业多长时间了？"

▲ 种族、文化问题："对你的家庭、宗教、邻居来说，流产意味着什么？"

这些问题中的任何一个，以及其他很多问题，对来访者来说都可能很重要。对于有些来访者，要满意地解决问题，需要对所有这些方面进行探索。那些能够广义界定来访者问题的心理咨询师或心理治疗师，能够发现问题或环境的许多有价值的方面。需要注意的是，许多文化／环境／背景聚焦依赖心理咨询师敏锐的引导与影响。

资源框 9.2 列举了接待多元化来访者的一些问题。资源框 9.3 是关于聚焦法这个技巧的研究总结。

资源框9.2 会谈的国内与国际视角

聚焦于哪里：个体、家庭还是文化？

张伟俊

案例研究：卡洛斯·雷耶斯是一个主修计算机科学专业的学生，来自拉丁美洲。他的导师建议他来做咨询，因为他最近遇到了学术方面的问题，且伴有心因性病状。心理咨询师看出卡洛斯的主要问题是他越来越不喜欢计算机科学，而是对文学日渐感兴趣。尽管他很想改专业,却感觉到来自家庭的巨大压力。他是家里四个孩子中的长子,也是第一个进入大学的。卡洛斯从他父母以及弟弟妹妹那里获得一点微薄的经济支持,而他们家的收入还在贫困线以下。咨询陷入了僵局,因为卡洛斯不愿采取任何行动,而是一直在说:"我不知道该跟家人怎么说,我想他们肯定很生我的气。"

在对这个案例的班级讨论中,几乎每个同学都认为卡洛斯的问题在于他没有优先考虑自己个人的职业兴趣,他应该学会思考什么才对他的心理健康有好处,他需要进行坚持己见训练(assertiveness training)。我却并不怎么赞同这些同学的观点,他们全部是欧裔美国人。我认为他们没有考虑到这个案例中的一个决定性因素:卡洛斯是拉丁美洲人。

在西班牙文化中,主干家庭(extended family)才是心理合作单元,而不是个人。家庭比个人重要,个人的决定要服从家庭的需要。传统的西班牙家庭形式上是有等级的,父母是权威人物,孩子要顺从父母。在这样的文化背景下,要卡洛斯完全按照自己的意愿来决定主修专业是不可能的。任何不聚焦整个家庭的咨询注定要失败。

因为有了家人的经济支持,他才有可能读大学,卡洛斯或许希望自己毕业以后能够为家里做点贡献。在西班牙文化中,这种对家庭的回报是一生的期望,在这方面,长子的责任尤为重大。在大学二年级转专业,不仅意味着要推迟回报家庭的时间,也意味着他有可能根本没法回报了,因为我们都了解,在文学领域要找一个高薪工作有多么困难。当相互依赖仍然是西班牙裔美国人的行为规范时,我们怎么可能期望卡洛斯仅仅考虑自己的个人兴趣,而完全忽视他整个家庭的经济需要?

如果我是卡洛斯的心理咨询师,我不会立即聚焦他个人的需要,而会首先赞扬他对家庭的忠诚,然后让他认识到这个问题并非只有两种解决办法:非此即彼。我们一起动脑筋,思考其他可行的方法,例如,现在可以先把文学作为辅修科目,毕业以后可以把文学作为自己的爱好,等到弟弟妹妹都自己独立了,再考虑改变自己的职业,或者也可以找到两者能够共存的方法,比如他可以设计电脑程序来帮助学生更好地学习文学。每一种方法都要既考虑到他家人的需要,也要考虑到卡洛斯本人的需要。

因为我"不同而灵活的观点",教授高度赞扬了我,但是我觉得没什么,因为这对于大多数第三世界国家的人来说,只是常识,或许拉丁美洲人和犹太裔美国人也是如此。(我记得多年前,在我和父母讨论自己的主修专业的时候,至少十几个亲戚都来参加了。即使到现在,如果我的家族中谁有经济困难,我还是认为有义务帮助他们的。)

假如西班牙文化中的家庭观念对于很多心理咨询师来说有点混乱，那么美国本土印第安人、加拿大提纳民族，或者新西兰毛利人的主干家族血统观念就更加难以把握了。这里的家庭延伸有时候包括了几家人，甚至是整个村子。只有少数团体心理咨询师了解这些家庭结构的不同，他们才能避免由于自己的无知而造成严重伤害。

资源框9.3　你能使用的研究与相关证据

聚　焦

训练学生学会聚焦文化/环境/背景问题，可以让他们更有意识和意愿在会谈初期就开始谈论种族与性别不同，并且让这些问题自始至终成为会谈或治疗中的一部分(Zalaquett, Foley, Tillostson, Hof, & Dinsmore, 2008)。

在一个关于背景聚焦的经典评论中，穆斯(Moos, 2001)总结了大量关于环境背景的文献后指出，我们在评价一种情形时，可能以自我为中心，也可能以环境/背景为中心。来访者跟心理咨询师进行会谈时，可能聚焦对自己毫无裨益的东西。过多聚焦"我"会导致自责而忽略了环境因素。另一方面，过多聚焦"他们"，可能意味着来访者逃避自己在冲突中应该承担的责任或义务。众所周知，对于同一个事件，不同的人会看到不一样的故事。穆斯指出，教导来访者看他们问题的背景，可以帮助他们以新的方式看待自己，同时"可能使之成为一段转变成长的经历"。

教导并训练学生学习多文化咨询是未来的一个优秀模式(Sue & Sue, 2013)。一项对一系列多文化技巧培训视频的研究发现，利用这些特定文化咨询的视频资料，能增强学生的多文化有效性与理解性(Torres-Rivera, Pyhan, Maddux, Wilbru, & Garrett, 2001)。

▶ 文化/环境背景，社会促进与社会公正

心理咨询师或治疗师在社会促进与社会公正问题上扮演什么角色？你将会处在这样的困境中，无论你如何努力，你所做的咨询都不足以帮助你的来访者解决问题并在生活中继续前行。社会大环境下的无家可归、贫困、种族主义、性别歧视，还有其他背景问题，都可能让来访者无能为力。问题可能是操场上的欺凌，一名不公正的教

师，或是不遵守公平雇用条款的雇主。看到来访者所面对的这些社会压力，要帮助他们解决问题就更加困难。

社会促进就是为你的来访者站出来说话，通过对学校、社区或更大的环境做工作来帮助来访者，同时也是为社会变革而工作。你每天可以做些什么来帮助改善来访者所生活的社会体系？下面这些例子表明，只是跟来访者谈论他们的问题可能并不够。

▲　一位小学心理咨询师给一个在操场上被欺凌的孩子做咨询。

▲　一位高中心理咨询师给一个高一学生做咨询，这个学生被当作同性恋取笑和骚扰，而他的班主任老师默默地看着却什么都没说。

▲　一位人事官员发现体系里存在妨碍妇女和少数族裔晋升的歧视条约。

▲　一位社区机构工作人员的来访者称，在家里被虐待但不敢离开，因为害怕得不到其他经济支持。

▲　一位非裔美国人来访者有危险的高血压。而你很清楚，有充分证据表明，种族歧视影响血压。

那位小学心理咨询师可以跟学校官员一起努力，制定关于校园欺凌与骚扰的政策，从而积极促使产生欺凌的环境有所改变。那位高中心理咨询师面临着一个特别严峻的问题，因为立即采取班级行动需要以遵守会谈保密原则为前提。要是这样行不通，心理咨询师可以运用学校政策和有关项目，来提高反对教室压迫的意识。通过你提供给所有老师的培训，那位消极的老师可能提高这方面的意识。你可以帮助那位非裔来访者理解，高血压不只是"他的问题"，而更可能与他所在环境中的种族歧视有一定关联，同时，你也可以努力消除你所在社区中的压迫。

"黑幕揭发者"总是暴露别人想要回避的问题，因此可能面临巨大的困境。公司或机构不愿意暴露机构里存在的歧视。通过仔细的磋商和收集数据，人事部门的员工可以帮助经理形成更合理、更诚实，更平等的方式。再次强调，政策的问题至关重要。心理咨询师可以促成工作环境中的政策改革和同工同酬，可以帮助那些遭受种族、性别或者性倾向等骚扰的来访者，可以劝雇主雇用更多伤残人士。

社区机构的心理咨询师知道，当来访者受到虐待时，社会促进是唯一的可能解决途径。对被虐待的来访者，支持其离开家庭，找到新家庭，并且学习如何获得针对施暴者的限制令。诸如此类的主张，可能远比自我探索与理解要重要得多。

关心来访者的心理咨询师也在来访者需要的时候充当他们的拥护者。他们愿意走出咨询室去寻求社会变革。可以跟其他人一起参与具体事业或问题，从而促进人类整体的发展与福祉（例如，孕期关怀、儿童关怀、住房公平、给无家可归者提供庇护所、低收入地区建立田径场地，等等）。这些都需要你站出来说话，需要跟媒体打交道的技巧,还要学习法律问题。道德见证运动就超越了与不公正受害者一起工作的范围,是一个最深刻的社会促进运动(Ishiyama, 2006)。咨询工作者、社会工作者以及人力关系管理者等,天生就是社会公正的专业人士。为社会问题发声,需要我们付出时间与关注。

▶ 小结：关系中的个体,成为社区中的个人

聚焦可以帮助来访者从更广阔的视角中看待问题与忧虑。尽管"我"聚焦仍然是重点,我们也是关系中的个体。当然我们首先应该聚焦面前这个特殊个体。会谈和咨询都是为了这个人。然而,通过聚焦其他方面,我们可以帮助来访者扩大他们的视野。对心理健康来说,联系和相互依赖与独立和自主一样重要。

社区图把来访者与文化背景下的家庭联系起来。我们不单聚焦原来社区中的许多负面问题。社区图显示,这些地方也可以使我们学到积极力量。社区和文化力量的视觉图像故事是心理咨询与治疗中的重要资源。

我们建议你与来访者建立家庭和社区图,在整个咨询过程中把它挂在墙上。这样,你和来访者都会注意到关系自我,而且对任何问题都会从多种角度来看。

不必对每一位来访者都建立谱系图。重要的是,要时刻意识到对于来访者的任何问题都会有多种解释,也会产生多种新故事。

▼▼▼▼	要点
选择性注意	你的倾听方式确实会影响来访者的主题选择与回应。单纯倾听"我"陈述会影响来访者谈论他们的问题。倾听文化、性别与背景,同样影响他们的回应。
聚焦技巧	聚焦是选择性注意的一种形式,它可以多视角地了解来访者的故事。该技巧有助于你与你的来访者探索全新的可能性,进行重新叙事和采取行动。它强调个体/问题和社会/文化背景的同等重要性。聚焦使来访者与会谈人员能够更全面地探索过去记忆的背景。
通过多种聚焦引出故事	来访者的故事与问题有多个维度。只看到问题的表面,对生活的复杂性过度简化都是不妥的。聚焦有助于会谈人员与来访者更加意识到与问题有关的各种因素,并且更好地组织思维。聚焦可以帮助迷惑中的来访者集中注意一个重要的维度。因此,聚焦可以用来开始一个讨论或者结束一个讨论。 运用选择性注意,会谈中的聚焦有：来访者聚焦；主题/问题聚焦；重要他人(伴侣、配偶、家人、朋友)聚焦；相互关系中的"我们"聚焦；会谈人员聚焦；或者文化/环境/背景聚焦。还有,会谈当下聚焦。

（续表）

▼▼▼▼	要点
聚焦的七个维度	聚焦有七种类型。你所选的类型决定了来访者接下来会谈什么，但是任何一种聚焦都为进一步探索来访者的问题提供了大量的空间。作为一位心理咨询师或会谈人员，你可以这样做： ▲　来访者聚焦："塔里，上次你说你很关心自己的未来……" ▲　主题/问题聚焦："请再告诉我一些关于你被开除的事，具体发生了什么事？" ▲　他人聚焦："你跟销售经理关系不好。我想了解一些关于他的事。""你的家庭是如何支持你的？" ▲　相互关系或者团体聚焦："我们要解决这个问题，你和我（我们这个团队）怎样才能有效地合作？" ▲　会谈人员聚焦："在与难搞的导师打交道方面，我的经验是……" ▲　文化/环境/背景问题聚焦："现在确实是一个高失业率的时期。在这种形势下，你觉得一个女人去找工作，最重要的问题是什么？" ▲　当下（即时性）聚焦："此刻你看起来有点失望。你能跟我说说你脑海里正在想什么吗？"
社区与家系图	谱系图是一种视觉图像，可以帮助来访者对自己和他们与家庭以及社区之间的关系产生新的视角，引出那些影响来访者的"内化的声音"。社区图有助于心理咨询师与来访者理解他们与环境的关系，同时看到他们生活中的压力源与可利用资源。家系图可以帮助理解来访者的家庭史和当前的家庭关系。这些都大大地有助于理解来访者的个人史与发现他们的力量资源。 再强调一下，咨询是为了帮助来访者。尽管扩大对环境和关系自我的意识，并且认识到一种情况有多种故事是有作用的，但是，你面前的这个来访者才是最终做出决定和展开行动的人。最终的目的是要帮助来访者产生他（她）自己的新故事和新的行动计划。
运用聚焦法，探索心理咨询师自己的信念	作为心理咨询师，要探索自己的信念并对比他人的看法。运用聚焦维度来探索其他人的观点——你的家人、朋友及其他亲密的人都是怎么想的？认识自己与他人的观点对你的咨询工作不无裨益。
聚焦与其他技巧	在参与、询问、释义等基本的微技巧中，可以有意识地运用聚焦。最恰当的聚焦源自对来访者的仔细观察。在评估问题和对问题进行定义的时候，通过逐个聚焦问题的各个维度，有意识地帮助来访者更好地理解问题，这对咨询很有好处。当你发现来访者的问题仅仅通过会谈本身无法解决，必要时可以采取社会促进与社会行动。心理咨询师也可以说是促进社会公正的专业人士。

（续表）

▼▼▼▼	要点
跨文化问题	聚焦对所有的来访者都有作用。对大多数来访者来说，聚焦的目的是帮助他们聚焦自己（来访者聚焦），但是，对另外许多人来说，特别是那些有南欧或者非裔背景的人，家庭和社区聚焦有时更合适一些。在北美的很多咨询和治疗中，目标是个体的自我实现，而在许多其他文化中，咨询的目标应该是建立与他人的和谐关系，即关系自我。有意识的聚焦对问题的界定与评估很有帮助，有利于发现问题的复杂性。从一种聚焦转到另一种聚焦，可以帮助来访者在做重要决定时提高认知的复杂性，认识到很多问题之间的相互联系。对于思想比较散乱的来访者，单一的聚焦则更加明智。
社会公正与社会促进	有时候，仅仅做来访者本身的工作是不够的。帮助来访者跨越一个不公平的处境，与学校合作提供所需的住宿，促进社会变革等，都可能帮助改善你的来访者所生活的社会体系。
个性化聚焦"我"的重要性	再强调一下，咨询是为了帮助来访者。尽管拓展对环境和关系自我的意识，并且认识到同一种情况下可以有不同的故事是有作用的，但是，你面前的这个来访者，才是最终做出决定和展开行动的人。最终的目的是，要帮助来访者产生他（她）自己的新故事和新的行动计划。

▶ 能力实践练习和能力文件夹

意识、认识和技巧都是中心，但行动才是首要的。咨询和心理治疗技巧的掌握，需要有意识的训练和经验才能完成。阅读与理解最多只是一个开始。有人认为这里的理念比较简单，认为自己马上可以发挥这些技巧，但是要掌握真正的基本技巧能力只有一个方法，就是练习、练习、再练习。

个人实践

练习 1：写出不同的聚焦陈述

一位 35 岁的来访者在和你谈他即将进行的离婚听证会。他是这样说的：

"现在我什么都失去了。我和艾拉的关系不好，我还失去了孩子。我的律师要很高的律师费，而我却觉得不能信任他。我恨这些年来发生的事情，在教会男性小组的努力有一点帮助，但只有一点点。接下来的两周，我该如何是好？"

在读这段话时，写出来访者的主要问题。在下面的横线上写出不同聚焦类型的若干个不同陈述。一定要进行头脑风暴，努力思考文化／环境／背景的多种可能性。

表现出的主要问题：＿＿＿＿＿＿＿＿＿＿＿＿＿＿＿＿＿＿＿＿＿

来访者聚焦：＿＿＿＿＿＿＿＿＿＿＿＿＿＿＿＿＿＿＿＿＿＿＿＿＿

问题／主题／故事聚焦：＿＿＿＿＿＿＿＿＿＿＿＿＿＿＿＿＿＿＿

他人聚焦：＿＿＿＿＿＿＿＿＿＿＿＿＿＿＿＿＿＿＿＿＿＿＿＿＿

家庭聚焦：＿＿＿＿＿＿＿＿＿＿＿＿＿＿＿＿＿＿＿＿＿＿＿＿＿

相互关系／团体／"我们"聚焦：＿＿＿＿＿＿＿＿＿＿＿＿＿＿＿

会谈人员聚焦：＿＿＿＿＿＿＿＿＿＿＿＿＿＿＿＿＿＿＿＿＿＿

文化／环境／背景聚焦：＿＿＿＿＿＿＿＿＿＿＿＿＿＿＿＿＿＿＿

当下聚焦：＿＿＿＿＿＿＿＿＿＿＿＿＿＿＿＿＿＿＿＿＿＿＿＿＿

练习2：建立一个社区图　本章展示了建立社区图的具体指导（参见练习9.1）。很多读者应该已经做了一个社区图。请拿出其中一个，根据本章的个案示范进行分析。同时，看看前面奈莉达与艾伦的会谈；在本章结束前，你可以试试视觉练习。呈现出制作好的社区图，并简单地总结你所学到的东西。

练习3：建立一个家系图　运用本章提供的信息以及资源框9.1的说明，建立一个志愿来访者或者同学的家系图。创建完谱系图以后，问来访者以下几个问题，并记下每个问题的作用。改变措辞和提问顺序以适应来访者的需要和兴趣。

这个家系图对你来说意味着什么？（个体聚焦）

在看你的家系图时，哪些关键主题、问题或者一系列问题比较突出？（主题／问题聚焦）

哪些重要的人物，如朋友、邻居、老师或者是仇人，影响了你自己和你的家庭的发展？（他人聚焦）

你家里的其他成员会怎么解释这个谱系图？（家庭／他人聚焦）你的种族、民族、宗教，以及其他的文化／环境／背景因素对你自己和你的家庭的发展产生了什么影响？（文化／环境／背景聚焦）

作为一名会谈人员，和你一起观察这个谱系图，我了解到……（说出你自己的观察）。对于我的观察，你有什么回应？（会谈人员聚焦）

用日记的方式总结一下，通过练习你学到了什么。你认为哪些问题最有帮助？

团 体 实 践

练习 4：练习聚焦技巧

第一步：分组。

第二步：选一位组长。

第三步：为第一次实践会谈分配角色。

▲　来访者已经建立了一个家庭或者社区图。

▲　会谈人员运用聚焦法寻找积极力量，引出过往回忆。

▲　观察者 1 运用反馈表(资源框 9.4)，特别关注来访者的聚焦。其微指导关键是帮助心理咨询师在发展来访者背景世界的综合图像的同时，保持对来访者的中心聚焦。

▲　观察者 2 运用反馈表，关注会谈人员的聚焦。

第四步：**制订计划**。建立明确的会谈目标。在这个案例中，会谈人员的任务是使用所有 7 种类型的聚焦，系统地分析来访者的问题。成功地完成这个任务，应该能获得有关来访者的问题的清楚轮廓。

在这一角色扮演中，来自你家庭或者社区的故事会是不错的话题。你在这里的目标是帮助来访者从更广阔的视野来看待问题。观察者应该检查反馈表，并计划他们自己的会谈。来访者可以填写本书第 1 章出现的"来访者反馈表"。

第五步：使用聚焦技巧，组织一个 5 分钟的实践会谈。

第六步：回顾整个实践会谈，进行一次 10 分钟时间的反馈。要特别注意会谈人员的目标实现情况，并判断他掌握了哪些能力。

第七步：互换角色。

一些注意事项：要确定包括了所有的聚焦类型。许多实践会谈仅仅使用了前三种类型。在有些练习中，小组的三个成员都是对同一个来访者进行会谈，但使用的聚焦类型各不相同。

能 力 文 件 夹

过去的心理咨询与治疗基本上是"聚焦于我"的，对来访者的治疗完全从其个人框架出发。聚焦这一微技巧是未来具有文化能力的会谈、咨询和治疗的关键，因为它扩展了会谈人员和来访者思考世界与审视故事的方式。这并不是在否定"我"聚焦的重要性，而是通过多种微技巧，实现多角度的叙事，从而突出个体，因为我们都是关系中的人。我们并不孤独，集体强化了个体。

与此同时，上面这段话提出了一个重要的理论观点。有些人可能并不同意本章

资源框 9.4 反馈表：聚焦

_____（日期）

_____   _____

  （会谈人员姓名）   （填表人姓名）

说明：观察者 1 特别关注来访者 1，观察者 2 特别关注会谈人员。记录会谈人员与来访者之间相应的对话。记录下所用的主要词句，并根据下表对每个陈述进行分类。

主要词句	来访者						会谈人员					
	来访者（自我）	主题／问题	他人	家庭	相互关系中的『我们』	会谈者	文化／环境／背景	来访者	主题／问题	他人	家庭	相互关系中的『我们』	会谈者（自我）	文化／环境／背景
1.												
2.												
3.												
4.												
5.												
6.												
7.												
8.												
9.												
10.												
11.												
12.												
13.												
14.												
15.												

对来访者的言语与非言语行为的观察：

_____

对会谈人员的言语与非言语行为的观察：

_____

所强调的思想,认为只有个体聚焦和主要问题聚焦才是合适的。你的观点是什么?在看下面的能力列表时,先想一想,如何把这些能力添加进你自己的能力文件夹。

运用下面这份能力列表来评价一下你现在的能力水平。在看下面所列项目的时候,问问你自己:"我做到了吗?"看看有哪些方面是你已经掌握的,那些没掌握的方面可以作为将来努力的目标。在你通读这本书的过程中,别指望在每一个方面都可以马上获得这些需要有意培养的能力。不过,你将会发现,随着不断的重复与实践,你的能力将会不断地提高。

水平 1: 识别与分类。你能够区分会谈人员和心理咨询师所使用的七种聚焦类型。会注意到它们在会谈中起的作用。

☐ 有能力识别会谈人员的聚焦陈述。

☐ 有能力注意到与来访者的对话中聚焦陈述起的作用。

☐ 对于来访者的单个陈述,有能力写出几种不同的聚焦反应。

水平 2: 基本能力。在角色扮演的会谈以及在日常生活中,能够运用七种聚焦的能力。

☐ 在角色扮演的会谈中运用不同类型的聚焦并引出多种故事的能力。

☐ 在日常生活中运用聚焦的能力。

水平 3: 意向性能力。能够在会谈中运用七种聚焦,当你改变聚焦时,来访者也会跟着改变谈话的方向。如果你希望的话(也就是说,不跳转话题),你可以对你的来访者保持同一种聚焦。能够将这一技巧和先前学到的技巧(如情感反映和询问)结合起来,并在不同的聚焦中运用它们。检查你所掌握的技巧,并通过实际的会谈资料(记录、录音带)来证明。

☐ 我的来访者能告诉我关于他们问题的多个故事。

☐ 我能和来访者保持同一种聚焦。

☐ 在会谈中,我能够发现来访者谈话中聚焦的变化,而且如果对来访者有用的话,也能回到最初聚焦的地方。

☐ 我能够将这个技巧与前面学到的技巧结合起来。而且,我能同时运用聚焦和面质,以促进来访者的发展。

☐ 我能够运用多种聚焦来处理来访者面对的复杂问题。

▶ 确定你自己的风格和理论:对聚焦的批判性自我反思

通过阅读本章,班级讨论,或者非正式的学习,你对哪种思想的印象最深刻?对你来说印象深刻的思想可能成为你下一步的指导。你如何看待选择性注意的概念及其在聚焦中的作用？聚焦关注的是个体的回忆以及关系、环境和背景。你对这个方法有什么感想？你如何看待多文化问题和聚焦技巧的使用？你认为本章中还有哪些观点令你印象深刻？关于社区与家系图，你有什么想法与经验？你如何运用本章所介绍的思想来建立你自己的风格和理论？

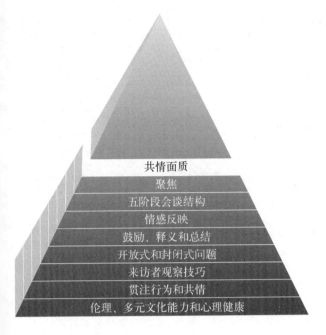

第 10 章

共情面质与创造性新方法：识别与挑战来访者的冲突

共情面质
聚焦
五阶段会谈结构
情感反映
鼓励、释义和总结
开放式和封闭式问题
来访者观察技巧
贯注行为和共情
伦理、多元文化能力和心理健康

> 创新产生的条件就是要感到困惑，要集中注意力，要接受矛盾与紧张，要每天犹如新生，要有自我的感觉。
>
> ——艾瑞克·弗洛姆

本章任务

以非评判性的方式表达出来，通过澄清和支持性挑战，直接对来访者问题进行共情面质，可以促进创造性改变。共情面质的技巧可以使阻抗最小化，同时促进创新、成长和新领域的发展。面对挑战是来访者重新叙事的基础。

本章目的和能力目标

对面质的意识、认知、技巧和行动有如下作用：

▲ 识别行为、思想、情感或情绪中不一致、不相符、模糊或混合的信息。

▲ 鼓励并促进对矛盾与不一致的探索和创造性解决。

▲ 利用"来访者转变量表"，评估来访者在会谈中和整个治疗期间创造性的转变进程。

▲ 在使用面质的时候考虑到多文化问题与个体差异。

279

▶ 定义共情面质

来访者来接受会谈是因为他们被"卡住"（stuck）——他们解决问题的办法非常有限。心理咨询师的任务便是消除这种受困感，帮助发展创造性思维和扩大选择。**卡住感**（stuckness）由格式塔理论家弗烈兹·皮尔斯（Fritz Peris）提出，是为了描述意向性的反义词，或是缺乏创造性，它虽然不雅致，却很贴切。用来描述卡住的词还包括不能动和矛盾、阻碍、强迫性重复，无力实现目标，缺乏理解，有限的行为技能，有限的生活剧本，僵局，以及缺乏动机。卡住也可以定义为缺乏调和矛盾和不一致的能力，无法解决不一致性和处理不协调性。总之，来访者接受会谈，是因为他们由于各种原因卡住了，他们寻求活动与选择行动的能力和动力，以求重新书写他们的生活故事。

共情面质（empathic confrontation）是一种影响性技术，要求来访者发现他们故事中的不一致性，这些不一致可能存在于言语与非言语交流之间，说出来的态度与表现出来的行为之间，或者与他人的矛盾之间。有效的面质使来访者产生新的创造性思维方式并提高意向性。

共情面质不是一种直接的、尖锐的挑战，它是一种较温和的技巧。共情面质首先要求仔细且尊重地倾听来访者的故事，然后力图帮助来访者充分地审查自我与环境。面质不是与来访者"作对"，而是与来访者"同行"，寻求创新和创造性**新方法**的可能性，从而能够解决困难。不过，某些来访者需要更加直接又清楚的面质，才能听到你所说的话。

共情面质的基础是仔细倾听。当矛盾与不一致涉及做决定，而且需要指出决定的滥用与误用的时候，释义尤为重要。情感反应对于感情问题至关重要，尤其是当来访者有模糊或混合的情感时（比如，"一方面，你感觉……，但另一方面，你又感觉……"）。做总结可以很好地处理各种冲突中的思想、感情和行为的困境。有时候，观察到言语与非言语行为和意识到与来访者可能发生的事，都可能引导你小心地在面质中增加你的想法。你自己的附加语言可以丰富来访者的世界。或者，如果你的话不是很合时宜，就会有消极作用。

当面质的运用具有意向性与有效性的时候，即可出现以下的结果：

面 质	预 期 结 果
支持性地挑战来访者观察到的不一致与矛盾。 1. 倾听、观察、注意来访者言语与非言语行为中的矛盾、混合信息和不一致。 2. 通过反馈给来访者来总结和澄清内部与外部不一致，这种反馈通常以总结的形式进行。 3. 评估来访者的回应，看看面质是否有助于来访者行动与改变。假如来访者没有改变，要有意地转向，使用其他技巧。	来访者会通过创造新看法、思想、情感或行为，对不一致与矛盾的面质做出回应，这些可以通过五步的来访者转变量表进行测量。再次说明，如果没有改变，就继续倾听。然后试一试另一种面质。

▶ 面质中的多文化与个体问题

文化意向性已经被认为是心理咨询师与治疗师的一个中心目标。心理咨询师需要能够对来访者以及他们变化着的需求与问题进行回应，这种能力要求我们在会谈中灵活且创造性地给出多种回应。意向性与创造性是改变过程的中心。来访者需要灵活应对生活中的多种挑战，不断创造出新方法。巧妙并非评判性地面质来访者的不一致、混合信息与矛盾，这可以鼓励来访者更细致地展开讨论，从而解决问题。

面质与所有的来访者都有关系，但是也需要适应个体与文化需求，这样才能产生真正的创造性。不是所有的来访者都对这个技巧有反应，要时刻准备着运用其他倾听技巧。自恋倾向或者自我中心的来访者可能会拒绝面质；对于这样的来访者，解释和反馈技巧可能更为有用。有些来访者需要甚至更喜欢比较直接的挑战。比如，面对一个容易失控或者反社会的来访者，可能有必要运用比较坚定严实的面质。来访者可能会嘲笑并操控那些"好心的"帮助者，而更尊重并愿意与一个愿意倾听与尊重他/她的心理咨询师合作，这样的心理咨询师不会接收来访者的"垃圾"。在比较直接和开放的文化中，比如欧裔美国人和非裔美国人，来访者对恰当的面质的反应可能要好一些。在更强调微妙和间接方式的文化中，比如亚洲，来访者更喜欢婉转、礼貌的面质。不要期待任何文化群体中的人都遵循同一种模式；要避免刻板印象。调整面质的形式以适应不同的个体非常有必要。

▶ 共情与非评判性面质

无法保持关系，就可能失去来访者。

——艾伦·艾维

　　要想用面质来挑战来访者，首要的是有共情的关系，同时还有很好的倾听技巧。在引出来访者故事与力量的时候，你会寻找言语与非言语的矛盾与不一致。面质的关键就是对矛盾的释义，对混合信息的情感反应，同时提供对情境的准确总结。要记住，挑战必须让大多数来访者感到舒服。不过，很多来访者需要的正是在面质中被"戳一下"或者产生焦虑。就算这样，在所有的情境下，非评判性的方式仍是关键。

　　就算是共情倾听，被挑战或者面质的来访者可能会感到有点受困，甚至觉得你在攻击他们。这正是卡尔·罗杰斯提出的**非评判性**（nonjudgmental）共情最有帮助的地方。非评判性态度与积极关注和尊重密切相关，需要你把自己的观点与态度放在一边，要在与来访者的关系中保持价值中立。很多来访者对于他们的问题与忧虑所持有的态度，可能跟你自己抱持的信念与价值观相违背。但是那些正在试图解决难题的人们不需要被评判或评价。因此，你要是想保持关系，就有必要保持中立。

　　非评判性态度通过这些地方表现出来：声音质量，肢体语言，不偏不倚的陈述话语。不过，跟其他素质与技巧一样，有时，评判也有可能帮助来访者进行探索。咨询与治疗并不绝对。

　　停下来，想一下，有一个人的行为惹到你或者让你很生气。可能是一个你觉得不诚实的人，一个行为暴力的人，或者一个有性别歧视或种族歧视的人。这些都是对非评判性态度的挑战时刻。要保持非评判性态度，无须放弃你的个人信念，而是先把私人的想法与感受放在一边。你无须同意或赞成来访者的思想和行为，但如果你要帮助他们变得更有意向性，关键的一点就是让自己表现出非评判性态度。你也许有义务教育和帮助来访者形成新的理解与新的故事。但是，你在表达自己的时候，必须是非评判性的，因为信任与诚实是改变的基础。

　　然而，有时还是需要评判。例如，本书上一章奈莉达的会谈，基本上就是非评判性的、支持性的，而艾伦对于那些没有尊重她的拉丁传统的人明显带有评判。这种评判在这里或许是恰当的。不过，过早与来访者联合并赞成他们的观点，可能会扭曲问题与忧虑的事实，也可能会违背咨访界限。

　　同时，当来访者表现出具有压迫性的种族主义、性别歧视或者其他歧视性评论的时候，聪明的做法可能是进行心理教育和提供信息（本书第 13 章）。毋庸置疑，这样做也必须是以非评判性的、支持性的方式，否则来访者就不会回头了。

▶ 共情面质：融合的三部曲过程

　　对于共情面质，最恰当的说法是，一种倾听与影响相融的联合技巧。面质技巧最明显的体现是,心理咨询师观察到某种形式的模糊或者矛盾,对其进行释义与总结,通常以这个经典句式:"一方面……,而另一方面……;这两者怎么结合?"用这种方式,可以很清楚地让来访者听出矛盾、不一致或者混合的信息。

重要的是引出故事,识别故事中的矛盾。再者,引出积极故事在面质过程中非常有用。例如,"一方面,你说你无法保护自己不受伴侣的伤害,而另一方面,我又听到你说你在高中时可以成功地处理被欺凌的经历。高中时的故事对于现在的情境有什么启发吗?"

事实上,所有的心理咨询与治疗引导,包括倾听与影响,其目标都是使来访者可以探索他们的模糊信息与矛盾,而不只是抱怨。另外,这些技术也帮助来访者发现他们自己的解决方式——即创造性新方法(the creative new)。有时候,你需要运用重新定框或者自我披露,来帮助来访者"整合到一起",但是解决不一致与矛盾,终究还是要靠来访者自己。

然而,当你遇到来访者受到虐待或威胁,来访者面对严重危机而无法行动,或者来访者受到种族主义、性别歧视、阶级歧视等的压迫时,就有必要采取行动,并且要在会谈中和会谈外的社区进行工作,从而帮助来访者寻找满意的解决方案。例如,对于学校欺凌案例,可能就需要介入学校与社区。

面质是以一种支持的方式挑战来访者,包括三个步骤。

1. **倾听**。通过观察矛盾、不一致、不相符、模糊和混合信息,来识别冲突。

2. **总结**。澄清内部冲突和外部冲突,并努力解决。

3. **评估**。运用来访者变化量表对转变过程进行评估。

第一步：倾听

通过观察矛盾、不一致、不相符、模糊和混合信息等,来识别冲突。

本书上一章关于聚焦的内容展示了奈莉达的案例,她同意我们使用她与艾伦的会谈内容,以展示真实会谈中的咨询技巧。这里我们继续引用奈莉达的案例,引用会谈前期紧跟着社区图之后的部分。这里的文字记录是对原文加以编辑和标注之后的缩减版。*

你看到奈莉达面临哪些类型的矛盾与挑战? 列举出来,越多越好。

在继续往下读之前,尽可能多地找出各种矛盾问题,甚至可以列举出来。你期望奈莉达通过会谈,能够取得的最佳目标或结果有哪些?

　＊ 记录自艾伦·艾维和奈莉达·萨莫拉的真实会谈 DVD,为表述清晰略作编辑: Ivey, A., Ivey, M., Gluckstern-Packard, N., Butler, K., &Zalaquett, C. (2012). *Basic Influencing Skills*, *4th ed*. [DVD]. Alexandria, VA: Microtraining/ Alexander Street Press. By permission of Microtraining/ Alexander Street Press.(http: // www.alexanderstreet.com/ products/ microtrainin)

　　有效面质的首要任务就是倾听并识别来访者的混合信息、不一致与不协调中的冲突。在你预期会谈当下正在发生的事，并思考如何回应来访者的时候，元认知就产生了。当你倾听的时候，你可以在大脑里默默地思考来访者"正在发生"什么。倾听并思考，然后再帮助来访者澄清他们的问题。

　　使用以下问题来练习你的元认知技巧。当你在阅读奈莉达的谈话记录时，你的脑海里想到了什么冲突？你想到了什么？

_____

_____

你想起了什么感觉或身体反应？

_____

_____

奈莉达的对话是有没有让你想起你自己生活中的某件事？

_____

_____

奈莉达所说的话对你的思想、情感和行为有什么影响？

_____

_____

　　现在，让我们审查一下影响奈莉达的内部和外部冲突。对内外部冲突都进行聚焦，可以最终帮助奈莉达解决她关于这些问题的感想，而且可能会带来行为的改变。在第二个步骤里，你将会看到冲突是如何体现在奈莉达的会谈中。

心理咨询师与来访者的对话	过 程 评 论
1. 奈莉达：我在这里，是一个咨询专业研究生。我在迈阿密的大学学得很好，我认为这没什么大不了的，因为迈阿密离这里只有四个半小时车程。但是，第一天上课的时候，我举手，就在第一次课上发言的时候，有个同学问我是不是美国人（紧张地笑），是不是本国人（紧张地笑）。是的，我说，嗯，我……我的家离这里只有四个半小时的车程，但他却觉得难以置信。所以，那次发言好像让我更加犹豫了，不敢参加讨论。它让我变得更在乎自己的表现。	奈莉达的话里有若干处不一致的地方。你能发现几处？ 注意一次负面的评价可能有多大的影响。这个评价的情感影响使它进入海马和前额皮层（PFC）的即时记忆中。大脑前额皮层中所发出来的执行信息就是：在课堂上保持安静，不说话。 这里已经有一个隐性目标，即帮助奈莉达为她的文化传统和英语能力感到骄傲，帮助她建立自尊和自信，并为自己代言。

心理咨询师与来访者的对话	过 程 评 论
2. 艾伦：这使你感觉到难为情。我们能否对此做更多探索？比如，首先，用英语表达，与那次经历相对应的感受是什么？	围绕情绪，以重新叙事的方式进行鼓励和开放式问题。接下来你会发现，这些感觉是用西班牙语进行的。（以加强情感维度为目的的可互换共情）
3. 奈莉达：是啊，我感到很意外，因为我来自迈阿密，我的很多亲人都是最近才从古巴过来的，而他们把我当成美国女孩，还拿我开玩笑。	你能识别这里带来了冲突的文化/环境/背景问题吗？
4. 艾伦：他们拿你开玩笑，这让你感到难堪。	从非言语信息中推论，艾伦提出一个表达感觉的情感词语，但这个词是否恰当？在奈莉达的下一个陈述中就可以看清楚。（可互换共情）
5. 奈莉达：太对了。所以，在迈阿密的时候，我的家人和朋友取笑我是个美国佬，不会说地道的西班牙语，因为我学了英语就把西班牙语忘得差不多了。然而现在，我来到了坦帕，我却变成了不会说英语的古巴女孩，这让我感觉自己就像被撕裂一样。有时我都不知道我到底是哪里人了。	这里的文化冲突是什么？

第二步：总结

　　总结和澄清内部和外部矛盾问题，通过进一步的观察与倾听技巧寻找解决方案。

　　内部冲突(internal conflicts)是那些主要存在于来访者思想情感里的矛盾。奈莉达面临什么内部冲突呢？"我被撕裂了"代表了一个需要处理的主要问题。这里有混合的互相矛盾的感想，有尴尬、与众不同、难为情，以及不完全有能力等。在这些内部冲突中，产生了一个决定，就是在课堂上不说话——这又是一个内部冲突，因为她其实是想说出她的想法的。

　　主要的**外部冲突**(external conflicts)是那些来访者与周围世界之间的冲突。这些冲突当然也是来访者内部冲突的部分原因。外部冲突的来源，包括那些因为口音问题让她感觉到要么被孤立要么被排斥的同学，还有她在迈阿密的那些把她叫作"美国女孩"的家人和朋友。这里隐含的以及后面所探索的，都是文化/环境背景的问题：作为古巴美国人，意味着什么？背景与我现在所处的环境有什么关联？我在这个新环境中如何与别人相关联？还有，内部的"我怎样才能把这些东西整合起来，而且还能自我感觉良好？"因为外部冲突几乎总是会转变成内部冲突。

聚焦对于识别和处理冲突可能非常有帮助。尽管我们的聚焦中心总是在来访者身上，奈莉达的冲突与内在不一致和文化/环境/背景问题(古巴美国文化和"美国"坦帕教室文化)以及她的家庭息息相关。因此，会谈需要对这些方面的聚焦给予主要关注。

现在，我们转向奈莉达早些时候的会谈讲述，这次关注矛盾与不一致的问题，这些正在面质中呈现出来。这里继续本章前面呈现的会谈内容。(在这里，对话中的第4条和第5条进行重复，是为了提供这个会谈片段的背景。)请注意，在前一章中展示的奈莉达的社区图，在这个会谈中作为背景，并且提供了若干可能产生转变的积极故事。在接下来的会谈中，再一次回顾了社区图里看到的那些力量和资源，不过为了节省空间并聚焦在面质技术上，把它删除了。

注意，艾伦在这个交谈过程中引出了更进一步的冲突，但聚焦点还是能给奈莉达带来新的解决方案的力量。最能帮助我们解决问题的就是我们的力量、资源和优势财富。

心理咨询师与来访者的对话	过 程 评 论
4. 艾伦：他们拿你开玩笑，这让你感到难堪。	重复之前记录的艾伦的评论。
5. 奈莉达：太对了。所以，在迈阿密的时候，我的家人和朋友取笑我是个美国佬，不会说地道的西班牙语，因为我学了英语就把西班牙语忘得差不多了。然而现在，我来到了坦帕，我却变成了不会说英语的古巴女孩，这让我感觉自己就像被撕裂一样。有时我都不知道我到底是哪里人了。	奈莉达明确地识别了她的冲突，但仍需要讲讲故事的更多细节。
6. 艾伦：所以说，一方面，你感觉到你的英语在这里受到了挑战；而另一方面，回到家里，你的西班牙语又受到了挑战。你感觉被撕裂……这种撕裂的感觉用西班牙语如何描述？	以释义和情感反应的形式进行的面质，强调了关键词"撕裂"。冲突，不可避免地有情感的因素。如果只是处理认知性的、与做决定相关的问题的话，效果相对有限。这里的开放性问题要求奈莉达用西班牙语描述她的感觉。使用英语作为第二语言的来访者，让他们用母语来描述更大的问题然后翻译给你听，他们会感觉更加舒服。在艾伦创造了这个时刻的时候，他实际上是使用了言语传递的方式。 鼓励来访者使用母语是共情尊重的一个标志，显示了会谈人员真实的开放态度。

（续表）

心理咨询师与来访者的对话	过 程 评 论
7. 奈莉达：确实很矛盾。	奈莉达在肢体语言上表现出更大的紧张与受挫感。面质丝毫没有帮助她解决问题，但是这种撕裂感与冲突现在已经很清楚了。在这里我们可以看到，感觉与情绪既是身体上的，也是认知上的。
8. 艾伦：你在说这话的时候有没有注意到英语与西班牙语的区别？	封闭式问题，用于检验西班牙语对于这位来访者的重要性。不是所有的来访者都会接受以这样的方式讨论自身问题，但多数是可以接受的。这本身就是一个关于两种语言之间的冲突的面质，用于帮助奈莉达学习自己母语的力量。她曾感觉到奇怪，而且认为使用西班牙语在研究院里是个缺点。
9. 奈莉达：对了，我说西班牙语的时候，感觉更加真实……好像更确切。两种语言都让我感觉舒服，不过如我所说，我小学时的语言是西班牙语，所以我想从某种程度上讲，西班牙语感觉更真实。当我用西班牙语说话的时候，感觉对自己更真实。	奈莉达创造了对西班牙语的新意义，这样，就创造了新的故事。尽管西班牙语之前被当作是一种缺点，我们发现奈莉达正在开始意识到她的英语说得不错（不管学生的评价如何），同时，她的西班牙母语也得到了尊重和有价值。双语能力是一种力量，而且确实比起单种语言能力，更能在大脑里建立广阔的神经网络。
10. 艾伦：当你用西班牙语说出来的时候，感觉更真实。（停顿）我想听听更多关于你的故事，从迈阿密来到坦帕，对你意味着什么？对你有何进展？	情感重述，接着是一个陈述，该陈述实际上是一个关于情境意义的开放式问题。具体地说，奈莉达如何定义和解释所发生的事？本书的第 11 章，将会讨论重构和解析。（可互换共情）
11. 奈莉达：嗯，我感到很惊讶，因为我来自迈阿密，我的很多家庭成员都是最近才从古巴过来的，我的家人和朋友把我当成美国女孩，还拿我开玩笑。在那里的时候，我是一个不会说地道西班牙语的美国人，因为我学了英语就把西班牙语忘得差不多了。然而现在，我来到了坦帕，我却变成了不会说英语的古巴女孩，这让我感觉自己就像被撕裂一样。你知道的，有时我都不知道我到底是哪里人了。	奈莉达现在对她的主要冲突更加清楚了，而且通过会谈的这些简要片段，她理解得更多。
12. 艾伦：你好像在家里面临着与家人的矛盾，在坦帕又面临与同学的矛盾——而这两个矛盾之间似乎确实又是相互冲突的，这就使你感觉更加撕裂。	对面质问题的总结——一方面，在家……另一方面，在这里。（可互换共情）

（续表）

心理咨询师与来访者的对话	过　程　评　论
13. 奈莉达：完全正确。但是然后，我祖母又说我在忘掉我的西班牙语，你知道的。有点混乱，让我感觉到撕裂。嗯。	诸如"完全正确""确实如此"或者"是的"这样的表达，确认了总结的准确性。
14. 艾伦：嗯……嗯。	艾伦往前倾斜表示轻微的鼓励，期待着奈莉达继续进行她的话题。
15. 奈莉达：我在研究院的第一学期，甚至第一年，都学得很不好。在这里的校园里生活了一段时间，我以为我的口音已经减少了一些，但还是时不时地出现。不过没那么经常了。而且，我的家人看到我取得的成绩，也越来越支持我。	这里我们可以看到，奈莉达开始综合各种不一致，并且解决关于语言的部分问题。由此可见，来访者可以自己找到解决问题的方式。
16. 艾伦：从你的社区图和你上次提到的回家的经历，听起来，你的祖父母和你母亲更加支持你了，虽然他们偶尔也会取笑你的"美国口音"。	对先前会谈的总结。我们看到奈莉达与祖父母关系的两个侧面时，发现这里有一个轻微的面质。艾伦使用上一次会谈的资料和社区图来跟进。（强化共情，因为把过去的会谈与当前的会谈联系起来了。）
17. 奈莉达：是的，也许我不应该感觉到这么撕裂。事情确实是越来越好了，不过我还是不知道如何应对这些关于口音的评价。口音不是经常出现，但是……	解决了一个与家庭的矛盾，想起家庭网络里的支持与资源，奈莉达已经准备好探索那些更加迫切的问题。

第三步：评估

运用来访者转变量表对转变过程进行评估

面质的效果通过来访者如何做出回应来进行测量。仔细观察会谈的当下，就能评估干预措施的有效性。也可以看出各种面质的尝试是弱化的（subtractive）、可互换的（interchangeable）还是强化的（additive）。通过支持性的面质，可以观察会谈中来访者的言语或者行为是否产生改变。如果预期的或者需要的来访者变化没有出现，就要进行创新的意向性转换，采用其他可用的回应方式、技巧或策略。

▶ 来访者转变量表[*]

想象一下，你通过总结来访者冲突进行了一次面质（"一方面，你觉得这样……，

---

[*] Heesacker 和 Pritchard 开发了"来访者转变量表"（Client Change Scale）的纸笔测验，后来 Rigazio-Digilio 重复了该测验（Cited in Ivey, Ivey, Myers & Sweeney, 2005）。一项关于 500 多名学生的因素分析研究及一项 1 200 名学生的研究结果表明，五个 CCS 水平都是可识别与可测量的。

而另一方面,你认为……你如何让两者结合起来?")。来访者转变量表提供了一个参考框架,你可以根据它来判断来访者对待面质的反应如何。来访者有没有否认一个冲突、不一致或者混合信息的存在;表现了轻微的走向整合的动作;或者确实把面质当成是可以导向思维与想法改变的途径,之后这些新的发现真的引起了行为的改变?

下面是来访者转变量表的总结。图 10.1 阐述了来访者如何在不同的转变水平之间变化。

来访者转变量表(CCS)	预 期 结 果
CCS 量表可以帮助你评估来访者正处于转变过程的什么位置。 水平 1　否认。 水平 2　部分审查。 水平 3　接受并承认,但是没有任何变化。 水平 4　产生新的解决方法。 水平 5　超越。	CCS 量表可以帮助你确定你所使用的技巧的影响。这个评估可能提示了其他可以用于澄清和支持转变过程的技巧和测量。拥有这样一个系统是很有价值的,有以下几个作用:(1) 评估你刚刚所说的话的价值与影响;(2) 观察来访者是否对单一的干预有转变的回应;(3) CCS 量表是审查一系列会谈之后行为转变的方式。

尽管从否认到接受到重大转变这样的进程,可能是线性的、一步一步进行的,但也不一定总是如此。就如图 10.1 所示。设想一个来访者,正在应对爱人的死亡或者

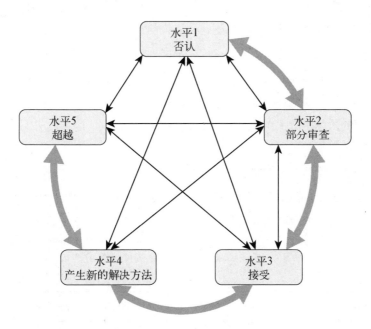

图 10.1　来访者转变量表(CCS)。五个阶段的转变可能按顺序发生。但是,就如箭头所示,在五个阶段之间可能会来回变化。事实上,随着来访者发现新想法、新感受、新行为与新意义,整个过程可能从头开始。

激烈的离婚问题。一种可能性是,该来访者在 CCS 量表的五个水平上,一次前进一步。但是,经常出现的是,一个似乎正在前进的来访者,会突然往后退一两个水平。在一次会谈中,来访者好像接受了正在来临的事,但下一次会谈又回到了部分审查甚至否认的阶段。然后,可能出现短暂跳到超越的阶段,接着又回到了接受阶段。

来访者转变量表可以用于大致测量若干种类型的心理咨询与治疗是否成功。CCS 量表为保障可靠性(accountability)与测量来访者成长,提供了一个实用框架。最明显的例子就是有滥用药物问题的来访者们。他们可能是自愿来寻求帮助的,或者因为滥用可卡因或酒精(通常是两者都有)被法庭遣送来的。他们可能还感到抑郁而使用药物来减轻痛苦。这些来访者常常在开始的时候否认他们有问题(我们在来访者转变量表上称之为水平 1)。假如我们的挑战、支持和面质取得成功,就会看到来访者进入水平 2,他们承认自己可能有问题。有些人把这个阶段称为"讨价还价"阶段。在这个阶段,来访者在否认与承认需要做点什么之间来回波动。

接受和承认问题,也即水平 3,是变化过程的开始。酗酒者承认他/她确实是个酒鬼,滥用可卡因的也承认其上瘾行为。但是,接受问题和承认并不是解决方法。来访者可能没那么抑郁了,但是还会继续喝酒和用药。

到了水平 4,当来访者停止了滥用药物,真正的转变才算开始,在这之后,抑郁通常会消散。尽管滥用药物与抑郁通常是同时出现的心理健康问题,抑郁的风险还时有存在,需要继续治疗。尽管故此,这也是咨询与治疗中取得的成功;不容易达到,但确实是可以观察和测量的。水平 5,超越,是发展出新的存在和思考方式的阶段,但不是所有的来访者都能达到这个水平。以改变了的药物使用者为代表,他们可以在支持团队中完全主动,帮助其他人摆脱上瘾,继续在感觉、行为、行动和导致滥用酒精与酒精上瘾的团体中做工作。这个人在生活的意义上产生了转变,并且形成了对自己和对世界的更加积极的看法——远远超过了"得过且过"。

下面的表格用两个案例展示访者转变量表中五个水平的每一个阶段,这两个案例是:(1) 一位来访者回应关于离婚的问题;(2) 奈莉达思考那些令她受伤的同学的评价。来访者在完成改变的任何时候,都会以不同的意识水平谈论他们的问题。来访者可能一会儿否认,一会儿又说得好像接受了问题,然后又回到讨价还价来逃避改变。

来访者转变量表的阶段	来访者案例
	(1) 来访者陈述对离婚的反应 (2) 奈莉达的内部(没说出来的)想法与感受

（续表）

来访者转变量表的阶段	来访者案例
水平 1　否认。个体可能会否认，或者不敢正视不一致或混合信息的存在。	(1) 对于离婚，我并不生气。事情已经发生了，我确实感到伤心和伤心，但绝不是生气。 (2) 这是我的问题，因为我不像这里的其他人一样英语说得那么好。
水平 2　部分审查。个体开始对部分矛盾进行思考，但是没有考虑到矛盾的其他维度。	(1) 是的，我受到了伤害，也许我应该生气的，可是我确实没有感觉到自己在生气。也许我们需要再看一下这个部分。 (2) 我不认为他们是想伤害我，但结果却是这样。（奈莉达对自己持有负面的情感态度）
水平 3　接受并承认，但没有任何变化。来访者完全接受了面质，但是没有做出任何的决定。除非采访者能够准确地认识到了自己的矛盾、困境和不一致，否则就很难有思想、感情和行为上的真正变化。承认愤怒或其他被否认的情绪是一个突破，通常也足以促进来访者解决问题。	(1) 我想我对离婚确实有着复杂的情感，我真的受到了婚姻的伤害，我受伤了，我这才发现，我确实很生气。 (2) 好吧，我发现他们只是不够敏感，他们不应该那样说。另一方面，我说西班牙语也没问题。（她允许那些学生使她感觉不舒服，对于他们的想法，现在改变了，而奈莉达在感情上对西班牙语感觉更好了，不过只是"没问题"而已。）
水平 4　产生新的解决办法。来访者超越了对矛盾或不一致的承认，开始以一种新的有效方式来看待问题。毋庸置疑，这个阶段通常不会马上发生。有可能需要长达数周甚至是数月的若干会谈。	(1) 是的，你说得对，我确实在逃避自己的愤怒情绪，我想就是它阻碍了我前进。我是受到了伤害，但是如果打算继续前进的话，就必须接受它、处理它。 (2) 事实上，我开始对我的语言和古巴文化背景感到骄傲了。这里的学生其实不懂得，而且可能有点种族歧视呢。（出现自豪的情绪，同时意识到对其他学生的恼怒。）
水平 5　超越——发展新的、更大的、更具包容性的构想、模式或者行为。很多来访者可能永远都达不到这个阶段。只有来访者认识到矛盾所在，努力克服它，并产生新的思维模式或行为模式来应对和解决矛盾，面质才算成功。	(1) 你的帮助使我认识到那种复杂的情感和思想存在于每一对夫妻关系中。我期待得太多了。如果我能把受到的伤害和愤怒的情绪更好地表达出来的话，或许我就不会离婚了。不过现在我知道了，我跟自己连接得更紧了，而这个新的关系有可能会起作用。 (2) 我想我现在要去教育他们，但太过尖锐和愤怒是没有用的。我不会再这样做了。也许我可以找到其他拉丁裔学生，组成一个讨论小组，一起讨论这里正在发生的事。（建立在对压迫的意识和对自我及古巴文化的积极情感的基础上，做出了认知性转向行动，超越了只是想想而已。）

当你对来访者进行面质的时候,问他们一个关键问题,或者提供任何干预,他们都会有不同的反应。理想而言,他们会积极地产生新思想并向前进,但更有可能的是,他们会在不同的反应水平上进退。我们的观点是要注意来访者如何反应(在什么水平上做出回答),然后有意识地提供下一个能够促进他们成长的引导或评论。来访者在五个水平上的变化,不是线性的或者直接向前的模式;他们会从一个地方跳到另一个地方,而且在你身上转移话题。要共情,耐心、持续地采取行动,帮助他们向前走,从而产生改变。

根据问题的不同,改变可能会很缓慢。对于有些来访者来说,达到部分审查(水平2)或者接受但没有变化(水平3)已经是很大的进步。对于很多问题,接受就代表了咨询与治疗取得很大成功。例如,来访者可能处在一个不可能改变或者很难以改变的情境中。这样一来,接受情境"本来就是这样"就是一个好的结果。一个面对死亡的来访者可能是最好的例子,他无须达到新的解决方案和超越。只是接受目前的情况就足够了。有些事情是无法改变的,需要与之共存。"慢慢来。""生活是不公平的。""需要接受不可避免的东西。"诸如此类。对于一个伴侣或者父母是酗酒者的人来说,意识到情况无法改变就是一个巨大的进步;接受就是一个巨大突破,未来可能会产生新的解决方案。新发现的解决方案将有助于促进冥想过程,并帮助解决冲突。

现在,让我们回到奈莉达身上,聚焦第三阶段:用来访者转变量表评估转变。这里你将看到,她在来访者转变量表上发展到了水平5。

心理咨询师与来访者的对话	过 程 评 论
1. 艾伦:养育你的祖父母来自古巴。你能讲讲他们的故事吗?	开放式问题,家庭和文化／环境背景两者同时聚焦。
2. 奈莉达:卡斯特罗当政的时候,他们正好27岁,他们决定搬到纽约。我祖母是女裁缝。我祖父帮人打扫地板,因为那是他搬到这里以后唯一能找到的工作。他没有时间学好英语,因此,就算到现在他们还在挣扎,而且说得一点都不流利。而这可能就是我想要跟他们交流,并且说好西班牙语的原因……(停顿)	来访者转变量表(CCS)中的水平3,承认真正发生的事情。来访者的故事可能最初是以否定问题开始的,就如奈莉达接受了那个诸如"你来自哪里"的负面轻微攻击的时候一样。但随着对家系图所提供的力量的回顾,奈莉达能够挑战她的旧想法,而她的故事线索现在呈现了事情"本来的样子"。
3. 艾伦:用说得很好的西班牙语跟他们沟通很重要。	重述。(可互换共情)

心理咨询师与来访者的对话	过 程 评 论
4. 奈莉达：嗯。我不想让他们以为我忘了，没有像过去那样重视我们的文化，其实我现在还是重视的。	CCS 水平 3，承认。重述强化了奈莉达对于她需要认识并看重她的文化的意识。因为这样，上面的重述有一些附加的性质。这里我们看到，她的态度和情感已经在长时记忆中有所改变。
5. 艾伦：好的。我想回到力量那里。既然你与他们，还有这个文化一起生活，你能看到的古巴文化的力量有哪些？	这是一个更长期的面质，因为艾伦叫奈莉达将她之前的负面信念与古巴力量进行对比。话题跳跃，开放式问题，聚焦文化/环境背景。（潜在的强化，因为强调了尊重，不过还要看奈莉达如何回应。一个陈述的强化程度，更多地取决于来访者的回应，而不是心理咨询师说的话。）
6. 奈莉达：他们很坚定。我知道我祖父，从不断向前的意义上讲，他一直都极其坚定。他们住在纽约，然后搬到迈阿密，他们现在比过去生活得好多了，但他们付出了很多努力，才有今天的成就。	CCS 水平 3。这里，我们看到一个她的力量资源的具体例子。艾伦也更多了解关于奈莉达的背景中的文化和家庭。
7. 艾伦：好的。他们很坚定。还有谁也很坚定？	把奈莉达与她的祖父进行对比的一个积极面质。提出"坚定"这个关键词的鼓励，接着是开放式问题。（潜在强化，同时暗示了对奈莉达和她的文化的真实的尊重。）
8. 奈莉达：根据谱系图来看，我也很坚定（笑）。当我来到坦帕的时候，我发现我的文化遭到了诋毁。当我想起他们的故事时，又让我觉得骄傲。	CCS 水平 4，创造新感想。奈莉达正在重构她的思想，思考关于她的文化与家庭背景之间的关联。
9. 艾伦：骄傲和坚定。很感人。你有很多值得骄傲的地方，看看他们所经历的一切，而你现在就跟他们一样。	鼓励，自我暴露，强化共情的反馈。奈莉达之前把自己的迈阿密背景当成一个问题，但现在心理咨询师提出面质，说她有很多可以骄傲的地方。这里的主要冲突可以总结为："一方面，奈莉达，你因为古巴美国人的背景被贬低；但另一方面，你现在意识到你有很多可以骄傲的地方，而其他人可能才是问题所在，不是你。"艾伦不会把面质说得那么清楚，但鼓励奈莉达自己去发现。
10. 奈莉达：（停顿）现在我想想看，或许我比我想的好多了。他们让我感到价值被贬低，而且久而久之，我继续失去自信。我在班上表现还可以，但我从来没有真正对自己感觉良好。	CCS 水平 3，将会带来进一步改变的承认。奈莉达自己说出了上面艾伦所希望的面质。她自己说出了"一方面……，而另一方面……"。帮助来访者以积极的、以力量为基础的方式对自己的冲突进行面质。艾伦在对话 9 中的评论现在是明显强化的。尊重是这个过程中很重要的一部分。

(续表)

心理咨询师与来访者的对话	过 程 评 论
11. 艾伦：让我们来进一步探索一下。你失去信心，但现在你开始对自己有点不同的看法。我问你一个问题。你对那些不能公平对待他人的人有什么感受，尤其是在他们讨论一个人的种族、宗教或者性取向的时候？	面质。艾伦总结了奈莉达对自己的新老看法。以积极的自我看法为基础，问她如何看待不公平待遇来进行面质。（强化的）
12. 奈莉达：这是不对的。	CCS 水平 4，对情境产生新的看法。奈莉达的说法简单明了，而且她正在自己的头脑里解决冲突。
13. 艾伦：这是不对的。那么，他们对待你的方式呢？	鼓励，通过重述和问题进一步面质。
14. 奈莉达：也是不对的。	CCS 水平 4。重复确认变化。一旦接受和强化了新的想法，就会成为自我概念的一部分，但需要她自己和艾伦进一步的强化。

为了节省篇幅，此处省略 15～21 行的对话内容，不过配套光碟上有这些对话。在这些交谈中，奈莉达重申了她的想法，她认为之前发生的事是不对的，而且，通过艾伦的情感反映，她还认识到她的愤怒，因为现在看来，那是一种骚扰。她已经从内部冲突中（"是我不够好"）突破出来，开始走向外部冲突，开始发现这个情境跟同学们无意的（或有可能是有意的）语言压迫有关。奈莉达也开始意识到，她在付出代价，因为她试图接受他们，而不是勇敢地面对骚扰。

读到这里，你对奈莉达和这个会谈有什么想法？你觉得她是否有点反应过度？如果你是艾伦，你会如何用不同的方式进行这次会谈？假如你是一名女性，或者关注女性问题的人，也许你会给这个会谈加上更多东西。例如，学生会以同样的方式对待一个拉美裔女学生吗？

会谈继续，进入了水平 5，接着出现了行动计划。

心理咨询师与来访者的对话	过 程 评 论
22. 奈莉达：也许应该学着处理这种感觉，而不是总是接受，嗯，我还能做什么？（停顿）可能我确实需要处理它。我不想太粗鲁。嗯，因为就像我说的，这可能是无意的，但我确实要处理它。	CCS 水平 3，承认并愿意继续探索。

心理咨询师与来访者的对话	过 程 评 论
23. 艾伦：好的。你要处理它。所以，一种可能的方式是，在它发生的时候处理。当有人跟你说话时诋毁你的文化，你会如何形容？嗯，我们怎么形容才好？	鼓励/重述/释义。艾伦接着给出了一个开启头脑风暴的指导，加上一个开放式问题。（这很可能是强化共情，加上对奈莉达的"现实处境"、对她及她文化背景的接受）。
24. 奈莉达：有了，可以说是有危害的（victimizing）……而且我一直都允许自己被侵害。我想起了我的多文化课堂——我已经内化了一种对自己的消极看法。而这事实上就是一种种族主义，我却不假思索地把它内化了。	CCS 水平 5，发展出对于她和她的处境的新的观点。注意，使用了一个具有转化意味的词——"有危害的"。
25. 艾伦：有危害的。好的。那么当你被侵害的时候，而且看来你一直允许自己受害，你对此有何感受？	总结形式的面质，接着是检验/知觉检查。（可互换共情）
26. 奈莉达：确实如此。我一直以错误的方式来对待它。（笑）	CCS 水平 4，进一步整合奈莉达为自己创造出来的新构想。
27. 艾伦：也就是说，你让各种缺乏敏感、欺负行为和种族压迫进入你内部，让你对自己感觉不好。	这几个回合的交流是组合在一起的。艾伦先用一个面质总结了冲突的实质。奈莉达意识到新的存在方式，以此做出回应。艾伦又解释她所说的话。最有意义的是，我们听到了"绝对正确"这个词第一次这么直接地被表达出来。这巩固了水平 5 的想法和感受（但还不是行为转变）。
28. 奈莉达：我还从没有这么想过。	
29. 艾伦：好的。所以说，在我看来，你的想法正在改变。	
30. 奈莉达：是的，绝对正确。	
31. 艾伦：现在，我问你，力量、力气、坚定，这些你和你祖父母都拥有的东西，西班牙语怎么说？西班牙语的相对应的词是什么？	CCS 水平 4 和 5。这些交流更进一步巩固了奈莉达可以运用的资源，帮助她在行为上应对外部世界。*Fuerza* 这个词里面的力量正在成为奈莉达个人存在的中心。艾伦运用了格式塔的重复引导来帮助奈莉达强化创造新方法，这又可以形成更加自信的自我概念。再次强调，特别建议用母语说出关键词，尤其是情感词语。艾伦在这里的做法是强化的。
32. 奈莉达：*Fuerza*。	
33. 艾伦：再说一遍。	
34. 奈莉达：*Fuerza*。	
35. 艾伦：大声说出来。	
36. 奈莉达：**Fuerza!**	
37. 艾伦：下次，当你又像以前那样被贬低的时候，你能不能想想这个词，想想这个词所代表的你和你祖父母的骄傲与力量？	
38. 奈莉达：我绝对会的。	CCS 水平 4 和 5。

（续表）

心理咨询师与来访者的对话	过程评论
39. 艾伦：*Fuerza*。好，*Fuerza* 这个词将会从内在保护你。那么，现在你将如何应对那些骚扰你的人？我们能不能用你刚刚发现的这些东西，来使这件事变得对你更有利，而且可能对别人也更有好处呢？	总结，引入会谈的下一个阶段，紧跟着是开放式问题。这里很明显有一个隐含的面质："一方面，你对自己和自己的文化感觉越来越好，不过另一方面，你又将怎么面对它？"这些问题将在接下来的第三次会谈中进行探索。

回到奈莉达的第一次会谈，我们可以看到，她从 CCS 水平 1 和水平 2 走向对自己看法的重大转变，并且愿意采取行动。我们看到奈莉达更加能意识到她的个人力量和她外部的家庭与朋友的资源。而且，很明显，她已经提高了对自身文化遗产和文化身份的尊重并为之自豪。显然，她在对自己的内部感受上取得了很大的进步，也更好地理解了那些原本是她烦恼的外部因素。

在会谈的最后（没有列出来），奈莉达进入了来访者转变量表的水平 5。她提出，当别人贬低他的古巴传统时，她要大声说出来，有可能的话还要教育他们。她认识到双语能力是一个优势。最后，她还讨论了把其他西班牙语的学生召集到一起，互相支持的可能性。

资源框 10.1 呈现了一些关于如何进行共情面质的研究。

资源框 10.1 可运用的研究和相关证据

面质，但仍支持

2011 年，麦克兹进行了如何在艰难的咨询情境中开展工作的定性研究，在这之前，面质的研究价值相对较小。他发现以下核心问题：

▲ 除非有信任与关系，否则不要进行面质。

▲ 注意并理解来访者的观点和对问题的想法。总结来访者对情境的解释。

▲ 只有当来访者在听而且听到的时候，才跟他/她分享你的观点。

▲ 来访者需要对所发生的事和对事情的解释有主动权。

▲ 对来访者文化背景及其个人总体风格的认识很必要。要是能懂来访者母语（不同于你的母语）的一些词汇，将会很有帮助。

▲ 关注技巧（如眼神交流）在咨访关系中至关重要。

▲ 保持中立；避免评判。

▲ 在会谈中跟进，以审查冲突如何解决；或者在会谈后跟进，以查看新知识是否帮助来访者在现实世界中产生了行动。

会谈中常常用到关注和倾听技巧，偶尔才会用面质策略。面质在咨询过程中只占 1％～5％(Hill& O'Brien,1999)。研究者指出，面质虽然有用，却经常使来访者感到不舒服。共情倾听是必需的，否则，来访者常常会变得具有防御性，而且不能全身心地投入处理面质之后的问题。

心理咨询师与来访者的目光接触会影响来访者对咨询关系的认识。在会谈早期，当讨论一些敏感问题的时候，最好少用直接的目光接触，而且这时也不宜采用面质技巧。随着会谈的进展，来访者逐渐能够接受更多的目光接触和面质(Sharpley & Sagris, 1995)。

面质、创新与神经科学

研究创新，就像在墙上钉果冻一样困难。

——欧士因·瓦坦妮亚

根据神经科学和核磁共振成像的角度来定义创新一直都很困难。在一份关于 72 项研究的综述里，迪特里克和坎索(Dietrich & Kanso, 2010)给我们这样的总体印象：前额皮层的"弥散活动"是关键。我们称之为"创新"的东西，可能位于整个右脑与左脑带状区域之间，也有无意识的边缘系统的参与(Carter, 1999, 2010; Gazzaniga, 2000)。还有一些证据说明，抑制左脑有助于促进右脑想出创新的思想。这个说法尽管没有足够的证据，却很吸引人，因为，面质就是使思维不平衡而且"把事情混在一起"，从而引起弥散活动的。通过挑战已有的思想(存在于海马体)，面质可以使前额皮层"放松一点"，从而产生新办法。

心理咨询和治疗主要关心的就是帮助来访者产生新办法，从而找到成长的途径。作为这个过程的一部分，新的神经网络出现。这促进有意义的成长，帮助找到恰当的压力平衡，同时支持来访者。太多压力是有害的，但太少压力则很难带来改变。时刻要意识到，"释放(由压力引起的)肾上腺素"会影响大脑的几乎每一个区域——整个大脑皮层、下丘脑、后脑，还有脑干(Grawe, 2007, p.220)。

太多的压力会让大脑充满有害的皮质醇，把负面记忆印在大脑里(创伤后应激)。一些缺乏道德、自称有神力的"治疗师"鼓励来访者接触强烈的情感。他们利用当下的状态来回溯那些所谓的"长久被遗忘被压抑的"创伤记忆。不幸的是，这可能导致的结果是，永久地留下错误的根本不存在的记忆(Loftus, 2003)。来访者开始相信本来没有发生过的事。这样的"治疗"在大脑里产生了新的破坏性神经网络。

▶ 文化认同发展和面质过程

我们已经看到奈莉达在来访者转变量表上从水平 1 发展到水平 4 和水平 5 的过程。这个过程的关键是，她越来越能意识到她是一个文化个体——一个身处以白人为主环境里的说西班牙语的少数族群个体。很明显，文化背景是个人身份的主要组成，尽管她还有很多其他的来访者都没有意识到这一点。

文化认同发展理论与来访者转变量表同样重要。五阶段认同首先由威廉·克罗斯(Cross, 1971,1991)提出，他概括了黑人认同发展的具体、可测量的阶段。从那以后，其他理论家也探索了克罗斯五阶段模式，并把它运用到种族/民族问题以外的其他领域，如性别意识发展、同性恋认同发展、残疾人认同发展等。这里还包含了白人意识，聚焦把白人和白人经历当作一种文化的认识。

从一种文化身份阶段进入另一种文化身份阶段时，需要对这个阶段的生活中的不一致进行面质。例如，认同的阶段可能表现在一个否认种族问题的非裔美国人身上，这个女性把男性价值当成了"真理"；或者是一个未出柜男同性恋者否认自己的性倾向。这些都要进行面质，是跟他们在日常生活中与他人互动时常常见到的种种不一致与不协调进行面质。当这些冲击的次数及其所带来的情感冲击足够多、足够强的时候，对不协调进行面质的能量就会积聚起来，个体就会进入另一个文化认同发展阶段。

种族/文化认同发展模式(The Racial/Cultural Identity Development model, R/CID)(Sue & Sue, 2013)可以用来理解来访者在自己的文化身份发展中的位置并评估其进步。R/CID 模式概括了五个发展阶段：一致性(conformity)，不协调(dissonance)，阻抗与沉浸(resistance and immersion)，反思(introspection)和整合意识(integrative awareness)。跟克罗斯的模式一样，这个模式适用于所有 RESPECTFUL 框架内的群体。

资源框 10.2 总结了文化认同理论，这里再一次从文化的视角来审查咨询和治疗。

时刻记住，你见到的每一位来访者，不管是有色人种还是白人，都有某种程度的文化身份。白人否认他们有文化或文化身份，这本身可能就是需要咨询的问题，对这个问题创造新办法可能很困难。对白人个体的身份发展的探索最好从民族或者国家地区开始。来访者通常愿意探索爱尔兰、波兰或者德国背景来作为身份，但通常对"白人"的这个词感到比较困难。回顾民族历史和宗教偏见有助于更好地意识到社会压迫和缺乏宽容等问题。

资源框 10.2　文化认同发展

一致性阶段　这个阶段的来访者常常有如下表现：(1) 自我贬低的态度和信念，(2) 对相同的少数群体成员有群体贬低的态度和信念，(3) 对其他少数群体成员有歧视倾向，(4) 对主流群体持群体贬低的态度和信念。他们更喜欢主流的文化价值。他们会寻求与主流一样，同时又拒绝自己的文化群体。他们可能会对他们自己的传统与文化群体产生负面看法。

不协调阶段　喜欢主流文化价值观的来访者，常常会遇到一些跟这些价值观不一致的信息与经历，然后开始质疑。这个阶段的来访者通常有如下表现：(1) 自我贬低与自我欣赏的矛盾的态度与信念，(2) 对相同的少数群体成员有群体贬低与群体欣赏的矛盾的态度和信念，(3) 对主流群体持有的对少数群体阶层的看法与对少数群体共享经历的感受之间的矛盾，(4) 对主流群体有群体贬低与群体欣赏的矛盾的态度和信念。

阻抗与沉浸　这个阶段的来访者倾向于拥护少数群体持有的观点，拒绝主流社会价值。他们可能有如下表现：(1) 自我欣赏的态度与信念，(2) 对相同的少数群体成员有群体欣赏的态度和信念，(3) 对其他少数群体的遭遇的同情和对文化中心主义的感受之间的矛盾，(4) 对主流群体有群体贬低的态度和信念。来访者可能感觉到内疚、羞愧和愤怒。出现了消除压迫与种族主义的动机，并且聚焦于改变外界因素。

反思阶段　这个阶段的来访者，对于之前阶段持有的群体观点感到不舒服，那些群体观点可以说是僵化的而且是全球性的。来访者表现出对如下几个方面的关心：(1) 自我欣赏态度与信念的基础，(2) 对相同少数群体明确表示集体欣赏的天性，(3) 评判他人的民族中心主义偏见，(4) 对主流群体贬低的基础。来访者开始聚焦于理解自己和自己的文化群体。

整合意识阶段　这个阶段的少数群体的来访者得到一种个人安全感，对自己的文化和主流文化同时欣赏。来访者通常有如下表现：(1) 自我欣赏的态度和信念，(2) 对相同的少数群体成员有群体欣赏的态度和信念，(3) 对其他少数群体成员有群体欣赏的态度，(4) 对主流文化成员有选择性欣赏的态度和信念。来访者表示要尽力消除一切形式的压迫与歧视。

理解来访者的文化认同发展可以帮助心理咨询师评估文化／背景因素，从而更好地理解多元文化背景的来访者。有了这个认识，心理咨询师可以使来访者有力量拥抱他们的文化身份，促进他们改善生活。

▶ 从文化认同发展看奈莉达/艾伦会谈

奈莉达与艾伦的两次会谈显示了帮助来访者处理与种族/文化认同有关的冲突非常重要。来访者可能会表现出低自我价值与低自尊，他们怪罪自己。这些感受和想法可能是压迫和种族主义引起的。奈莉达表现了对自己的矛盾的负面感受——她"从未对自己感觉良好过"，也无法为自己辩护。她为其他学生的问题找借口，说他们肯定是"无意的"。

在艾伦的帮助下，她开始欣赏自己的文化，并对她的祖父母来到美国的坚定和努力感到骄傲。她开始欣赏自己，也看到了自己身上的这些优点。奈莉达认识到她的负面感受的结果，认识到"被贬低"的感觉是一个需要在课堂上进行处理的问题，因为这"有危害"而且是自我贬低的。随着她自我身份的进一步发展，她将有能力消除内化的自我负面看法，代之以积极的看法，并且有决心消除种族主义和压迫。资源框10.3运用文化认同模式来分析奈莉达的经历。

为了在反思和整合意识阶段能够真正取得完全的认识，奈莉达必须在真实生活中采取行动。随着会谈进行到39行，奈莉达首先清楚地说明她不想继续被动地接收事物原来的样子，她想要站出来为她的祖父母和她的文化发声。她的第一个行动想法是教育那些可能无意间贬低了她的口音并间接也贬低了她的文化的人。* 她表示："也许我要教育一下那个人，告诉他我来自哪里，我的文化是什么。这样，也许他们就会意识到他们所提的问题是多么无知了。也许要让他们了解一下我的文化。我发现，现在我不仅为自己代言，而且为我的祖父母和我的文化代言，我需要站起来。"

她探索了教育别人的可能性，而且明显将它当成主要目标。她对表达愤怒并不感兴趣。有时候，想要教育那些表达了压迫或种族主义的人的努力是很困难的。因此奈莉达发现，有时候，明智的做法是忽视这些，而且，想想自己身上那些代表了积极的家庭和文化经历的感觉。

除了教育和忽视，奈莉达发现，她还可以跟朋友和亲人谈谈这些事情，她的祖母也经历过类似的种族歧视事件，尤其是在纽约的时候。她还打算加入一个校园拉美裔行动小组，推动更大的教育努力。

---

* 对文化差异表示尊重对于共情关系来说十分关键。奈莉达的同学"不经意间"表现出对她的身份和她的背景缺乏尊重。当主流的"好"人说了一些伤人的话，处于"少数"文化或群体里的人们，常常会经历无意间的种族主义，事实上这些话代表了某些种族主义或其他压迫的形式。举例来说，"你的英语说得很好。"（对一个第三代亚裔美国人这样说，而其实他的英语比说出此评论的人说得还要好）"非裔美国人很有天赋，特别是在音乐和体育方面。""我相信你家肯定有很棒的墨西哥美食。"

资源框 10.3　关于咨询技巧的国内和国际视角

对种族／文化认同发展模式的实践运用

与来自卡洛斯的多元化课程的三位博士生一起，我们运用认同模型来描述奈莉达的经历，他们是 Jenna Zucchi, Arianna Witgestein, 和 Gina Galiano。下面列出与艾伦谈话过程中我们观察到的奈莉达的积极行动。括号里提示了前文所展示的对话的具体部分。

一致性阶段　在会谈开始的时候，从奈莉达的评论来看，她在会谈之前可能处于一致性阶段。她好像更倾向于采纳主流文化态度和信念。她对于别人问她来自哪里感到"意外"（对话 1），还有她的家人把她当成"美国女孩"（对话 3），再一次暗示了她对主流文化的认同。同时，她也没有拒绝自己的文化传统（对话 4）。

不协调阶段　同学的评论（对话 1）和她家人的评论（对话 5）使奈莉达感到矛盾。她开始怀疑自己的信念和态度，同时表达对自己、对自己的身份以及自尊的担忧。她感觉到冲突（对话 7、13），因为她不知道她属于哪里（对话 5）；由于她的口音和缺乏对其中一种文化的清晰认同或者融合，她在经历一种难堪。她在经历一种在她的文化身份里既羞辱又骄傲的混合感受。在艾伦的帮助下，她聚焦传统和力量（对话 12～15 以及省略的部分）。社区图里的信息提供了这方面探索的积极基础。

阻抗与沉浸阶段　随着会谈的进展，奈莉达开始进入阻抗和沉浸阶段。她表达了对祖父母的欣赏和为了促进与祖父母的交流而保留母语的意愿（对话 2）。她也承认坚定与努力是他们家以及她本人的价值观（对话 6），并为此感到骄傲（对话 9）。奈莉达的进展表现在这样的陈述上："当我说西班牙语的时候，我感觉更加真实，对自己更加真实。"她讲述了她的祖父母在生活中奋斗的故事。奈莉达开始欣赏自己的文化，当她想到祖父刚来到纽约时的坚持与努力，她感到"骄傲"。她开始欣赏自己，看到自己身上也有这些特质。

不过，她还是对自己有矛盾的自我感觉，表现在她"从来没有对自己感觉良好过"这句话里，她也不能为自己辩护。奈莉达为其他学生的问题找借口，说肯定是"无意的"。在几次会谈的整个过程中，奈莉达好像一直处在这种尴尬、难堪与混乱的感受的胁迫下，好像要通过愤怒来表达这些情感。

她开始挑战由于别人的（主流社会的）评判而引起自己感受到偏见与羞辱。奈莉达开始意识到由此带给她的负面感受和被"贬低"的感觉是一个问题，而这个问题本来在课堂上就该解决，因为它"有危害"而且是自我贬低的。她开始聚焦她自己和她家庭的自豪感（对话10～27）。她意识到她可以比原来更好地处理融合两种不同文化时的评判问题，她表示当贬低性的评论再次出现时，她可以应对。她拥抱了她的 *Fuerza*（对话31～39）。

反思阶段 尽管预测未来很困难，但奈莉达可以从她的主流文化和她的西班牙/拉丁世界经验中得到启示，并且依靠她的双语能力，发展出对两种文化的同样欣赏。和艾伦的进一步会谈可能聚焦在自我探索上，发展出一个新的身份感受，看重且尊重每一种文化的独特贡献的身份感受。

整合意识阶段 咨询的进一步发展将帮助奈莉达对她的古巴和美国传统都更有自豪感。她将发展出一种内在安全感，对自己的家庭文化和美国文化里的那些独特的方面都感到欣赏。更新了的文化认同将帮助她拥有更强的自我价值感和自信心，使她努力消除压迫和种族主义。

▶ CCS 量表作为评估多次会谈后来访者转变的体系

从社区图和会谈中，我们已经看到奈莉达如何从 CCS 水平 1 和水平 2 发展到水平 3 和水平 4，开始进入水平 5。现在，我们一起来回顾 CCS 量表，看看在针对真实话题的会谈中是如何体现的。假如来访者处于否认阶段，故事可能会被歪曲，其他人会被无辜责备，而来访者在故事中的角色也被否认。事实上，来访者在**否认阶段（水平1）**并没有处理事实的真相。有效面质之后，来访者开始讨论故事中的不一致与不协调，我们就看到了**水平 2 讨价还价与部分审查**——故事正在改变。在**接受阶段（水平 3）**，认识并承认故事的真相，这样，故事才讲述得更加准确和完整。另外，有可能可以**产生新方法和超越（水平 4 和水平 5）**。当想法、感受、行为的改变整合到新故事中的时候，我们看到来访者在会谈结束之后，会产生新的思考方式并采取行动。

事实上，来访者所呈现的任何问题都可以用五个水平中的一个来进行衡量。如果你的来访者刚开始的时候是**否认或部分审查（水平 1 和水平 2）**，然后在你的帮助下进入**接受和产生新方法（水平 3 和水平 4）**，就明显说明治疗过程是有效的。五个水平可以当作一个看待咨询与治疗的转变过程的总体方法。每一次面质或者其他当下的咨询干预手段都可能使来访者的意识产生明显的转变。

会谈中的一点小小改变可能在一次会谈或一系列会谈后产生更大的变化。这些改变不仅可以随着时间变化进行测量，还可以跟来访者签订合约，成立伙伴关系，寻求解决冲突，融合不协调，解决问题。说明具体目标，通常可以帮助来访者更有效地处理面质。

CCS 量表是一种系统的评估方式，可以评估每一次干预的效果，同时跟踪会谈中来访者当下的变化。练习使用 CCS 模式来评估来访者的反映最终可以让你看到来访者的反应，可以"当场"自动做出决定。例如，假设来访者不顾你的面质，出现对问题的否认，你可以有意识地转向另一个可能更加有效的微技巧或方法。

▶ 解决冲突和冥想：创造新方法的心理教育策略

共情面质为冥想提供了坚实的基础。在解决冲突与冥想上，不管是儿童之间、青少年之间，还是成年人之间的冲突，下面这些微技巧和五阶段的咨询与治疗模式都提供了一个实用的框架。

共情关系

发展和谐关系和确定会谈框架。毋庸置疑，要保证每个人完全有机会说出自己的观点，同时要平衡谈话时间。通常由一个人占主导。很重要的一点是，要让来访者远离愤怒和对他人恶毒的或者负面的评论。把这当作架构的一部分协议——当此类情况发生时，要说明而且尝试使谈论平和下来。寻求诚实、真实的想法和感受。借鉴贯注行为的说法，要使每个人完全地倾听其他人。我们还发现，如果要求每个参与者都对其他人说的话进行释义，结果确实有效。这可能需要时间，但保证了准确的倾听，即使听的人不喜欢所听到的话。

叙事和发现优势

定义问题(忧虑)。运用基本倾听顺序，清楚具体地引出矛盾各方每一个人的观点。为了避免情感爆发，推荐接纳情感，而不是情感反映。总结每个人的解释框架并仔细跟每一个人核查其准确性。可以要求冲突的每一方陈述对方的看法。概述和总结一致和不一致的观点，要是问题比较复杂，可以以书面的形式写下来。在这个过程中，采用尊重的态度，花时间在每个成员的优势上。

目标

运用基本倾听顺序，引出每个人的想法和欲望，找出满意的问题解决方法。主要聚焦于具体事实，而不是情感与抽象的不可触摸的东西。在这谈判的初期，可以重新定义和澄清问题与忧虑。总结每个人的目标，同时注意可能的共同目标和共同点。

重新叙事

诚挚地开始谈判。依靠倾听技巧，看看相关人员能否自己产生满意的解决方法。当达到具体清晰的水平时，相关人员会接近一致意见。假如他们都很矛盾，可以分开会谈，对不同解决方法进行头脑风暴。对于棘手的问题，记录下来做总结。本书后面讨论的很多影响性技术在谈判过程中非常有用。

行动

合约与概括。运用基本倾听顺序；总结达成一致的解决方法(如果谈判还在进行中，可以是部分解决方法)。把解决方法做得越具体越好，把棘手的主要问题写下来，以确保每个人员都理解相关协议。对接下来的步骤要达到协议。对于孩子，祝贺他们的努力，让每个孩子把解决方法告诉一个朋友。

马丁·路德金研究中心(1989)总结了非暴力改变的六个步骤，这六个步骤与冥想模式息息相关：(1) 收集信息，(2) 教育，(3) 个人投入，(4) 谈判，(5) 直接行动，还有(6) 和解。当你在处理机构性与社区转变的复杂问题时，回顾一下 Dr. King 的模式，可以帮助你想清楚应对巨大挑战的思路。

▶ 小结：创造新故事的支持性挑战

我们已经把面质定义为支持性挑战，用于帮助来访者发现他们故事中的不一致与不相符。这一挑战包括以下三个步骤：

- ▲ 通过观察不一致、矛盾和混合信息找出冲突。
- ▲ 指出矛盾问题，并努力找到解决办法。
- ▲ 通过面质影响量表来评估变化。

共情面质本身是一组技巧，有许多不同的形式。面质最经常使用的技术是释义、情感反映，还有对来访者内部或者来访者预期所处情境之间的矛盾关系进行总结。但是，询问和影响性技巧和策略也能引导来访者发生变化。

面质通常在会谈对话中偶尔出现。例如，奈莉达可以只说说她感觉到孤单的课堂情境而不说别的。那么，可能在 10 或 20 个对话回合之后，她会谈到她的文化与语言对她有怎样的价值。这时，心理咨询师就可以通过总结两个情境进行面质，加上这样的询问："这两者如何结合起来呢,奈莉达?"相应地,需要面质的话题可能分开出现在多个会谈中。通过对两者的总结,来访者可以看到新的联系,更有能力发现这两者间新的结合。

"来访者转变量表"可以用来评估面质的创新效果。同时,也可以与所有技巧一起使用,作为一系列会谈的干预措施成功与否的非正式评估。有些来访者在一个会谈中很快就完成 5 个水平。大多数来访者则发展得很缓慢。假如你想让一个即将离婚的人脱离痛苦,或者想帮助一个正在经历戒酒这种巨大转变的人摆脱剧烈反应,不要指望来访者迅速地对你的面质做出反应。不过,可以随着你跟他们的工作进程寻找来访者的变化。产生一个新故事,而且按新故事行事需要时间。

▼▼▼▼	要点
面质	来访者来找我们是因为他们在发展过程中遇到了阻碍和停滞。通过使用咨询微技巧(例如面质)促进来访者变化、前进和转化——也就是重新叙事并行动。 面质已被定义为一种支持性挑战,通过面质你可指出来访者的矛盾与不一致,然后把这些不一致反馈或者释义给来访者。我们的任务就是找到解决矛盾的办法。
面质与转变策略	显性面质可以通过这个句型来表达出来："一方面……,而另一方面……这两者怎么结合?"另外,很多咨询陈述中包含了隐性面质,有助于促进来访者的成长与发展性行动。例如,你可以总结来访者的话,指出不一致,或者使用影响性技术,例如释义/重构或反馈,从而促进改变。
来访者转变量表	面质影响量表是一种检验工具,可以检验微技巧和面质对来访者言语表达的即时作用。处于较低水平的来访者会否认矛盾,处于中间水平的来访者会承认,处于较高水平的来访者会把矛盾转化或者整合为新的故事,并付诸行动。
多元文化与个体问题	面质和所有的来访者都有关系,但是面质的措辞必须符合个体和文化需要。不要期待任何文化群体中的人都遵循同一种模式;要避免刻板印象,使面质能够适应个体和文化差异。
种族/文化认同发展(R/CID)模型	苏(Sue & Sue, 2013)发展出来的 R/CID 模式包含了五个阶段的发展:一致性,不协调,阻抗与沉浸,反思和整合意识。运用 R/CID 模式,可以帮助心理咨询师理解来访者处于其文化认同发展中的什么位置,从而确定文化/背景因素的作用。基于这个认识,心理咨询师可以提供干预措施,使来访者有力量拥抱他们的文化身份,促进生活改善,从而评估进步。

▶ 能力实践练习和能力文件夹

本章的目的是帮助你构建一种能够引起来访者变化的助人思想。如果你掌握了这篇阅读材料中的认知概念，并意向性地完成了下面的练习，那么你就有能力促进来访者发生变化，评估干预的有效性。再次强调，这需要时间和经验。实践、实践、再实践，在整本书后面章节的阅读中，都要运用这些思想。

个人实践

练习 1：识别矛盾、不一致和混合信息，以及可以导向解决办法的力量　请复习第一次会谈（本书第 1 章）以及到目前为止已经完成的其他实践练习。回顾会谈视频记录，尤其是自己的会谈视频记录，是一种学习冲突、不一致、矛盾和面质的有效手段。除非你能识别自己的不一致，否则要识别他人的不一致就很困难，甚至会不恰当。下面的练习将提高你学习该微技巧的能力。

自我内部的不一致。自我内部的不一致。你能找到你的非言语行为与你的言语陈述之间的矛盾吗？你有没有在说两件事的时候，言语陈述不一致？你有没有在说一件事的时候，做的却是另一件事？

你与外部世界的不一致。矛盾是生活的一部分。有许多矛盾是我们无法解决的，但它们却会给我们带来巨大的伤痛。你和其他人之间的不一致有哪些？在你学习或工作的过程中，都遇到了哪些混合信息、矛盾和不一致？

你与来访者之间的不一致。对于这种不一致，你可能已经体验到了，可以很容易地总结出你与来访者之间不协调与不一致的地方。如果你还没有做过大量的会谈，那么想想你和另外一个人存在巨大差异的情况，这对你将来咨询非常有帮助。我们经常会遇到非常紧急的情况，要求我们迅速做出决定。这种情况下，自我觉知最有帮助。

具体的优势。冲突和不一致的解决办法通常是在一种积极的理论框架指导下找到的。你能够找到帮助你解决内部和外部冲突的个人力量与优势资源吗？别人的什么优势令你感到钦佩，并且希望自己也拥有？

练习 2：对你的思考进行反思　观察自己在会谈中的思想、感情和行为可以促进自我审查。看看你在咨询与治疗中是如何工作的，这将帮助你理解自己的决策过程，变得更加高效。

首先，回顾会谈的视频或音频记录。问问你自己会谈过程中你在想些什么。想一想在这个过程中你的脑海里在想什么。

其次，当发现一个矛盾或不一致的时候，就停下录音或录像。把你当时头脑里正在想的东西写下来。运用下面的问题来帮助你重新收集信息：

你当时在想什么？

你回忆起怎样的情绪或身体经历？

关于那个不一致与矛盾的行为，你是怎么看的？

你可能想怎样采取不同行动？

你所说的话对访者的矛盾想法、情感与行为有怎样的影响？

练习 3：练习对不一致进行面质　为下面几种情况写下表达面质的句子。"一方面……，但是另一方面……"，这是个模板句式，为实际的面质提供了一种标准而有用的格式。当然，你也可以使用这个句式的变式，如"你说……，可是你却做了……"要记住在面质之后进行检验。

一位来访者中断目光接触，说话缓慢，在说话的时候陷在椅子里。"是的，我确实喜欢你建议的主意，去图书馆找有关就业的信息。呃……我知道这对我有帮助。"

"是的，我的家人对我很重要，我愿意多花时间和他们在一起，当我做完这个大工程，我就不用再做这么多工作了，我要去做一些我应该做的事。不用担心。"

"我丈夫大部分时间都对我很好——这只是他第二次打我，我认为我们不应该把事情闹大。"

"女儿和我的关系不好，我感觉我一直在试图挽回，可是她一点反应也没有。就在上个星期，我给她买了一件礼物，她却不理不睬。"

练习 4：练习使用来访者转变量表　这里有来访者说过的几句话，识别每位来访者的陈述属于五个水平中的哪一个水平。

1. 否认

2. 部分审查

3. 接受和认同

4. 产生新的解决办法

5. 超越

健康问题。寻找从否认到采取新的方式照顾自己身体的转变过程。

——我没有心脏病。这不可能发生在我身上。我要吃普通食物。

——哦，我猜可能是我体重超标了，但是如果我少吃一点黄油，或者不喝牛奶了，那我就没事了。

——我想，我是知道自己需要平衡饮食的，但我生活太忙碌了，实在没有办法做到。

——我现在正在减少脂肪摄入。至少我已经这么做了。

——我现在完全改变了行为方式。我吃适当的食物——一点脂肪也没有；我还参加运动，现在我甚至开始喜欢放松与压力处理了。

职业计划。寻找从不行动或者无安排到行动的转变过程。

——好的，我猜我明白你说的意思了。我已经从两个半工半读研究项目中被刷了下来，只因为我没有按时出勤。但那都是老板的错。他们应该更清楚地说明他们想要我怎样做。

——老师推荐我到你这里来。每个人都应有一个工作计划，但是我觉得不用过分担心，我会没事的。

——是的，我需要一个工作计划。现在我觉得它确实很有必要。我会写一个，明天交给你。

——我找到了一份工作。那个计划真管用，我的面试很成功，现在一切进入正轨了。

——这个计划很有帮助，我想现在我知道如何更好地去面试，如何更好地展示我自己了。

对种族、性别、性取向歧视的认识。寻找从否认问题的存在到意识到问题存在并做出行动的转变。

——我感觉到自己是有义务的。我已经在家里和工作中开始行动了，我真的打算以一种更积极的方式来应对歧视问题了。

——嗯，一些人确实歧视别人，但是我认为大部分人都只是夸张而已。

——我真的不相信存在种族歧视或者性别歧视这种东西。这只是人们的抱怨罢了。

——我对我的家庭和孩子一直都很宽容、很公平，理解与我们不同的人。

——确实到处都存在大量的偏见、种族歧视和性别歧视。

练习5：写出面质的陈述模式　复习来访者转变量表，然后阅读下面的面质。

多米尼克：她怎么能让我做家务？那是女人的事。

瑞安：一方面，我听见你说你想要她赚的那份收入；另一方面，你又想让她像过去一样做家务，而且是在没有任何帮助的情况下。你怎样才能使这两方面同时得到满足?

多米尼克可能会用否认进行反应,也可能会产生新的思考方式。你能够在下面写出几个例句,来描述多米尼克在来访者转变量表五个水平上的反应吗?

水平 1(否认):

水平 2(部分审查):

水平 3(接受和认同):

水平 4(产生新的解决办法):

水平 5(超越:产生新的、更大、更具有包容性的构想、模式或行为):　_____

来访者:跟你谈话我感到很累,你总是认为我在贪图省事。

心理咨询师:听起来好像是,一方面你想改变,所以你前来咨询;但另一方面,现在咨询快结束了,你想离开了。这就像是你处理与异性的关系一样:当某个人靠近你,你却离开了。你对此如何回应?

把代表来访者转变量表的每一个阶段的陈述都写下来。

练习 6:思考你的种族/文化认同发展阶段　回顾资源框 10.2:文化身份发展。然后回答下列问题。

▲　想一想 R/CID 模板,你自己处于哪个阶段?

▲　这对你来说,意味着什么? 提高文化发展意识可能以怎样的方式帮助你成为更好的心理咨询师或治疗师?

▲　你可以采取什么行动来提高文化意识,或者向文化发展模型的更高处发展?

团体实践

练习 7：运用 CCS 来评估面质引导和来访者的回应

第一步：分组。

第二步：选一位组长。

第三步：为第一次实践会谈分配角色。

▲　来访者

▲　会谈人员

▲　观察者 1　主要负责评价每位来访者的陈述并填写反馈表(资源框 10.4);重放录音或者录像时,在每一位来访者陈述后,马上停下来进行仔细评定。

▲　观察者 2　主要负责在另一张纸上记下每个会谈人员陈述中的关键词。这样也可以对会谈人员的情况有个大概的了解。要特别注意会谈人所使用的主要影响技巧。

第四步：制订计划。说明会谈的目标。会谈人员的任务是运用基本的倾听技巧,总结出来访者的冲突,然后对这些冲突或不一致进行面质。心理咨询师需要在会谈中观察并适时指出来访者的不一致,将这些不一致反馈给他们。

在这个实践会谈中,一个很有用的话题就是志愿来访者自己觉得存在内部或者外部冲突的任何问题。内部冲突经常是关于过去或现在的一个困难决定;外部冲突大部分表现为在处理与家人、朋友或者同事之间关系时遇到的困难。通常这两种冲突同时存在来访者身上。潜在的有用的话题包括:

▲　一次重要的购物

▲　申请银行贷款还是半工半读

▲　在大学里对两个自己同样感兴趣的专业做出选择

▲　一次职业选择:在具有更高工资的工作和能给自己带来更大快乐的工作之间做选择

▲　道德上的决定,包括说出以前隐瞒的一个真相,对流产、离婚或者做出承诺等问题的观点的差异,家庭中信仰的角色或多样化等问题

▲　犹豫是要参加一年中最好的聚会,还是为第二天的考试做好准备

▲　决定告诉室友要清理一下他/她的乱摊子

▲　决定如何告诉未婚夫(妻)自己已不再爱他(她)

▲　要面对一个朋友,你看到他从图书馆偷了本书

资源框 10.4　反馈表：运用来访者转变量表的面质

_____(日期)

_____ 　　　　　　　　_____

（心理咨询师姓名）　　　　　　　　　　　　　　　　（填表人姓名）

指导语： 反馈最好借助视频或音频记录。不然，最好让观察者在面质之后马上停下会谈，讨论所观察到的情况。在这个练习中，我们将回顾心理咨询师所用到的各种引导技术，主要关注面质技术。用来访者转变量表的五级水平给来访者对面质的反应进行评分：1 分＝否认，2 分＝部分审查，3 分＝接受与承认，4 分＝创造新方法，5 分＝超越并想出新方法。

心理咨询师陈述 （写下关键词,帮助 回忆和讨论）	来访者发言 （写下关键词,帮助 回忆和讨论）	CCS 打分
1.		
2.		
3.		
4.		
5.		
6.		
7.		
8.		
9.		
10.		

▲　事实上存在的其他任何形式的人际关系冲突

第五步：组织一个 5 分钟的实践会谈，在倾听和观察的过程中运用面质技巧。

第六步：运用面质技巧复习实践会谈。

第七步：互换角色。

一些基本的注意事项：志愿来访者可能需要完成第 1 章的"来访者反馈表"。这个练习是综合运用本书所学过的咨询技巧与理念的一次尝试。需要花足够的时间来考虑和计划这个实践会谈。回忆一下寻找正面优点的潜在价值，同时要全面意识到潜在优势。

能 力 文 件 夹

面质技巧首先依赖心理咨询师的倾听能力，其次还要求心理咨询师在咨询过程中扮演一个积极角色。这就要求咨询师以一种非评判性的方式，在尊重差异的基础上进行咨询。当你看到下面的能力表时，请先考虑，如何把这些能力添加到你自己的能力文件夹。

运用下面的能力表来评价你现在的能力水平。看看有哪些方面是你已经掌握的，那些没掌握的可以作为将来努力的目标。不要期望看完这本书，就可以在每个方面都获得意向性能力。但是，通过不断重复练习是可以提高你的咨询能力的。

水平 1：识别和分类。

☐　识别来访者在会谈中表现出来的矛盾与不一致的能力。

☐　识别来访者在会谈中的 R / CID 发展阶段的能力。

☐　将心理咨询师表达面质和不表达面质的陈述分开，并记录下来的能力。

☐　通过观察来访者转变量表，判断来访者变化过程的能力。

水平 2：基本能力。

☐　在真实或者角色扮演的会谈中，运用面质技巧的能力。

☐　在会谈的整个过程中，观察和鉴别来访者在来访者转表量表的五个水平上的反应的能力。

☐　通过寻找优势与正面优点，帮助来访者在面质时可以找到能够引起积极变化的力量的能力

水平 3：意向性能力。获得这种能力，你就能够运用面质技巧帮助来访者改善他们的思想与行为，这种改善可以通过 CCS 量表反映出来。

☐　运用面质帮助来访者改变他们谈论问题的方式的能力。这可以通过 CCS或者其他人的观察进行测量。

❑　帮助来访者由会谈开始时在较低水平上谈论问题,发展到会谈结束(或者问题经过充分探讨后)时在较高水平上谈论问题的能力。

❑　在会谈中,能够根据 CCS 随时识别来访者的反应,并能根据其反应调整自己的干预方式的能力。

水平 4：传授能力。你是否有能力教会来访者或者其他人真正理解变化和面质的概念?

面质的基本维度更多是为心理咨询师和治疗师而不是来访者设计的。然而,还是有一些具体、适用来访者的方法,心理教育将会是实践中很重要的一部分。首先,对于那些处于跟死亡有关的痛苦阶段的人,让他们识别转变阶段的变化是有帮助的,这样可以使他们理解对于重大疾病、意外事故、酗酒和创伤性事件的反应。第二,可以跟来访者建立转变目标,同他们一起努力,看他们能够在多大程度上实现目标和让生活发生改变。

▶ 确定你自己的风格和理论：对面质的批判性自我反思

面质主要基于倾听技巧,但是你可以通过突出冲突与不一致来加速咨询过程。来访者转变量表可以帮助你评价自己在整个会谈中干预的作用。创造新方法给面质与转变提供了一个更加具有哲学性的维度。

通过阅读本章、班级讨论,或者非正式的学习,你对本章所讲的哪些思想印象最深刻? 那些比较重要的思想可以作为你下一步行动的参考。面质与多样化问题有何关系? 你会如何把冥想作为一项心理教育传授课程进行运用? 你觉得本章还有哪些观点是重要的? 你如何运用本章所介绍的思想来建立你自己的咨询风格与理论?

第四部分

带来创造性改变的
人际影响技巧

成功领导力的关键因素是影响力,而非权威。

——肯尼斯·布兰查德

所有的意向性会谈和咨询技巧都基于贯注、观察和倾听。作为本书前半部分的补充,这一部分所介绍的影响技巧非常重要。将这一部分的三章内容与此前分别探讨聚焦和面质的两章内容结合起来,你就能够得心应手地处理来访者所遇到的问题,就有办法提升来访者的意向性以及他们对新发现采取行动的能力。

我们通过贯注和倾听来间接影响来访者。影响技巧虽然基于倾听,却是一种更为直接的方式。然而,作为心理咨询师,你不能理所当然地认为自己是主导者。我们要做的是提供选项,支持和鼓励来访者做出改变。影响技巧需要恰当地使用。

根据上述注意点,你会发现基于平等主义和共情的影响技巧会得到大多数来访者的欢迎。不断探讨的过程会提升来访者的意向性和创造性。而为了有效地达成这一目标,你自己的意向性和创造性也是必要的。

请在这一部分的三章内容中学习以下技巧和策略。

第11章 意义反映和释义/重构:帮助来访者重新叙述他们的生活

对于多数来访者而言,这也许是最有用的影响技巧,能够用来发现生命意义和目标,因为其提供了能够帮助个体渡过重重困难的目标。在这一章中,你可以考察行为、思想、情感,以及上述三者的潜在意义结构之间的关系。这些技巧能够帮助你对每一位来访者的问题及其个人史有一个深入的理解。来访者则能够获得新的、有价值的视角来审视自己的问题。

第12章 自我披露与反馈:咨询与心理治疗中的即时性与诚挚性

这些非常有用的会谈技巧能够确保会谈真诚且紧扣主题。自我披露可以表露你对来访者心理世界的即时体验或者你自己生活中的小故事。你通过反馈来分享你对来访者的行为、思想以及情感的认知。通过学习你的经验和认知,来访者可以创造新的故事,对之进行归纳总结,将咨询过程中的新发现付诸行动。

第13章　使来访者改变的具体行动策略:逻辑结果、心理教育、压力管理和治疗性生活方式改变

应带着特定的旨在帮助来访者重新叙事和行动的目的来探索影响技巧行动。在这一章中,你可以学到丰富的方法,从而能够让来访者以不同的方式思考和行动。要特别注意压力管理策略和治疗性生活方式改变。凭借这些策略,与来访者建立和保持共情且平等的关系至关重要。

要想提升影响技巧,你应该注意锻炼以下能力:

1. 运用意义反映和释义/重构来帮助来访者进入深层次的自我探索和自我理解。

2. 在建立一种更为开放和平等的关系的过程中,运用自我披露和反馈帮助来访者重新叙事。

3. 运用影响技巧和策略帮助来访者取得进步,尤其是当反映性倾听技巧无法产生改变和理解时。

掌握影响技巧将会进一步提升你的意向性能力。高效的心理咨询师总是在进步——学习新知识,做出改变并获得成长。

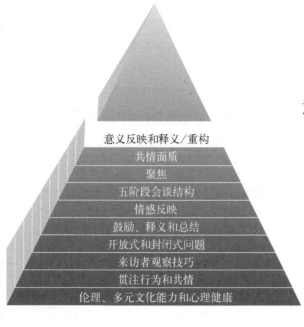

意义反映和释义/重构
共情面质
聚焦
五阶段会谈结构
情感反映
鼓励、释义和总结
开放式和封闭式问题
来访者观察技巧
贯注行为和共情
伦理、多元文化能力和心理健康

第 11 章

意义反映和释义/重构：帮助来访者重新叙述他们的生活

如今，我们四处搜寻电影、小说，以及那种将一天中的生活事件编织成使人觉得有趣且印象深刻的"新闻报道"。儿童渴望睡前故事；世界上伟大宗教的圣书都通过寓言来阐述深刻的道理；认知科学研究表明，律师能够在法庭上赢得陪审团的裁决是因为他们的总结陈词讲了一个故事，而非像对手那样仅仅是简单陈述案件的事实。

——德鲁·韦斯滕

本章任务

虽然思想、情感以及行为的改变通常被视为心理咨询和心理治疗的主要目标，但是你会发现来访者主要关注自己的生活方向并且追求深刻地理解"这一切的意义"。释义/重构的意义在于提供重新叙事以及理解想法、情感、行为的新途径。这些方法通常会演变为产生意义的新的方式。这些技巧使得个体可以对诸多问题产生新视角和新思维。

本章献给维克托·弗兰克尔。研究意义反映技巧的初衷缘于笔者与维克托·弗兰克尔在维也纳的一次为期两个小时的会谈。那次会谈在我们结束对奥斯维辛集中营的访问之后就开始了。弗兰克尔在"二战"中就被关押在这里。他所秉持的关于意义在心理咨询和治疗中具有核心作用的价值观令我们印象深刻。这是一个为大多数理论所不重视的观点。他的思想也影响了我们的身心健康以及积极优势导向。他关于心理咨询和治疗的理论和实践方法远未得到应有的重视。我们常向面临重大生活挑战的来访者推荐他的力作 *Man's Search for Meaning* (1959)。

317

本章目的和能力目标

对于意义反映和释义／重构的察觉、知识、技巧以及行动可以让你：

◆　理解意义反映和释义／重构及其异同。

◆　通过意义反映帮助来访者探索其自身的深层意义和价值观，确定其生活的愿景、目标或者规划。

◆　认识到感知的重要性。个体感知和思考的方式会影响其思维、情感和行为。

◆　通过释义／重构帮助来访者找到新的参考框架或者有助于其自身发展的思维方式。

◆　理解这些技术如何带来变化。这些变化可以采用来访者转变量表来测量。

▶ 引言：定义意义反映和释义／重构技巧

意义反映与释义／重构是两项关系紧密的微技巧。二者旨在帮助来访者从不同的角度思考自己的情感和经历。你可以模仿出色的律师，但你无法真正代替他们——你的任务是帮助来访者重构过去经历并且对此构建新的经验。释义／重构和意义反映是达到对"事实"进行全新认知的两条重要路径。

意义反映与释义／重构都寻求潜藏在来访者谈话表面之下的内隐的问题和意义。意义反映鼓励来访者通过你对于他们过去、现在和未来的深层问题和愿景的深度倾听，来发现用于审视他们自身生活的新途径。释义／重构是向来访者提供新的视角、语汇和观念，从而可以让他们产生新的思维和情感，并最终采取不同的行动。

从上述定义中，你就能够体会为什么本章要提出这两个关系紧密的概念。图11.1展示了意义的核心地位。释义／重构和意义反映都可以帮助来访者发现自己的"存在意义"。

对于意义的引导和反映都是重要的技巧和策略。作为技巧，二者都非常直接。在引导意义时，你可以问来访者这样一个问题，"……对你、你的过去和未来意味什么？"同时，对于意义的有效挖掘会成为一个主要策略。在这一策略中，你要引导来访者说出自己的过去、现在和未来。你要同时运用倾听、聚焦和面质技巧来帮助来访者进行自我审视，但是你的聚焦点应该保持在来访者的意义上并发现他们生活的目的。

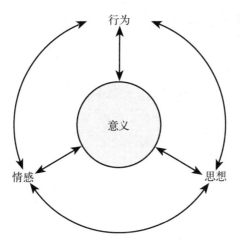

图 11.1 图示行为、思想、情感和意义之间的关系

释义和重构的运用随着理论取向的不同而不同。而这里之所以使用**释义／重构**这一合并概念是因为释义和重构均旨在为来访者提供新的思维方式和参考框架。但是，重构是一个比较温和的做法，它通常来自你此时此刻的观察。记住，当你运用影响技巧时，释义陈述比意义反映更直接。当你运用释义／重构时，我们主要按照心理咨询师的参考框架来处理问题。这里没有对错之分，只是，我们在运用影响技巧时需要清楚这一点。

如果按照这里的定义来运用意义反映和释义／重构，你可以预期来访者会做出哪些反应。

意 义 反 映	预 期 结 果
意义与来访者的核心体验密切相关。要鼓励来访者从自身视角深入挖掘自身的意义和价值观。首先要通过询问来引出意义。意义反映看起来与释义相似，主要关注来访者的言外之意。这些通常包括意义、价值观、愿景和目标。	来访者会从更深层次的意义、价值观和理解来深入地探讨他们的故事、问题和对此的忧虑。
释 义／重 构	预 期 结 果
释义和重构可以向来访者提供新的意义或视角、参考框架或思考问题的方式。释义／重构可以源于你的观察；这二者可以基于不同的理论取向来帮助来访者；它们也可以将一些关键想法联系起来。	来访者会找到新的视角或者思考方式来看待其经历或者问题。新的视角可以由心理咨询师所依据的某个理论所引出，也可以通过将不同的想法和信息联系起来而产生，也可以仅仅通过重新审视问题而引发。

查莉丝的案例展示了意义反映和释义之间的异同。

查莉丝是一位工作狂式的 45 岁公司中层主管,此前突发心脏病。在经过了数天的重症监护之后,她被转入普通病区,而你在该病区担任社工,参与心脏病的病后护理工作。查莉丝非常积极;她遵循医嘱,病情恢复得不错。她认真地听取医生关于饮食和锻炼的建议,预后看起来十分理想。然而,她希望回到高压的工作中去;你观察到查莉丝对她的突发心脏病怀有惧意和困惑。

▶ 意义反映

你可以看出查莉丝正在重新评估其生命的意义。她的问题很难让人轻松地给出答案:"为什么我会得病? 我的生命意义到底是什么? 上帝想借此告诉我什么? 我是否还走在正确的道路上? 什么才是我真正应该做的?"你可以发现,她感觉到了生命中正在失去的东西,并且她想重新评估自己将何去何从。如果你是心理咨询师,你会怎样帮助查莉丝? 你会想到些什么? 与其生命意义和目的相关联的关键问题有哪些?

为了引出意义,我们可以向查莉丝提出一个基本问题(在实际操作中你可以采用不同的形式询问):"突发心脏病对于你、你的过去和未来的生活意味什么?"我们也可以问她是否愿意通过培养洞察力来审视自己生命的意义。洞察力培养是发现生命意义和目的的一种更为系统化的方法。本章的稍后部分将详细介绍这一方法。如果她愿意,我们可以分享一些针对性的问题,询问她愿意在哪些方面进行挖掘探索。此外,我们会让她思考一些对她来说非常重要的问题和事件,因为我们想帮助她洞察其生命、工作、目标和使命的意义。这些问题通常会引发情绪,也一定会引出来访者思想和认知中的意义。当来访者探索意义问题时,咨询过程就会变得不那么准确,因为来访者纠结于如何定义那些几乎无法定义的问题。对于这样的一种情境,下述询问可以较为细致地处理意义的一般问题:

"你的工作最让你满意的方面有哪些?"

"你现在的生活失去了哪些东西?"

"你认为一生中最重要的东西是什么?"

"这次的突发心脏病对你和你未来的生活意味着什么?"

"在未来的生活中,什么东西对你来说最重要?"

"你如此努力工作的目的是什么?"

"你说过你想知道上帝通过这次突发心脏病想告诉你些什么。你能否分享一下你的想法?"

"当你离开这个世界时，你会留下什么礼物吗？"

引出意义通常在意义反映之前进行。意义反映作为一项技巧看起来非常类似于情感反映或者释义，但是**意义、感觉、深刻理解、目的、愿景**这些关键词，或者一些相关概念会被外显地或者内隐地提及。"查莉丝，我觉得心脏病使你怀疑自己对生命的基本认识。是这样吗？如果是的话，能不能告诉我一些更具体的想法？"引出和反映意义是帮助来访者探索其所面临的问题的**开始**。对此，来访者不会有一个终极答案，但是他们会对生命的可能性产生一个更为深刻的认识。反映意义和释义 / 重构都是为了帮助来访者更深入地看待问题。心理咨询师应首先仔细倾听，然后帮助来访者从新的视角审视自身的问题。

反映意义针对**来访者**，释义 / 重构则是**心理咨询师**的任务。来访者提供了新的、更加广阔的视角来反映意义，而释义 / 重构则提供了一个由心理咨询师所建议的新的思考方式。

▶ 比较意义反映和释义 / 重构

这一部分举例阐释了意义反映和释义可以如何帮助查莉丝理解伴随着突发心脏病而来的一系列潜在的问题。

心理咨询师和来访者的对话	过 程 评 论
我的工作一直很有挑战性，我的压力一直很大，但是我会忽略这些。我想知道为什么我没能预料到会突发心脏病。但是，我只是坚持不懈，不管发生什么。	心理压力大是大多数来访者所具有的特征。应激源管理在相当程度上就是要学习重构，或者从不同的角度思考所遇到的困境、焦虑感或者经历。

引出并反映意义

心理咨询师和来访者的对话	过 程 评 论
心理咨询师：我听到你说——你只是坚持不懈。你能说说"坚持不懈"的意思吗？它对你来说意味着什么？	心理咨询师关注"坚持不懈"这一关键词，并且提出了能够引出意义的开放式问题。（可换成共情）
查莉丝：我从小被教育要坚持不懈。我的母亲总是很自豪她在这方面做得很好，即使是在最糟糕的处境下。我的祖母也是这样。	家庭的影响在该案例中扮演重要的角色。

（续表）

心理咨询师和来访者的对话	过 程 评 论
心理咨询师：查莉丝,你说坚持不懈是你们家族的重要价值观,对你影响很大。"不放弃"是你的优点。那么我们现在是否可以把关注点放在坚持不懈与你的康复有着怎样的关系？	反映了重视优势的意义。心理咨询师提出开放式问题,以寻求借助家族优势来帮助来访者规划未来。（加强）
查莉丝：嗯……我觉得可以。那么现在我们该如何开始？我们现在就来谈谈它？	坚持的意义被提取出来,用来帮助来访者改变生活方式。

释义／重构

心理咨询师和来访者的对话	过 程 评 论
查莉丝：我的工作一直很有挑战性,我的压力一直很大,但是我会忽略这些。我想知道为什么我没能预料到会突发心脏病。但是,我只是坚持不懈,不管发生什么。	释义和重构的区别会体现哪些方面？
心理咨询师：我听到你说——你只是坚持不懈。突发心脏病非常危险,但是这也提供了一个契机,让你回头审视自己一直以来的生活以及将来想要什么样的生活。	释义。心理咨询师提取出了意义和主题。对心脏病的重构给来访者提供了一个审视生命意义的契机。如果查莉丝对此做出了反应,加强。
查莉丝：是的,我也一直在思考这个问题。我是不是真的适合高压的生活？但是我的生活还要开支,所以我认为我应该继续工作。	查莉丝做了简短的回答,但是她依然认为继续工作才是答案。这时,我们就要将共情变成可互换,因为这样可以让她继续谈下去。
心理咨询师：所以你一直在思考你的生活方式,但是发现真的很难改变。跟我说说你对于生活方式和压力的更多想法。	首先,对查莉丝陈述的第一部分做了一个释义,但同时忽略了对动力和工作狂方面的重复。"说说更多想法"是一个开放性问题并且回到了心理咨询师为释义／重构所设定的主题。（可以加强,也可以弱化,这个例子很好地展示了许多释义／重构所伴随的风险。）
查莉丝：我想我不能再像以前那样了,我需要慢下来。每天回到家时,我都筋疲力尽。也许应该考虑其他的生活方式。	查莉丝回应了更多的想法,倾听和释义的合并运用似乎起作用了。
心理咨询师：所以,你说你想要改变。你们家所秉持的坚持不懈是很好的价值观,但你如何结合这一价值观来让自己慢下来呢？	在查莉丝的陈述内容的基础上进一步做出释义。而后进行重构并提出问题：如何从另一角度来运用坚持不懈这一家族价值观？（可能加强）
查莉丝：（停顿）呃,我明白你说的。我们来试试。	释义／重构似乎已经帮助她振作精神并考虑其他生活方式。

意义反映和对情境的释义/重构几乎在同一处结束，但是查莉丝更多地掌控了意义反映过程。无论选择哪种方法，我们都在一定程度上帮助查莉丝从不同的角度思考当前状态的意义以及未来生活的方向。如果来访者对反映策略不做反应，心理咨询师应该主动进行重构或者释义。我们应该尽可能在咨询过程中给予来访者优势和控制感。这样，来访者对于自己的问题通常能够产生新的释义/重构和思考角度。

联系(linking)是释义的重要一环，尽管它通常体现在意义反映中。在联系的过程中，两三个想法被结合在一起，给来访者提供了新的视角(洞察)。新视角在意义反映阶段主要源于来访者，但在释义/重构阶段几乎全部来自心理咨询师。请看下面四个例子：

释义/重构 1　查莉丝，我认为你很优秀，我们可以运用你的聪明才智来寻找一条新的解决路径。(非常积极的释义/重构。此时此刻的积极重构通常十分有用。)

释义/重构 2　查莉丝，你的思维方式在过往的这么多年中已经固定，我们可以称之为"自动化思维"。你应该有些完美主义，而且你总是对自己说，"无论发生什么都要坚持不懈。"(认知行为理论；将过去的经历与现在的完美主义特质联系起来。)

释义/重构 3　看起来你似乎是通过专注于工作来逃避审视自己。同样，你也试图回避思考将来该做些什么才能让自己康复。(将面质与会谈中的内容联系起来，但是不够积极。)

释义/重构 4　突发心脏病似乎是潜意识的自我惩罚。你希望心脏病的发生能够让你自己暂时摆脱工作的困扰，并借此重新评估自己的生活。(这一出于心理动力视角的释义首先关注负面问题[自我惩罚]，而后关注由此而出现的新的契机[重估自己的生活])。

综上所述，意义反映看起来非常像释义，但是它更多地关注来访者诉说内容的深层意义。意义、价值观和目标这类词语常常会出现在讨论中。心理咨询师应鼓励来访者从自己的角度对自己所面临的问题做深度剖析。而询问和引出意义是至关重要的第一步。

释义/重构为来访者提供了新的视角、参考框架或者思考方式。这些可能来自心理咨询师的观察，也可能基于不同的理论取向，抑或是不同关键点的结合。

意义反映和释义/重构这两项技巧在帮助来访者寻找审视问题的有效新视角方面具有相似的作用。意义反映聚焦于来访者的世界观，试图理解来访者的动机；它使得来访者能够清楚地认识自己的价值观和深层的生命意义。释义/重构源于心理咨询师的观察并寻求新的有效的思维方式。

▶ 咨询过程示例：特拉维斯剖析其离婚的意义

在接下来所要讲述的咨询案例中，特拉维斯想要反思自己离婚的意义。虽然一段婚姻关系结束了，但对于这段婚姻的想法、情感、对方对自己的潜在意义，以及这段婚姻时光通常仍继续影响着当事人。而且，有些来访者很可能会在将来的婚姻关系中重蹈覆辙。

释义/重构和意义反映两项技巧依然是帮助来访者审视自己及其工作生活的关键技巧。特雷尔是一位心理咨询师，她试图帮助特拉维斯思考**婚姻关系**这一关键词及其意义。注意，特拉维斯非常注重亲密关系的重要性。与他人关系中的自我问题在不同的文化和个体中存在着巨大的差异。许多来访者关注他们的独立性需求。

心理咨询师和来访者的对话	过 程 评 论
1. 特雷尔：所以，特拉维斯，你要重新反思一下这次离婚。	鼓励/重述。（可换成共情）
2. 特拉维斯：是的，离婚真的让我很困惑。我真的很在意阿什利，并且……呃……我们在一起时曾经很快乐。但是的确有些缺失的东西。	运用鼓励/重述使特拉维斯开始对问题进行深入思考。
3. 特雷尔：嗯……缺失的东西？	心理咨询师看起来越来越接近问题的意义所在。如果心理咨询师能够准确地重复来访者谈话中的关键词，那么来访者通常就能够说出这些关键词的意义。（可变换）
4. 特拉维斯：呃，我们从来没有真正地分享过一些基本的东西。我们的关系不够深入。我们喜欢对方，我们互相开玩笑，但是除此之外……我不知道……	特拉维斯阐述了相较于他此前与阿什利的关系而言，更为亲密、质量更好的婚姻关系的特点。（特拉维斯看起来在来访者转变量表的水平 2 和水平 3 开始了这一过程。他注意到发展的方向，但仍然感到困惑。）
5. 特雷尔：你们相互开玩笑，但是你还想让你们的关系更具深度。能具体说说你的这个想法吗？	用特拉维斯的关键词进行释义，并提出问题，从而引出意义。（可换成共情）
6. 特拉维斯：从某种意义上来说，这段关系有点浅。我们结婚的时候，我们之间的关系还不够深入，并不是一种有意义的关系。我们在性方面挺和谐的，但是过了一阵子，我就感到厌倦了。我们之间的交流少了很多。但我们这段关系需要更多的内容……	注意特拉维斯在讨论其过去的婚姻关系时对**浅的**和**有意义**的两个词的理解。对这两极的理解可能就是特拉维斯的意义所在，这指导了他的思想和行为。

（续表）

心理咨询师和来访者的对话	过程评论
7. 特雷尔：呃……你似乎是在比较浅的和真正的婚姻关系。对你来说，什么才是真正的婚姻关系？	意义反映并提出问题，从而进一步引出意义。（可能加强）
8. 特拉维斯：呃，我觉得……呃……这个问题很好。我觉得对我来说，婚姻关系里要有些真实的，你知道的，一些超出日常表面行为的真正的关心。应该是那种深入灵魂的东西。你知道，你是真的非常深切地与你的另一半联结在一起。	联结似乎是意义的核心维度。特拉维斯正在深入地剖析自己的意义。
9. 特雷尔：所以，你认为联结、灵魂、深入的方面是真正重要的东西。	意义反映。注意这个反映也非常类似于释义，而且特雷尔引述了特拉维斯谈话中的关键词。这里意义的区别主要在于意义方面。意义反映可以看作释义的特例。（可互换）
10. 特拉维斯：没错。一段婚姻关系总要有些值得维系的真正理由。我觉得我与她……呃……缺少一些深层次的东西。我们各自喜欢对方，你知道的，但是一旦一方离开，这段关系就变得无足轻重了。	此处我们开始看到特拉维斯在来访者转变量表上的变化。特拉维斯在水平 3 上的思考接近完整。他对于问题的理解已经相当不错，但我们还没有看到他的实质性改变。
11. 特雷尔：所以对于有意义的婚姻关系来说，总是有一些真正的高质量的感觉，即便是在一方离开的情形下。而你们并没有那么珍视彼此。	意义反映加上情感反映。注意，特雷尔在谈话中加入了珍视一词。在意义反映中，心理咨询师或者治疗师会加入一些词，如意义、理解、感觉以及珍视。这些词会引导来访者根据自己的参考框架分析自己的经验。
12. 特拉维斯：嗯。	
13. 特雷尔：呃……你能设想一下你会如何在另一段婚姻关系中处理这些想法、情感和意义吗？	导向意义的开放式问题。（可能加强。如果不看来访者的反应，我们几乎无法知道询问的效果如何。）
14. 特拉维斯：呃，我想对我来说保持一定的独立性是非常重要的，但是当我们分开时，我们仍然会思念对方。我看重的是深度和灵魂伴侣。	特拉维斯对于一段婚姻关系的意义和渴望现在得到了深入的剖析。特拉维斯又往前迈进了一步，因为他更加准确地定义了自己的生活目标。这可以看作是在水平 3 以上的反应。
15. 特雷尔：嗯。	鼓励。

(续表)

心理咨询师和来访者的对话	过 程 评 论
16. 特拉维斯：换句话说，我不想要那种双方总是黏在一起的关系。那种关系的反面就是无论你们是否在一起，你都不在意。但是那样就不够亲密了。我真的很想要一种婚姻中的亲密关系。我希望有一个非常独立的伴侣，我爱她，她也爱我。我们双方都保持着独立性，但同时我们又能心心相印。	联结对特拉维斯来说是重要的意义问题。对于其他来访者来说，重要的可能是独立性和自主性问题。而对另一些来访者而言，婚姻关系中的意义可能是上述两者的平衡。我们看到特拉维斯在来访者转变量表上的进步，但是他仍未达到水平4(概括新的解决方案)。
17. 特雷尔：让我来总结一下你所说的内容。关键词应该就是亲密与关心条件下的独立性。这些概念产生了关系与联结，正如你所说的，无论你们是否在一起，这种关系都存在。	这个意义反映几乎是对意义的总结。注意，关键词和构想来自来访者对意义与价值询问的反应。当特拉维斯真正做到将新的意义整合起来并开始实际行动时，来访者转变量表中的水平4就将发生。(加强)

接下来的咨询应该旨在帮助来访者做出与其想法相符的行为或者行动。可以进一步剖析过去或者现在的婚恋关系的其他部分，看看来访者的行为或者行动是否能够展示出意义。

正如我们在这一部分所看到的，心理咨询师运用倾听技巧和关键鼓励词对意义问题进行聚焦。心理咨询师的开放式问题导向价值与意义，这通常能够有效地引导来访者讨论自己的意义问题。你也可能会注意到意义反映非常类似于释义，而这两者的区别在于意义反映聚焦于潜在的问题，来访者的表面话语或行为并不一定能将其完全表达出来。

▶ 从概念到行动：引出和反映意义的特别技巧

意义问题通常会在个体经历了一场严重的疾病(艾滋病、癌症、心脏病、失明)，遭遇了一次改变人生轨迹的事件(至亲好友的逝世、离婚、失业)，或者经受了严重的创伤(战争、强奸、凌辱、子女死亡)之后变得十分突出。在年纪大且又面临重大生活变动的老年来访者中，意义问题也十分突出。然而，这些境遇无法改变；它们是个体人生经历中永恒的一部分。资源框11.1通过一则严重的病例呈现了关于寻找意义的国内视角及国际视角。

资源框 11.1　关于咨询技巧的国内及国际视角

从对艾滋病患者以及其他严重疾病患者的咨询中，我们能够学到什么？

张伟俊

我的一位好友开始着手向艾滋病患者提供咨询服务。当我问他"这对你来说意味着什么？"时，他开始抱怨："这意味着你必须得忍受可能被感染的极度恐惧，不得不和一群随时会死的病人在一起。这也意味着无论我付出多少努力都不会有人被治愈。"他描述的是一副多么绝望的情景啊！难怪一些心理咨询师不愿意给艾滋病患者以及那些面临严重疾患的病人提供咨询。帮助痛苦和无助的艾滋病病人会有意义吗？心理咨询师在肾脏透析室能做些什么？在临终关怀医院又能做些什么？那里的人被认为将不久于人世。心理咨询师在这些地方当然可以发挥作用。我的朋友没有看到这项工作的裨益。

多年前，我偶然读到了一篇文章。这篇文章指出了为面临极端困境或者罹患重病的来访者提供心理咨询的三个积极方面。

1. 我们可以帮助来访者珍惜每一刻。与那些无力改变现状的人在一起可以改变我们的视角。它能帮助我们发现生命更为深刻的意义，并学会惊奇地看待这个世界，就好像今天就是我们生命中的最后一天。

2. 如果我们愿意聆听并且尝试理解每一位患者或者来访者的倾诉和体验，那么我们可以学习到不少东西。直接接触那些面临难以想象的疼痛和痛苦但却仍然努力生活的人能够帮助我们理解人类精神的伟大优势。面对不幸时的勇气是可以传递的。

3. 从事艾滋病以及其他重大疾病的咨询工作可以使我们见证很多真正的无条件的爱，会令我们心胸更为宽广，更加有爱心，更加关心他人。

我一直喜欢做艾滋病患者的咨询工作，因为这需要心理咨询师无私的给予；但我现在也意识到，帮助那些亟须帮助的人对于我来说也意味着丰厚的回报、学习和满足。尽管这种回报不应该是我们这些从事艾滋病或者其他疾患患者的心理咨询的初衷，但是当我们在应对由这些重大生活变故所带来的黑暗时能够看到光明，那就是对我们的一种奖赏。这就是我非常希望与朋友们分享的一种积极思想。

意义反映同样可以帮助来访者应对日常生活中的问题。我们刚才看到了特拉维斯是如何通过对其离婚进行意义反映而加深对自己的了解的。只要我们对意义、价值以及生活目标做认真的剖析，那么日常生活中的许多问题都可以得到很好的解决。

宗教和精神生活提供了价值观基础,让我们对事情认识清晰并充满力量。

引出来访者的意义

　　理解来访者是重要的开始。要把讲故事看作发现来访者产生意义的背景的一种有效的方法。如果一例重大的生活事件非常关键,那么说明性的故事可以成为探索其意义的基础。来访者通常不会主动说出他们的意义问题,即便这些问题是他们焦虑的核心。重大生活事件,如疾病、丧偶、事故、离婚,常常使人们面对深刻的意义问题。如果精神问题显露出来,就要摆出来访者精神世界中一到两个具体事例。通过基本的倾听技术以及仔细的贯注,你可以观察到能够反映出来访者意义的行为、思想和情感。

　　玛丽在她的著作(Fukuyama, 1990, p.9)中列出了一些能够引出来访者的故事以及意义系统的问题:

　　"在你的生活中,何时产生过存在或者意义问题? 迄今为止,你是如何解决这些问题的?"

　　"哪些重要的生活事件形成了你对生活的看法?"

　　"你对种族／文化背景的了解最早是什么时候? 你的信仰是?"

　　"你对教堂、犹太教、清真寺、宗教、神灵或者无宗教的最早记忆是什么?"

　　"在你人生的旅途中,你现在处在什么位置? 在你的精神旅途中呢?"

反映来访者的意义

　　现在,我们回过头来说说来访者的关键意义和价值词汇。记住,要反映来访者的意义体系而不是你自己的意义。通过仔细的倾听以及精心设计问题来引出来访者的意义问题,你就可以清楚地知道来访者的内隐意义。在会谈中应多用来访者自己的关键词,但偶尔也应该用你自己的话来表述来访者的意思。当你这样做的时候,要注意向来访者确认你所使用的词语是否能够正确地表达他们的意思。要把"你感觉……"换成"你的意思是……"。意义反映在结构上类似于释义或者情感反映。"你认为……是值得的""你在意……""你的理由是……"或者"你的目的是……"。要区分意义反映、释义和情感反映可能会很困难。通常,有经验的心理咨询师会将这三种技巧联合使用。但是在实践中,心理咨询师需要区分不同的意义反应,逐渐理解他们自己在会谈中的重要性和能力。注意,一些与意义相关的关键词(意义、价值、理由、目的、原因等)可以帮助心理咨询师辨别意义反映和其他技巧。

　　当意义和价值相互冲突时,意义反映会变得很复杂。此时,使用面质的概念(第

10章)可能会很有帮助。价值的冲突，无论是外显的还是内隐的，可能被来访者所表达的复杂而模糊不清的情感所掩盖。例如，来访者感到他/她被迫要在对家庭忠诚和对配偶忠诚之间做出抉择。家庭所培育出来的依赖性和配偶所表达出来的独立性也许会使得来访者对家庭和配偶的爱变得很复杂。当来访者做出重要决定的时候，帮助他们整理关键意义问题要比整理其他问题更为重要。

例如，一位年轻的来访者正经历职业选择上的价值冲突。其精神意义可能与工作环境相冲突。这一事实可能会得到准确的释义，来访者对于不同选择的情感也能够被及时地注意到，但每个选择背后的意义才是最重要的。心理咨询师就可以问："这些选择对你来说意味着什么？"来访者的回答可以让心理咨询师理解其中的意义，最终达成一个不仅涵盖了当事人所涉及的事实和情感，而且也考虑到价值和意义的抉择。像在面质中一样，心理咨询师可以运用第10章中的来访者转变量表来评估来访者的意义系统的变化。

洞察力：识别人生使命和目标

倾听。倾听，应带着目的、带着关爱、带着"心灵之耳"。倾听不仅要运用我们的理解力，也要带着我们的情感、情绪、想象以及我们自己。

——埃丝特·德瓦尔

洞察力就是"筛选我们的内部经验和外部经验来确定它们的起源"(Farnham, Gill, McLean, & Ward, 1991, p.23)。洞察力(discernment)一词来源于拉丁词*discernere*，意为"分离"、"确定"、"分辨"。从精神或者宗教层面来看，洞察力是指(上帝或者其他)精神在某个情境下起作用时的识别和确认。心理咨询师对于所有来访者的洞察都非常重要，无论来访者的精神或者宗教取向是什么抑或没有取向。洞察在咨询和治疗中都有着广泛的应用；它告诉我们当与来访者做深层意义交流的时候应该做些什么。洞察也可以让来访者思考未来生活的意义。

"只有一个真正重要的问题，它就是……判断生活是否值得过下去"(Camus, 1955, p.3)。维克多·弗兰克尔在《意义的无声哭泣》(*The Unheard cry for Meaning*, 1978)一书中表示，85%的自杀者认为自己的生活毫无意义，他批评了这种对于自我的过度关注。他认为人应该有超脱的需要，而不仅仅为了自己而活。

这种精神追求(通常与美洲原住民、德尼人、澳洲原住民联系在一起)可以用于帮助年轻人等发现生活的目标和意义。这些个体通常会经历一起重大的户外事件，从而发现或者预见其生活目标。此外，在有些文化下，人们会通过冥想来发现生活的意义和方向。

实际上,你不会在接手的所有咨询案例中都与来访者进行洞察过程。只有那些真正想要理解自己,想知道自己做好事情的潜力或者获得深层次的精神意义的来访者才需要你带着他们洞察。那些为生活、世界形势或者"生活毫无意义"所困的、相对较为健康的来访者才可能从洞察中得到帮助。

能够让人审视生活目标、生命价值以及生活意义的具体的洞察问题详见资源框11.2。与你的来访者讨论这些问题并鼓励他们和你一起思考哪些问题是最重要的。你可以在任何一个咨询阶段运用这些问题,它们可以让人从不同的角度有效地思考问题。

资源框11.2 审视生活目标、生命价值以及生活意义的问题

你会发现在进行洞察过程之前与来访者分享这张问题列表会很有帮助。基于这张问题列表,你与来访者要进一步确定哪些是最值得探讨的问题。此外,我们鼓励大家在此问题列表的基础上增加相关的话题和问题。洞察是非常个性化的意义探索过程。个体参与程度越高,洞察就会越有成效。这里列出的问题和直觉都可能有助于获得更深层的发现。

以下是进行洞察的系统方法。你和来访者可能会希望从思考生活的目标、意义和愿景出发来开始洞察进程。此时此地的体验和想象可以作为直觉和洞察的生理基础。

◆ 放松,探索你的身体,发现能够支持你探寻自己的那股力量的积极情感。基于这种情感,看看它会如何变化。

◆ 静静地坐着,试着建立起(视觉、听觉、动觉)意向。

◆ 你的直觉是什么? 你的本能倾向性是什么? 将它们与你的身体联系起来。

◆ 不能仅仅凭借思维理解来洞察个体的生活使命,还要考虑你此时此刻的情感。

◆ 你能回忆起一些如今能够使你产生方向感的童年时的情感和想法吗?

◆ 你的精神感、使命和生活目标的躯体感受是什么?

能够促使你讲出故事的具体问题是非常有帮助的。

◆ 你刚才提到了意向,能否讲一个关于它或者此时此地体验的故事?

◆ 能否跟我讲一个关于你的目标/愿景/使命的故事?

◆ 能否说说你对于渴望之事的感受?

◆ 为了达成自己的使命,你过去做过些什么或者目前正在做些什么?

◆ 有没有什么阻止你达成这些目标?

◆ 能否讲述一些对你有着重要影响力的精神故事？

下列问题有助于自我反思型探索。

◆ 我们回头来看看一开始的意向和／或与其相关的故事。当你反思这段经历或者故事的时候，你会想到些什么？

◆ 审视一下你自己的生活，有哪些事情让你特别满意，又有哪些经历让你感到沮丧？

◆ 你做了哪些正确的事情？

◆ 你生活中的巅峰时刻和体验有哪些？

◆ 如果你重新面对过往的事件，会做出什么样的改变？

◆ 有没有一种责任感促使你朝着这个愿景努力？

◆ 绝大多数人在面对这样的重大挑战时都会产生复杂的情绪。你能否说说你当时的情绪感受以及这些感受给你带来的影响？

◆ 你是否被爱、热情或者道德感所激励？

◆ 你的生活目标是什么？

◆ 你是否清楚代表这些目标的具体事例？

◆ 哪些事情被你视作生活使命？

◆ 你如何看待精神性？

下列问题将来访者置于更大的系统和关系中，即关系自我。它们也可能将多元文化问题引入对于意义的探讨中。

◆ 当我们将你之前所提到的经历和意向置于更广泛的背景下时，这些经历与不同的系统（家庭、朋友、社区、文化、精神性以及其他重要的影响因素）之间将发生怎样的联系？从关系中的自我和社群中的个体角度来审视自己。

◆ **家庭**。你从可能有助于你进行洞察的父母、祖父母以及兄弟姐妹那里学到了些什么？他们是好榜样还是反面教材？如果你有自己的家庭，你会从家庭成员那里学到哪些东西？你对他们的洞察会给你带来怎样的启示？

◆ **朋友**。你从朋友那里学到了什么？友情对你有多重要？回忆一下你曾经拥有的重要的友情发展经历。你从这段经历以及你的朋友那里学到了什么？

◆ **社区**。哪些人曾经影响了你，成了你的榜样？你所在的社区里有哪些活动对你产生了影响？你愿意为你的社区做些什么？你能回忆起哪些重要的学校经历？

◆ **文化群**。你的种族／民族认同哪些因素？性别？性取向？身体能力？语言？社会经济背景？年龄？创伤生活经验？

◆ 重要他人。谁对你来说是重要他人？他或她对你有着怎样的影响？这些人与你的洞察过程有着怎样的联系？你与他们的关系给你带来了怎样的好处与坏处？

◆ 精神性。你打算如何服务他人？你如何承诺？你与精神性及宗教的关系是怎样的？

你所信仰的宗教的经典如何教导你处理这些关系？

洞察问题来自 Ivey, A., Ivey M., Myers, J., & Sweeney, T. (2005). *Developmental Counseling and Therapy: Promoting Wellness Over the Lifespan*. Boston：Lahaska/Houghton Mifflin. Reprinted by permission。

多元文化问题和意义反映

对于多元文化咨询和心理治疗，要记得聚焦。在咨询过程中，意义探索不仅要聚焦于个体，也要考虑到个体所处的生活环境。在西方社会，我们倾向于假设个体都有着自己的生活意义。对于大多数来访者，我们会帮助他们发现和确定自己的个人生活目标，然而文化环境也很重要。

在许多其他文化环境下（例如，传统的穆斯林世界），个体会依据其所在的家庭、邻里关系以及宗教来形成自己的生命意义。如果个体的生活意义不能与文化信念相一致，那么他将会遭遇很多的挫折。非洲裔美国人或者拉丁裔美国人通常会根据更广泛的环境因素来形成自己的意义。相比之下，许多的欧洲裔美国人更关注个体的意义而很少考虑环境因素，这就是美国的个体主义文化。

不同的文化、种族、宗教以及性别团体都具有自己的意义系统。团体的意义系统使个体与他人之间产生一种整体感与联结感。穆斯林用《古兰经》来指导他们的生活。相似地，犹太人、佛教徒、基督徒以及其他的宗教团体会用各自教派的著作、经文和传统来指导自己的生活。非洲裔美国人在遇到困难时会从马尔克姆、马丁·路德·金那里汲取力量，或者从黑人教堂获得支持。女性更注重关系，因此她们通常会根据关系来形成意义，而男性则更关注具有个人自主性的问题。

你可能会给一些遭受宗教偏见或者迫害的来访者提供咨询。鉴于宗教在许多人的生活里起着非常重要的作用，一个地区或者一个国家里的主要宗教的信仰者与那些非主要宗教的信仰者之间会存在较大的观念差异。例如，北美地区的主流宗教是基督教，每逢基督教节日的时候，犹太人以及其他宗教的信仰者就会感到不舒服（Blumenfeld, Joshi, & Fairchild, 2009）。当来访者遭受了精神以及/或者宗教排斥时，就容易产生反犹太主义、反伊斯兰主义、反自由主义基督教，或者反福音派基督教等思想。基督徒和其他宗教团体在一些基督教不占主流的国家里容易遭到严重的宗教迫害——甚至遭受死刑。

▶ 弗兰克尔的意义治疗学：在极端压力下产生意义

在大屠杀期间，维克多·弗兰克尔虽身陷奥斯维辛集中营，却帮助犹太人逃生和寻求生命的意义：

随后我谈到能够给予生命以意义的许多契机。我告诉我的同志们……人生在任何情况下都具有意义……我说，有些人会在我们面临困难的时候看低我们，但朋友和妻子，无论他们活着还是死去，或者上帝，知道我们不会辜负他们的期望……我看到我的一些朋友一瘸一拐地走向我，眼里满含泪水。

如果要以意义和治疗过程来定义一个人，那么这个人非维克多·弗兰克尔莫属。他是意义治疗学的创始人。弗兰克尔（1959）指出生命哲学的重要性：它可以帮助我们超脱痛苦并找到我们存在的意义。他认为追寻意义和人生目标是人类的最伟大的需要。

弗兰克尔是奥斯维辛集中营的幸存者，虽然无法改变生命处境，但却能够动用犹太人传统的力量来改变他所产生的意义。犹太人服务他人的传统帮助他获得了重生。每当处境艰难，狱友遭受鞭笞和饥饿时，弗兰克尔（1959, pp.131 - 133）会给整个牢房的狱友做咨询，帮助他们重构恐惧与困难，指引他们为了未来积蓄力量。

在重获自由之后，弗兰克尔在短短的三周时间里写就了名作《寻找意义》（*Man's Search for Meaning*, 1959）。这本书虽然简短但极具情绪感染力，一直以来都是市场上的畅销书。弗兰克尔认为在极度的绝望中找寻积极的意义让他最终活了下来。在那段黑暗时期，他会想念妻子以及与她度过的美好时光；他会在极度的饥饿中冥想美丽的日落。

玛丽和艾伦在他们赴波兰作学术报告结束之后与弗兰克尔博士共处了两个小时。其间我们一起去参观了奥斯维辛集中营。我们在那里看到了用来灭绝犹太人、吉卜赛人和残疾人的毒气室和焚尸炉。数不清的共产党人、同性恋者以及波兰人也惨遭毒手。弗兰克尔再次提到了在困境中寻找积极意义的重要性。他引述了德国哲学家尼采的话："知道*为什么*活着的人就会知道怎么活下去。"

如果来访者能够找到一个有意义的愿景或者生活方向（为什么），那么他们通常就能够承受很多的困难，因为他们总是在谋求解决问题并且继续生活。弗兰克尔的另一著名论断是："我们当中最好的人活不下来。"这是这位真正的认知行为先驱者的非凡经验(Mahoney & Freeman, 1985)。弗兰克尔充分地意识到意义就其本身而言并无多大价值——我们必须遵循我们自己的意义和价值体系。

我们将《寻找意义》一书推荐给了许多面临重大危机的来访者。我们也建议读者在阅读本章时读一读这本书。它会在很大程度上改变你和来访者处理实际生活挑战的方式。正如你所看到的，弗兰克尔在我们所关注的意义追寻领域具有巨大的影响力。近来积极心理学和健康心理学的兴起也反映出给予来访者精神力量的重要性。

意义治疗师致力于寻找隐藏在行为、思想、行动背后的积极意义。减少和改变潜在的态度是意义治疗师所采用的标志性方法。这一方法被用来揭示意义并指导新的行动。许多来访者会"过度反映"(想太多)生活事件中的消极面，并且可能导致过度饮食或者陷入抑郁状态。他们总是将负面意义归因于生活。当来访者只看到消极的一面时，减少反映可以帮助他们发现深层意义并使他们变得更加积极。

对于这些过度反映的来访者，直接的意义反映会让他们维持消极的思维和行为方式。相反，减少反映可以帮助来访者发现潜在的价值。这一策略类似于积极的释义／重构，但在这一过程中，进行积极思考的主要是来访者而非心理咨询师。我们的目标是让来访者避免思考负面问题，转而去发现同一事件的积极一面。资源框 11.2 的问题列表是帮助来访者减少反映和改变态度的第一步。接下来的例子简单地介绍了这一方法。

来访者：我真的感到很迷茫。我的生命看起来毫无意义。

心理咨询师：我理解你——我们刚才谈了你和伴侣之间所存在的问题以及你感受到的悲伤。现在我们稍微换个思路。能否说说在你过去的生活里哪些事情对你来说是重要的、有意义的？（来访者分享了一些过去宗教方面的经历。心理咨询师鼓励来访者说出自己的故事并仔细地聆听。）

心理咨询师：（反映意义）所以，你在做礼拜中发现了相当多的意义和价值。你也在教堂服务期间发现了自己的价值。由于你的伴侣对此不感兴趣，所以你慢慢退出了宗教服务活动。现在，你感到背叛了自己的基本价值观。你的这种感觉如何引导你以有意义的方式应对目前的问题呢？

减少反映是寻找正面价值的一种特殊形式。但是心理咨询师不应仅仅关注具体的事情(精神性、服务他人、户外散步、交友)，而要探索这些细节的积极意义。"你如何理解精神性？""你如何看待与你共同进行户外散步和共享日落风景的朋友？""在服务他人的过程中你发现自己有哪些价值？"对于意义的探索可以为重述问题以及生活转变行动提供依据。

然而,弗兰克尔的兴趣不仅仅在于意义。他还会探讨来访者对于日常生活可能采取的具体行为。没有具体行为表达的意义并不够。他对于行为的关注是极具开创性的。

资源框 11.3 呈现了意义反映的相关研究。

资源框 11.3　可供参考的相关研究证据

意义反映和重构

瑞迪(Ratey, 2008a, p.41)是神经科学应用研究领域的主要研究者之一,他建议：

你应该找到正确的目标,应该找到一些基本的、能让你聚焦的、能够不断产生意义的、能让你不断成长的事情。

我将意义视作神经科学的重要组成部分。我们从神经科学的视角来探讨超越。精神性激活了大脑中的核心区域。意义驱动了初级加工区域并且与情绪与动机加工区域相联系。这是非常重要的人脑结构。它在很大程度上定义了种族和民族。很明显,这一结构包含了记忆和学习系统。它使人记住美好的事物,铭记自己的目标,记住自己想要做的事。因此,你需要所有的事情都协调顺畅以便让自己始终处于正确的意义路径上。如果你能够让别人明确自己的意义方向,明白自己的任务、工作和目标,那么他们也将无需药物的帮助。

罗杰斯在其关于情感反映的工作中将意义问题置于非常重要的位置。弗兰克尔则在哲学和实践层面为心理咨询师提供了运用意义的方法。你与来访者之间的牢固的关系将有助于你应对所面临的问题。菲德勒(Fiedler,1950) 和巴雷特-伦纳德(Barrett-Lennard,1962)的经典研究为当今的研究奠定了基础。他们发现关系变量(与倾听技巧密切相关)对于成功运用各种咨询和治疗形式非常重要,无论这些技巧基于什么样的理论。如今,这一关系被术语"公因子"所概括,并且咨访关系的概念也被广泛接受。

在"心脏与心灵改变项目"中工作的治疗师和研究者们援引数据认为,30％以上的心理治疗都是基于咨访关系(Miller, Duncan, & Hubble, 2005)。

研究表明,在经历创伤之后,寻求支持并尝试接受既成事实的家庭会经历更少程度的创伤压力,家庭功能也不会遭受太大的损害(Wade et al., 2001, p.412)。求助于宗教是那些孩子遭受创伤性损伤的家长们次常用的方式。与他人的联结和精神性的舒适对许多来访者来说是最重要的积极品质和健康力量。普罗斯特(Probst,

1996)的一项经常被引用的经典研究发现,信仰宗教的来访者在认知行为治疗中表现得更好。他们的精神性成为治疗过程的有机组成部分。研究显示,在接受心脏手术的患者群体中,有宗教信仰的人尤其是女性表现出更快的康复速度(Contrada et al., 2004, p.227)。

卢卡斯(Lucas,2007/2008)对19名负责照料受到精神创伤的儿童的看护人和教师做了考察。她发现,学习重构的应对策略并制定现实目标能够帮助他们降低情绪衰竭的程度并增强他们的成就感。李和兰伯特(Li & Lambert,2008)在对中国的102名重症监护室护士进行调查后发现,积极的重构可以成为工作满意度的最佳预测指标之一。

神经科学和意义

表面上看,意义是一个无法用物理手段来测量的概念。

意义感将我们的思维、情绪和行为整合为一体,帮助我们理解自己的经验。卡特提到了大脑探索及其与意义的联系(Carter,1997, p.197):

意义性与情绪紧密地联系在一起。尽管抑郁症可以表现出许多症状,但其核心症状是生活意义性的耗竭。相反,躁狂症患者认为自己的生活井然有序。生活中的各种事件都有机地联系在一起,每个细节都充满着意义。

创造出新的想法也意味着大脑中形成了新的神经网络以及长时记忆。

瑞迪(Ratey,2008)指出,我们即将确认一个大脑中所存在着的一个关键的道德和精神性维度。对特定脑区的刺激会产生精神性意向。道德感也许有其神经基础。*The Political Brain*(Westen, 2007)就遵循了这一逻辑。韦斯滕论述了政治选举中的候选人如何直接影响公众的镜像神经元系统,使其产生共情以及改变神经联结。神经科学家所描述的道德感是指他人意识。脑科学所面临的一个有趣的挑战是解释个体主义心智与集体主义心智。这里涉及基因表达,但基因表达需要环境因素的刺激。有些基因可能一辈子都不会表达。

▶ 释义/重构的技巧

你无法在展望未来时串联点滴;你只能在回顾过去时将其升华。所以你要相信这些点滴会在未来以某种方式串联起来。你要相信某种东西——直觉、命运、生命、因缘,等等。这个方法从来没让我失望过,造就了我与众不同的生命。

——史蒂夫·乔布斯

当你运用释义／重构的微技巧时，你正在帮助来访者重述或者审视他们所面临的问题或者从一个新的视角思考。这一新的思维方式对于重述和行动非常重要。在微技巧层级中，释义和重述这两个术语可以互换使用。释义揭示了隐藏在来访者言语行为之下的新的视角和思维方式。重构为思考问题提供了新的参考框架。最终，来访者的故事被重新思考和重写。

释义／重构技巧可以定义为以下几条：

◆　心理咨询师倾听来访者的故事、困难、问题，了解来访者如何理解、思考或者释义他们的故事或者问题。

◆　心理咨询师可以根据个人经验以及／或者对于来访者的观察（重构）或者运用理论视角，从而赋予来访者所陈述的故事以新的意义或者释义。这里涉及将众多相互关联的信息或者想法联系到一起的过程。联系非常重要，因为它将来访者的想法和情感整合到一起，让他们自由地发展出可以应对问题的新的方法。

◆　（基于个人经验的积极重构）"你觉得出柜（公开自己的同性性向）让你丢掉工作，然后你抱怨自己不能做到安静。也许你只是想真正地做一回自己。实际上这让你看起来显得更自信。也许这需要些时间，但我认为你可以从现在的困境中走出来。"这里，自我抱怨得到了重新解释或者重构，这是一个积极的步骤。

◆　（具有多元文化意识的心理分析解释）"听起来解雇你的上司对与他不同的人有着强烈的不安全感。看起来他将他自己的不安全感投射到你身上，而不是审视他自己的异性恋主义或者恐同倾向。"

我们来看一个从心理咨询师的逻辑发展而来的释义／重构案例。来访者艾伦正经历离婚纠纷，他非常愤怒——这是身陷分手事件的个体的常见反应，尤其是涉及钱财的时候。他将自己想要的以及为什么详尽地告诉了律师。律师采用了谈话的形式，问了很多问题，有时还包含了非正式的咨询。在仔细听了艾伦的问题之后，律师表示理解（不是反映）了他的情感，而后律师从办公桌后站了起来，走到他面前说道："艾伦，你刚才所说的只是你的故事。但我可以告诉你，你不会得到你想要的。你的妻子会有另一个版本的故事。最终你们只能就你们共同的需要和希望达成一致。站在你自己以及孩子的角度上，考虑一下吧。"这是一个相当粗暴的当面重构。它改变了艾伦对于自己、妻子以及孩子问题的关注点。幸运的是，这个强有力的重构让他开始着手解决这场离婚风波中的问题。

这个案例有几点启示。首先，即便心理咨询师采用了最有效的倾听技巧，来访者也有可能始终纠结于其不切实际的想法和失败的行为。显然,他们需要一个新的视角。在对来访者的话进行释义或重构之前,要尊重他们的观点。也就是说,一般来讲,**在心理咨询师提供释义或重构之前应该倾听来访者的谈话**。当然,总会有一些来访者需要强有力的当面释义,就像艾伦所得到的,但是记住,在该案例中,律师在给出解释之前仔细听了艾伦的陈述。

我们也可以将释义/重构视作一个创新,因为心理咨询师和来访者对问题构建了另一种思维方式,并且最终创造了更加有效和快乐的自我。解释或重构的价值取决于来访者对它的反应以及如何改变他们的想法、情绪或者行为。思考一下来访者转变量表(CCS)——来访者对各个解释做出了怎样的反应?如果来访者否认或者无视心理咨询师的解释,那么心理咨询师要应对这一否认行为(CCS 水平 1)。如果来访者对释义/重构做了些探索并且取得了一些收获,那说明你已经让他们对释义有了部分的认可(CCS 水平 2)。接受释义并同时采取相应的行动(CCS 水平 3)通常能够在很大程度上表明来访者正逐渐地理解自我和环境。如果来访者发展出了新的有效的思维和行为方式(CCS 水平 4),这表明改变正在发生。超越,可能最终创造出了新的东西(CCS 水平 5),只会伴随着能够改变咨询和治疗方向的重大突破而出现。但是要知道,来访者能够从否认(水平 1)到部分接受(水平 2)就已经是一个重大的突破了,它表明来访者开始改变。

上述的离婚案例展现了有效的释义/重构具有重要的作用。艾伦一开始拒绝商量。但在受到律师的质疑之后,他几乎立刻由否认(水平 1)转向到对律师解释的接受和认可(水平 3)。*对其改变的真正考验是他是否会依照新的观点来做出实质上的行为改变*。如果没有行动上的改变,那么新的解决方案(水平 4)永远无法达成。而超越(水平 5)则鲜见于复杂的离婚案例。

▶ 释义/重构和其他微技巧

聚焦,像意义反映和释义/重构一样,是能够极大地帮助来访者发展新视角的一项影响技巧。在艾伦的案例中,对于艾伦的妻子以及她的需求的关注是成功重构的关键。设想在另一个案例中,来访者感到他/她遭受了性别歧视或者性侵犯。如果你只是关注其个人,来访者可能会表现出自我抱怨。但如果关注性别或者其他的多元文化问题,那么你就可以拓展来访者的视角,来访者还可能产生新的视角、意义或者问题解决办法——也就是创新。

解释可以与释义、情感反映、聚焦以及意义反映做对比。在那些技巧里,心理咨询师停留在来访者的观念体系里,有效的倾听通常就能够解决问题。而在释义／重构中,观点来自心理咨询师的个人经验以及／或者理论体系。

以下是释义／重构配合以其他技巧的示例。

安娜丽丝: (自我意识低)	我对自己感到非常失望。我的工作表现不好。我想我的老板很快就要对我失望了。
心理咨询师:	(释义／重述)你认为你的工作表现没有达到自己的要求,老板也不喜欢。
心理咨询师:	(引出意义)我们是否可以稍微改变一下方向? 安娜丽丝,你如何看待这份工作? 它与你的生活目标相一致吗?
安娜丽丝:	不! 这份工作让我感到无聊和沮丧,对我来说毫无意义。一开始我以为它是有意义的,但实际上并不是。我要做一些我真正想做的事情——它要让我觉得有意义,这样我才能在每天下班回到家时感到一天没白过。我想做一些照顾他人的事情而不是每天和数字打交道。
心理咨询师:	(反映情绪)安娜丽丝,你真的受到了困扰,有些担心,甚至可能受到了惊吓。
心理咨询师:	(反映意义)我明白了,安娜丽丝。你很在意。我们现在知道这份工作对你来说没什么意义,尽管薪酬还不错。(**接下来心理咨询师反映出更深层的意义。**)你似乎认为帮助别人可以让你发挥更大的价值。(**接下来心理咨询师引出深层意义。**)让我们来看看关心他人如何能够转变成更具有意义的工作。你可能会有兴趣以洞察的方式来探索生活目标。
心理咨询师:	(积极的重构／释义)让我们换个视角,安娜丽丝。你对现在的工作感到厌倦说明你已经胜任了这份工作。你已经具备良好的工作技能,并且可以接受新的挑战了。
心理咨询师:	(释义／重构——联结)安娜丽丝,这似乎与你上周所说的很享受几年前做儿童服务志愿者工作相符。志愿者工作给你带来的快乐,但现在的这份工作让你离开了那里。看起来你可能准备去做一些更有意义的事情……一些能够给你带来快乐的事情。

过去,释义被认为很神秘,因为心理咨询师深入来访者人格的深层并给出新的视角。然而,如果我们将这一过程看作是换了一个参考框架,那么就可以对释义这一概

念去神秘化了。释义重构了情境。从这个视角来看,释义的深度就是来访者所基于的参考框架和治疗师所提供的参考框架之间的差异程度。**重构**已经逐渐地成为一个重要的术语,因为它更容易让人明白释义的含义。

为了保证交流的互动性,避免过度地影响来访者,通常情况下要注意在释义/重构之后做一个检查——"这个释义对吗?""你如何理解我刚才所说的话?"

▶ 咨询理论与释义/重构

基于理论的释义/重构非常有用,因为它们向心理咨询师提供了已经接受过验证的概念框架。每个理论就其本身而言都是一个故事——它与当前来访者所叙述的故事有着许多的共同点——每个理论都有其意义并用独特的语言加以描述。你可以从那些整合的理论中发现,每个组成理论都有其价值。你也可以用你自己的方式,采用最适合你的方法,来发展你自己的整合理论。

表 11.1 列出了一些关于不同的理论取向如何解释同一个信息的示例——在该案例中,查莉丝描述了她所做的一个梦。在做出解释之前,我们会先提供相关的理论背景。

表 11.1　基于理论的释义

理　　论	心理咨询师的反应	过程笔记
决策理论。对于来访者来说,咨询中的一个主要问题是做出合适的决策,理解候选决策方案。要结合文化/环境来做出决策。释义/重构可以帮助来访者找到新的思考角度来权衡他们的决定。将众多的想法联系起来尤为重要。	查莉丝,自从你的心脏病发作之后,你面临着新的挑战,并且要做出一些关键的决定,包括你接下来该如何生活。如果事情不能很快好转,你会感受到很大的压力,像从悬崖坠落一般。整体情况让你害怕,而你又需要做出决定,这让你压力更大。但是另一方面,我们知道你已经具备了一些做出重要决定的能力。	释义聚焦于心脏病发作的相似处,然后转向力量和健康方面。
人本主义理论。来访者最终都会达到自我实现。心理咨询师的目标是帮助来访者找到基于他们优势的视角,帮助他们找到深层的意义和目标。意义反映可以帮助来访者找到审视问题的新视角;此时不会用到释义/重构。有效的总结概括会用到联结。	这个梦看起来反映了对你很重要的事,查莉丝。我听到了害怕的呼喊和大海的汹涌咆哮。你已经做过许多次这样的梦了,而你现在想要知道它究竟表示了什么意思。	意义反映和情感反映。人本主义理论很少用到释义。

（续表）

理　　论	心理咨询师的反应	过程笔记
简短的解决方案咨询。简短的方法旨在帮助来访者快速地找到实现其主要目的的方法。在这一咨询过程中，首先要设定目标，而后通过具有时效性的方法找到能够达成目标的方法。除非要联结不同的关键想法，否则几乎不会用到释义/重构。	查莉丝，自从你的心脏病发作之后，你面临着新的挑战，并且要做出一些关键的决定。查莉丝，这是一个重要的目标；你打算采取什么样的路径去实现它呢？	在目标设定中略微采用了释义。
认知行为理论。重点是关注一系列行为、思考以及来访者身上所发生的变化。释义/重构通常有助于理解来访者心中所想，理解来访者身上如何体现出环境对认知和行为的影响。	查莉丝，你的梦看起来与你在现实中所面临的问题非常相似。你说你现在对自己所面临的情况感到非常愤怒，想知道应该如何做出应对。我们接下来要做的就是考虑一些压力管理策略来帮助你找到能够应对现在这些挑战的办法。稍后，我们再来看这些方法会如何影响你的父母。	这里我们可以看到心理咨询师将梦与现实问题进行了联结。
心理动力理论。个体受到无意识的影响。释义/重构有助于帮助来访者理解无意识的过去经验以及长期固化了的思维、情绪和行为是如何塑造现在的日常经验的。弗洛伊德学派、阿德勒学派、格式塔学派、荣格学派以及其他的心理动力理论都有着各自的论述。	查莉丝，你对父母感到愤怒，但你不敢告诉他们你的真实感受。你发现周围的人都不让你说出真实的感受，而如果要违背他们的意愿，后果是非常严重的。这就联系到你之前所讲的早期无法依靠父母的经历。	关注过去经验如何影响现在。
多元文化咨询与治疗(MCT)。个体处于特定的文化/环境背景下，心理咨询师需要帮助来访者释义和重构他们所遇到的与多元文化背景相关的问题和疑虑。(参见 RESPECTFUL 模型，第 1 章)MCT是一个整合性理论，综合使用上述所有的方法，帮助来访者理解他们自己以及文化/环境背景如何影响这些个体。	我明白了，你感到害怕。根据你所说的，性骚扰是你在心脏病发作之前面临的一个应激源。悬崖应该就是你之前在办公室所遭遇的困扰，而回去工作当然会让你害怕。当然，你也让我看到了一位敢于走出困境，勇敢面对挑战的女性。查莉丝，让我们一起努力来寻求应对危机的办法。	女权主义的观点；从多元文化视角解释来访者的问题。

© Cengage Leaning

　　设想一下，你已经接手查莉丝这个个案很长一段时间了，然后有一天她沮丧地过来讲述了一个可怕的梦。这个梦境在她小时候经常出现；在心脏病发作之后，这个梦又回来了。查莉丝半夜里会从梦中惊醒，一身大汗。查莉丝诉说了她的梦。

　　查莉丝：我梦见我在海边的悬崖上行走，悬崖下面是汹涌咆哮的大海。我非常害怕。有一条小路可以让我离开悬崖，但是我心里犹豫不决。梦就这样一直持续下去。我在一身冷汗中醒来——而且自从上次见到你之后我几乎每晚都会做这个梦。

不同的咨询理论会对同样的梦境给出不同的解释以及应对方法，每个理论都可以为来访者提供一个新的参考框架和新的视角。

所有的理论取向都会为来访者审视问题提供新的路径。概括来讲，释义从新的角度重新定义了"现实"一词。有时候，换个思考角度就足以产生改变。那么，究竟哪种释义才是正确的？这取决于具体情况。开始的两种咨询策略处理的是当前的现实，而心理动力理论所处理的是过去的经验。女权主义观点将心脏病发作与工作中的性骚扰联系了起来。

▶ 关于释义/重构的警告性评论

释义/重构帮助来访者重新定义其所面临的挑战或负面情绪、行为或者事件。许多人运用微技巧并设定具体的目标，将负面情绪转变为积极且可控。事实上，以改变应对情境的即时反应或者合理化相关行为为目的来释义/重构，这与政治家或者客服代表等应对批评与挑战的做法很像。但是，将试图自杀解释为勇敢会激怒来访者。跟焦虑的来访者说，精神科医师的处方表明你的精神问题有着怎样的生物基础也是不合适的。有目的的释义/重构要考虑来访者所遇到的具体情形，应该具备支持性且不带主观评判，能够清晰地聚焦在来访者身上。

▶ 小结：帮助来访者寻找核心意义并发展新的视角

引出意义和反映意义是一项复杂的技巧，要求心理咨询师能够进入来访者的意义产生系统。对于生命意义的充分探索要求调动来访者谈话的意愿。这一技巧组合通常被视作一种抽象、正式且具有操作性的咨询方式。然而，事实上心理咨询师大多忙于意义产生过程，即将看似混乱的世界梳理清楚。对于诉说情况比较具体的来访者，引出和反映意义还是非常有用的。但是来访者可能不了解自己的思维方式，或者可能自我导向且深思。你也许会发现，认知行为治疗师所使用的方法越具有方向性，自我认识困难的来访者就越可能从中获益。

对于健谈的或者有阻抗的来访者，你会发现他们始终在思索、反映意义，最终却未能采取任何办法来改变自己的行为、想法或者情感。弗兰克尔很早就认识到这个问题的存在。他鼓励来访者就自己的意义采取行动。未能转入"现实世界"的意义也许会成为一个问题。

意义是一个有机的心理结构,是人之所以为人的核心价值。你会发现对意义反映多加练习并深入练习会比练习其他技巧更能提升你理解来访者的能力。当然,掌握意义理解的艺术要比掌握其他技巧花费更多的时间。本章的练习就是针对这一目标而设计的。

当你进行释义或者重构时,请先确保你理解来访者的故事或问题,而后依据个人经验或者理论框架为来访者提供解决问题的新视角。聚焦和多元文化咨询及治疗是最主要的多元文化问题应对方法。女性、同性恋或者有色人种会因为个人失败而陷入抑郁。帮助来访者看到问题的文化/环境背景能够揭开新的视角,提供全新的可操作的意义。

释义/重构的有效性可以通过来访者转变量表进行评估。如果来访者朝着积极的方向改变,就说明新的视角有用。每一个咨询理论都会为我们提供解决问题的新视角。选择不同理论的释义/重构会为来访者提供更为系统的认知框架。然而,逻辑以及心理咨询师的个人经验和观察也与理论取向同样重要。

▼▼▼▼	要点
意义	意义不同于可以直接观察的行为,尽管它可以被描述为对个体核心的一种特殊形式的认知。帮助来访者洞察生活的意义和目的可以促使他们做出改变并为其改变提供方向。意义可以组织生活经验,也能够促使来访者产生思想、情绪和行为。具有意义感和未来视野的个体通常可以成功应对生活中的挑战和危机。对于比较健谈的来访者,可以经常运用反映意义这一技巧。
如何处理意义	及时的意义反映能够帮助许多来访者应对极端的困境。它有助于厘清文化和个体差异,因为即便是同一个体所说的同样的词语也可能因情境不同而具有不同的隐含意义。由于意义通常是内隐的,所以应该通过问问题的方式促使来访者探索和厘清意义。 **引出意义**。"你如何理解'XYZ'?"在咨询过程中插入来访者的所述的关键词可以促使他们思考这些关键词背后的重要意义。"你如何理解它?""你的行为有着什么样的意义?""它为什么对你很重要?""为什么?"(单独使用时要谨慎) **反映意义**。大体上看,反映意义与反映情绪相似,除了前者会用意义、价值或者目的来代替情感词汇。例如,"你的意思是……""这是否意味着你……""听起来你更看重……"或者"你的行为所隐含的理由/目的是……"然后使用来访者自己的话去描述他们的意义系统。你可以增加一些背景释义,并在结束的时候检查一下你的理解是否正确。 例如,你这样反映一个意义:"阿尼什,你认为服务他人是有意义的,而且你享受在医院当志愿者。"但是,如果价值和意义相冲突,那么接下来的话就可以应对个体价值与家庭价值之间的差异。"你的家人希望你从事临床医疗工作,因为报酬不错,但你希望从事癌症方面的科研工作,因为你认为从长期来看这是为尽可能多的人提供帮助的最好途径,而且你并不十分在意金钱回报。对你所面临的冲突,我概括得对吗?"

(续表)

▼▼▼▼	要点
释义/重构	心理咨询师帮助来访者获得新的视角、新的参考框架以及新的意义。这些能够帮助来访者改变看法和思维方式。这一技巧主要来自心理咨询师的观察，有时候也来自来访者。 *理论释义*。释义基于多种咨询理论，如心理动力理论、人际理论、家庭治疗或者弗兰克尔的意义治疗学。来访者讲述他们的故事或者诉说他们所遇到的困难和问题。咨询师随后从某一理论角度解释来访者的故事或者问题。"这个梦境暗示你潜意识里想摆脱你的丈夫。""听起来像是我们所说的安全边界——你的丈夫/妻子不够尊重你的空间。""你说你不知道何去何从；听上去你的生活缺少了些意义。" *重构*。重构主要依据咨询过程中此时此刻的经验，或者在很大程度上是对来访者所述故事的再构造。重构基于心理咨询师的经验，他会为来访者提供了对问题的另一种解释。有效的重构可以改变来访者所陈述的关键内容的意义。积极的重构至关重要。"查莉丝，此时此刻我所知道的是你具有处理问题的能力，你可以用你的聪明才智理解你所面临的困难，找到更加合适的解决方向。"即时的积极重构通常最管用。
深层的释义/重构	释义受到意义的影响。维克托·弗兰克尔在集中营里坚持不懈地重构他的生活经验，结合意义来整合即时的积极重构。虽身处恐惧之中，他仍然能够享受日落的美好；他记得与妻子共处的日子；他能够享受和专心地吃那一点点面包。对创伤性经验进行重构的关键点当然是"我得以幸存"或者"你得以幸存"。尽管是创伤性经验（战争、强奸、事故），你也能够改变一些事情。

▶ 能力实践练习和能力文件夹

　　本章所述的概念基于本书之前的工作。如果你已经很好地掌握了贯注和来访者观察技巧，能够有效地使用询问、鼓励、释义和情感反映技巧，那么就可以开始接下来的练习了。

个人实践

　　练习 1：技巧识别　阅读以下来访者的陈述。心理咨询师的哪些反应属于释义（P）、情感反映（RF）、意义反映（RM）或者释义/重构（I/R）？

我觉得非常伤心和孤独。我一度认为乔斯是我的另一半。但他现在却离我而去。在我们分手以后，我又交往过许多人，但没有一个合适的。乔斯当初特别关心我，包容我。在我和乔斯的这段感情之前，我的生活也一度充满乐趣，尤其是跟卡洛斯在一起的时候，但到后来好像也只剩下性了。乔斯才是适合我的人；我们很亲密。

_____"你现在确实受到了伤害，非常伤心。"

_____"自从你们分手，你又交往过许多人，但乔斯最能满足你的需要。"

_____"听起来你正在寻找一个你从未拥有过的父亲般的伴侣，而乔斯在很大程度上能够满足你的这一要求。"

_____"另一种情况是你们潜意识里并不想太靠近；一旦你们靠得很近，你们的关系就终结了。"

_____"看起来和谐、关心、包容和亲密对你来说非常重要。"

_____"你感觉和乔斯在一起时真的很亲密，但现在你很伤心、很孤独。"

_____"和谐、关心和一个特别的人对你来说很重要。乔斯就是那样的一个人。卡洛斯只是有趣，但是你并没有发现和他在一起的真正意义。是这样吗？"

对来访者的每条陈述列出单词鼓励语。你会发现单词鼓励语相比其他任何技巧，能使来访者更深入地谈论行为和思想的独特意义。一个很好的基本规则就是仔细地寻找关键词，重复它们，然后反映它们的意义。

练习2：确定来访者的意义问题　前面那位来访者的陈述所使用的情感词有"伤心"和"孤独"。来访者陈述中的一些其他词汇和简单词组所包含的信息表明，我们可以在这些信息的背后发现更多内容。下列这些关键词你在鼓励的时候可能会列出："适合我的那个人""关心我""对我包容""生活充满乐趣""只剩下性""我们很亲密"。情感词代表着来访者对现状的情绪。其他词汇代表她对世界的看法。来访者为我们展现了她是如何构建与男性的关系的。

如果要训练自己确定潜在意义的能力，就要和来访者进行交谈，或者与一个扮演来访者的人交谈，注意他／她所说的关键词——尤其是那些在不同情境中重复出现的词。把那些关键词作为鼓励、释义以及通过询问引出意义的基础。毫无疑问，心理咨询师要对来访者及其需要相当敏感才行。记下你在这个重要的练习中所得出的结论。你要记下意义产生的方式，因为这是基础，可以激发更多表层的行为、思想和情感。

练习3：通过询问引出意义　假设一位来访者来找你谈他／她生活中的某个重要问题（例如，离婚、死亡、退休、怀孕的女儿）。写出五个可能会引出事件意义的问题。

练习4：其他情境中的技巧练习　在和朋友的谈话中，或者在你自己的咨询会谈中,练习通过一系列问题和单词鼓励语来引出意义,然后再向对方反映意义。单词鼓励语通常会引导人们谈论有意义的问题。记录你对这个练习的价值的观察。你印象深刻的一段经历是什么?

练习 5: 洞察: 确定个体的生活目标和意义　采用资源框 11.2 的建议,逐一思考四组问题。你可以独立做这项练习,运用冥想或记日记的方法,或者与同学或朋友一起练习。给自己足够的时间来思考问题。也可以根据自己的实际情况增加问题和话题。

你从这项练习中是否了解到你自己的生活和愿望?

练习 6: 释义 / 重构的个人练习　释义为来访者审视生活事件提供了备选的参考框架或者视角。在接下来的例子中,你要做出贯注反应(询问、情感反映,等等),然后写下你的释义。还要检查你的释义是否正确。

练习 6a

"我第三次申请升职失败了。我们公司因为受到性别歧视的诘责而每次都让女性抢走了我的升职机会。我知道这根本不是我的问题,但是我觉得不公平。"

倾听反应＿＿＿＿＿＿＿＿＿＿＿＿＿＿＿＿＿＿＿＿＿＿＿＿＿＿＿

从心理动力学的角度进行释义/重构(即释义当前行为与过去经验之间的关系)

＿＿＿＿＿＿＿＿＿＿＿＿＿＿＿＿＿＿＿＿＿＿＿＿＿＿＿＿＿＿＿＿＿＿＿

从性别角度进行释义/重构＿＿＿＿＿＿＿＿＿＿＿＿＿＿＿＿＿＿＿＿

从你自己的角度结合来访者的实际情况进行释义/重构＿＿＿＿＿＿＿

练习 6b

"我最近想要尝试大麻。是的,我才 13 岁,但已经很有经验了。我的父母对此很反对。但我不明白他们为什么要这样。我的朋友们都这样干,而且也还不错。"

倾听反应＿＿＿＿＿＿＿＿＿＿＿＿＿＿＿＿＿＿＿＿＿＿＿＿＿＿＿＿＿

从保守的立场进行重构＿＿＿＿＿＿＿＿＿＿＿＿＿＿＿＿＿＿＿＿＿＿

从偶尔使用的角度进行释义/重构＿＿＿＿＿＿＿＿＿＿＿＿＿＿＿＿

从你自己的经验角度进行释义＿＿＿＿＿＿＿＿＿＿＿＿＿＿＿＿＿＿＿

上述的释义和重构案例展示了心理咨询师在咨询过程中可能遇到的意义表征和价值冲突问题。这些案例中有哪些价值冲突? 对于这些问题,你的个人态度如何? 最后,你如何看待来访者对自己的行为负责的重要性? 如果是你面临这些情况,你会怎么做?

团体实践

这里提供了三个团体练习。第一个练习旨在练习引出与反映意义的技巧,第二个练习重在锻炼意义治疗中可能会用到的减少反映的技巧,第三个练习旨在练习释义／重构。

练习 7:关于引出与反映意义的系统性团体实践

第一步:分组。

第二步:选一位组长。

第三步:第一阶段练习中的角色安排。

▲ 来访者

▲ 心理咨询师

▲ 观察者 1 负责观察来访者的描述词和关键性的重复词语,填写"反馈表:反映意义"(资源框 11.4)

观察者 2 负责记录心理咨询师的行为,同样使用反馈表。

第四步:制订计划。要想很好地练习这一技能,在这一阶段开始前最好让来访者补齐下列句型模板(选择一句)。而后,心理咨询师就可以开始咨询,探索来访者句子补完背后的态度、价值观以及意义。

"我对精神性的看法是……"

"我认为搬家对我来说……"

"我生命中最重要的一件事是……"

"我想离开我的家庭……"

"我的生活重心是……"

"我对于离婚、堕胎、同性婚姻的观点是……"

还有一些替代话题,如"我最好的朋友""让我感到非常生气(或者开心)的人"和"让我感到舒服和开心的地方"。重申一次,决策冲突或者与他人之间的冲突都是不错的话题。

要为能力实践设定目标。在本练习中,心理咨询师的任务是从来访者的句子补完中引出意义,帮助他们发现隐藏的意义和价值。咨询师应该从来访者的谈话中寻找关键词并在询问、鼓励和反映过程中运用这些关键词。从这些例句中引出意义需要使用以下这些有用的微技巧:

1. 开放式问题,如"你能说得更详细一些吗?""这对你来说意味着什么?"或者"你如何理解它?"

2. 聚焦关键词的鼓励语和情感,可以帮助来访者继续陈述。

3. 情感反映,可以确保你始终与来访者有情感互动。

4. 与意义密切相关的问题。

5. 将事件的意义反映给来访者,使用本章所列的框架。

心理咨询师在咨询过程中完全可以将这些问题放在手边,以便随时参看。

资源框 11.4 反馈表:反映意义

_____(日期)

_____   _____
(心理咨询师姓名)   (填表人姓名)

说明 观察者1填写本表的第一部分,特别注意记录来访者谈话内容中与意义有关的描述性词语和经常重复的词语。在第二部分,观察者2记录心理咨询师运用意义反映的情况,特别注意那些引出意义问题的询问。

第一部分:来访者观察

关键词/短语

会谈中的主要意义问题是什么?

第二部分:心理咨询师观察

列出心理咨询师的询问和意义反映,如果需要的话,可以在另一张纸上续写。

1. _____

2. _____

3. _____

4. _____

5. _____

6. _____

评估使用意义反映技巧的有效性

检查能力文件夹中的基本和主动掌握能力,并计划你的咨询谈话过程以实现特定目标。

观察者应格外仔细地学习反馈表。

第五步：运用这一技巧进行一个为期 5 分钟的练习。

第六步：回顾练习过程并提供 10 分钟的反馈。这是微督导的阶段，包括关于治疗过程中价值问题的小组讨论。此时要用到反馈表。在这一过程中，你可能只顾着说话而忘了给心理咨询师做反馈。要在这一阶段开始之前填完反馈表。要特别注意技巧掌握水平的达成程度。来访者在此阶段需要填写第 1 章中的"来访者反馈表"。

第七步：转换角色。记得保证角色扮演时间的对等性。

一般性提示。引出与反映意义可以从许多理论视角进行操作。一个有效的办法是观察是否可以从心理咨询师的谈话中看出内隐或者外显的理论。

练习 8：洞察练习　与另一人做洞察练习，仔细地练习每一步。记住瓦尔的话，牢记应该如何倾听：

倾听。倾听，要带着目的，带着关爱，带着"心灵之耳"。倾听不仅要运用我们的理解力，也要带着我们的情感、情绪、想象以及我们自己。（de Waal，1997，Preface）

与来访者分享这些问题列表。问问志愿者们这张列表有没有需要补充的地方。让来访者提出一些他们希望讨论的问题。运用所有的倾听技巧去帮助来访者寻找方向和意义。慢慢来！

你和来访者要学习些什么？

练习 9：释义/重构练习

第一步到第三步：见练习 7。运用反馈表：释义/重构（资源框 11.5）。

第四步：制订计划。在练习释义/重构的时候，要让来访者思考并描述当下令其沮丧和烦恼的事情。这里有一些可选话题，如"不得不搬到另一个学生宿舍""室友有不同的宗教信仰""尝试养成更健康的饮食习惯""上一门有挑战性的课程""发现你有拖延倾向"。

要为练习设立目标。心理咨询师首先要做的是聆听来访者的陈述并了解他/她如何认知其所遇到的问题。其次，心理咨询师要根据来访者的陈述提供一个不同的意义陈述和释义；心理咨询师既可以根据自己的经验也可以根据不同的理论视角来进行意义反映和释义。心理咨询师也可以将若干关键观点联系起来（参见本章案例）。

释义或者重构的价值取决于来访者对它的反应。运用第 10 章的来访者转变量表来评估来访者对重构的反应。观察者在练习之前应学习反馈表。

第五步：运用这一技巧进行一个为期 5 分钟的练习。

第六步：回顾练习过程并提供 10 分钟的反馈。包括就咨询过程中重构所起作用的小组讨论。记得要用反馈表，并特别注意技巧掌握水平的达成程度。来访者在此阶段需要填写第 1 章中的"来访者反馈表"(参见第 28 页)。

第七步：转换角色。记得保证角色扮演时间的对等性。

资源框 11.5　反馈表：释义/重构

＿＿＿＿＿＿＿＿＿＿(日期)

＿＿＿＿＿＿＿＿＿＿＿＿　　　　　　　　　　＿＿＿＿＿＿＿＿＿＿＿＿

(心理咨询师姓名)　　　　　　　　　　　　　　(填表人姓名)

说明　观察者 1 填写第 10 章中的来访者转变量表。观察者 2 填写以下条目。

---

1. 心理咨询师是否运用了基本的倾听技巧来提炼和厘清来访者的陈述或者问题？效果如何？

2. 就心理咨询师的释义/重构技巧使用情况向其提供非价值判断的、基于事实的具体反馈。

3. 心理咨询师是否检查了来访者对干预的反应？来访者是否在来访者转变量表上取得了改变？

一般性提示。心理咨询师主要根据他们自己的参考框架来运用释义/重构技巧。他们的目标是帮助来访者从一个新的角度来修正或者审视其面临的问题。要想达到这一目的，心理咨询师要在给出自己的释义或者重构之前仔细地倾听，要尊重来访者的观点，而后再给来访者提供新的视角和思考方法。

能力文件夹

当你完成这个能力列表时,思考一下如何将那些与意义反映有关的思想纳入自己的能力文件夹中。

根据下面这张表来评估你目前的掌握水平。当你审视下列问题时,问问你自己,"我是否做到了?"勾出你目前能够做到的方面。那些没有被勾选的能力作为未来的努力目标。不要期望学习完这本书就可以在每个方面都获得理想的能力。但是,不断地重复练习会提高你的能力。

水平 1：识别与分类。能够将意义反映与释义／重构与相关联的释义及情感反映概念区分开来。找到能够促使来访者谈论意义的询问方式。向来访者提供新的视角以帮助他们通过释义／重构来思考问题。

- ❏ 识别和区分各种技巧。
- ❏ 确定并写下有助于引出意义的问题。
- ❏ 注意并记录能够反映意义的关键词语。

水平 2：基本能力。要展示引出和反映意义以及释义／重构的技巧。也要具备减少反映的基本能力。

- ❏ 在角色扮演中引出和反映意义。
- ❏ 审视自己并洞察自己的生活方向。
- ❏ 在角色扮演会谈中运用减少反映和态度转变技巧。
- ❏ 运用释义／重构。

水平 3：计划的能力。能够运用一系列问题和鼓励语启发对意义问题的讨论,并且能够准确地反映意义。使用来访者的主要词语和构想而不是你自己的词语(释义)来确定意义。不要去释义,而是帮助来访者对其经验进行释义。

- ❏ 通过释义／重构,你能向来访者提供新的视角。
- ❏ 运用问题和鼓励语引出意义问题。
- ❏ 当你在反映意义时,使用来访者的主要词语和构想而不是你自己的。
- ❏ 以这样的方式反映意义：让来访者在深层次上探索意义和价值问题。
- ❏ 在咨询过程中,能够根据谈话的需要将焦点由意义转向情感(通过意义反映或者情感导向的询问)或者内容(通过释义或者内容导向的询问)。
- ❏ 帮助来访者洞察他们的生活目标和意义。
- ❏ 当一个人过度关注一件事或者一个人的消极意义时,你能够从那件事或那个人身上找到积极的意义,通过聚焦积极意义来促使来访者减少过度反映。
- ❏ 向来访者提供思考问题的合适的新方式,帮助他们形成新的行为、思考和情感。

❑ 基于你自己的知识,通过释义/重构提供新的视角,帮助来访者运用这些方法优化他们自己对所面临问题的思维模式。

❑ 运用不同的理论视角来组织你的重构。

水平 4: 传授能力

❑ 教会来访者如何审视自己的意义系统。

❑ 帮助他人理解和运用洞察询问策略。

❑ 教会他人意义反映技巧。

❑ 教会来访者如何从新的角度解释他们自己的经验,并从多个角度思考自己的过往经历。

❑ 教会他人释义/重构技巧。

▶ 确定你自己的风格和理论：对意义反映和释义/重构的批判性自我反思

意义是心理咨询和治疗中的核心问题。释义可以看作是达成同样目的替代方法,只不过更多地包含了心理咨询师的作用。本章中的哪些知识点让你印象深刻?哪些观点会作为你接下来学习或者工作的指导? 你对于多元文化以及这种技巧的观点是怎样的? 本章中的哪些其他知识点对你来说也是非常重要的? 你会如何运用本章中的知识点来构建自己的风格和理论? 你能找到新的意义并且重新释义/重构自己的生活经验吗? 特别是,你对于洞察及其与你自己生活的联系有着怎样的理解?

▶ 关于查莉丝,我们的观点

引出与反映意义都属于技巧和策略。作为技巧,它们都比较直接。要想引出意义,我们需要问查莉丝一些基本的问题:"心脏病发作对你现在、过去以及将来的生活意味着什么?"在这一案例中,下列询问可以用来处理意义问题的一般情形:

"你的工作最让你满意的方面有哪些?"

"你现在的生活失去了哪些东西?"

"你认为一生中什么最重要?"

"这次突发心脏病对你和你未来的生活意味着什么?"

"在未来的生活中,什么东西对你来说最重要?"

"你如此努力工作的目的是什么？"

"你说过你想知道上帝通过这次突发心脏病来告诉你些什么。你能否分享一下你的想法？"

"当你离开这个世界时，你会留下什么礼物吗？"

像这样的问题并不会引发具体的行为描述。它们通常能够引起情绪，也会引起特定的思考或者认知。实际上，当来访者探索意义问题时，治疗过程几乎不可避免地会变得不太准确。这也许是因为我们正纠结于如何定义一个难以定义的问题。

作为我们工作的一部分，我们会问查莉丝是否愿意通过洞察过程细致地审视一下自己的生活。这是本章花费较多笔墨探讨的针对意义和目标的系统性方法。如果她愿意，我们就会分享我们在此列出的一些重要的问题，以促使她思考。此外，我们也会让她思考一些对她来说非常重要的问题，我们会特别注重帮助她洞察自己生活、工作、目标、任务的意义。

意义反映这一技巧看起来非常类似于情感反映或者释义，但是意义、感觉、更深层的理解、目标、前景这些关键词或者其他相关概念会被内隐或者外显地呈现出来。"查莉丝，我感觉心脏病发作影响了你对生命的基本理解。是这样吗？如果是的话，我们就继续深入下去。"

可以看到，我们将引出和反映意义视作引导来访者探索问题的开始，而不是对于生命可能性的更深层次的理解。然而，有效的意义探索会成为一个主要的策略。在这一策略中，你可以引导出来访者的故事、过去、现在和未来。你要运用倾听、聚焦和面质技巧去帮助来访者进行自我审视。但是焦点始终要放在引导来访者发现生活的意义和目的上。

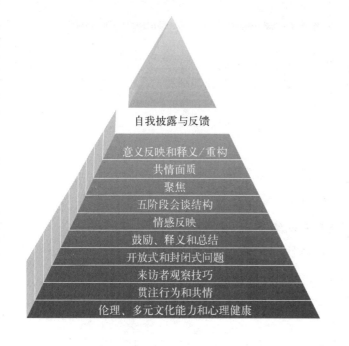

第 12 章

自我披露与反馈：咨询与心理治疗中的即时性与诚挚性

在我向你敞开心扉（自我披露）之前，我要知道你的来历……也就是说，来自不同文化背景的来访者在心理咨询师首先进行自我披露之前是不会主动敞开心扉（自我披露）的。因此，在面对少数族裔来访者的咨询过程中，心理治疗师主动表达自身想法和感受会使其更容易被来访者所接受。

——德拉德·温·苏和斯坦利·苏

本章任务

如果谨慎且恰到好处，运用这两项技巧可以为咨询带来即时的效果。当心理咨询师分享自己的经验给来访者，或者根据自己的经验对来访者的陈述进行一些简短点评时，来访者会注意聆听。心理咨询师依据其对来访者的行为、思考以及情感所做的反馈对来访者来说非常有帮助。但是，对这两项技巧的使用仍然有争议，因为心理咨询师有可能运用不当。

本章目的和能力目标

对自我披露和反馈技巧的意识、知识和技能让心理咨询师能够：

▲ 恰当使用自我披露技巧，这样可以建立起一种平等感，增强来访者对心理咨询师的信任感和开放性。披露可以涉及即时感受、咨询师的既往经历、思考和情感。

▲ 对来访者在咨询过程中的体验、其对于所面临的问题的认知加工、他人对来访者的看法以及咨询师所观察到的来访者的想法、情感和行为等做出准确的反馈。

▲ 带着一种个人的真挚和适宜的权威来运用这一技巧。

▲ 有效地运用即时性的共情特点。

▶ 定义自我披露

我们每个人都受到社会文化的影响；因此，前文所引述的话适用于所有的来访者。因为通常来讲，信任和开放性对于咨访关系的建立非常重要，所以许多高效的心理咨询师和治疗师会让来访者向他们询问一些个人问题，并且鼓励来访者在咨询过程开始阶段就进行这样的询问。我们这里所谈论的是关于即时性的一些具体操作细节。这些操作可以帮助心理咨询师在来访者询问私人问题的时候做出良好的应对。在咨询过程中，心理咨询师处于有权威、有影响力的地位，因此来访者可能会对咨询师的话语做出过度反应。此时，咨询师对于来访者的敏感性和密切注意就非常关键。

咨询师必须与来访者分享自己的个人观察、经历和想法吗？咨询师的自我披露问题一直是一个有争议的话题。一些理论家和临床医师反对咨询师与来访者分享其个人经验。他们认为咨询师应该与来访者保持一个有距离的、客观的关系。然而，有着人本主义取向的咨询师以及女权主义咨询师会强调合理的自我披露的价值。多元文化理论认为早期的自我披露对于建立长期的信任关系至关重要。这一观点特别适用于咨询师与来访者之间存在巨大背景差异的情况。例如，年轻的咨询师在给年长的来访者做咨询时就需要在一开始与来访者探讨这一问题。而且，有研究显示，来访者报告称咨询师的自我披露降低了自身症状强度，并且也更喜欢这样的咨询师（Barrett & Berman, 2011）。

以下是关于自我披露的简单定义以及咨询师使用这一技巧的预期结果。

自我披露的概念引发了一个重要的问题，即当心理咨询师未曾经历来访者的经历时，是否能够为来访者提供有效的咨询？许多酒精成瘾者认为非酒精成瘾者无法真正理解他们。有严重生育问题的来访者通常会认为那些没有同样经历的人没有办法真正理解自己。

自　我　披　露	预　期　结　果
心理咨询师向来访者分享自己的既往个人经历、此时此刻对于来访者的观察或者情感或者对于未来的想法。自我披露通常以"我"开始。对于来访者的即时情感可能会对来访者产生重大影响,因而需要谨慎使用。	对自我披露技巧的合理使用可以鼓励来访者做更深入的自我披露,并且可以建立更平等的咨访关系。来访者会在咨询过程中感到非常舒服并且能够根据咨询师的自我披露找到应对当前问题的解决方法。

设想一下,你要帮助一位年长的来访者应对离婚事件,这可是一段长达 35 年的婚姻关系。你们俩的经历相差巨大,因此你很难对来访者做到真正的共情。而且,这位年长的来访者也很难对你报以信任。公开谈论这一背景差异问题对你自己做一些自我披露会非常有帮助。因此,当你无法与来访者共享经历时,对自己的真实背景做一些自我披露会很有用。

当心理咨询师为酒精成瘾者或者药物滥用者提供咨询而自身又没有类似经历时,也会遇到同样的问题。男性和女性在遇到不同性别的特定问题时也会感到尴尬。如果心理咨询师与来访者在 RESPECTFUL 模型中的任何一个维度上存在明显的差异,那么咨询师就应该与来访者讨论这样的差异。

随着咨询进程的展开,自我披露会鼓励来访者与咨询师进行交流,建立起二者之间的信任和平等关系。然而,不是每个人都同意这是一项有效的咨询技术。一些专业人士指出,心理咨询师有可能会在咨询过程中过度主导谈话或者因为过早地鼓励来访者披露自己而涉嫌滥用来访者权利;他们也指出心理咨询和治疗完全可以在不使用自我披露的情况下顺利进行。

自 我 披 露 的 风 险

尽管自我披露有不少好处,但我们也应考虑使用这一技巧所可能带来的风险。第一个需要考虑的风险是**反移情**(countertransference),即心理咨询师表现出不明智地有意识或者无意识地与来访者的问题产生纠缠,从而违背了咨访双方之间明确界线。咨询师被压抑的或者甚至是无意识的情感可能会通过认同来访者的情绪、经历或者所面临的问题而重新回到意识层面。来访者的问题可能让咨询师想到自己的问题,从而将关注点从来访者身上移开而开始过多地谈论自己。自我披露应尽可能言简意赅。共情式的理解要求咨询师将自己与来访者的情绪和认知问题保持距离,但同时又能够做到设身处地地理解来访者。

另一种纠缠与反移情使心理咨询师的自我披露与来访者所关注的问题相去甚远。例如,来访者正在谈论其对于课堂口头报告的焦虑。而咨询师可能一开始就大谈了一通他/她自己最近所经历的在专业小组或者大众讲堂做口头报告时的焦虑。记住，要让你的自我披露紧扣主题且恰到好处。

不合时宜及过度的自我披露会导致心理咨询师的关注点产生偏移，破坏心理咨询师与来访者之间的界线，最终导致对来访者利益的伤害甚至违背伦理道德。

自我披露的技巧

以下是自我披露的五个主要方面：

1. 倾听。像所有的影响技巧一样，首先要对来访者的陈述加以仔细的贯注，而后评估你所要做的自我披露的合适与否。要确保自我披露与来访者的问题紧密相关。

2. 言简意赅的自我披露。保持对来访者的问题的聚焦(例如，"这与你的问题相关吗?")，同时要注意来访者对心理咨询师的自我披露做何反应。

3. 以"我"为主语进行陈述。通常，自我披露要以"我"或者其他一些表示自我参照的词语为主语来进行陈述。

4. 简洁地描述和分享自己的想法、情感或者行为。"我可以想象你到底有多痛苦。""我非常高兴你能分享这段了不起的经历——这是一个真正意义上的改变!""我自己的离婚经历也非常痛苦。""我也是在一个酗酒家庭中长大的，所以我能理解你的一些困惑。"

5. 共情要真诚，反应要及时，时态要适宜。你的自我披露是真实的吗? 不要杜撰故事。最有效的自我披露通常是当下的，即时的。("这会儿我能感受到。""此刻我替你感到难受。")但是，时态的变化可以用于加强或者弱化自我披露的力度。

▶ 共情性的自我披露

你能够对来访者做出即时的反应吗? 在实际咨询中，你做到这一点了吗? 你的自我披露能够做到没有侵犯性且确实对来访者有意义吗? 对来访者做自我披露是一项复杂的任务，包括以下几方面的注意点。

诚挚性

为了显示自己的诚挚，心理咨询师必须真正地、诚实地拥有自己所分享的情感、想法或者经历。其次，自我披露对于来访者必须是真诚的、合适的。例如，如果你所接待的来访者成长于酗酒家庭并且你也拥有同样的经历，那么此时简短地分享你自已的故事是很有帮助的。当然,讲述自己故事的风险在于你可能会花费太多的时间在讲述自己的事情上从而忽略了来访者。资源框 12.1 所归纳的"1-2-3"影响技巧在这点上非常有帮助。

即 时 性

接下来的例子展示了使用"此时此刻"技巧是如何为咨询过程带来即时性的。该技巧可以与表示过去时的"那时"以及表示将来时的"而后"做比较。但是记住,所有的三种方法都是有效的——我们需要知道一些过去的事情,同时也需要预测将来的事情。

麦迪逊:我对那些位高权重的人对待我的方式感到非常愤怒。

心理咨询师:(现在时)你现在正处于非常愤怒的状态。我认为你最终能够认识到你的情绪状态这点非常好。

资源框 12.1　倾听、影响和观察来访者反应的"1-2-3"模式

1. 倾听

使用贯注、观察和倾听技巧去发现来访者认识世界的视角。通过以"我"为主语的陈述,描述来访者所述内容(释义)、情感(情感反映)和意义(意义反映)来发现来访者是如何看待、聆听、感受以及表征这个世界的。

2. 评估和影响

影响技巧最好是在你听到并且理解了来访者的陈述之后再使用。时间点很关键——来访者何时准备好聆听或者学习一种关于他们所面临的问题的新的解决办法?

如果来访者还没有准备好,那么使用任何一项影响技巧,比如反馈、逻辑结果或者指导都有可能变成对来访者的粗暴干涉。

3. 检查效果并观察来访者的反应

检查影响技巧的使用效果("你觉得怎样?"),然后仔细地倾听并观察。如果来访者的言语或者非言语行为表现出不一致或者冲突,请重新使用倾听技巧。影响技巧有可能会让你"远离"来访者。

心理咨询师:(过去时)我过去有着与你一样的经历。回想起来,我记得我当时只是坐在那里,脑子里想着这个问题。

心理咨询师:(将来时)对于情绪的注意能够帮助我们对未来做好准备。我知道这样做会有用的。

当来访者说："如果你在我所处的情境中,你会怎样做?"时,要谨慎。来访者有时会直接问心理咨询师他们应该如何做。"你认为你会怎样做?""如果你是我,你会离开这段关系吗?""我应该留下这个小孩吗?"有效的自我披露也许是有用的,但这不是心理咨询师首先要考虑使用的。心理咨询师的任务是帮助来访者做出自己的决定。适合你的办法并不一定同样适合来访者,而且过早将你自己卷入问题当中会使来访者形成依赖并引导其走上错误的道路。注意以下改变。

麦迪逊：你认为我应该如何告诉我的上司我对他骚扰我的看法。

心理咨询师：我并不处在你的位置,而且我还没有完全了解你的上司以及你的工作内容。首先,我们是否可以仔细地了解一下你们的关系?(过去时)

心理咨询师：(如果你感到被迫需要分享你的想法而你其实并不想这么做时,就简短地做出评论并且问问来访者对此的看法。)我看出来你现在非常愤怒,麦迪逊(此时此刻,现在时)。我自己的观点是要告诉你的上司他究竟在干什么。他也许还没有意识到他的行为对于你的影响。但我不是你。他也不知道你的看法。那么如果你告诉他你的想法,结果会怎样呢?

心理咨询师：(在分析得到更多的关于这段关系的信息之后)从我刚才听你说的来看,找个合适的时间点说出你的看法是可行的。我认为可以直接向他提出来,而且我很赞同你的想法。你觉得如何?(用将来时将此时此刻的问题推移到所预想的状态)

及 时 性

如果来访者很平静地做陈述,那么心理咨询师就不需要进行自我披露。但是,如果来访者想要谈论某个话题但又有些困难,那么心理咨询师做一些略带引导性质的自我披露是很有帮助的。过于深入和卷入的自我披露可能会吓到来访者或者疏远咨询师与来访者的心理距离。

文 化 启 示

心理咨询师不可能经历来访者所报告的所有事情。在咨询过程中的合适的时间点,比如,当一位男性咨询师为一位女性来访者提供咨询服务时,他可以这样说："男人不可能理解女人的所有事务。你所谈的事情很显然与性别有关。我会尽力帮助你,如果我误解了什么,请及时告诉我。你有什么问题要问我吗?"如果你是白人或者非洲裔美国人,当你为来自其他种族的来访者提供咨询时,在咨询开始的时候就文化差异问题做出坦诚的披露会对建立咨访间的信任关系非常有用(见资源框 12.2)。

什么时候可以使用自我披露？

张伟俊

我的好朋友卡萝尔是欧洲裔美国人。她有着丰富的为少数族裔来访者提供咨询服务的经验。她曾经告诉我，她问这些少数族裔来访者的第一个问题是："你有什么问题要问我吗？"而这经常会导致她做出大量的自我披露。她不仅回答其对于种族歧视、性别歧视以及宗教态度等问题，还会回答关于她自己的身体健康和家庭关系方面的问题。在刚开始的咨询过程中，她有将近一半的时间在进行自我披露。

"但是做这么多的自我披露是否合适呢？"当我讲述卡萝尔的经历时，一名同学问道。

"当然。"我回答道。我知道许多少数族裔来访者在来咨询的时候都是抱着怀疑态度的。他们倾向于将咨询师看作是密探，并且怀疑咨询师是否真的会帮助他们。有些人甚至担心他们披露的信息可能会被用来反过来攻击他们自己。他们经常会在心里质疑咨询师："你来自哪里？""为什么你和我所遇到的那些种族主义者不同？"以及"你是否真的理解在社会中作为一个少数族裔个体到底意味着什么？"如果你想一想种族歧视有多普遍，你可能就会理解这些问题的合理性。除非你能够就这些问题给予来访者满意的回答（这需要咨询师做大量的自我披露），否则你就很难期望他们能够信任你，并且能够自愿地表达自己。

一些少数族裔来访者所秉持的文化价值观也需要通过咨询师的自我披露才能挖掘出来。例如，亚洲人的一个悠久传统是不向"陌生人"或者"外人"透露自己和家庭的问题，以免"丢面子"。因此，相对于欧洲裔美国人来说，亚洲人很少在公共场合展示自己，尤其是自己的内心世界。主流的心理咨询师会把披露过程中的开放性看作是评价个体心理健康的标准，认为那些没有表现出这些品质的人具有"防御性"，是"消极的"或者"偏执狂"。但是，传统的亚洲人认为，对陌生人自我披露得越多，就越表示你是一个不成熟、不明智的人。我知道很多拉丁美洲人和美国原住民也是这样认为的。

由于咨询进程会因为咨询师与来访者在一些细节经历上存在的差异而无法顺利进行，那么对于不习惯做自我披露的来访者，咨询师应该怎么做？我发现最有效的办法不是说教或者询问，而是成为来访者的榜样。咨询师的自我披露会引发来访者的自我披露。我们没法期望来访者可以做到连我们自己都做不到的事情，对吗？

根据多数咨询教材的指导,心理咨询师做过多的自我披露是不专业的。但是,如果我们真正了解了少数族裔来访者的不同观点,那么一些非主流的方法也是需要的。

刚才对于这样的方法提出疑问的那位同学笑着问我:"为什么你对这个话题如此了解?"我说:"可能因为我不仅仅学习教科书里的东西,而主要是从我既作为一名心理咨询师,同时作为一名少数族裔个体的经历中学到的。"

当咨询师与来访者之间存在较大的文化背景差异时,咨询师在做自我披露之前需要谨慎思考,而且自己首先要适应这一差异。开放式讨论和适当的自我披露是必要的。对文化差异的坦诚有助于建立咨访信任关系。许多酒精成瘾者会怀疑那些非酒精成瘾者究竟能不能理解他们所遇到的问题。身患癌症或者心脏病的来访者会认为他人如果不经历同样的遭遇是不可能真正地理解他们的。另一方面,如果咨询师也曾经历酗酒的痛苦,那么简短地介绍一下自己的故事是非常有帮助的。通常可以这样说:"如果你愿意的话你随时可以问我一些问题。"务必注意让你自己的回答简洁明了! 请确保你所做的或者不愿做的都是基于你真实的经验和感受,同时也要确保你的自我披露对来访者来说是合理且舒服的。

资源框 12.3 所列的自我披露研究介绍了如何正确使用自我披露技巧。

资源框 12.3　可供参考的研究及相关证据

自 我 披 露

汉瑞蒂和莱维特(Henretty & Levitt, 2010)回顾了两百余篇文献,发现有超过 90％的心理咨询师和治疗师向来访者做自我披露,并且越是有经验的咨询师越倾向于做自我披露。以下所列的是该研究的另一些重要发现,即关于所谓的"治疗性自我披露"(TSD)。请记住,这些研究所探讨的是一般情形,而具体到每一个咨询服务,咨询师和来访者在对于 TSD 的理解和使用上都是独一无二的。

理论取向

◆ 不同理论侧重点不同,但它们之间的区别并没有我们想象的那么大。

◆ 心理动力学和精神分析取向的治疗师倾向于不使用 TSD。

多样性

◆ 非洲裔咨询师有进行自我披露的倾向,尤其是当来访者与心理咨询师不是同一种族时。他们也是最推崇自我披露的。

◆　拉美裔倾向于不使用自我披露,但是白人来访者对自我披露比较接受和感兴趣。

◆　在性的问题上,男性来访者比女性来访者更支持 TSD。

专业性、信任和魅力

◆　使用 TSD 的咨询师更容易被视作专业、值得信赖以及有魅力(人际影响的关键点)。

◆　在团体咨询中,咨询师对于 TSD 的使用会使男性倾向于自我披露;使用 TSD 并不会让女性更容易做自我披露。

◆　情感方面的自我披露被认为比分享事情更有效。

共情维度

◆　令人惊奇的是,TSD 并不会导致更高的共情、积极关注、一致性。

对于咨询成功的影响

◆　来访者更倾向于对自己做自我披露,但是不同的理论取向对于 TSD 有效性的预测能力各有不同。

◆　当使用 TSD 时,来访者更容易再次回来做咨询。

◆　来访者更喜欢使用 TSD 的心理咨询师。

◆　TSD 导致来访者做出更积极的反应。

总结来讲,自我披露是一项具有潜在价值的技巧,但这一技巧的使用必须合理和及时,既要考虑即时的情况,也要考虑来访者长远的需要。

▶ 定义反馈

像别人那样看待我们自己,

像别人那样倾听我们自己,

像我们触碰别人那样接受别人的触碰……

这些就是有效反馈的目标。

——艾伦·艾维

当你能够像接下来所描述的那样进行有效的反馈,你就可以预测来访者的反应。

反　　馈	预 期 结 果
向来访者呈现清晰的、非判断性的信息,让他们了解心理咨询师如何看待他们的思考、情感或者行为,以及其他人是如何看待他们以及他们的表现。	来访者会基于咨询师的反馈来提升或者改变他们的想法、情感以及行为。

知道他人如何看待我们自己是个体改变的重要维度，而且如果来访者认可反馈的话，这也是最有效的。如果咨询师与来访者建立起了良好的互信关系，那么反馈将成为一项重要的影响技巧。以下的反馈技巧指导非常重要：

1. 来访者接收反馈应该受到控制。首先要决定来访者是否准备好接收反馈。如果来访者要求反馈的话，那么使用反馈就会有效。（倾听—提供反馈—检查）

2. 当心理咨询师聚焦于力量并且/或者来访者可以为之行动的事情上时，反馈会产生最好的效果。对积极品质给予反馈并基于力量会使反馈具有更好的效果。矫正式的反馈聚焦于来访者能够提升其思考、情感以及行为的方面。矫正式反馈要基于来访者可以改变的事情，或者来访者需要承认并接受某件事情是无法改变的情境。

3. 反馈要具体而详细。"你与克里斯最近发生过两次争吵，让你很烦恼。我听到你说，你在每次的争吵中都很快放弃了。你看起来有认输的倾向，即便你有机会说出你的想法。你怎么看待这件事？"要避免抽象和概括性的话语，比如"这看起来太像你了。""如果你能不那么想/做就会好一些。"

4. 最好的反馈是共情性的、非判断性的、互动式的。共情的核心维度是以一种非判断性的方式与来访者进行交流。要紧扣事实和细节。事实通常不会产生敌意，但判断则不一定。要通过你的声音音质和肢体语言来显示你的非判断性态度。"我看到你非常努力地做着尝试。你真的很希望去接受克里斯的行为方式并且学着与你无法改变的事物共处。这听起来如何？"——而不是"你太容易放弃了，你要更强硬一点。"或者非常普通的一句话"这很好。"

5. 反馈要言简意赅。不要对来访者施加压力；简短地进行矫正性反馈。大多数人只能一次改变一件事情。选择一两件事情做反馈，将其余问题留到下次再说。

6. 检查来访者对反馈的理解情况。检查时要注意来访者的反应。他们的反应可以表明你的反馈有没有被接收以及有没有起作用。"你觉得我说的对吗？""你会怎么做？""我的反馈对你来说意味着什么？"

正面反馈（positive feedback）被形容为"冠军的早餐"。正面而具体的反馈可以帮助来访者重述他们的问题和疑惑。只要有可能，就要发现来访者的正确方面。即便要给予来访者挑战性反馈，心理咨询师也要尝试反馈一些来访者的优点。要帮助来访者发现自己的弱点、优点以及有用的资源。

矫正性反馈（corrective feedback）是介于消极反馈和对未来的正面建议之间的有意识的平衡状态。当来访者需要认真地审视自己的时候，矫正性反馈需要聚焦于来访者做错的事情或者将来可能伤害到他们的事情。管理机构、矫正机构以及学校和大学通常要求咨询师以惩罚或者惩戒的形式向来访者提供矫正性反馈。当必须给出矫正性反馈时，咨询师要注意自己的语音语调，让自己的肢体语言不具有判断性，并且要基于事实，即便事实可能让人感到痛苦。**表扬和支持性语言**（praise and supportive statements）（"你能做到，而且我会支持你。"）传递了你对来访者的正面态度，即便你要对来访者做负面反馈。

负面反馈（negative feedback）在当来访者不想听取矫正性反馈的时候有必要做出。例如，在施虐欺凌、药物滥用等案例中，对于害人害己的行为以及犯罪行为，负面反馈——包括来访者可能引起的负面结果——是必要且有益的。心理咨询师在这样的情境下有必要采取行动，但是要听取来访者的想法，即便来访者是作恶者。

模糊的、价值判断的、负面反馈	麦迪逊，我真的不认为你现在对待你老板的方式是对的。你倾向于听任事情的发展。
具体的、非价值判断的、正面反馈	麦迪逊，你能做到这一点；我看到了你在其他情境中能够做到这一点。坚持己见的能力很重要。我能建议一些需要特别注意的事项吗？它们可以帮助你在再次面对这些问题的时候能够从容应对。
矫正性反馈	你所做的事情在方向上是正确的。如果我们设定一个角色扮演游戏来练习发现新的行为方式，你还能做得更好。在这个游戏中，我可以提供更多的建议来帮助你改变行为。（见第 13 章，关于咨询过程中的角色扮演技巧。）

记住你自己关于反馈的正面和负面经历。这些反馈可能来自朋友、家人、老师或者上司。对于有效和无效的反馈，你会注意些什么？现在你已经读完了这一部分，当给予反馈的时候，你会在哪些方面做得好一些，又会避免做什么？

▶ 咨询示例：我该如何应对困难情境？

以下是麦迪逊所接受的另一段咨询片段的后半部分记录。其中，心理咨询师奥纳乌米使用了自我披露和反馈技巧。麦迪逊正在诉说她所遭遇的上司对她进行骚扰的烦恼。

心理咨询师和来访者的对话	过程评论
1. 奥纳乌米：麦迪逊,正如在过去的几次的谈话中你给我的印象,你非常有能力且对自己非常确信。现在,你的上司,杰克逊,对你进行骚扰,而你担心你的工作会受到影响,你现在还是为此感到愤怒。你的愤怒很有意义。	此处,奥纳乌米以关于麦迪逊能力的简短反馈开始了咨询谈话,继而比较了她的能力和当前的恐惧愤怒状态。这里显示两个主要的矛盾之处：(1) 过去所显示的内在能力和现在的恐惧和无助;(2) 和上司的冲突,包括她现在的沉默和保住自己工作的需要。奥纳乌米对麦迪逊愤怒的效果也提供了反馈,但对她的恐惧则不太关注。(加强)
2. 麦迪逊：对,我做了什么？我能做什么？	正如麦迪逊之前所说的,很显然,她正在从来访者转变量表的水平 1 迈向水平 2。有时她会否认发生了什么,但随后又能部分地审视所发生的事情。最后,她迈向了水平 3,显示出她意识到了所发生的事情。
3. 奥纳乌米：你具备很强的能力而且女性经常会遇到并能够应对这方面的问题。你究竟遇到了什么问题呢？	再次针对来访者的个人力量给予反馈,但也提供了关于其他女性的反馈信息。她随后将决定抛回给了麦迪逊,既显示了尊重,也给予了潜在的许可。(加强)
4. 麦迪逊：嗯,与你交谈很有帮助。我感觉我更清楚地看到了问题所在。我认为我最终能够弄清楚这一切。我知道杰克逊满意我的工作表现。我认为我之所以能够升职是因为我良好的工作表现,而并非他看上了我。	麦迪逊受益于正面反馈并表现出对自己以及自己能力的确信。她已经转到了来访者转变量表的水平 3。
5. 奥纳乌米：所以你知道他尊重你的工作;然后我整理了一下你所说的内容,你正在与他以及整个公司合作一项重要的项目。很显然你在公司里有一定的分量。继续,我认为你已经走在正确的路上了。	释义,反馈。(加强)
6. 麦迪逊：我想知道如果我与他坐在一起并且回顾一下目前的项目状况会发生些什么。他从来没有强迫过我,也没有让我难堪过,但是总有这样的迹象存在。也许,在我们回顾完项目之后,我会说我喜欢与他一起工作,但是我觉得我们之间的关系必须保持在工作层面。我对他所说的一些话感到不舒服,但我仍然尊重他。他会介意我们的关系仅仅保持在工作上吗？	注意,来访者的这一变化并没有很快发生;麦迪逊仅仅是在此次会谈的最后 15 分钟里才表现出了这一改变。她正处于水平 3,但即将迈向水平 4。

（续表）

心理咨询师和来访者的对话	过 程 评 论
7. 奥纳乌米：嗯，如果他是一个聪明人，那么这有可能奏效。你尊重他，但仍坚持自己的立场。让我们在角色扮演中尝试你的想法。我来扮演杰克逊，你来练习你想说的话。	针对麦迪逊的想法给予其反馈，而后提供了指导，即在角色扮演中测试麦迪逊的想法（见下一章）。

随后就是角色扮演，麦迪逊清楚地概括了工作中所执行的项目以及她对于她与上司关系的感受。当她讲述这一情况的时候，她坚定地保持了她的"酷"，但仍然尊重她的上司。她对她的角色扮演感到满意。

8. 奥纳乌米：太棒了，麦迪逊。我认为你已经预先验证了你的想法的可行性。让我们拭目以待。另一方面，我想说我曾经也经历过这样的情况，而且我就像我们在角色扮演中所做的那样做了尝试。我的上司根本没听我的话，但是他的确慢慢放开我了。但是，我想知道我当时是不是显得不那么有力量。你已经准备好了你要表达的言语和行为，但是——如果这些不管用呢？	反馈之后又做了自我披露。奥纳乌米关于自己的类似经历的自我披露是正确的，但是这也可能给麦迪逊带来一些害怕的情绪。但是，这在某种意义上也是必要的，因为这可以促使麦迪逊思考自己的预备行为所可能带来的负面结果。（潜在加强）
9. 麦迪逊：哦，我知道他可能会生气，但是我很高兴你分享了你的类似经历。奥纳乌米，女性经常会遭遇这样的问题，而我们必须捍卫自己的权利。我想我的上司会接受的，而且他也许不得不接受。我们公司有过应对性骚扰方面的培训，而且公司也有关于这个问题的政策。他是有可能考虑我的反馈的。我想他可能并不知道他在做什么。	显示了更多的处于来访者转变量表水平 4 上的信息。注意反馈和自我披露让麦迪逊仍然处于决定和对未来行动的思考中。
10. 奥纳乌米：如果你的行动不起作用呢？	开放式询问，对于可能发生的事情的面质。
11. 麦迪逊：事实上，我现在已经不像之前那样害怕丢掉工作了。我想我能够挺过这一关。我必须振作起来。他需要我参与这个项目。如果我的举措不起作用，那么我会选择离开，因为我相信我可以找到其他机会。	来访者转变量表的水平 4。
12. 奥纳乌米：我很高兴你准备好了迎接挑战。我认为你有能力和智慧去做好这件事情，无论结果如何。我会拭目以待。你正在做正确的事。	自我披露和反馈。

▶ 反馈和神经科学

基于皮肤电反应和 fMRI 的脑活动反馈的放松训练、生物 / 神经反馈以及压力管理如今已经得到广泛的应用。研究显示,神经反馈对头痛、抑郁以及注意缺陷障碍有疗效。这是一种与本章之前所探讨的内容截然不同的反馈形式,但是采用电子反馈是未来心理咨询师工作的重要部分。此处列出一些例子。

生物反馈仪器可以测量生理功能,比如脑电波、肌肉运动、皮肤导电性、心率以及痛觉。心理咨询师可以使用一些仪器设备给予来访者反馈,比如肌电图(EMG)、脑电图(EEG)、心电图(ECG)。仪器的传感器被安装在身体的特定部位上,来访者要学会控制生理反应。这些策略通常可以很好地应对压力和焦虑、头痛、抑郁以及其他诸多问题。

神经反馈,也称作大脑生物反馈,是一个基于神经科学的单独模态。它可以让个体回忆、监控以及自我调节脑电波活动,以达到更好的心理状态、自我调控以及应对心理障碍。神经反馈可以用于增强正常的机体活动(如,集中注意力和提高工作表现)以及增强幸福感(达到放松状态)。通过大脑重塑,神经反馈可以用于干预脑功能失调或者心理障碍(如,注意缺陷障碍和头痛)。在许多案例中,神经反馈可以减少或者消除那些过量使用且花费巨大的药物治疗,而药物还可能带来副作用。现在已经有了对于神经反馈的认证。

有人认为,在未来的 10 年内,心理咨询师将会使用先进技术进行诊断以及治疗。功能性核磁共振成像(fMRI)和正电子断层扫描技术(PET)及相关的技术已经被广泛地应用于诊断和研究。本书已经引用了不少此类研究成果,而这些研究也提供了不少支持心理咨询和治疗的相应信息。该领域的知识将帮助咨询师不断地提升业务水平。

▶ 小结：自我披露和反馈的好处与风险

自我披露和反馈的一些关键潜在价值在于它们

◆　为来访者提供了一个可以从心理咨询师那里获取经验和知识的机会。

◆　巩固咨访关系并且鼓励来访者更开放地做自我披露。

◆　为咨询谈话带来即时性。

以下是咨询师在使用自我披露和反馈谈话技巧时需要注意的事项:

◆　要避免不恰当地使用咨询师在咨询过程中的权力。来访者倾向于相信咨询师的话,有时候太容易相信了。

◆ 让自我披露和反馈尽可能简洁并且紧扣主题。要快速地将焦点移回来访者身上。

◆ 咨询师要根据来访者的实际情况组织语言,要让自己的谈话与来访者的生活经历保持相关性。看起来与来访者相似或者相同的经历其实可能与来访者的世界观相去甚远。

◆ 咨询师要考虑自我披露和反馈技巧是否适合来访者的多元文化背景;要注意我们在第 1 章中介绍的 RESPECTFUL 模型。

你如何理解这些技巧的运用?如果你对心理咨询和治疗的人本主义形式特别感兴趣,那么你可能会经常运用这些技巧。如果你偏好认知行为疗法,你可能就不太会经常使用这些方法,但是你仍然会选择性地使用这些技巧,尤其是在咨询一开始的时候做自我披露。

▼▼▼▼	要点
来访者第一	反馈和自我披露最好是应来访者的请求而进行。当来访者询问咨询师如果其处在来访者的位置上会怎样做时,咨询师要记住自己的任务是帮助来访者自己做决定。自我披露过早会让来访者产生依赖性并可能误导来访者。坦诚地探讨多元文化差异非常重要。
"1-2-3"模式	在与来访者的交流中,首先要注意并明确来访者的参考框架,而后在运用影响技巧之前评估其反应。最后,要检查来访者对咨询师所使用的技巧的反应。
自我披露	自我披露就是咨询师向来访者透露自己的想法和情感,需要做到以下几点: 1. 使用人称代词(以"我"为主语)。 2. 使用动词来表达内容或情感("我觉得……""我认为……") 3. 使用形容词和副词来描述宾语("我很高兴你能够坚持己见……") 4. 恰当地表达自己的情感。 要想让自我披露具有最佳效果,就得真诚、及时,此外,释义要用现在时。自我披露要尽量简洁。适当的时候咨询师可以考虑分享自己的生活经历。
反馈	咨询师向来访者就咨询师或者其他人如何看待来访者给予反馈。须记住以下注意事项: 1. 来访者是第一位的。 2. 聚焦于力量。 3. 具体且详细。 4. 非价值判断性的。 5. 提供恰当的、即时的反馈。 6. 言简意赅。 7. 检查来访者对你的反馈的反应。 这些注意事项对所有影响技巧都具有指导作用。

（续表）

▼▼▼▼	要点
正面反馈	正面反馈是"冠军的早餐"。可以经常使用这一技巧；它可以平衡那些必要的但更具挑战性的矫正性反馈。
矫正性反馈	有些时候有必要使用矫正性反馈。它必须聚焦于来访者实际可以改变的事情。尽量避免批评。反馈要具体、清晰，如果可能的话，要能增强来访者的力量，使之能够产生改变。
负面反馈	在有些案例中(如，药物滥用和犯罪行为)，负面反馈——包括来访者的行动所可能带来的负面结果——是必要且有益的。咨询师有责任在这样的情况下使用这一技巧，但是要聆听来访者的观点，即便来访者是作恶者。请谨慎地使用这一技巧。

▶ 能力实践练习和能力文件夹

个人实践

我们强烈建议你对本章所介绍的这两种技巧加以练习。

练习 1：自我披露　找个同学或者朋友，征得他/她的同意，然后你们两个人互相练习这一咨询技巧。发生了什么？你发现了什么？你学到了什么？你今后还会继续学习这一技巧吗？

练习 2：反馈　同样，找个同学或者朋友，征得他/她的同意，然后你们两个人互相练习这一咨询技巧。发生了什么？你发现了什么？你学到了什么？你今后还会继续学习这一技巧吗？

团体实践

练习 3：自我披露和反馈的团体训练　影响技巧的小组训练要求对这两项技巧加以练习。我们建议采用小组训练方式。记得使用第 1 章中的"来访者反馈表"。此处也适合练习小组督导、分享和反馈技巧。

第一步：分组。

第二步：选一位组长。

第三步：为会谈实践分配角色。

▲ 来访者

▲ 心理咨询师使用倾听技巧听取来访者的故事或者问题,然后尝试一种或多种技巧,如反馈和自我披露。

▲ 观察者负责填写反馈表(资源框12.4)。

资源框12.4　反馈表：披露和反馈

_____(日期)

_____　　　　　　　　　_____
　(心理咨询师姓名)　　　　　　　　　　　　　　　(填表人姓名)

说明　两名评分者要填写完这张表并且与扮演的心理咨询师和来访者讨论他们的观察结果。

---

1. 心理咨询师是否运用了基本的倾听技巧来提炼和厘清来访者的陈述或者问题?效果如何?

2. 就心理咨询师对于特定影响技巧或者指导性策略的使用情况向其提供非价值判断的、基于事实的具体反馈。

3. 当你回顾整个咨询过程时,来访者最初处于来访者转变量表的什么位置? 最终又处于什么位置? 哪些技巧或者策略让你印象最为深刻以及最为有效?

4. 评估使用自我披露的有效性和共情水平。

　　第四步：制订计划。 使用影响技巧的时候，对于掌握程度的测试就是看来访者是否如所期待的那样做了(比如，来访者是否遵循了咨询师的指导?)或者以一种积极的方式对反馈或者自我披露做出反应。

　　小组中的一名成员可以提出其个人的问题。这个问题可以是他/她现在正接受处理的，或者角色扮演的情境，又或者是过去所经历的。心理咨询师的任务是分享自己的相关经历并提供反馈。再次强调，检查是非常重要的步骤。

　　第五步：运用这一技巧进行一个为期 5 分钟或者 15 分钟的练习。 你会发现很难频繁地使用特定的影响技巧，因为需要分散地使用贯注技巧来确保咨询进程的进行。但是，在练习过程中每个技巧还是要尝试练习至少两次。

　　第六步：回顾练习过程并提供 10～12 分钟的反馈。 要记得停止录音，以便向来访者提供足够的反馈。

　　第七步：转换角色。

能力文件夹

　　本章讲述了两项重要的人际影响技巧，自我披露和反馈，而且还涉及不少案例。如果不对这些技巧加以充分的练习，那么你是不可能掌握这些技巧的。从这一点上看，好好思考本章的要点会很有帮助。下一步你想怎么做?

　　根据下面这张表来评估你目前的掌握水平。当你审视下列问题时，问问你自己，"我是否做到了?"检查你目前能够做到的方面。那些没有通过考查的能力作为未来的努力目标。不要期望学习完这本书就可以在每个方面都获得理想的能力。但是，不断重复练习会提高你的能力。

技巧/策略	水平 1：你能够识别这项技巧并写出其代表性陈述吗?	水平 2：你能在角色扮演咨询中展示这项技巧吗?	水平 3：你具备使用这项技巧达到特定目的的能力吗?	水平 4：你能教会别人这项技巧吗?
自我披露				
反馈				

▶ 确定你自己的风格和理论：对于自我披露和反馈技巧的自我反思

　　在本章中，你学习并练习了两项技巧：自我披露和反馈。关于这两项技巧，你学到了什么？你准备怎样运用这些技巧？你更喜欢用哪种技巧？你如何看待有意识地向来访者展示你的个人经历？你如何看待给予来访者以直接反馈？

　　本章中的哪些知识点让你印象深刻？哪些观点会作为你接下来学习或者工作的指导？你如何看待多元文化问题以及对这些技巧的使用？本章中还有哪些知识点对你来说也非常重要？你会如何运用本章中的知识点来构建自己的风格和理论？

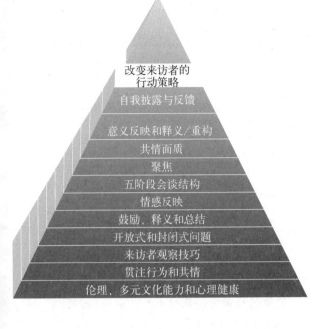

改变来访者的
行动策略

自我披露与反馈

意义反映和释义／重构

共情面质

聚焦

五阶段会谈结构

情感反映

鼓励、释义和总结

开放式和封闭式问题

来访者观察技巧

贯注行为和共情

伦理、多元文化能力和心理健康

第 13 章

使来访者改变的具体行动策略：逻辑结果、心理教育、压力管理和治疗性生活方式改变

一个真正的、和善的灵魂对另一个灵魂的影响是充满祝福的。

——乔治·艾略特

本章任务

行为技巧和策略，包括逻辑结果、心理教育、压力管理以及治疗性生活方式改变，被用来帮助来访者检验他们产生新行为、新想法以及新感受的可能性，并在真实世界中付诸行动。当你具备倾听和其他影响性技巧的技能，就意味着你已经准备好将利用这些更为主动的技巧和策略去促进来访者重述、处理他们的问题，改变他们的生活。

本章目的和能力目标

对影响性技巧和策略的意识、知识、技巧和运用可以让你：

◆ 帮助来访者检验关于选择或行为改变的逻辑结果是否合理。

◆ 在帮助来访者的过程中，采用交互的教育过程和心理教育，而不只是告知来访者该做什么。

◆ 了解压力以及压力心理生物学（这是咨询与心理治疗中大多数问题的基础）的重要性，了解压力管理是如何成为实践的重要部分的。

◆ 知道治疗性生活方式改变（TLC）策略，这种策略已被证明能够改善人的身心健康；探索该策略与压力管理之间的关系。

◆ 将这些技巧和策略与其他的心理咨询与治疗的理论结合起来,尤其是与决策咨询和认知行为疗法相结合。

▶ 定义逻辑结果

为了后代,需要谨慎地思考每一项行动。

——雅基马族谚语

决策和行为有其逻辑结果,后者又会反作用于来访者整个当下的生活。而且,关键的决策可以改变一个人的未来生活。如果进行重要决策时不注意决策的逻辑后果,来访者及其周围的人将遭受一生的困难。逻辑结果是一种适用于大多数心理咨询和治疗理论的策略,尤其适用于决策咨询理论、认知行为疗法、动机式晤谈法和短期咨询。形成清楚并符合逻辑的决策在危机咨询中非常关键。

逻辑结果策略通常是一个温和的策略,其目的是明确当行为无法改变,决策未经过充分考虑,或者来访者没有意识到当前危险时会发生些什么。另一方面,一些来访者会接受和响应更为积极和主动的方法。当咨询能够增进深思熟虑的、纳入情感因素的决策和行为时,其会产生积极的效果。

逻辑结果策略的任务就是帮助来访者预期行为可能导致的结果:"如果你做_____,然后_____会/可能发生。"当你使用这种策略时,你可以预期来访者的可能反应,以及他们是如何预期决策变化所带来的潜在结果的。

逻 辑 结 果	预 期 结 果
探索与来访者相关的各种具体方案,以及每种方案在逻辑上会产生的具体的积极结果和消极结果。"如果你做_____,然后_____可能发生。"	通过更好地预期行为可能产生的后果,来访者会改变他们的想法、感受和行为。当你探究了每种可能性的积极和消极结果,来访者会更好地参与自己的决策过程。

举个逻辑结果策略与决策咨询如何关联的例子。假设一位来访者来寻求咨询。他最近得到了一份新工作,感觉很兴奋,因为这个工作机会能给他带来升迁和高薪,但他同时也担心举家来到一个陌生的城市会产生一些麻烦。通过更深入的询问和讨论,咨询师能够帮助该来访者厘清所做决定的影响因素和后果。

对于许多决策来说，多种多样的选择往往会同时产生积极影响和消极影响。换工作的潜在**消极结果**（negative consequences）可能包括：离开顺畅的工作和友好的工作团队，打破长期的友情，让十几岁的孩子去到新的学校。**积极结果**（positive consequences）有可能是加薪、更好的学校教育制度、有了换新房的钱以及更长远的发展机会。

咨询师可以帮助来访者意识到行动的潜在消极结果，包括可能产生的不良影响甚至惩罚。对于正在考虑辍学的来访者，怀孕却仍在吸烟的来访者，抑或是想要斥责老板、同事或者朋友的来访者来说，考虑行动可能造成的消极结果是很有必要的。

我们也需要让来访者预测其所做出的决定及行为所能产生的积极效果、结果以及奖励。完成学业能够找到一个更好的工作，怀孕期间不吸烟的孕妇生出来的宝宝更健康，对难缠的人采取更好的措施能够很简单地让人暂时闭嘴。当来访者通过你的倾听技巧、询问以及面质，能够对任何特定的行为产生可能的推论，那就是最好的了。

选择和决策具有一个中央情绪和感受成分。决策可能是理智的，看起来是正确的，但是来访者在行动之前需要感受到满足和安全感。做出艰难但是明智选择的例子很多，比如说接受在一个新城市的一份新工作，这对个体自己的职业生涯来说是好事，但却意味着要离开朋友和家人。来访者需要平衡好处和坏处。其他的艰难决策集中于离开施暴的伴侣和面临经济困难，或者是因拒绝毒品和考试作弊而遭到做了这些事的朋友们取笑。许多本质上明智并且积极的选择会有一些短期的情绪效应，而我们需要让我们的来访者准备好面对这些问题。

策略和技巧是如何关联的呢？技巧是你能够做的一些事。通常，技巧能够通过咨询师的言语和非言语行为辨认出来（例如贯注行为、释义、反馈）。策略是对行为的规划，可能会用到一些微技巧，但也可能需要难以察觉的认知思维。许多影响策略要求与技巧进行结合。比如说，逻辑结果以及提供指导或心理教育很典型地要求我们首先要运用共情理解来倾听，然后确保来访者对我们通过策略所分享的东西感兴趣并且能够参与进来。只有在这样做之后，我们才能转移到更直接的行动上。技巧通过思维的方式应用于咨询。这种思维进而能够根据来访者的利益变成行动。

下面的短对话解释了行为中的逻辑结果策略。注意咨询师（已经事先听过了来访者的故事）结合询问和释义的方法来让来访者得出答案，而不是告知来访者应该如何去做。

咨询师：如果你怀孕了还继续吸烟的话可能会发生什么？

布赖特斯塔：我知道这样不对，但我停不下来。我真的不想这样。但吸烟能够让我放松下来，而且我吸了很多年也没感到有什么害处。（来访者片面地回答问题，回避了吸烟对孩子可能产生的后果。)

咨询师：当你吸烟的时候你确实感受到了放松。我想知道,你觉得如果继续吸烟的话可能会产生什么消极结果？(用一个不加掩饰的开放性问题反映感受。)

布赖特斯塔：(停顿了一下)我之前听说这会危害到宝宝。

咨询师：是的,这是你想要的结果吗？你停止吸烟的话对宝宝来说有什么好处呢？(逻辑结果的使用涵盖了太多的规则。要小心,否则你会很快失去你的来访者)

布赖特斯塔：不。我不想伤害他。我会很内疚的。但我要怎么样才能停止吸烟呢？

咨询师：你会很想抽烟,但你对可能产生的危害会感到一丝愧疚。那我们来更多地探讨一下那些感觉。多告诉我一点你是怎么想的……(这里,对于短期和长期后果问题进行共同探讨的讨论是开放性的。)

对于纪律问题或者当来访者被要求参加一次咨询时,请记住,咨询师拥有相当大的权力。这往往会导致信任缺失。信任问题和保密限制需要深入探讨,因为学校、相关部门或法院可能会向咨询师询问他们可能遵循的建议。警告是一种形式的逻辑结果。这种逻辑结果可能聚焦于对惩罚的预期。如果有效利用,加上来访者的默契和倾听,警告可能会减少冒险和产生所期望的行为。但警告只有在来访者有改变的动机并乐于倾听时才真正有效。

在规则情境下,来访者需要考虑一个事实,即,如果他们选择了对他们的生活更为积极的选项,那么从长远来看他们的生活会更加幸福。学校的纪律老师、律师或狱警经常需要帮助来访者清楚地看到他们将会面临什么。但那些拥有权力支配他人者需要遵循他们提前所警告过的**后果**,否则他们将失去他们的影响力。"如果……那么……"的句式在总结的情况下特别有用："如果我们不做咨询工作,那么你知道法官会怎么做。"

最后,当给一个被诊断为行为障碍的小孩,或者一个被认为是反社会的青少年或者成人做心理咨询时,首先需要考虑的是安全问题,如何防止来访者伤害到自己或他人。虽然温和仍然是咨询最基本的风格,但权威性和保持坚定有力也同样需要。咨询师和治疗师常常被这些来访者看作容易"哄骗"的对象。

以下是运用逻辑结果技巧的一些细节。请注意,作为过程的一部分,你要使用倾听技巧。

1. **引出故事和优势**。通过倾听技巧,确保你已经引出了来访者的优势和资源,这些优势和资源将有助于问题的解决。

2. **产生行为选择**。通过询问和头脑风暴帮助来访者得出用于再述问题和解决问题的多种行为可能性。必要时，可以仔细地提供一些咨询师自己的补充意见。

3. 确定积极和消极的后果。与来访者合作列出任何潜在的决策或行动的正面和负面结果，让来访者形成一个可能的未来故事。这个未来故事在做出某个特定的决策之后将会发生。例如，想象一下两年后的自己。如果你选择了我们在展望未来时已经讨论过的那个选择，你的生活将会是什么样子。需要特别关注的是可能发生的情绪性结果，以及保持不变的和变化的行为。情绪往往是最终的"决定者"。

4. 做总结。在合适的情况下，以一种非主观的方式为来访者提供一个关于正面和负面结果的总结。要特别注意情绪问题。如果对很多人咨询，这一步就不需要了，他们可能已经做出了自己的判断和决定。

5. 鼓励来访者做出决定并采取行动。

反思　逻辑结果的使用

处在以下几种情况的来访者可能并不能完全意识到自己的行为可能带来的潜在结果。针对每种情况，写出三条能够帮助来访者更全面地理解情况的逻辑结果陈述。

一位考虑辍学的学生：

_____

_____

_____

一位想要结束当前恋爱关系的女性：

_____

_____

_____

一位寻思着要辞职的老人：

_____

_____

_____

▶ 定义指导和心理教育策略

我们通常不认为咨询和治疗的目的是为来访者提供指导，教他们新技能或者教育他们。然而,指导和心理教育在职业咨询、提供健康和生活方式的信息方面是常见的策略。社区和家族需要这种指导。压力管理、生活方式改变、风险咨询以及许多心理咨询与治疗理论都会用到指导和心理教育。

所有的指导和心理教育策略,比如逻辑结果,要求我们首先以来访者为参照标准。不感兴趣或者不愿意参与的来访者不可能去听那些被时间证明对于他们的日常生活有用的信息。

心理教育与指导联系紧密但有所不同。在心理教育中,咨询师承担相当明确的教学角色,为来访者增加生活技能提供系统的方法。这些生活技能与改变生活方式和压力管理的治疗联系在一起,改变生活方式和压力管理在后面的章节会提到。近些年,心理教育在认知行为治疗中很突出。现在,它是让来访者准备改变行为使他们能够应付各种挑战性情况的首选方法。

当你为来访者提供信息或建议,或者教给他们一些技巧时对来访者的反应所做的预测会与用其他方法时所做的预测有所不同,因为这需要花时间来了解信息对来访者是否有用。如果你像下面描述的那样用到了这些技能,你就能够预测来访者可能会怎么回答,但也要针对来访者对所提出的东西不感兴趣或没有反应的情况有所准备。

指导和心理教育	结 果 预 测
与来访者分享明确的信息、比如职业信息,专业选择或者去哪里寻求社区帮助和服务。用可能的方式为来访者提供解决问题和支持其决定的意见和建议。教给来访者可能有用的细节,比如说帮助他们制定一个保健方案,教他们如何在人际关系中运用微技巧,在多元文化问题和歧视的问题上教育他们。	如果给出的信息和建议简捷有效,那么来访者便会采纳并以新的更为积极的方式做出行动。适时向来访者提供心理教育并使其参与到这一过程中,就能够成为改变的强大动力。

提供有效的指导和心理教育需要用与逻辑结果类似的方法。由于这些属于行动策略,所以让来访者充分地参与进来至关重要。

1.让来访者作为参与者参与到指导或心理教育策略或计划中。发掘他们的故事和优势,与他们一起寻找合适的、可行的目标。在这之后,经常会出现可能受益于指导和心理教育的领域。分享你所想的(或者所知道的)会很有用,经常要有一种意识,那就是来访者必须要听到你要说的话,并相信这将会使他/她的生活有所不同。再说一遍,我们强烈要求与来访者一起工作而不是对他们做工作。

2.语言表达清楚具体,根据来访者的需求制定指导时间。做出的指导要清楚可信,陈述也要清楚可信,只有这样才能符合来访者的需求。请比较：

我觉得你可以通过开始放松来处理一部分。我希望你能下个礼拜再试试那个。(模糊的指导)放松训练和呼吸都是处理压力的好方法。我们之后再关注其他的东西,但是现在,你的身体似乎很紧张,呼吸很浅。

我有一份讲义,你可以带回家练习,但现在我将分享给你一些放松训练的细节。准备好了吗?(具体的指导)

安静地坐着……感受你肩膀靠着椅背……闭上眼睛……注意呼吸,深呼吸……现在,我们发现你的肌肉很紧张,努力放松下来。现在,握紧右手……紧紧握住它……现在,慢慢放开……(心理咨询师以此步骤动作)。(具体的指导)

本章稍后将详细探讨放松训练和冥想。这两者对帮助来访者踏上健康之路很有用。这些例子说明,清楚地向来访者表明目标是什么非常重要。知道你要说什么,并且清楚明确地说出来。

3. 注意来访者对指导和心理教育的抵抗并相应地调整方法。研究发现,若来访者很生气并且很阻抗,采用一些非指示性的聆听方式也许更有效。如果来访者很感兴趣也很合作,那么清楚明白的指导和建议更容易被他们接受。

4. 检查来访者是否接收到和理解你的指导。很简单,因为你以为你说得很清楚并不意味着来访者真的理解了你所说的。明确或者含蓄地检查一下,确保来访者听到了你所说的。这个(步骤)在使用更加复杂的策略时很重要。比如,"你能跟我复述一下刚刚我让你做的事吗?"或者"我建议你在接下来的一周里做三件事。你跟我总结一下是哪三件事,我好确定你是否听明白了。"来访者转变量表(CCS)可以用来确定来访者在听了你的指导以后是否真的改变了想法、情绪或者行为。

在我们开始详细分析影响技巧之前,考虑不断修改影响技巧本质的文化问题或许非常有用。资源框 13.1 谈到了这些问题。

资源框 13.1　咨询技巧的国内外观点

探索世界各地：学习实现文化优势的新途径

玛丽·布莱福德·艾维

艾伦和我很幸运地被频繁邀请至世界各地探讨关于微技巧、发展性咨询与治疗以及多元文化的问题。微技巧方法一直侧重事物的积极方面。在本章中,我们特别关注具有跨文化重要性的压力管理和治疗性生活方式改变(TLCs)。

每次遇到新的情境，我们都会学到一些可以添加到优势清单中的新东西。同时，我们不可避免地发现，无论我们所在的国家或文化如何，基本倾听程序(BLS)都是咨询的中心。无论是在澳大利亚原住民地区、加拿大北极、东京还是特拉维夫进行咨询，还是对与非洲难民或艾滋病人群一起共事的那些人做咨询，倾听都排在了第一位。BLS和其他微技巧的应用都需要适应，以满足某种文化背景下独特的个人言语和非言语行为。

阿德莱德(澳大利亚) 这段经历对我们的思想和我们对多元文化问题的看法的发展至关重要。我们与澳大利亚原住民地区的社会工作者一起开发了适合他们文化的微技巧视频。在这当中，我们学到，咨询必须合作和平等。通常需要半个小时或更长时间来建立一种共情关系——如果你是白人的话，来自另一种文化则需要更多时间。原住民想知道我们是谁，我们来自哪里。了解他们的家庭关系和一些细节上的联系很重要。我们发现，他们的世界被认为是一种"自私的自我实现"。而在许多文化中，只有在与他人完全联系在一起的时候才能自我实现。

耶路撒冷(以色列) 我们该怎样为不得不因为炸弹的无规律袭击而戴防毒面具的孩子提供咨询？在我们会见了该国的咨询主管时，这成了一个具有挑战的话题。是的，我们必须听听孩子们的恐惧和担忧，他们需要我们帮助他们预测和应对情绪。他们还需要清楚和明确方向，知道该如何戴防毒面具，以及在轰炸期间应该做些什么。孩子(和成人)可以借鉴犹太传统的精神和文化优势。我们在咨询培训中不经常想到这些问题，但是我们需要为两种文化和新情况下可能发生的意外情况做好准备。

东京(日本) 我们应该将英文版的微技巧直接翻译成日语，还是应该用适应文化的语言进行修改？答案当然是我们必须将微技巧结构适应于每种环境(以及每个人)。日本文化一个有趣的方面是强调阶级和尊重长者的重要性。老年人最适合指导年轻人和工作人员并为之提出相关建议。这对你意味着什么？如果你年轻，并且和不同文化中的老人共事，如果你希望被人看做一个令人尊敬和值得信赖的咨询师的话，那么你就要尊重这种年龄差异。

伊兹密尔(土耳其) 土耳其的咨询师是一个非常有选择性的团体，因为很少有学生会被录取修读心理咨询硕士和博士课程。土耳其人对陌生人很友好，而且非常喜欢参加派对。当我们加入到快乐的传统土耳其舞蹈中时，艾伦和我发现这样最容易被接受。学习新文化的一个真正的亮点是有时顺其自然，加入到他们的生活方式中去。

乌干达/斯里兰卡/埃及　艾伦之前的一个学生南希·巴伦已经成为艾滋病心理咨询师培训的国际领导者。难民需要风险咨询和建议，以及及时的压力管理信息，以了解如何度过今天和明天。南希将难民聚集在一起，分享他们的创伤故事；此外，她教他们文化适应后的倾听微技巧，以便他们可以一起聊天和更高效地倾听。南希在开罗设立了一个全球培训中心，负责个人和群体文化交流和风险咨询。面对艾滋病患者的工作者需要明确的、可理解的指导、心理教育、信息和建议。随着文化适应，微技巧在世界各地都很有用。

　　每个来访者面对我们的时候都带有独特和特殊的多元文化背景。RESPECTFUL 模型告诉我们，我们需要不断准备好改变和适应。但最重要的是，向我们的来访者学习并同他们一起学习为我们提供了多么好的机会。

▶　压力和压力源

没有情感就没有认知，没有认知就没有情感。

——让·皮亚杰

　　压力（stress）是心理和生理对变化的反应，无论这种变化是在实际中发生，还是预期将来会发生的。在生活中，我们都有积极和消极的压力。积极压力往往在许多方面使我们快乐和愉悦。例如，计划一个重要的约会或者策划一场婚姻，深度参与一场歌剧或棒球比赛，攀岩，跑步，或快速驰骋在赛马场上。这些有时被称为 *eustress*（良性应激反应），由希腊语 *eu*（意思是"好"），加上 *stress*（压力）构成。**良性应激反应**可以提供自我实现感，比如很好地完成工作，有能力帮助他人，学习和完成一项新的艰巨任务，从硕士学位课程毕业，帮助建立"仁人家园"等事件能够让人获得满足感。

　　这些美好的事物影响着我们的身心。随着 TAP 执行功能的激活，这些积极的压力会提高人体血压和心率，改变整个身体的激素模式，使得人们体验到积极的社会情绪和潜在的"高兴"的感觉。皮质醇，学习的生物物质基础之一，也会以小爆发的方式产生，以改善人体免疫功能并平衡人体新陈代谢。在紧急情况下，皮质醇可提高我们快速应对危险和可怕情况的能力。

　　消极压力是大多数来访者来寻求心理咨询和心理治疗的主要原因。许多问题和烦恼所涉及的压力多种多样。这种压力的范围可以从婚恋关系结束到考试失败，从抑郁症再到产生自杀的想法，等等。悲伤、愤怒和害怕的感觉等与边缘系统—下丘脑—垂体—肾上腺轴（LHPA）相关的情绪通常与负面压力相辅相成。TAP 认知功能可能会受损。同积极压力存在时的情况一样,消极压力会使人的血压和心率升高,但却是以一种毁坏身体的方式进行。这种方式最终会导致全身不适,包括焦虑障碍、抑郁症、ADHD以及一般无效认知/情绪功能。肾上腺(HPA中的"A")会产生过量的皮质醇,可能损伤免疫功能,引起炎症、中风和心脏病发作,增加老年罹患阿尔茨海默病的可能性。在这种理解下,意识到压力管理在心理咨询和治疗中的重要性就显得尤为重要。

压力可好可坏。它使生活变得有趣,令人兴奋,或具有压倒性,充满挑战性。适当的压力促进神经形成,产生新的突触连接,也是学习和心理咨询和治疗过程中发生改变所必需的。压力管理和治疗性生活方式改变(TLC)是处理压力和防止有害压力的关键。

压力管理的关键是身体意识。当你的身体和头脑紧张的时候,注意你哪里感到紧张以及感觉如何。你的身体在积极的时刻(包括放松和平静)感受如何? 如果你尝试以下的反思练习,压力的本质以及其对身体的影响将变得更加清晰。

反思　一个简单压力源的影响

和一个伙伴一起:与朋友一起尝试这个练习,轮流担任引导者和追随者。让你的伙伴闭上眼睛。用慢且适中的声音说:"不,不,不,不,不,不。"然后你的伙伴睁开眼睛,询问他／她的体验。"不"字使你的身体感受如何? 你的伙伴有什么想法和感觉? 你会发现,否定词"不"的重复几乎会立即产生影响。

现在,让你的伙伴再次闭上眼睛。用一个慢且适中的声音说:"是,是,是,是,是,是。"睁开眼睛并汇报这一体验,将其与"不"进行比较。通常需要几个"是"来放松多个"不"所导致的心情。

你自己完成:闭上你的眼睛,想象一下过去的错误或困难的经历,并同时念着"不"字。花点时间去了解你的身心。接着去想积极美好的回忆,再花一些时间来报告自己的感受。

这个练习帮助我们理解,即便是一些最简单的压力源能对身体产生什么样的影响。

收到负面评论或经历困难的儿童或成人都会体验到压力。相对于积极事件,消极事件对杏仁核的影响更大,会在海马中留下更深刻的记忆。回顾奈莉达的例子,一位在第9章和第10章中提到的来访者——一则负面的评论使得她在教室中不再开口说话。她的前额叶皮层做出了不再发言的决定,这个(负性)评论也一直保留在她的海马记忆中。再想一想,需要10个积极事件才能够抵消1个消极事件所带来的影

响。但是如果形成了创伤的话,甚至 10 个积极事件都不足以抵消那种影响,而消极的记忆也很有可能会伴随人的一生。有人建议,让那些对生活抱有消极看法的来访者记日记,并同时注意生活中发生的积极事件和消极事件。通常,人们会惊讶,原来生活中发生了那么多积极的事情,而自己却一直忽略。同样,当我们预见到负面经历时,我们可以在其发生之前通过故意安排至少 3 个积极事件的方式来部分保护自己。如果预期会产生负面经历,那么它的影响力和破坏力将会削弱,而不是在其发生时感到震惊和不愉快。

汉斯·塞里在 1956 年首先提出了压力的问题,多年来他的影响力一直在增长。他将积极压力称为良性应激反应,即通常与来访者生活中的良好事件相关——在考试中发挥很好,赢得竞技比赛,骑车爬山或得到晋升。当你从来访者生活中引出快乐事件时,你就帮助他将重点放在了过去的积极压力上。但是,太多的积极压力也可能会耗损人的身体——同时来访者的身体也无法区分积极压力和消极压力之间的差异。你会发现一些来访者事实上"受苦"于积极压力。他们是经常忙碌,任务繁多之人,他们享受他们的工作,而且不断获得成功,但总是要求自己做更多。最终,他们精疲力竭。这些来访者同样也可以从压力管理中获得益处。

表 13.1　压力的积极和破坏性影响

积 极 压 力	破 坏 性 压 力
神经突触形成与学习	过多的皮质醇和神经元损失
额叶皮层增强	被边缘系统和负面情绪主导
灰质和白质增加	神经损伤和脑缩小
杏仁核减小	杏仁核扩大
寿命更长,更健康	可能导致身心疾病

© Cengage Learning

表 13.1 总结了压力给我们生活带来的一些潜在好处和挑战。

图 13.1 显示了高水平的压力是如何激活大脑的。这幅图出现在第 1 章(图 1.3)中,但我们在这里呈现这幅图,因为它清楚地说明了压力管理的重要性。长时间遭受来自欺凌、工作压力或人际关系困难等因素导致的持续压力会损伤大脑,影响到来访者的身心健康。在异常水平的压力下,大脑被强制运转,被点燃,最终会被烧坏。大脑和身体只能承受有限的压力。

在许多心理咨询和治疗的问题上,压力的中心地位意味着咨询师和治疗师需要掌握压力管理的策略,这很容易与几乎所有的帮助理论相结合。

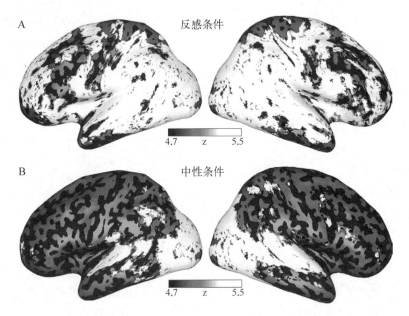

A 反感条件

4.7 z 5.5

B 中性条件

4.7 z 5.5

图 13.1　不正常(反感)压力水平和正常(中性)压力水平对大脑激活的影响

来源：Hermans, E., van Marle, H., Ossewaarde, L., Henckens, A., Qin, S., Kesteren, M., Schoots, V., Cousijn, H., Rijpkema, M., Oostenveld, R., & Fernandez, G. (2012). Stress-related noradregenic activity prompts large-scale neural network configuration. Science, 334, 1151–1153. 复制许可：AAAS.

▶ 压力管理和治疗性生活方式改变

治疗基于压力管理之上。

————帕特里克·麦克格里医学博士

压力管理(stress management)是一系列有针对性的指导性策略,它使得来访者能够有效地与压力共处并成功应对压力。大多数心理治疗师和咨询师利用压力管理策略来帮助来访者,满足他们的需求和兴趣。压力管理通常被认为是认知行为疗法(cognitive behaviour therapy,CBT)的一部分,但它本身是一个整体,为秉持着不同理论取向和信念的治疗师和咨询师广泛使用。在当今过度繁忙的世界中,我们的大脑回路易过载,我们可能会表现不佳(Hallowell,2005)。压力使我们可能做出不够明智的决策,无法决定什么是最重要的,下一步该做什么,甚至会感到情绪崩溃。

治疗性生活方式改变(therapentic lifestyle changes,TLC)也是身心健康的指导性策略,汇聚了神经科学、医学和咨询学。TLC 可能最初来自心脏病发作幸存者的早期预防工作(Freidman et al.,1986)。心脏病复发研究发现,通过提供 A 型敌意和愤怒的患者进行行为咨询,二次心脏病发作次数减少了一半。行为咨询强调更轻松的生活方式,提供行为变化的细节,使心脏病发作幸存者的生命延长。从那时起,大量主要医学研究就开始成功地将各种TLC概念应用于癌症患者、糖尿病患者和阿尔茨海默病患者等。

压力管理和治疗性生活方式改变	预 期 结 果
这些指导性策略旨在改善来访者的身心健康。放松、冥想、非理性信念、思维阻断和时间管理是一些用于管理压力和改变生活方式的技能和策略。	来访者将利用这些信息练习压力管理,改变生活方式,改善身心健康。身体和精神症状会随着时间的推移而改善。

压力管理传统上已经成为受到压力和有一定需求的来访者的**补救措施**。TLCs采用压力管理策略和许多其他的方法,但其重点在于对压力的**一级预防和二级预防**,尽管 TLC 也被越来越多地用于压力管理治疗。压力管理和 TLC 都对身心健康有积极影响,通过对脑和脑研究的了解,将药物、心理咨询和心理治疗结合在一起。大量研究都表明了其有效性及其价值。

表 13.2 列出了可用于咨询和临床实践的常见压力管理和 TLC 指导策略。其中一些将在本章中作简要阐述。有关这些策略的更多详细讨论及其他许多方面,我们推荐参考《放松与减压工作手册》(*The Relaxation and Stress Reduction Workbook*, Davis, Eshelman & McKay, 2008)。该手册会定期更新。

表 *13.2　压力管理和 TLC 指导策略*

主要与压力管理有关	主要与治疗性生活方式改变有关	
逻辑结果	**六大 TLC**	宗教／灵性／强大的价值体系
社会技能训练	1　锻炼(避免久坐)	自然休息而非喝杯咖啡
自信训练	2　睡觉	享受各种兴趣爱好,包括各种形式
思维停止	3　社会关系	的艺术、音乐、收藏、打牌、阅读等
想象,引导想象	4　营养	帮助别人,社会正义行为
积极重构	5　认知挑战与教育	谨慎使用药物和补品
时间管理	6　冥想	家庭作业
冲突解决		
格式塔练习	**其他非常有用的 TLC**	
生物反馈	控制看电视、玩游戏和	
神经反馈	玩电脑的时间	
放松训练	祷告	
认知行为疗法(CBT)	积极思考／乐观	
重构思想、情绪和行为	不嗑药／不酗酒	
家庭作业	禁止抽烟	

▶ 将概念转化为行动：心理教育下的压力管理策略

心理教育是以教育和治疗为目的的教学。一种常见的心理教育方式涉及生活技能训练；它包括来自来访者当下生活或预期的未来情境的角色扮演和场景设定。这种心理教育可能包含若干次心理咨询、规定的家庭作业以及阅读，通常可以在小组和家庭工作中进行。沟通技巧训练、自信心训练以及思维阻断就是心理教育的三个例子。

沟通技巧训练

自从成立以来，对来访者和团体教学贯注和倾听技巧已经成为微技巧范式的一部分。技能训练对于害羞或有轻微抑郁症的来访者特别有效。你会回想起之前我们展示过的，对大学生和抑郁患者甚至精神分裂症患者的微技巧教学是如何被证明是有效治疗的补充的。此时，翻回到第3章可能会有所帮助。我们认为技巧的教学很重要，这点我们在第3章中已经谈过，并将其作为治疗中能力教育或训练的一部分而继续贯穿本书。教学交流技巧可以成为心理咨询和治疗策略的有用部分。

微技巧心理教育作为一种治疗方式与你在自己的实践咨询中遇到的东西所类似，重点几乎均在于参与、观察和基本的倾听顺序。不同之处在于，你现在应当教授来访者沟通技巧，以帮助其发展出更好的人际关系，而不仅仅是咨询。以下总结的教授沟通微技巧的细节对你来说可能相当熟悉。

咨询师给予来访者的指导应是直接而循序渐进的。但是请注意，以下步骤1至步骤4和步骤8至步骤9对于在整个指导和心理教育(以及其他影响策略)中保持同情和信任特别重要。

1. 牢固的共情关系至关重要。

2. 倾听来访者的故事并发现其优势。找出其与父母、配偶、孩子、室友、商业伙伴或老板之间沟通障碍的具体问题。一些基本的技能，诸如参与、释义、总结、对自己感受的承认，有助于解决与他人的严重交往困难和冲突。仅仅只教授贯注这一项技巧往往就能够传达出倾听重要性的基本观点。

3. 确定你的来访者学习倾听或者其他技巧的兴趣——他们的目标是什么？抑郁的来访者可能会难以设定目标，因为他们往往会产生失败和不足的感觉。他们难以与他人沟通。请注意，他们经常缺乏眼神接触和"下"身体语言。帮助他们和许多其他来访者的一个好方法就是教授他们贯注和询问的技巧。当个体对他人进行贯注时，他们就很难再关注自己。如果我们在倾听别人过程中获得回应的话，我们的自信将会大大增强。

4. 告诉他们各种技巧。

5. 角色扮演体验无效的倾听风格，讨论什么是无效的。

6. 如果可能，对该咨询过程做视频或音频记录。观看或听录音并鼓励来访者决定他们想要改变的行为。

7. 用好的倾听技巧角色扮演体验积极的咨询过程。

8. 通过有意义的家庭作业，在现实世界中采取行动。

9. 跟进以检查所采取行动的有效性并确定下一步该做什么。

采取相同的教学框架来教授其他沟通技巧或者实践你和来访者共同确定的独特的行为改变。例如，艾伦成功地将这个框架用到了严重受伤和住院的退伍军人上。他会在咨询期间对病人进行录像，和患者一起观看录像带，然后让病人决定他想要改变的行为。如果一次只教授贯注行为的一个部分（例如眼神接触、言语跟踪），那么高度痛苦的患者常常学习得最好。

自信心训练

自信心训练遵循类似于微技巧沟通技巧训练的模式。例如，一位来访者可能处于一种被不公平对待的工作状态，他/她只是坐着，承受着，而不说话。你需要一个良好的工作联盟和关系，然后充分倾听来访者的故事。一定要引出来访者的优势和资源；找到来访者擅长的领域。你用来确认优势的社区家系图往往有助于为当前来访者提供更多的支持。来访者明显变得越来越自信，并能控制自己的行为。

长期以来，自信心训练一直是处于挑战中的女性的选择。同时，要非常小心，因为一个处于情感虐待关系中的女性可能会因为变得越来越自信而使情况逐步恶化。在这种情况下，咨询的本质可能是女性要认真考虑替代的选择和她继续保持婚恋关系的愿望。如果这种情况涉及身体虐待，你的第一责任就是要保持安全技巧训练使她能生存下来。要知道其一处安全住处的地理位置。

在重新叙事阶段，要仔细区分想法和感受，寻找来访者不合逻辑的思维和无效行为。在这里，认知行动策略将会很有用，如对自动思维的检查（参见第15章）。目标一旦明确，就要帮助来访者练习在工作场所或者其他地方做出更自信更合适的行为反应。上述微技巧训练模式视频可以作为自信训练的有力补充。然后，要承揽行为并跟进来访者，根据需要提供更多的支持和进一步的自信训练。一些来访者可能会因为自己的信念和愿望很大声地讲话而不顾别人。相同的自信训练系统也可以用来教他们用更合适有效的方式进行社会互动。

思维阻断

这个策略非常简单,以至于我们容易忽略甚至忘却在会谈中进行的许多事情。但是我们一度发现这是咨询师或者治疗师可使用的最有效的干预手段之一。请给予思维阻断以足够的重视。

我们许多人都有一个内化了的消极的自我对话模式。这些有压力的想法可能是对你自己说的,一天甚至可能有好几次,就像以下这些例子:

"我做什么都是错的。"

"我不是个好人"

"我总把事情搞糟。"

"我本来可以做得更好。"

其他方面的负面想法包括愧疚感,因过度夸大困境而拖延,担心细节,害怕事情只会变得更糟,对别人"从没有理解"感到愤怒,反复地想过去的失败,一直需要别人的认可。

了解思维阻断的潜力的最好方式就是将之用于自身。首先想想你的一些消极的个人想法,实际上是自我贬低。比如说,一些人认为自己是失败者,完成不了任务。来访者(或许你也是)经常会反复思考一些做错的事或者某人说过的事。这些会在你的脑海里重复直至成为你自我概念的一部分。尤其重要的是,要开始留意可能出现在你脑子里的消极想法。阻断它们!

了解了这些方面以后,试一下以下的一种或者多种方法:

1. 放松,闭上你的眼睛,想象一个情景,在情景里你有可能做出消极的自我陈述。从容地让这个情景自由发展。当想法出来的时候,观察发生了什么以及你感觉怎么样。然后默默地告诉自己"停下来"。情绪想法停止后首先要大声说出来,甚至可以喊出来。

2. 在你的手腕上套上一个橡皮圈,任何时候只要你发现自己产生了消极思想,就弹一下橡皮圈并说"停下来!"。

3. 一旦了解了你使用消极思维的频率,在说了"停下来"之后就用更积极的陈述来替代,比如用以下所建议的语句替代那些消极的自我陈述。

"我可以做对很多事。"

"我是个有能力的人。"

"我有时会把事情搞糟——可人无完人。"

"我已经尽我所能做到最好了。"

4. 这样做至少一整天。

可以用来替代你自己的消极的自我对话的积极自我陈述都有哪些呢？

积极引导想象

　　想象与心理教育密切相关，是一种用于帮助来访者放松并且发现自身的积极资源的流行方法(Utay & Miller, 2006)。我们每个人都有些难忘的经历——或许是湖边、山间风光、雪景，抑或是一个特殊的安静之地。当你感觉受到挑战或感到紧张时，想象可以成为你的积极资源。例如，遇到冲突的时候，我们的身体会感到紧张。如果我们发现身体内在的紧张，立即简单地专注于一个放松的场景，深呼吸，然后更有效地处理具有挑战性的场景。在给出引导想象的指导时，用你对来访者的观察来确定你的陈述时间。

　　"想象一下你现在处于一个轻松愉快的环境，你能完全感受到自己。放松，然后闭上眼睛，并享受那种感觉。（长停顿）你看到了什么？听到了什么？感受到了什么？"（这本身就可以产生轻松反应。在压力平静下来时想象积极的场景。）

　　"你想象中理想的一天／理想的工作／理想的生活伴侣是什么样的？"

　　"闭上眼睛，回想一个过去帮助过支持过你的人——一个家人，一个朋友，一位老师或是其他人。简单地回想一下你们之间的事。现在想象一下那个人在仔细地倾听你的诉说。他对你说了什么？他在说话的时候是什么情绪？你现在感觉如何？"

　　"请告诉我一个你曾在充满挑战的情况下能够表达你自己并保留你的意见的时刻。"（咨询师引导来访者说出具有感染力的故事。）"现在想象一下你又回到了那个场景。闭上眼睛，告诉我具体的情节。你看到了什么？听到了什么？感受到了什么？"（比先前的效果好。）

　　通常想象指导很有效，但必须谨慎使用。之后必须向来访者询问执行情况并跟进。

　　挖掘负面想象通常是不恰当的，也可能是不道德的。咨询师需要具备充分的资格，时间和情境要适合来访者。不好的回忆很容易伤害来访者。

家庭作业

　　压力管理和治疗性生活方式改变是无关痛痒的，除非来访者将之带回家，实践并使用。第五阶段是行动，这意味着在咨询之外要采取行动。因此，我们需要与来访者协商，以确保他们感兴趣，愿意，并能够在接下来的一天或一周里做一些事情，去改变行为，尝试新的东西。具体和行为合同是必不可少的。

　　家庭作业包括跟进压力管理策略或生活方式的改变。可以是和朋友们一起打篮球，开始实施散步或跑步的计划，或是写饮食日记。如果思维阻断是正在使用的策略,那么家庭作业可能就是对每天成功的记录。

对于一些来访者来说,仅仅观察自己会导致他们行为的改变。来访者还可以记录在思考前发生的事情和之后发生的事情。这样的记录对改变错误思维方式很有用。有很多方法可以让来访者参与。一对关系紧张的夫妇可能被要求观察并数数他们的争吵次数。他们记录下争吵前、争吵中以及争吵后的方方面面用于与咨询师讨论。无法预期会有什么变化,因为来访者只是观察和记录正在发生的事情。

▶ 治疗性生活方式改变

我不吸烟,我吃得好,我锻炼,我睡觉。我患慢性病的机会减少了80%。我不吃药。生活方式就是良药。

——戴维·卡茨医学博士

四分之三的健康费用与生活方式有关。

——罗伯特·雅各布斯

治疗性生活方式改变(therapentic lifestyle changes, TLCs)对于那些以健康为导向的人来说几乎是完美的补充。研究综述表明,TLCs 通常与药物一样有效或更有效(Ivey, 2012)。TLCs 在心理和身体健康方面像预防剂一样非常有效,现在被认为是一种将医疗、咨询和心理实践结合在一起的策略。使用 TLCs 的主要困难是让来访者尝试并保持。当然,如果将之作为治疗性会谈的一部分并配以支持性咨询,那么这将是最有效的,可以确保生活方式改善并推广至日常生活。

将 TLCs 应用到心理咨询和治疗上是我们行业的根本变革。尽管近年来对 TLCs 的兴趣显著增加,但对像锻炼、营养和冥想等 TLCs 都只是简单地有所提及。我们建议你考虑一下在压力管理和许多类型的来访者问题中添加 TLC 的指导。

对于希望将 TLC 列为治疗计划一部分的咨询师和治疗师来说,主要挑战是(来访者)服从——让来访者回家后实际进行所要求的行为。下面讨论的"六大点"(例如锻炼、睡眠、营养)是大多数来访者可能熟知的,但许多人根本不做他们知道自己应该做的事情。第 2 章中对乐观与健康的评价或讨论可能有助于让来访者认真考虑改变生活方式并采取实际行动。建立有意义的生活目标(如,洞察力)可以成为这个过程的一部分。对有严重残疾、恐惧阿尔茨海默病或糖尿病,或是住院后恢复的来访者,特别是中风或心脏病发作后恢复的来访者来说,TLCs 往往更容易使用。参与 TLCs 的癌症患者存活率更高。心理健康当然会随着所有 TLCs 而改善。

每天大约有 2 000 万个新神经连接(突触)产生和消失。我们需要创造新的来补偿失去的。TLCs是帮助发展新的神经连接和促进心理健康过程的重要组成部分。所有这些都可以增强自尊心，改善身心健康，具有成本效益，得到神经科学、咨询和医学研究广泛的研究支持。咨询和医学在身心健康的观点上趋于一致。

虽然这里总结的所有TLC策略都可以治疗和支持身心健康，但突出的六项表现为锻炼、睡眠、营养、社会关系、认知挑战和冥想。我们称作的"六大点"对大多数来访者的咨询和治疗特别有用。还应该对许多其他的TLC策略进行评估并将其作为治疗的一部分。每个个体对不同的TLCs有不同的反应。

锻炼

越来越多的证据表明运动有益，然而心理学家（心理咨询师和医生）并不经常把锻炼作为治疗的一部分。

——克里斯滕·韦尔

压力管理的核心目标是让血液流向你的大脑和身体。锻炼增加脑容量，已被发现与轻度抑郁症的药物一样有效，可预防癌症，并可能延缓阿尔茨海默病病情的发展。在约翰·瑞迪的《锻炼与脑的革命性新科学》（*Spark: The Revolutionary New Science of Exercise and the Brain*，Ratey，2008）中我们可以找到运动研究的最佳总结以及对我们实践的意义。

表13.3显示了相对于久坐不动的生活方式而言，运动丰富的生活方式的主要结果。本节中的所有表格均来自艾维（2012）的研究文献综述。

表13.3　治疗性生活方式改变：锻炼

强　化　的	破　坏　性　的
任何想做的和会做的锻炼	久坐折寿
提高睡眠	缺乏睡眠
产生多巴胺，脑源性神经营养（细胞诱向）因子	肥胖
治疗抑郁、焦虑	心理健康问题
灰质增加	灰质减少
坚持使用计算机、阅读	看4个小时电视＝心脏病发作死亡率增加80％，其他原因死亡率增加40％
长寿	

© Cengage Learning

如果我们的身体感到舒适，我们就会更爱我们的工作，能更加有效地工作。健壮的身体是心理健康的基础。建议成年人每周至少运动150分钟——每天20分钟，比人们声称自己做的运动时间多于 20 分钟。每天 15 分钟的运动就可以使癌症死亡减少 10%，整体死亡率下降 14%。这意味着锻炼可以延长你平均 3 年的寿命(Wen et al.，2011)。

用 TLCs 来指导来访者的主要挑战是(来访者)服从——鼓励他们把咨询中学到的东西带回家并实际用起来。显然，我们不能告诉来访者该做什么，因为这可能会导致其不满。帮助来访者改变行为包括巧妙熟练地使用指导性策略，来访者在此过程中完全是一个共同参与者，能够有效"吸收"。资源框 13.2 显示了锻炼的好处。

资源框 13.2　你用得着的相关研究证据

锻炼的好处

任何不开锻炼处方的医师(心理咨询师或治疗师)都是不道德的。

——美国精神病学协会会长

(约翰·瑞迪引用，个人通信)

运动和心理健康是 2011 年 12 月美国心理学会杂志《心理观察》的封面故事(Weie，2011)。总结重点，研究中提出以下几点：

◆ 约 25% 的美国人口从不锻炼。

◆ 运动改善心情。在一些研究中，抑郁症患者使用运动方式治疗比用药治疗效果更好。那些持续运动的患者比用药的患者做得更好。

◆ 锻炼对癌症患者、糖尿病患者、多发性硬化症患者以及有其他经历身体挑战的人有益。

◆ 锻炼可用于治疗焦虑和恐慌症。

◆ 锻炼可以使戒烟更成功。

◆ 小鼠和人类对压力有类似的反应。研究人员发现，没有机会在设施丰富的笼子中运动并不断被占主导地位的阿尔法小鼠"欺负"的小鼠会躲在阴影中，并表现出焦虑和抑郁症状。然而，在具有相当可观的运动量、设施丰富的笼子里的小鼠能够"摆脱"欺负和社会失败，未表现出负面迹象，并能够走出迷宫。

其他与老年人相关的研究明确地表明了锻炼的好处。一项研究发现，进行锻炼(有氧训练和步行)的老年人脑可塑性增加。他们使用 fMRI 进行了检查，发现大脑执行功能增强，在更高层次的网络中有更好的连接(Voss et al.，2010，2012)。对患有认知功能损失风险的非裔美国女性的研究有相同的结果，发现前额叶皮层活动增加(Carlson et al.，2009)。这些研究结果与你的来访者都会有着或多或少的关联，不管年龄如何。

迄今为止最具效力的运动研究显示,运动可以克服导致脑萎缩和抑郁症的遗传问题。此外,有氧运动可以增加有益的脑源性神经营养因子。BDNF 被称为"大脑奇迹"。这对于新神经元和突触的增长至关重要,特别是在海马、大脑皮层和基底前脑中,这些是学习、记忆和更高级别思维的核心。BDNF 增加促进神经新生,扩大海马体积并减少抑郁症的发生。这在小鼠和人类中都已经表明是正确的(Erickson, Miller, & Roecklin, 2012)。作者总结了他们的研究结果,得出以下结论：

◆ 老化的和较低的 BDNF 产生较小的海马体积和更差的记忆功能。这反过来又会导致抑郁症和阿尔茨海默病的可能性增加。

◆ 运动会通过神经再生增加 BDNF、5-羟色胺和海马体积。这可以改善记忆,减少或消除抑郁症。

◆ 图 13.2 中的高亮区域表明锻炼可以增加脑灰质。每周步行几个街区很有用,但若能够步行 72 个街区(6~9 英里)就更有效。

锻炼会改变高密度脂蛋白(HDL)胆固醇基因的作用。越来越多的研究表明,健康行为的影响甚至可以触及到 DNA 并以一种积极的方式修正基因。(其他研究表

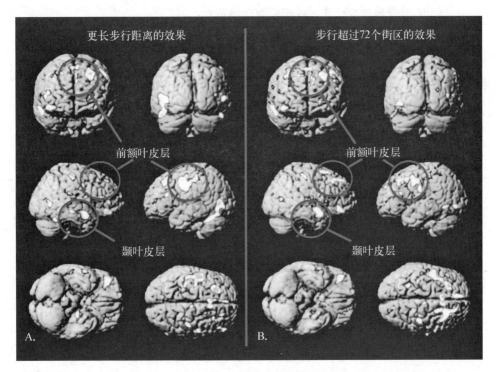

图 13.2　锻炼对大脑的影响

来源：Erickson, K., Miller, D., & Roecklein, K. (2012). The aging hippocampus: Interactions between exercise, depression, and BDNF. The Neuroscientist, 18, 82–97. Copyright 2012. 复制许可：SAGE 出版公司。

明,压力和其他环境因素会产生相反的影响。)一项涉及 22 939 名妇女的研究发现,9 种基因与胆固醇水平相关,增加锻炼对与 HDL 水平正相关的基因有影响(Ahmad et al., 2011)。研究作者之一布伦丹·埃弗雷特博士评论说:"如果有人胆固醇高,我告诉他们的第一件事就是出门锻炼。"

性活动是一种需要咨询行业更多关注的锻炼方式。研究证据表明,性活动可以降低血压,提高免疫力,燃烧卡路里,改善心血管健康,提高自尊心,提高亲密度,减轻疼痛,帮助人更好地睡眠(StÖppler, 2011)。你可能想在以下网址上查看研究概要:www.medicinenet. com/ sexual_health_pictures_slideshow/ article. htm。

睡眠

被一些人称作 TLCs"六大点"的第一大点的睡眠是心理和身体健康的基础。想一想表 13.4 中的总结以及在咨询和治疗中评估睡眠模式的重要性。睡眠困难是抑郁症变重的关键迹象之一。评估睡眠模式很重要,因为许多精神健康问题与睡眠健康有关。威廉·德门特的《睡眠的承诺》(*The Promise of Sleep*, Dement, 2000)仍然是黄金标准,是这里所介绍的材料的主要参考资料。最近的一些研究进一步详细阐述和支持了德门特的研究以及他对该领域的综合观点。

充分的休息对于脑功能和新神经网络的发展至关重要。对于特别重要的决定,你可以建议来访者"好好考虑一晚",给他们自己一点时间思考,而不是匆忙做出决定。花点时间能够巩固记忆,将多种因素考虑进最终决策中去。

表 13.4 总结了强化的或破坏性的睡眠环境的主要问题和结果。

表 13.4　治疗性生活方式改变: 睡眠

强 化 的	破 坏 性 的
睡 7～9 小时	剥夺睡眠,时差
阅读,冥想,安静,没有电视	晚饭时间很迟
增加新陈代谢,激素	上学迟到
巩固学习	白天部分大脑不起作用,影响
降低注意力	与酒精相似
改善心情	增加事故风险

© Cengage Learning

睡眠不足导致易怒、认知障碍、道德判断力减退、与注意缺陷多动障碍和抑郁症相类似的一些症状、免疫系统受损、心脏病发作风险增加、生长抑制以及糖尿病。另外,其他的六大治疗性生活方式改变也受到损害,还有压力管理能力。除了睡眠不足之外,我们还发现了睡眠障碍、发作性睡病和不宁腿综合征。

小学生(5～10 岁)需要 10 至 11 个小时睡眠时间,青少年需要 9 个小时睡眠,成年人需要 7 至 9 个小时睡眠,孕妇需要 8 个小时以上的睡眠。绝大多数的北美人都没有达到这些标准。熬夜看电视或长时间看其他形式的屏幕之后还要早起去学校或匆忙去上班。

睡眠与记忆巩固和突触连接加强有关,特别是在工作记忆中。弗洛伊德对梦的观点越来越多地被验证,尽管他对符号的释义仍然存在疑问,特别是当增加了多元文化因素时。

可采取以下策略帮助来访者系统地制订睡眠计划：(1) 在下午晚些时候运动有时候可能是有益的,但不能在晚餐后;(2) 下午 7 点以后不要吃东西或喝酒;(3) 规划一个轻松的夜晚,将看电脑屏幕的时间控制在 90 分钟以内,也要经常站起来活动活动;(4) 睡前阅读,也许 30～90 分钟,但不要读令人兴奋的小说和今天的坏消息;(5) 冥想 15～20 分钟;(6) 在一个完全黑暗,噪声最小的房间睡觉;性经历也是有帮助的。当然,每个来访者都是独一无二的,你要找到最适合每个人的不同的睡眠方式。

营养

人如其食。

——维克多·林德拉尔

现有证据充分显示,所有的心理咨询师和治疗师都需要在他们的指导策略清单中添加对营养问题的考虑。这些数据太明确了,以至于作为帮助过程的一部分,对营养的评估不能再继续被忽略。像运动、睡觉、冥想和性行为一样,这是一个很少出现在咨询和治疗文献中的话题。你不用成为营养专家,但有必要了解适当的饮食习惯及推荐来源的基本知识。蔬菜、水果和当地的有机食品不仅对身体状况,而且对心理健康方面都会产生积极影响。当身体健康受损时,很难拥有良好的心理健康状况。

肥胖会加速阿尔茨海默病的发展,并通过多巴胺受体的丧失产生成瘾。高脂会激活基因释放 RNA(核糖核酸),引起细胞凋亡和死亡。心理咨询师应该提供各种资源帮助来访者应对体重问题,鼓励来访者写下自己的决心并公开分享。为了帮助来访者减肥,养成更好的饮食习惯,建议来访者避免食用大多数面食、糖和白面包等"白色食物"。也要限制零食,因为频繁吃零食可能是产生饮食问题和体重增加的重要途径。

许多人可能会反对这些减肥建议。接受肥胖运动所反对的就是"对肥胖者的歧视"。有些来访者减不了肥。你的来访者可能会意识到肥胖的危险及其伴随着减短寿命的可能性,但仍决定不做改变。这时要与来访者说说其他 TLCs 的重要性,特别是运动,因为身体状况良好对健康有重大的影响。帮助他们走向自我接受,并且帮助他们处理例如"肥猪"等跟体重相关的侮辱性外号。此外,可以在 YouTube 上搜索关键词"fat acceptance"(接纳肥胖)和"fatism"(肥胖歧视),查看许多充满激情的个人陈述。

心理咨询师需要关注营养补充剂以及相关研究数据的变化。

例如,Ω - 3 脂肪酸和鱼油目前正被广泛使用,似乎是成功的(营养)补充剂,甚至可以预防注意缺陷多动障碍和青少年精神分裂症(Amminger et al., 2010)。维生素 D3 似乎能够清除在阿尔茨海默病中起作用的淀粉样蛋白(Scientists pinpoint, 2012)。心理咨询师必须注意这些营养补充剂,但来访者在饮食中添加补充剂之前应与其医生确认。

我们不建议你建议来访者服用补充剂;这是医生的事。然而,关于垃圾食品的危害、"白色食物"、良好营养的价值和医疗转介等事实信息有必要成为心理咨询师实践的一部分。告知来访者关于营养的研究可能是咨询的重要组成部分。

表 13.5 中对营养问题的总结可能会有帮助。

表 13.5 治疗性生活方式改变: 营养

充 足 的	破 坏 性 的
增加髓磷脂	炎症
低脂肪,简单的碳水化合物饮食	高糖饮食,意大利面,复杂碳水化合物
橄榄油,菜籽油	棕榈油
色彩鲜艳的水果和蔬菜	"一打脏的"水果和蔬菜(大多数农药残留)
维生素 D3,Ω - 3 脂肪酸 / 鲑鱼 / 鱼油	肉类激素和抗生素
纯净水	BHP 塑料水瓶
有机食品	垃圾食品
核桃等坚果	

© Cengage Learning

越来越多证据显示,鱼油、Ω - 3 脂肪酸以及吃鱼有助于心理健康(Raji et al., 2011)。一项为期 5 年的研究发现,每周至少吃一次鱼的人大脑中灰质的含量增加,同时患阿尔茨海默病的风险降低 20%。烘烤鱼和烧烤鱼有所不同;油炸鱼没有效果。炸鱼和土豆片并不是健康饮食的一部分。

Ω - 3 脂肪酸是用于治疗抑郁、双相情感障碍和精神分裂症的超高危青少年

(UHR)的方法之一。Orygen青少年健康计划的焦点是对高度烦恼的青少年予以心理健康预防治疗(McGorry，2007，2009；McGorry，Nelson，Goldstone，& Yung，2010)。包括用最少的药物进行心理教育、家庭工作以及认知行为治疗。2010年，发起人和研究者帕特里克·麦克格里博士因其在全国实行的Orygen心理健康预防中所做的工作被评为澳大利亚年度人物。治疗和预防是该计划的一部分。研究清楚地表明，Orygen计划旨在预防精神分裂症、抑郁症和双相情感障碍。

辛辛那提大学的一项研究发现，将饮食中的碳水化合物降至10%提升了已被诊断为轻度认知障碍(minimal cognitive impairment，MCI)的患者的认知功能。控制压力和合理饮食优化了大脑功能并增加胰岛素供应(Jameson，2012)。

研究发现，维生素D3(5 000单位)加上补充剂姜黄素(来自姜黄)能清除脑中危险的淀粉样蛋白。淀粉样蛋白可能是导致阿尔茨海默病的主要病因，阿尔茨海默病是MCI的典型预期结果(Masoumi et al.，2012)。MCI比阿尔茨海默病更常见，但在医学、心理或咨询界几乎都没有受到重视。识别认知变化甚至可能阻止痴呆症的发生。许多医生过早地给出了阿尔茨海默病的诊断，而并没有意识到MCI这个术语。你可以通过使用MCI一词来帮助个人和家庭，帮助他们充分了解TLCs和压力管理是如何减缓认知障碍的发展进程的。

一篇以"咖啡也许可以防止老年痴呆症"为标题的文章(Anderson，2012)，报告了一项研究：MCI者每天喝五杯咖啡，能够避免在未来2到4年内发展成痴呆症(Cao et al.，2012)。该研究同时发现，适量的酒精是有益的(男性两杯，女性一杯)。最为推荐的是红酒。

鉴于营养对心理健康影响的相关信息越来越多，你需要在评估来访者需求时纳入营养评估。

社会关系

为什么我们不能和睦相处？

——罗德尼·金

证据确凿，孤独和不合群的人有更大的心理和身体健康问题。咨询和治疗是关于社会关系的。这本书是建立在人的关系对我们的幸福至关重要的观念之上的，我们有无数的研究可以证明这个观点——从儿童对爱的需要，支持性的家人对青少年的意义，到同伴群体，直到成年都有相关的研究。患有癌症和其他疾病的人如果有牢固的社会关系，往往会活得更久、更健康。

表13.6总结了基础研究和临床研究结果。

表 13.6　治疗性生活方式改变：社会关系

强 化 的	破 坏 性 的
爱与性	独自生活
快乐的关系	消极, 批判
寿命延长	脑细胞死亡
更高水平的催产素	压力
帮助他人	自我聚焦

© Cengage Learning

帮助害羞或孤独的来访者走出来，与别人更有效地交流和沟通是改善社会关系的有用途径。处在亲密关系中的人可能更健康。可以考虑将倾听技巧的微技巧训练作为协助来访者的一种方式。

该研究未对咨询和治疗进行评估，但对我们来说，调查结果仍然是有力的。我们的大部分工作是支持来访者，帮助他们改善他们的关系。

认 知 挑 战

预防费用并不比药物治疗和长期治疗多。

如果我们不积极用脑，随着时间的推移，我们的认知机能可能会减退，我们会逐渐损失神经元和神经网络。正如学习一门课程、一种语言、一种新的乐器——主要是做一些不同的、有挑战的事。做一些我们已经做得很好的事情可能是有用的，但与创造新东西相比还是有些差距。不确定性可以促进成长。"教育者说，对于成年人来说，推动神经元朝着正确方向发展的一种方式是挑战他们在年轻时努力积累的假定的方向。在脑已经充满连接良好的神经通路的情况下，成年学习者应该通过面对与自己相反的想法来'轻微撼动他们的突触'(Strauch, 2010)"。其中一些想法总结在表 13.7 中。

表 13.7　治疗性生活方式改变：认知挑战

强 化 的	破 坏 性 的
任何认知挑战	电视
任何类型的改变	日常事务重复
学习乐器	一个人待着
学习新语言	种植, 坐着
玩桥牌, 填字游戏	无聊
老年人玩电脑时间	屏幕(暴露)时间过长
旅行	

© Cengage Learning

对于你和来访者来说，两项经过研究测试的训练项目都非常值得考虑。亮度测试(www.lumosity.com)具有挑战性且令人愉悦，是玛丽的最爱。证据是每天大约 15 分钟可以改善注意力、灵活性以及其他认知层面。科学假想计划得到深入研究并受到强烈推荐，包括一般脑健康、视觉灵敏度和驾驶警觉性(www.positscience.com)。这些科学假想计划有更多坚实的研究，但需要花更多的时间和努力。

我们所有人都可以从挑战我们的大脑中获益。关心预防老年痴呆的老年来访者应被鼓励去参与多种游戏。梅奥诊所发现，玩电脑时间和锻炼都与确诊为轻度认知障碍的成年人通过参与从而得到的更好的认知功能有关(Geda et al.，2012)。另一方面，对于儿童和青少年而言，也许对于我们所有人来说，太多的屏幕暴露时间被认为是不明智的(Rose，2012)，因为屏幕暴露时间会减少锻炼和社交，而且可能会干扰睡眠。

正念冥想和全身扫描

卡巴金(Kabat-Zinn，2005a，2005b)研究和推广了一种深层次的放松形式，以帮助人们应对压力、痛苦和焦虑。他这项技术称为"全身扫描"(body scan)，与正念冥想配合使用。全身扫描基本上是一个聚精会神的放松系统，有助于冥想的准备。

艾伦和玛丽最好的生活经历之一是他们参加卡巴金的系统项目并学习正念冥想的那几周。经验丰富的从业者比起全身扫描和系统放松，通常更喜欢这种技术，因为这更容易学习和教学。心理咨询师和治疗师除非有足够的训练和实践，否则不应该教授正念。正念可能对许多人来说需要其改变生活方式。卡巴金等(1990)研究显示大脑确实随着积极开放的正念方式发生变化。

戴维斯和海耶斯(Davis & Hayes，2012)评论了正念的好处，包括减轻压力和焦虑，调节情绪和减少消极的反思和思考，更好的工作记忆，增加反应灵活性和同情心。

正念冥想主要来自佛教的思想和实践。它没有"目标"，除了此时此刻尽可能长地存在着。

在某些方面类似于放松，从业者通常舒服地躺在地板上或坐在合适的椅子上，然后闭上眼睛。注意力聚焦于现在，特别注意呼吸，注意呼吸是如何进出的。你可能想用一个鼻孔吸气，另一个鼻孔呼气，因为这往往有助于专注于现在。将注意力集中于你的呼吸和腹部的起伏可以达到相同的效果。想法和感觉可能会开始贯穿你的大脑。别管它们，就让它们来，但是当它们进入你现在的意识时，让它们溜走。这一部分冥想对初学者来说是最困难的，而且他们也经常在这一步就停了。

练习冥想后，通常会持续几个星期，你可能会发现近乎完美的"平静"并意识到当下。有明确的证据表明,这种单一的状态使得大脑在其积极的区域发展出新的神经连接。如果你保持这一点,你最终会注意到贯穿全天的更完全的当下。你会以新的方式发现世界的美丽。你的伙伴或爱人对你来说会变得与众不同,因为你活在当下。

我们建议你将来访者交给真正了解正念的可靠专家,因为会有一些冒充内行的人。学习冥想的一个安全但次要的替代方法是访问网站 www. mindfulnesstapes. com。他们可以在那里购买材料并自己学习。

支持冥想的研究令人印象深刻。已证实冥想能减轻压力并增加杏仁核内的积极灰质的变化。一个人越认真地练习冥想,好处就越大(Holzel et al., 2011)。认真学习瑜伽也可以有所作为。癌症患者减少了焦虑,减少了对压力和疲劳的感知,情绪得到了改善。有害的皮质醇也减少了(Mulcah, 2011)。

许多人现在相信,通过祈祷可以使大脑安静下来,诵玫瑰经以及其他安静的宗教练习跟冥想有类似的效果。

我们现在从"六大点"转到简要讨论其他对大脑和身体健康有用的项目。

反思　关于"六大点"和其他 TLCs,你在自己的生活中是怎么做的?

你在压力管理方面是怎么做的? 你有锻炼计划吗? 你睡眠充足吗? 你的饮食习惯怎样——你是否不吃白糖和面粉? 社交方面你是怎么做的——你是否花了足够的时间与朋友在一起? 在这一点上,你可能有足够的认知挑战,但是你对未来的打算是什么? 你有没有考虑过规律的冥想训练?

回顾本节和在"生命树"中列出的其他 TLCs。你从剩下的列表中发现了什么,学到了什么? 你花多少时间在看手机、电脑、游戏和电视上?

过去,对来访者做锻炼、冥想、营养和其他健康导向的问题的咨询并不是我们训练和专业工作的重心。研究表明,这些现已成为能力实践的重点。你对这些新发展有什么看法,你准备好将它们添加到你的咨询策略和理论中去了吗?

冥想实践之树

图 13.3 反映了许多可以为心理咨询师和治疗师使用的治疗性生活方式改变。请欣赏社会沉思中心(The Center for Contemplative Mind in Society)慷慨分享的各种可能选项。访问他们的网站 www.contemplativemind.com。

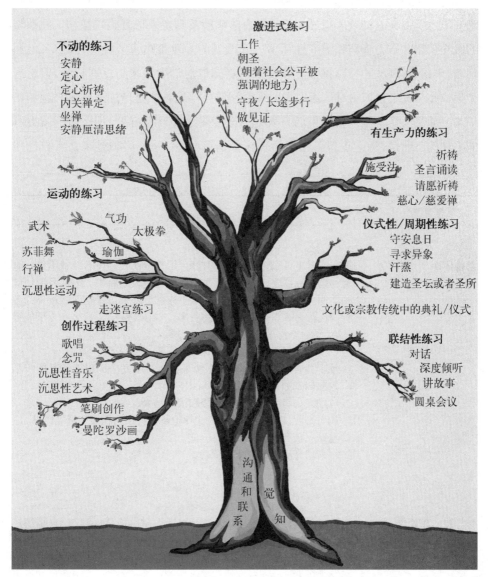

图 13.3　冥想实践之树

▶ 小结：运用能够让来访者改变的具体行动策略

本章的技巧和策略几乎都属于咨询过程中的重新叙事和行动阶段。和更具倾听导向的、共情性的面质一起，是来访者日常生活中发生改变和产生行动的强有力的工具。

逻辑结果是决策咨询的关键技巧,将在第 14 章中详细介绍,其后是一个完整的决策示例咨询的记录。指导和心理教育策略涉及需要来访者感兴趣和一同参与的教学策略。压力管理和治疗性生活方式改变的多重策略也涉及心理教育,但面临着(来访者)顺从的特殊挑战。即使来访者知道他们应该参与这些行为,但是想让他们参与进来依旧很难。第 2 章的乐观和健康评估可能是增加来访者兴趣的第一步。如果来访者可以看到生活方式显著改变带来的终身好处,那么他们就更可能听你的。但是,将这些想法强加给来访者是不合适的——必须是来访者自己想要这样做。

▼▼▼▼　　　　要点

逻辑结果　　　　理想情况下,这是一种温和的技巧,用于帮助人们在需要做出决定时对问题进行整理。决策会产生积极或者消极的后果。心理咨询师应关注的焦点在于潜在的结果,其任务是帮助来访者在回顾行为的各种替代行为时预见这些行为的后果。"如果你____,那么____可能会发生"是一个常见的陈述。

这个技巧预测了来访者行为的可能结果,分为五个步骤:

1. 倾听并确保你了解情况,了解来访者对所发生的事情和其所暗示的东西是如何理解的。
2. 鼓励来访者考虑决策的积极和消极结果。
3. 如有必要,以非判断性的方式评论所做决定的积极和消极结果。
4. 总结积极和消极结果。
5. 由来访者决定采取什么行动。

指导和心理教育　　　　指导与心理教育密切相关。指导,用于提供信息或建议,它是简短的,涉及相对较短的评论以促进现实世界中的行动。心理教育则更全面。来访者很多时候都需要心理咨询师关于主要生活问题的知识和专业意见。心理咨询师知道可用的社区和资源。他／她也知道离婚的可能模式和关键问题,家庭成员的死亡或其他生活事件。心理教育是一种更为系统的方式,用于教导来访者关于新生活的可能性;这可能涉及沟通技巧的训练,以制订成功的健康计划。

在你进行指导或从事心理教育之前:

1. 稳固的工作关系至关重要。
2. 倾听来访者的故事并发现其优势。
3. 核实来访者接收信息的兴趣和愿意程度。
4. 清晰简洁,鼓励来访者参与和反馈。

（续表）

▼▼▼▼	要点
心理教育包括教授沟通微技巧	教授生活的沟通技巧,有助于帮助一个沮丧的、在工作环境中遇到困难的来访者,或者帮助一对正处于紧张婚恋关系中的伴侣。上述四点是核心,但是当你向来访者教授具体的行为技巧或进行自信心训练时,请加入以下内容。 5. 以实例为例,对来访者存在困难的地方有一个清晰的了解。 6. 你扮演另一个人来进行模拟情境的角色扮演。在可能的情况下,录制会谈视频,从而提供具体的反馈。 7. 查看角色扮演情况(视频),记录行为,并帮助来访者识别他/她做得对的地方。在合适的地方,教授(来访者)特定的微技巧。贯注的和开放性的问题在开始时通常最有帮助,而处理情绪也特别有用。如果以一种尊重的和文化敏感的方式来分享替代行为的改变方法或提出解决问题的具体方向,可以帮助来访者解决问题。 8. 协同工作,让来访者选择指导方式。自信的肢体语言、声调和目光接触适当的贯注行为至关重要,清晰具体的言语表达和核实来访者的参与程度也同样重要。指导通常应用于自信训练和社交技巧训练,诸如想象、思维阻断、日记记录或者放松训练等特定练习中。
压力管理	改变压力源或改变对它们的反应是压力管理的关键目标。几个策略可以帮助你实现这些目标,包括放松、冥想、非理性信念、思维阻断、时间管理以及本章中提到的许多其他技巧。
治疗性生活方式改变(TCLs)	TLC 经常为来访者熟知。争论在于帮助来访者认真对待它们并采取行动。运动、睡眠、营养、社会关系、认知挑战和冥想被称为"六大点",尽管这种健康和预防方法还有许多其他关键方面。生命树提供了其他可能性的极好的概述。
脑和身体保护	持续、慢性或极度的压力加速了我们身心的正常损耗和撕裂。心理教育、压力管理和 TLC 策略是保护身心健康的关键。
还有什么?	大多数影响力技巧要求心理咨询师做到具体和明确。记住:在你利用影响力技巧时,让你的来访者成为共同参与者。

▶ 能力实践练习和能力文件夹

个人练习

练习1：练习写下逻辑结果陈述　使用逻辑结果策略的五个步骤向来访者简要说明以下其中一个的可能逻辑结果：保持虐待关系；怀孕时吸烟；从吸大麻到抽可卡因。

a. 用你自己的话汇总来访者的关注点，使用"如果……那么……"句式。

b. 询问有关持续这种行为会产生的积极和消极结果的具体问题。

c. 向来访者提供你对继续这种行为的可能后果的反馈意见。使用"如果……那么……，"句式。

d. 总结当来访者说他／她不想改变时，刚才给出的反馈和来访者的观点之间的差异（这意味着面质的使用）。

e. 鼓励来访者做出自己的决定。

练习2：使用倾听技巧的逻辑结果　通过使用询问技巧，你可以鼓励来访者思考可能的后果。（"如果你这样做，你可能期待什么结果？""你继续从事这种行为，你马上会获得什么结果？"）然而，询问和释义情境可能并不足以让来访者充分意识到他们行为的逻辑结果。针对以下每一个来访者和情境，写出可以帮助来访者更好理解情境的逻辑结果的陈述。

a. 一个正在考虑第一次嗑药的学生。

b. 一个考虑堕胎的年轻女子。

c. 一个考虑大学贷款的学生。

d. 由于人际关系差而处于被解雇危险中的总经理。

e. 一个与你会谈时一直迟到的来访者，且经常不合作。

练习3：练习策略　本章包括许多不同的实践可能性。在时间允许的情况下尝试各种技巧或策略。在应用于来访者之前，先练习每一项策略。

a. 自己先尝试这些策略。如果你花时间去做，去学习整个过程，那么大多数你是可以自己完成的。发生了什么？你会遇到什么？你学到了什么？你想继续进行这种方法吗？

b. 找一位同学或朋友，获得他／她的许可，在实践咨询中一起使用各种策略。发生了什么？你会遇到什么？你学到了什么？你想继续进行这种方法吗？

小组练习

练习4：逻辑结果和心理教育　如果你想发展能力，就要和小组一起练习三种影响技巧中的每一个。建议采用小组工作的一般模式，一次只使用一种策略。

记得填写第1章中的"来访者反馈表"，以作为练习咨询的一部分。这是实施群体监督、分享和反馈特别重要的地方。

第一步：分组。

第二步：每组选一位组长。

第三步：为每个练习会话分配角色。

◆　来访者

◆　心理咨询师用倾听技巧引出来访者的故事或问题，然后尝试本章中的一个
　　影响技巧和策略。

◆　观察者 1　完成反馈表(资源框 13.3)

资源框 13.3　反馈表：逻辑结果、心理教育、压力管理和 TLCs

_____(日期)

_____　　　　　　_____

　(心理咨询师姓名)　　　　　　　　　　　　　　　(填表人姓名)

说明：两位观察者将会完成这个表格，然后讨论他们对于心理咨询师和自愿来访者
的观察结果。

---

1. 咨询者是否采用了基本的倾听顺序来引出以及阐明来访者的故事或所关注的事
情？有效程度如何？

2. 对心理咨询师采用的具体影响技巧(逻辑结果、心理教育、压力管理或 TLC)提供
非判断性的、实际且具体的反馈意见。

3. 当你查看咨询的整体情况时，刚开始时来访者在来访者转变量表中处于什么位
置？来访者在最后总结时又处于什么位置？你认为技巧或策略的哪些方面最为
有用和有效？

◆　观察者 2　完成反馈表和 CCS 评级表(见第 10 章),判断心理咨询师使用影响技巧所产生的影响程度

第四步:制订计划。在采用影响技巧时,关键指标是来访者是否真的做出了预期结果(例如,来访者是否遵循了指导?),是否以积极的方式回应反馈意见、自我披露等。对于每个技巧,采用不同的主题可能最有用。在每个实例中陈述你要完成的目标。一些想法如下:

◆　*逻辑结果*。小组成员可以提出他们即将做出的决定。咨询师可以探讨该决定的消极和积极结果。

◆　*心理教育*。咨询师可以向个人或团体提供关于特定问题的指导(信息)或心理教育,比如,一个健康计划的价值或如何处理家庭成员的死亡。该小组根据咨询师是否能够以明确、具体、有趣和有帮助的方式提供信息来提供反馈。我们建议你考虑将微技巧作为沟通技巧教授给个人或小组。

◆　*压力管理和* TLC。选择本章中提出的一个策略,通过具体步骤进行操作。让来访者参与过程;你们两个人可以选择你们想尝试的策略。作为练习咨询的一部分,请务必告诉来访者要达到的目标以及可能发生的结果。

第五步:使用策略进行 5 到 15 分钟的咨询练习。采用倾听技巧与选定的策略进行会谈。来访者是否产生连接并参与其中?

第六步:回顾咨询练习过程并提供 10 到 12 分钟的反馈。请记得停止录音并为咨询师提供足够的反馈。

第七步:转换角色。

能 力 文 件 夹

本章涉及多种人际影响策略,涵盖了相当多的材料。只有在你拥有相当多的实践和经验之后,你才有可能掌握这些概念。但是,在这一点上,如果你回想一下本章所提出的主要观点并确定你现在所达到的水平,那将会很有帮助。然后再想一想下一步你想要做什么?

用下面的表格来评估一下你现在的掌握水平。当你查看下列项目时,问问自己:"我可以做到吗?"勾选出你目前能够做到的方面。那些没有被勾选的能力作为未来的努力目标。不要指望你在学习这本书时就能获得每一个维度上的意向性能力。但是,不断重复和实践会使你的能力得到提高。

技巧/策略	水平1：确定和讨论技巧或策略	水平2：行动上展示技巧或策略	水平3：采用对来访者产生实际影响的技巧或策略	水平4：将技巧或策略教给别人
逻辑结果				
指导和心理教育				
压力管理				
教授人际沟通微技巧				
自信心训练				
思维阻断				
积极想象				
治疗性生活方式改变(TLCs)				
锻炼				
睡眠				
营养				
社会关系				
认知挑战				
冥想				
精神性/祈祷				
社会公正行为				
其他你已经从冥想实践树上掌握的能力(图 13.3)				

▶ 确定自己的风格和理论：对影响技巧的批判性自我反思

你在第四部分接触到了最为有效的微技巧和策略,有机会至少简要了解下每个策略。你觉得哪种技巧和策略让你感觉最为舒适? 哪一种你会去尝试使用? 哪一种你可能会避免使用? 你认为有意识地去影响咨询方向的想法如何?

　　本章中的哪些知识点对你来说非常重要？这些重要的观点对你接下来要做的事情具有重要而广泛的影响。你会如何利用这些技巧来帮助来访者（也或许是你自己）来管理他们的压力？你对多元文化问题和这种技巧的使用有什么看法？本章还有哪些其他重要内容呢？你会如何利用你在本章中学到的思想来开始建立自己风格和理论？鉴于本章的复杂性以及你为自己设定的许多可能的目标，列出你要在下个月内使用影响技巧和策略所要达到的三个具体目标。

第五部分

技巧整合、实践理论以及
确定个人风格

你的心理咨询和治疗风格是什么？这一部分为你提供了一个框架，帮助你整合本书所涉及的诸多技巧和概念。作为这个框架的重要组成部分，第 14 章将详细地分析一个咨询会谈的过程。我们建议，你可以再记录一遍整个会谈，写一份会谈记录，然后分析如何进行个人的技巧整合，这样才能更好地影响来访者。当你能够评估个人风格对来访者成长和发展所产生的影响时，说明你已经开始表现出良好的咨询能力以及对咨询的掌控力。

第 14 章 技巧整合、决策咨询、治疗计划以及复发预防

这一章将会出现很多重要的概念。决策咨询(可能是我们最常用的理论)会在这章中出现。之后，在一份决策咨询谈话的完整记录中，艾伦和玛丽展示了实际操作中的会谈微技巧和策略。结束对会谈的分析后，将继续介绍在复发预防(RP)中普遍使用的认知行为疗法(CBT)策略，确保来访者在会谈后确实按照计划采取行动。

不过最重要的仍是这章末尾的练习实践。我们建议，实践时，你可以再做一份会谈纪录，并与前文列出的那份会谈纪录进行比较。艾伦和玛丽的这份会谈记录已经非常详细地解释了一个会谈所涉及的复杂工作。当你完成自己的手稿记录时，我们希望你能够对会谈及其分析给予特别关注，并进行补充思考。因为只有这样才会帮助你获得最佳的学习效果，并且确保你在这一章甚至这本书所学到的内容能使你的职业生涯受益。

第 15 章 如何将会谈微技巧和五阶段理论与心理咨询和治疗理论结合起来使用

这一章首先对决策咨询、以人为中心的咨询、存在主义疗法以及多元文化的咨询和治疗进行了简短的概括。之后，又详细介绍了危机咨询和认知行为疗法。此外，关于短期咨询、动机性会谈以及新的咨询/辅导领域的相关讨论和记录，你可以访问课程助手网站进行查找。

第16章 确定个人风格和未来理论/实践整合

在最后一章,你将回顾在会谈微技巧、五阶段结构方面的学习成果,以及对心理咨询和治疗理论的认识。你需要思考自己的自然风格以及如何规划未来。这一章将鼓励你利用已有的知识和技巧来建构具有文化意向性和文化适应性的个人咨询风格。

关于咨询和心理治疗的基础知识介绍,到这里就差不多结束了。现在你已经具备适应不同环境的能力,毕竟对于咨询、心理治疗、商业、销售、法律、医学、朋辈互助等交流来说,会谈微技巧和五阶段结构都是其中最基础的单元。

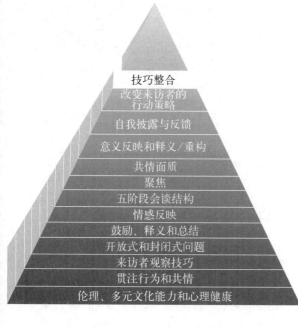

技巧整合
改变来访者的行动策略
自我披露与反馈
意义反映和释义/重构
共情面质
聚焦
五阶段会谈结构
情感反映
鼓励、释义和总结
开放式和封闭式问题
来访者观察技巧
贯注行为和共情
伦理、多元文化能力和心理健康

第 14 章

技巧整合、决策咨询、治疗计划以及复发预防

> 我发现,人们有可能忘记你说过什么,也可能忘记你做过什么,但绝不会忘记他们对你的感觉。

> ——马娅·安杰卢

本章任务

如果可以顺利地对意向性咨询和治疗的诸多技巧、策略及概念进行整合,会谈和治疗计划就能够流畅地进行,你与你的来访者也将从中获益良多。本章会出现大量的重要概念,但其中最有价值的概念是,你需要组织引导整个咨询会谈过程,时刻分析你与来访者之间的互动情况。在咨询和治疗中有三项极其重要的实践,分别是治疗计划、决策咨询和复发预防。

本章目的和能力目标

通过对本章中各概念的学习而相应发展出的意识、知识、技巧和行动能够让你:

▲ 整合之前章节中所学到的概念、技巧和策略。

▲ 理解决策咨询这一综合理论的基础知识,理解五阶段决策结构如何与其他咨询和治疗理论产生联系。

▲ 为第一次会谈的复杂性提前做好准备,使用清单来确认第一次会谈是否覆盖了全部关键要点。

411

▲ 查看某次决策咨询会谈的完整记录,同时认真观察细节,进而分析会谈微技巧的使用、来访者转变量表及共情结构。

▲ 为来访者制订长期的治疗计划,并进行系统性的记录。

▲ 在会谈的第五阶段,增加来访者的家庭作业式行动任务,以顺利实现复发预防。

▲ 记录和分析你自己的会谈;将其中的咨询风格与之前的会谈记录进行比较。

本章所要探讨的是如何在一次连贯且有意义的咨询会谈中综合运用各种微技巧。你将看到艾伦以会谈五阶段结构作为框架来与玛丽做一次决策咨询谈话,进而帮助玛丽明白职业改变所代表的真正含义。所以,在本章的开头,我们首先回顾决策咨询的预先计划过程。在这段会谈示范结束后,我们开始探索治疗计划的相关问题。

在本章即将结束的时候,我们会建议,你以同学或者志愿者为对象,主导一次完整的咨询会谈,并完成记录,然后对你的个人风格进行归类,列出你自己在整合本书中所列的各种技巧与策略时所用的方法。

我们会从技巧整合的定义以及你对技巧整合的预期结果开始。

技 巧 整 合	预 期 结 果
整合会谈微技巧,并在一场结构良好的咨询会谈中使用,进而将技巧延伸至教室以外的其他情境中。	成长中的心理咨询师会将技巧整合成他们自然风格的一部分。在不断的选择中,我们每个人都在变化。但是渐渐地,我们将会知道,我们正在做什么,如何在没有成效的情况下有意识地做出改变,努力后的会谈可预期结果是什么。

▶ 决策咨询:关于实践性理论的概览

不做决定就是最好的决定。

——哈维·考克斯

决策者不仅需要良好的创造力和有约束的自由,还要具备拥抱变化及预测现有行为的潜在结果的能力。有一则古老的禅宗故事与之类似,也能够适用于当下的环境:

一位女性在加利福尼亚塞拉山脉远足,脚下是悬崖边缘的一条小径,离地面有

15 英尺高。正当她走到一个拐角处,突然看到一只熊向她冲过来。虽然有些惊讶,但是她适时抓住了一条野生藤蔓,在小径上空摇晃。满怀感激的她挂在藤蔓上,正寻找安全地带准备跳下来,却看到下面又有另一只熊! 这时,藤蔓上的夏日草莓也进入了她的视线,所以她决定一只手继续挂在藤蔓上,另一只手摘下一些草莓。草莓多么甜呀!

你的来访者也面临着类似的选择。一只熊承诺某件事,而另一只熊可能给你其他的东西。我们不仅可以帮助来访者品尝草莓的香甜,还能让他们了解跳跃之前那一时刻的重要性。当然我们希望来访者面临的决定比熊的情况更友好。

来访者向我们寻求帮助时,几乎会把他们生活中的各种琐事都说出来。创新的"魔力"就在于,新事物虽是自发产生,但也来源于已经存在的旧事物。决策是一场具备创造性的实践。

决策在生活中必不可少。决策既是我们的挑战,又是我们的机遇。可以将决策咨询(Ivey & Ivey, 1987;Ivey, Ivey, & Zalaquett, 2010)看作一个实践模型,将决策和会谈微技巧视作一套系统,帮助你个人更好地掌握咨询和心理治疗领域的主要理论。

▶ 实用决策咨询的历史:特质—因素理论

第 8 章简单地讨论了本杰明·富兰克林的历史贡献,决策咨询由此第一次被提及。他提出,决策过程由三部分构成: (1) 定义问题;(2) 产生可能的解决方法;(3) 决定如何去做。这是一种非常"美国式"的方法,只注重实用性而忽视理论。重要的是找到能够解决问题的方法,然后继续生活。

决策咨询理论和实践的目标是帮助来访者做出决策,并且考虑到每一个决策背后的许多特质与因素。在咨询领域,特质—因素理论拥有非常悠久的历史,最早可以追溯到弗兰林·帕森在 1908 年建立的波士顿职业办事处(Boston Vocational Bureau)。帕森拓展了富兰克林的理论框架,并指出,在做职业决策时,来访者需要(1) 考虑其人格特质、能力、技巧和兴趣;(2) 分析环境因素(机会、工作可能性、地点等等);(3) 发展"对两组事实之间的关系进行正确推理的能力"(Parsons,1909 / 1967, p.5)。自此以后,特质—因素理论的支持者继续发现了很多构成"正确推理"和决策的基础维度。

渐渐地,人们认识到特质—因素理论的限制,所以新的决策和问题解决模型出现了(Brammer & MacDonald, 2002;D'Zurilla, 1996;D'Zurilla & Nezu, 2007;Egan,

2010；Janis & Mann, 1977)。所有的这些模型都可看作是富兰克林的初始模型和特质—因素理论的现代变革。

▶ 决策咨询在现代实践中的地位

决策是一件我们毕生都在做的事情。来访者总是寻求解决他们人生问题的方法，做出决策。年轻人需要选择大学或职业，决定是否继续一段恋爱关系，是否要结婚和生孩子。之后的决策内容包括，如何在工作中取得成功，如何与难相处的同事打交道，如何为孩子未来的教育和自己的退休生活做财务规划。当退休生活到来时，他们会发现，决策并不随着退休而结束；很多退休人员面临的第一个问题就是，"退休后，我应该做什么"？很多困难的决策，包括健康问题、遗嘱和个人葬礼安排，往往都需要咨询。

当然，咨询和治疗理论有很多，聚焦于不同的内容，使用不同的方法来帮助来访者做出决策。很明显，决策和心理治疗在更多地向健康方向努力。相应而来的需求则是，帮助来访者做出可靠而明智的决策，以更好地照顾他们自己和他们爱的人。而对我们来说，这代表要加强压力管理的意识，同时使来访者好好利用治疗性生活方式改变。

总之，决策咨询能力几乎在所有咨询和治疗的理论和问题中都非常重要。你可能正帮助一个孩子或者青少年做决策，如何处理与朋友的关系，如何应对父母和老师在行为和学习表现方面的要求，又或者是在军队和大学之间做出选择。或者可以试着想象一下，一位青少年或是成人正经历轻微的，甚至是严重的抑郁——认知行为疗法可能是首选的治疗方法，治疗计划包括改变生活方式和/或者药物治疗，其中，帮助来访者解决人际交往和工作上的挑战至关重要。对于这些来访者和其面临的情况来说，做出压力管理和向健康的生活方式转变的决策非常重要。

决策咨询的实践基础可在咨询会谈的五阶段结构中找到(**共情关系—叙事和发现优势—目标—重新叙事—行动**)。五阶段模型为具有创造性的意向性决策提供了一个坚实的结构。上文提到，五阶段结构只使用倾听技巧，而有技巧的面质常常能够有效地帮助来访者做出重大决策和改变。当你最低限度地使用影响技巧时，会更加偏向于实践以人为中心的咨询，但是你仍然能够帮助来访者做出更好的决策。无论来访者参与的是以人为中心的咨询，还是认知行为疗法，甚至是长期的精神分析，决策都将是每次来访者会谈的其中一部分。

在困难的个人决策中，决策咨询同样十分有效。同样，由于其他理论也能够满足来访者当前的实际需求,所以决策咨询应做到自由运用其他理论,兼收并蓄,融会贯通。所以,可能一开始来访者的问题是职业选择,但是提到了一件事/考虑长期以来的酒精问题——或者你发现了背后的焦虑和抑郁。决策心理咨询师可能利用动机性会谈和短期咨询来帮助来访者处理当前的职业问题。如果涉及焦虑和抑郁,治疗师可能会采用压力管理和认知行为疗法。

▶ 决策咨询和情绪理解能力

情绪和情感并不是一种享受,而是将自己的心理状态传达给他人的一种方法。不过,它们也是引导我们自己做出判断和决策的一种方法。情绪将人带入了理性的循环。

——安东尼·达马西奥

在问题解决模型中,有一个普遍的限制,尤其是与原始的特质—因素理论接近的结构,往往对决策的情绪方面缺乏足够的关注。如果我们的决策仅仅反映了理性的认知过程,相信我们大部分人都不会满意。决策需要情感能量,这也是在长时记忆中创建新决策的重要组成部分。你在帮助来访者做决策时,无论你自己有怎样的个人风格和理论选择,都可以考虑引入更多的情感和情绪。

来访者对于决策的情感感受如何,在很大程度上决定了他们是否会根据决策行事。所以,无论是情感反映,还是来访者在会谈结束后可能在真实世界中所采取的行动,咨询会谈的第四和第五阶段都需要对它们给予特别的关注。要做到这一点,第一条途径当然是探索情感和情绪与每个选择之间的关系。例如,某位来访者可能没有充分认识到持续伤害伙伴感情的小行为将最终摧毁两人的关系。若是来访者自己遇到这种情况,他/她的情绪感受会如何——现在听起来故事是不是不一样了?那么,如果在产生巨大的行为改变之前,来访者能够提前想到,他/她的情绪感受又会如何呢?

尤其是在意义重大的人生抉择上,更要系统性地探索每一种潜在选择会产生怎样的情绪性影响。接下来的情绪平衡表将举例说明我们在决策咨询中可以如何详细地探索情绪的作用。

认 知 和 情 绪 平 衡 表

平衡表由澳大利亚的里昂·曼恩所创,是对逻辑结果的延伸。在平衡表中写下每一种可能的选择。将一个决策的不同方面写下来,能够让问题更加清楚,确保没有漏掉任何重要的关键问题。作为示例,表 14.1 是一份决策平衡表,由一名曾经历虐待的女性填写。

表 14.1 认知和情绪平衡表 *

以下是对每种可能性做出选择的事实结果和情绪结果,既有积极的一面,也有消极的一面。如果有多种选择,那么每种选择都有一份独立的认知和情绪平衡表。			
该做什么样的决策? 如果我离开虐待我的人,会发生什么?			
我可能获得哪些好处?	**我会感受到哪些积极情绪?**	**其他人可能获得什么好处?**	**其他人会感受到哪些积极情绪?**
虐待会停止,我不会再受到伤害。	我不会再感到恐惧。	我母亲不再需要定期给我打电话。	知道一切已经结束,母亲会感到宽慰。
我能够开始新的生活。	或许我能够恢复良好的自我感觉。	我母亲会想要帮我。	她会重新发现,她在我心中非常重要。
我能够做回我自己。	我过去感觉还不错,这让我感到安心。		
我可能遭受哪些损失?	**我可能面临哪些消极情绪?**	**其他人可能遭受哪些损失?**	**其他人会面临哪些消极情绪?**
以后我只能靠自己了。	离开和留下一样,都让我感到害怕。	我想不出有什么。	还是一样,我想不出有什么。他们会对他的离开感到高兴。
我该怎么养活自己?	这让我感到非常恐惧。	我的父母可能要资助我一段时间。	他们不会觉得很幸运,毕竟他们曾经劝我不要和那个人约会。虽然他们会帮我,但也会生气。
不管怎么说,我还是爱着那个男人。	我会很孤单。	我的朋友们会一直陪着我。	他们会为我感到高兴,也会倾听我的想法。
他可能会跟踪我,这样我的处境会更糟糕。	我的未来毫无希望,将孤独地过完一生。	我的心理咨询师会给我提供建议,并支持我。	我知道,我并不会如想象的那般孤单。因为我有他们的支持与关心。

请注意,在遭受伴侣虐待的情况下,在离开或留下的选择之间存在着非常激烈的冲突。这也是为什么在这类案例中你的支持显得非常重要。

在另一个例子中,我们帮助药物滥用者使用**情绪平衡表**(emotional balance sheet)来看待酗酒或药物滥用所产生的问题。在平衡表中增加聚焦的概念,可以帮助酗酒者更全面地看到酗酒的影响,发现其实并不只是自己会受到伤害,其他人的生

---

* 改编自 Leon Mann(Mann, 2001; Mann, Beswick, Allouche, & Ivey, 1989);也见 Miller 和 Rollnick(2002)。

活也会因此受到影响。这样探索情绪问题才会成为可能。平衡表列出了积极方面——酒精能给他们带来什么——同时也列出消极方面。平衡表的制作需要由心理咨询师和来访者合作共同来完成。动机性会谈也采取了曼恩的策略,可以运用平衡表来处理成瘾的问题(Miller & Rollnick, 2002)。

情绪平衡(emotional balancing)使来访者将注意力焦点放在每种潜在选择发生后可能产生的感受上。虽然决策是一项认知活动,但要做到真正的满意,就要兼顾心情愉悦和对结果满意。通过这项活动,情绪在整个逻辑结果策略的过程中会一再被强调。例如,"你为什么喜欢喝酒?""可卡因能为你带来什么?""想象一下,如果你不再喝酒,你将如何看待你自己?""你的家人会怎么想?"既要看到此时此刻,也要看到过去和可预期的未来。当你期待长期利益时,改变就会随之产生。

进一步的情绪支持：记未来日记

有一项不错的家庭作业:让来访者想一想,如果他们现在做出某一个决策,那么,未来几个月,甚至几年的生活会变成怎样,然后将自己的想法写下来。未来日记能够给来访者提供写日记的时间,思考困难决策所代表的含义。日记也让来访者考虑其他的可能性,以及它们的潜在情绪结果。未来日记可以在来访者的即时谈话中完成。指导性想象不但帮助来访者预期每一个决策可能的结果,也让他们预计可能随之产生哪些情绪。虽然决策通常被看作是一个理性的过程,但是只做出理智的决策是不够的——情绪平衡对于满意的决策来说也同样非常重要。

▶ 个案概念化和制定工作流程的重要性

你工作的基本点在于,你要了解你的来访者,他们的问题是什么,他们想或者需要做出什么样的决策。个案概念化指的是,先收集之前的案例,获得来访者信息,然后利用这些资料进行预测和推断,进而将你的理论模型进行个性化运用。这些资料包括你在来访者卷宗中能找到的信息,例如人口统计学信息、个人历史,以及现有的问题或忧虑。在会谈的过程中,许多其他因素——来访者所说的话及语言风格、非言语表达、情绪体验、你与来访者相处的体验、你们互动过程中发生的事、测试结果、诊断、优点和强项、缺点和差距、支持性文件、辅助材料、假设和推断、工作假说、治疗目标、治疗计划、可能出现的障碍、干预以及对结果的评估——将不断地对每位来访者的个案概念化产生影响。

基于所有这些信息,你所整理的个案可能随时发生变化,但随着咨访关系的发展,该案例的实用性与精确度也不断增加。很多咨询师和治疗师都建议与来访者分享概念化的过程。这样能够增加个案概念化的匹配度和准确度,增进双方关系,加强合作,提高来访者将会谈中所学及所做决策真正付诸行动的可能性。个案概念化能够有效地促进行为、思想和情绪产生变化。

个案概念化能够作为工作假说来指导治疗。它在会谈过程中会不断发展变化,全程参与整个会谈的所有步骤,包括治疗计划、选择干预手段、布置家庭作业、应对挫折、评估结果、决定行动方式和完成治疗。接下来,本书将通过艾伦帮助玛丽的案例,对这些概念进行详细的阐述。

▶ 计划首次会谈和使用清单

本章中的案例是一次角色扮演的决策咨询会谈,由艾伦和玛丽参与会谈,内容则是关于玛丽在现实生活中的职业规划。

在咨询之前,玛丽的个人信息档案已完成,其中玛丽写道:"我现在从事的体育老师这份工作让我感到很厌烦,我的职业已经陷入了困境。我认为我该去找份新工作。或许我应该考虑转行至商业领域。有时候,我都发现自己有些抑郁了。"这段开场白说明,职业咨询与个人咨询密切相关。随着会谈的推进,个人问题会随着职业问题不断出现。此外,性别作为重要的多元文化问题也经常需要纳入考虑。

根据会谈的五阶段结构,你可以提前做好会谈计划。之后做记录也可以运用这一框架。在第一次会谈前,研究来访者档案;预计可能出现哪些挑战,你将如何应对这些挑战。提前做计划不是说要把你的看法或观点强加到来访者的身上,而是你要想尽办法帮助来访者实现他/她自己的目标。但也不能因为你有计划,就期待事情总是按照你所预期的方向发展。来访者总是会带来新的问题,相应地,你也需要不断重新思考接下来该怎么做;甚至你可能需要全盘放弃之前的计划。正如之前所说的,意向性——对其他可能性持开放态度和根据现状灵活应变的能力——非常重要。

接下来将呈现艾伦对即将到来的与玛丽的会谈所做出的评估。他的会谈计划来源于对玛丽个人档案的研究,也包括了会谈前的问卷。玛丽在自己的个案登记表上写道:"我想做些不一样的工作。我已经做好了迎接新工作的准备——但要怎么做呢?"要注意的是,制订计划的目标是帮助来访者制订出她的专属计划,同时也要推动她个人问题的讨论。做结构性的计划,是为了帮助来访者完成她的目标,做出她自己的决策,但是同时也要保持足够的灵活性,以适应会谈的进展变化和新问题的提出。

阶段/维度,关键问题	心理咨询师所做的准备
共情关系。开始会谈,建立友好关系/系统化结构。 对于此次会谈,你建立了什么系统化结构?你准备运用哪种理论?对于咨访关系的发展,你有什么特别的预期?	玛丽看起来是一个活泼且健谈的人。我注意到她喜欢游泳和体育活动。而我喜欢跑步,这或许可以成为对话的契合点。对于整体结构,我将持开放态度,但是会时刻把五阶段结构牢记于心。看起来,她现在的工作做得不太开心,想从事其他的工作。另外,她还有一项个人问题是离婚。我需要倾听她的故事,主要使用询问方法和反映式倾听技巧,并且使用某个决策模型。
叙事和发现优势。收集信息,引出她的故事、忧虑或者问题。 可预期的问题有哪些?优点是什么?你计划如何定义来访者的这些问题?你会重视行为、想法、感受和意义吗?	我会尽早提到玛丽的个人优势,并聚焦于寻找她能做的事情。我会使用基本倾听程序,从她的观点中找到问题,了解她对于工作和未来的看法。我也会对她的个人生活充满兴趣。比如,离婚之后过得怎么样?在变化的世界中,作为女人的处境如何?玛丽可能会提出一些问题。我会在本阶段结束的时候对上述问题进行总结。我们会把总结出来的点一一列出来,如果很多的话,就设定优先顺序。但我们主要还是谈论职业选择。
目标。共同设定目标,确定结果。 理想的结果是什么?你将怎么引出来访者理想中的自己或者世界?	我会问她心目中最理想的解决方式是什么,然后用基本倾听程序去理解她。在结尾的时候,我会通过总结的方式,比较现实情况和理想状态之间的差距。至于结果,我希望看到玛丽从一系列可能性中找到自己的方向。
重新叙事。探索和创造新的解决方法,对来访者的不一致和冲突进行面质。 你在这里可能会运用什么理论?你注意到或者预期来访者有哪些具体的不一致?你要如何创造新的可能性?	从决策模型出发,我希望通过总结正面优势和个人优点来开始这个阶段。我希望看到一些新的可能性。从她会谈前填写的表格中可以看出,咨询和商业是两个比较可能的选项。那有没有其他可能性呢?主要的冲突点可能在于她的现状和她想要变成的样子之间的差异。我期待的情况是,第一次会谈就可以通过询问想出一些可行的备选项。我希望她在会谈结束后能够将一些备选项付诸行动。我认为职业测试可能会有效。
行动。泛化,根据新故事采取行动。 针对转行培训,你有没有什么具体的计划?什么能让你感觉到会谈的确是有价值的?	如果我们能够创造出一些新的职业可能性,并且对职业可能性做一些探索,我就很满意了。我们可以在这个基础上制订计划。在下一次会谈前,如果我们可以找到至少一件事情给玛丽当家庭作业,我会很满足。

关于人际关系的复杂性,尤其是职业关系,阿图·葛文德写了 *The Checklist Manifesto*(Gawande, 2009)这本书。他一开始专注于医学领域,发现基础的外科手

术清单和一些基本因素往往能够明显地降低手术过程中高危险性的错误。他继续指出，无论在任何领域，提前想清楚之后将要做的事情，都会提高后面的成绩表现。

资源框 14.1 提供了第一次会谈的清单。即使是最有经验且充满自信的心理咨询师或治疗师都有可能会忘记清单中的一些条目。所以，在与来访者交谈之前先回顾一遍清单；结束后再复查一遍，看看是否有遗漏。有些条目在所有会谈中都需要用到。对于你个人来说，你可能会从清单中增加或删去哪些条目呢？根据你自己的需要或者所在咨询机构的要求对清单进行改编是很有必要的。

资源框 14.1　第一次会谈的清单 *

会谈前

☐ 你熟悉 HIPAA 法案吗？你熟悉你所在机构的政策吗？你熟悉重要的州法律吗？重要的政策是否贴在了所在机构的等候区呢？这些都需要尽早告知来访者。

☐ 是否有来访者的档案？你是否读过？你是否需要做档案笔记以备复习之用？

☐ 房间和布置是否能够确保私密性？如果是在开放的环境中，你打算如何保护隐私？

☐ 房间能保证足够的安静吗？是否需要在门外放一台发声器？

☐ 当你与来访者见面时，周围环境是否能够提供友好的氛围？它是中性的，还是说有些惹人注意的艺术品或物品会让来访者产生联想？座椅的摆放位置是否能让双方在心理上保持对等？

☐ 如果咨询环境是大街上或健身房这种非正式的场所，那么环境是不是足够舒服？

第一阶段：共情关系

开始会谈。建立友好关系和创建系统化结构。"你好，今天想要聊些什么？"你是否：

☐ 提前做好了灵活的计划，以确保与来访者建立共情关系？

☐ 讨论了来访者的权利和义务？因为每个人都有明确的权利和义务，所以咨询和治疗关系只能起有限的作用。

---

　*　这份清单的受启发于葛文德所著的书籍 *The Checklist Manifesto* (New York：Holt，2009)。他详细地说明了开列一份清单对于成功实施外科手术的重要性，并建议应该将列清单的做法推广应用于其他领域。此处所列的咨询清单由艾伦·艾维制作完成。不过，他表示，任何人都可以凭借其信用在申请获批之后使用这份清单。Copyright © 2014 Allen Ivey.

❑ 说明了会谈中可能发生的事情或者会谈可能以何种方式组织?

❑ 回顾了 HIPAA、机构政策和主要的法律问题? 如果你的机构要求贴上诊断标签,你是否会向来访者解释情况;如果来访者希望知道诊断结果,你是否会告知他/她?

❑ 讨论了保密协议及其限制?

❑ 取得了来访者的同意可以做笔记或记录会谈过程? 来访者是否知道,他/她随时都可以查看这些笔记和记录。

❑ 在来访者是未成年人的情况下,按照所在机构和/或者州法律的要求,获得了家长同意?

❑ 在会谈开始前给来访者向你询问的机会? 是否提到了文化差异的问题?

❑ 与来访者合作共同设立了会谈的初步目标或任务?

❑ 来访者可能一来就直接诉说所遇到的问题和忧虑,你是否做好了准备? 你是否做到认真倾听来访者的话,并且对于没有足够时间了解的问题,再回过头来继续讨论?

第二阶段:叙事和发现优势

收集数据。运用基本倾听程序了解故事、忧虑、问题或冲突。"你有什么忧虑?""你有什么优势和资源?"你是否:

❑ 允许和鼓励来访者全面地诉说其故事? 你是否重新定义了"问题"这一词语的含义,运用"冲突"、"挑战"、"忧虑"或"积极面对变化"等词句,转换成一个更加积极和具有改变导向的视角?

❑ 从故事中提炼出了关键事实、想法、情感和行为? 你是否也从表面故事中发现了背后的深意?

❑ 能够避免成为刺探隐私的人(深受来访者趣味故事的吸引,无止境地深挖故事细节),而不仅仅局限于来访者的故事,或者无意识地对来访者的故事贴上"消极标签"? 正如 Eldidge Cleaver 所说,"心理咨询师究竟是问题的一部分还是解决办法的一部分?"

❑ 整理了来访者的故事,并把凸显来访者个人优势和外部资源的事例提取出来? 你是否从这些故事中寻找到特别的形象,而且可能还将那些积极的形象与故事中的某些部分对应起来?

❑ 问了这些极重要的问题:"对于前面你所说的这些,还有没有可以补充的?""生活中还有没有其他的事情发生?"以及"关于我之前问过的问题,你觉得还有什么遗漏吗?"

第三阶段：目标

共同设定目标。基本倾听程序能够帮助你定义目标。"你希望发生什么?""如果你完成这个目标,你的情绪会如何?"你是否:

☐ 回顾了来访者前期设定的目标,并随着故事中新信息和新优势的出现而不断进行修正?

☐ 与来访者一起让目标越来越具体,增加可测量性?

☐ 必要时,将大的目标拆分成容易管理的小目标,然后按照时间一步一步地完成?你确定这些目标的优先顺序了吗?

☐ 提醒来访者可以利用这些优势和资源来完成目标?

第四阶段：重新叙事

运用基本倾听程序来探索其他可能性。对来访者的不一致和冲突进行面质,然后重新叙事。"你要怎么做?""我们能换一种新的思维方式、感受方式和行为方式吗?"你是否:

☐ 在没有理论指导的前提下进行头脑风暴? 直面支持性的挑战,总结目标和问题? ("一方面目标是_____,但另一方面你所面临的挑战是_____。"现在出现在你脑中的众多想法中哪个会是答案?)很多时候,在你的支持下,来访者会想出很多独特且可行的答案,而这些经常都是你想不到的。

☐ 对来访者运用了合适的理论和策略?

☐ 运用了多种倾听和影响策略来推动来访者重新叙事以及重新认识问题? 这些策略分别是什么?

☐ 在来访者个人能力不足的情况下,利用其与众不同的优势和资源来帮助来访者?

☐ 与来访者就会谈后的家庭作业或个人实践达成一致?

☐ 为更具可行性的故事做出清晰的定义,以便将故事转化成现实世界中的行动?

第五阶段：行动

制定泛化计划,将会谈所学推广应用至"现实生活"。"你要怎么做?"运用基本倾听程序来评估来访者会谈后采取行动的决心。你是否:

☐ 在新故事的基础上,或是从新故事出发,与来访者一起将所学的内容带入"现实世界",并采取行动?

☐ 同意为明确和可行的学习内容制订指向实际行动的转化计划?

☐ 与来访者一起制订一套可行的系统化复发预防计划? (见本章"持续改变:复发预防"节,运用认知行为疗法确保来访者在会谈后采取行动。)

☐ 与来访者约定,在本周或者甚至是明天,至少做一件不一样的事情?

☐ 同意在下次会谈时查看此次家庭作业的执行情况?

☐ 了解来访者对这一切的看法? 来访者是否认可你们之间的合作? 你又是否同意与其一起合作?

☐ 确定下次会谈和/或随访的时间?

☐ 尽快做好会谈笔记,并且在必要时向督导或同事寻求帮助?

　　第一次会谈会遇到很多挑战,因为你要建立一段关系,组织一次会谈,以及认识一位新的来访者。当然,会议计划和清单在任何会谈中都能起到帮助作用,但对第一次会谈的帮助尤其明显,因为第一次会谈有太多问题需要克服。经验告诉我们,即使是最富有经验的专家也会忘记和遗漏一些清单上重要的条目,而在治疗计划中也同样如此。

▶ 一份完整的会谈记录:我想找份新工作

　　我们为什么要在这里展示一份完整的会谈记录以及对它的分析? 我们也知道,逐行逐句地阅读一份记录并不是一件让人愉快的事,但我们还是建议要细致地阅读和分析。在本书中,你已经看过很多具体的案例。目前,你已经对咨询会谈有了很多的了解。你也知道咨询和治疗是一个非常复杂的专业领域。而全面细致地回顾这份记录,能够巩固你对咨询师和来访者之间互动的认识。

　　如果说微技巧将会谈分成了具体且可观测的步骤,那么,将它们合并到一起就是另一件事了;在这里,你对技巧、策略和概念的整合成了一种艺术。现在讨论的这些内容主要服务于以下几个目的:

　　1. 你将看到一次真实会谈的全部过程,并观察到相较于其他更简短的记录个案中所提出的建议,这里的决策和改变显得更加小心谨慎且缓慢。

　　2. 技巧分类和过程笔记让你了解会谈中正在发生什么事情。

　　3. 会谈记录可以作为一份模板,指导你完成你自己的咨询谈话,并分析你在咨询过程中的行为及其对来访者的影响。即便你是一名经验丰富的专业人士,我们也建议按照这种方式分析你自己的会谈。定期用录像的方式记录会谈,并回顾会谈上发生的一切。偶尔也让来访者加入进来一起回顾之前的会谈内容,他们可以提供额外的反馈意见。

　　在这次的决策咨询会谈中,玛丽所扮演的来访者角色是一位有着两个孩子的 36

岁离异女性。出于分析的目的,我们把会谈分成三纵列来呈现。第一列是咨询师和来访者之间完整的记录。第二列将分成心理咨询师的技巧和来访者反应这两部分。第三列分析了技巧在会谈中所起到的效果,尤其侧重于对共情和来访者转变量表的分析。而最有用的一项能力就是,了解你的行为及其对来访者的影响,并知道如何对它们进行分类和分析。遗憾的是,很多经验丰富的专业人士都没有掌握这项能力。

你阅读这份会谈记录的时候,可以尝试分析和评估艾伦的个人风格。在你看来,哪种反应是有意义的? 他的干预恰当吗? 如果是你,你会有什么其他的做法? 当你试图定义自己的自然风格时,最好仔细回想一下自己在风格上所做的选择,以及来访者对你的选择有哪些反应。你会发现,某些反应和策略跟其他的比起来,显得不够有效。我们都会犯错;但也具备从错误中学习并做出改变的能力,这样我们的工作才会变得更加有效。

会谈的第一阶段聚焦于建立一段工作关系。在你阅读第一阶段的内容时,可以尝试回答以下这些问题。

1. 艾伦采取什么方法让玛丽放松? 你觉得这个方法有效吗?

2. 试想一下,如果你是咨询师,你会使用什么样的评论／反应来帮助玛丽放松,请至少列出一项。

3. 玛丽是一位心智正常的来访者。但你也可能碰到小孩、情绪上心烦意乱的来访者或者非自愿的来访者,那么,面对这样的来访者,你会如何调整会谈的开场方式,请列出至少三种方法。

心理咨询师与来访者的对话	技巧分类,包括聚焦和面质	过程评论,包括共情和来访者转变量表
第一阶段:共情关系。开始会谈,建立友好关系和创建系统化结构。"你好,今天你想要聊些什么?"		
1. 艾伦:你好,玛丽。今天过得怎么样?	开放式问题 聚焦于来访者	艾伦微笑着走向接待区,邀请玛丽进来。
2. 玛丽:呃……还行……你呢?	自我披露,焦点回到心理咨询师身上	要注意,玛丽进来时,她是以两次犹豫开始会谈的。
3. 艾伦:还不错。很高兴见到你……我在你的资料里看到,你经常游泳,还会参加游泳比赛。	自我披露,根据来访者档案来释义 聚焦于心理咨询师和来访者	艾伦注意到了突破口,感觉到她有点紧张。 于是,他决定花一点时间来建立友好关系,试图让玛丽放松。请注意,他聚焦于玛丽的积极方面,将其看作她的优势之一。点明来访者的优势,即使会谈现在才刚开始。(加强)

(续表)

心理咨询师与来访者的对话	技巧分类,包括聚焦和面质	过程评论,包括共情和来访者转变量表
4. 玛丽:噢,是的,(微笑)……我喜欢游泳;游泳让我感到很快乐。	正面优势的自我披露	
5. 艾伦:最近天气这么热,我自己经常出去走走。你最近也有出去吗?	自我披露,封闭式问题聚焦于心理咨询师和来访者	第一次会谈通常从闲聊开始,这样做既能让双方放松,也能在正式会谈开始之前稍微了解一下来访者。
6. 玛丽:是的,我喜欢运动。这是很好的放松方式。	自我披露	
7. 艾伦:我还发现你一路以来赢了不少奖牌。(玛丽:嗯。)……那一定让你感觉很好。	根据档案进行释义,情感反映聚焦来访者	从玛丽的非言语行为来看,她变得越来越放松。现在,来访者和心理咨询师之间开始表现出一些肢体语言上的一致性。
8. 玛丽:是的,那确实让我感觉很好。我从中收获了不少乐趣。	自我披露,聚焦于积极优势和令人愉快的事情	
9. 艾伦:你运动,并且能够享受其中,真的是一件很棒的事情。(稍稍停顿)在我们正式开始之前,我想先问一下,我们可以对这次谈话进行录音吗? 我需要获得你的书面许可。你会介意吗? 当然你也可以在任何时间回顾这些书面笔记。而且有时候把记录带回家会很有帮助。	反馈,信息提供	获得来访者对会谈录音的许可是非常必要的。只要这种要求是以一种令人舒服、轻松的方式提出,大部分来访者都会同意。有时,让来访者将录音拿回家再听一遍,还可能会有帮助。
10. 玛丽:没关系,我不介意。(咨访双方的签名表示可以对**意向性会谈和咨询**进行录音记录)可能我有时也会想要听一听录音。	自我披露	玛丽现在已经做好准备,可以开始会谈了,但是仍需要进行更多的结构化。一些来访者对于讲述自己的事情可能有些担忧,所以某一部分的结构需要在会谈过程中自行插入进去。但是,最好在你开始之前就先明确这些重要的细节。

（续表）

心理咨询师与来访者的对话	技巧分类,包括聚焦和面质	过程评论,包括共情和来访者转变量表
11. 艾伦:玛丽,现在我们正式开始了,那么有些事情需要在开头的时候交代清楚。今天我们会有1个小时的时间,然后我们会一起为未来制定计划。我希望今天能够尽可能多地了解你,所以主要是我听你说你自己的忧虑。同时,根据你的资料,我知道你的一部分问题与女性问题有关。很显然,我是男性,所以我认为有必要将这件事单独提出来,这样的话,如果我表现得有些"偏题"或误会了什么,你可以更加放松地向我提出来。你也可以随意问我任何问题,无论是否相关都可以。 (现在艾伦谈到了保密性、HIPPA和其他主要的机构政策。)	信息提供,自我披露来访者,心理咨询师,文化/环境背景	艾伦提供了额外的结构,这样玛丽就知道她可以期待什么。他提到了性别差异,给玛丽提供反应和询问的机会。请注意"我们可以一起计划。"这有助于加强双方的共同合作。(加强)
12. 玛丽:我感觉跟你在一起很舒服。不过,确实有几个问题。其中一个就是,作为一个职业备选项,我对咨询领域非常感兴趣;另一个问题则是关于离婚后的生活和如何做好一位单身母亲。你对此有什么看法吗?	来访者,心理咨询师几乎玛丽的所有评论都包含自我披露,所以对于她评论的分类将不会在后续的记录中呈现。	玛丽给予了认可,然后问了两个问题。当她问问题时,身体向前倾。这个问题让咨询师颇感意外,而且要注意,离婚和人际关系的问题之后可能也会出现,所以要给予相当的注意。
13. 艾伦:首先,我也离婚了,一个孩子跟我一起生活,另一个在上大学。当然,我也很乐意谈论咨询这份工作,并分享我的一些观点。关于离婚和咨询,你现在脑海中有出现什么想法吗?	自我披露,开放式问题心理咨询师,来访者	保持自我披露的简短,然后继续聚焦于来访者。但是过程中要保持开放的态度,让人感觉舒服。
14. 玛丽:你所分享的内容确实有帮助。离婚是我人生中经历过的最糟糕的事情。我的孩子们对我而言非常重要。或许你的离婚经历能让你更好地理解我的感受。	来访者,主题	玛丽微笑,身体往后靠,似乎正在思考什么。

第二阶段是叙事和发现优势。在你阅读玛丽的故事时,请思考下列的问题,并写出你的答案。

1. 列出玛丽和艾伦提到的正面优势。

2. 关于玛丽的故事,你发现了哪些关键要点?

3. 艾伦在第 19 行进行了释义。对于目前为止你所了解的信息,请你写下你自己对它们的释义。

心理咨询师与来访者的对话	技巧分类,包括 聚焦和面质	过程评论,包括共情和 来访者转变量表
第二阶段:叙事和发现优势。收集信息,引出她的故事、忧虑或者问题。		
15. 艾伦:你已经说了不少内容。那么,你能否告诉我,你准备从哪里开始呢?	开放式问题 来访者	在这一系列的引导中,你会发现艾伦按照开放式问题、鼓励、释义、情感反映和总结的顺序,使用基本倾听程序。在不同的情境下,很多心理咨询师都会使用这套程序或其变体来定义来访者的问题。
16. 玛丽:呃……我觉得,我想谈的内容有很多。嗯,我经历了……呃……很艰难的离婚,无论是对我还是对孩子来说,都不容易……呃……我们做得还不错。我们一起携手渡过了这一切。孩子们在学校的表现越来越好,我也做得越来越好。我也……呃……有了一个新朋友。(中断了目光接触)但是,你也知道,我已经当了 13 年的老师,真的对这份工作有些厌烦了。每天总是不断重复同一件事情;嗯……少一点还可以接受,但是太多了,我就感觉厌烦了。	来访者,问题／忧虑,其他事情	跟很多来访者一样,玛丽在会谈一开始,列了"一长串"的问题。但是在这"一长串"问题中,通常最后一项才是来访者想谈论的内容,而她提到那位"新朋友"时,中断了目光接触,也说明这是日后需要注意的事情。随着会谈的推进,我们会慢慢发现,除了职业问题,还有很多问题需要考虑。玛丽讨论了一种厌烦的模式。这表明,来访者具备一定的抽象思维,能够对自己进行反思,并看到其中的行为模式。
17. 艾伦:你说你很厌烦你的工作?	鼓励 来访者	强调了关键词"厌烦"。

（续表）

心理咨询师与来访者的对话	技巧分类,包括聚焦和面质	过程评论,包括共情和来访者转变量表
18. 玛丽:我确实感到厌烦,我想……就是教学领域的曲棍球和……呃……篮球和垒球,这些团队运动。但也有我喜欢的一些项目。嗯,我喜欢跳舞,还喜欢游泳——我喜欢那些。呃……但是……嗯……我讨厌一直都做同样的事情。我想,我应该做些不一样的事情。	来访者,问题/忧虑	请注意,玛丽更加详细地阐述了"厌烦"这个词。艾伦在语言表达上强调了这个词,而且玛丽也做了大多数来访者都会做的事:她详细阐述了这个词对她的意义。很多时候,简短的鼓励和复述有利于鼓励来访者探索意义,并对主题进行详细描述。"我应该做些不一样的事情"是一个较为积极的"我"的陈述。
19. 艾伦:所以,玛丽,如果我理解正确的话,似乎对你来说,改变和多样化比一直重复同一件事更加重要。	释义来访者	要注意的是,玛丽在自己的解释中并没有使用词语"改变"和"多样化",所以对其解释的释义可以有多个层面。而这些词语的对立面就是"厌烦"和"一直重复同一件事"。这个释义虽然有一点风险,但能够稍微增进玛丽的理解。这是一个发现优势的例子,因为咨询师也可以只听消极的词语"厌烦"。强调积极方面,会告诉我们能够做什么。请注意她接下来的反应。
20. 玛丽:是的……我想做些不一样的事情。但是,嗯,呃……教学是一份非常稳定的职业,我获得了终身教职。嗯,我是我两个女儿的唯一经济来源,但我也确实不知道我能够做什么其他工作。你明白我的意思吗?	来访者,家庭,问题/忧虑	正如听到的那样,玛丽渐渐开始问题的深层次讨论。要注意的是,玛丽的表达比较抽象,对问题的讨论倾向于模式化和泛化。如果她在一开始具有坚定的想法的话,对于相关问题她就会直接吐露更多的细节,让故事更加具体。而在大部分会谈中,她都是使用这种表达模式。她已经将"不一样的事情"与缺乏安全感等同起来了。随着会谈的推进,你会发现她将改变和冒险联系在了一起。正是这些在会谈中已经显现出来的基本意义构想,导致了她的很多问题。
21. 艾伦:看起来教学工作带来的安全感让你感觉很好,但是随之而来的厌烦也让你感觉很不舒服。对吗?	对确认后产生的矛盾情绪进行面质的情感反映来访者,问题	情感反映也包含了面质的几个因素,其中它把安全性带来的良好感觉与教学工作所引发的厌烦进行比较。(潜在地进行了共情)

(续表)

心理咨询师与来访者的对话	技巧分类,包括聚焦和面质	过程评论,包括共情和来访者转变量表
22. 玛丽:是的,嗯,就是那种安全感。我感觉很好……嗯……有一个稳定的收入,有地方可以住,但同时又让人感到厌烦。呃……我希望我知道如何才能做出改变,做些其他的工作。	来访者,问题	要注意的是,在对话继续之前,玛丽总是用"是的"来对反映和释义做出回答。现在,她是在对第21行中艾伦的面质进行思考。在最后一句,她还添加了新的信息。在来访者转变量表上,这应该属于认可和接受(水平3)。
23. 艾伦:那么,玛丽,我试试看是否能对你之前所说的内容做一个总结。呃……离婚后你经历了一段很困难的时期,但是你处理得很好。你提到孩子们也都表现不错。你还谈到了一段新的关系。我听到你提了这件事。(玛丽:对的。)但是你现在想谈论的问题是……对工作厌烦的感觉(玛丽:嗯……),虽然你仍喜欢它带来的安全感。但是可能你想尝试一些新事情。我概括得对吗?	总结,确认来访者,家庭,问题/忧虑	这是第一次尝试对核心问题的定义进行总结。艾伦使用玛丽自己说的话来表达主要的意思,并从她的话中提取出要点。他简单地寻找了正面优势("你处理得很好……孩子们……表现不错")。这一部分还有一些其他的引导也强调了来访者的优势。在总结过程中,玛丽坐在那里,身体前倾,并不断点头表示赞同。总结以对原来的工作和"可能想尝试一些新的事情"的面质结束。请注意,在总结的末尾进行确认,是为了鼓励玛丽做出回答。(可互换)
24. 玛丽:你说得很对。确实是这样。	来访者,问题/忧虑	玛丽的回答在来访者转变量表(CCS)上仍然属于水平3,即接受和认可。

会谈的第三阶段是设定目标。在你阅读目标设定部分时,请思考下列问题,并写出你的答案。

1. 这个阶段是设定目标。但是玛丽似乎还没有确定目标。读完了刚才的会谈内容以及她对艾伦问题的回答,你觉得问玛丽哪些问题可以帮助她明白自己的咨询目标?

2. 如何将第三阶段与第二阶段的叙事和发现优势区分开来?

3. 在第41行,艾伦对玛丽已经明朗化的问题/忧虑提供了答案。请阐述你自己的答案。你的答案与艾伦的有什么不同?你为什么会这样回答?

心理咨询师与来访者的对话	技巧分类,包括聚焦和面质	过程评论,包括共情和来访者转变量表
第三阶段:目标。共同设定目标,确定结果。		
25. 艾伦:相对而言,某些事情可以代表一种更为理想的情况,如果你能够详细地定义这些事情,或许会对你有所帮助。	陈述句形式的开放式问题 主题	在第三阶段,目标是找到来访者希望实现的理想情况。要注意,基本倾听程序在本阶段仍然非常重要。心理咨询师的表达重点要放在有强化潜力的目标上。
26. 玛丽:嗯。我也不太确定。在我的工作中,有一些事情是我很喜欢的。我确实很喜欢与其他专业的同事合作。我喜欢和孩子们在一起。我也喜欢与孩子们谈话。那很有趣。我厌烦的是我需要教授的内容。我曾经教过性教育和毒品预防教育的课。	来访者,问题/忧虑 其他人	在玛丽看来,与他人合作是工作中的积极方面。当她说道"喜欢和孩子们在一起"时,她的语调产生了变化,这说明她并非真的很喜欢。但是当她提到"与他们谈话"以及谈到团体运动以外的教学内容时,无意识的语调又变了回去。
27. 艾伦:那么,如果我说,在教学工作中,向孩子们教授一些你感兴趣的内容,能让你获得很多乐趣,你觉得说得对吗?关于你的工作,还有什么其他方面让你觉得喜欢呢?	释义,开放式问题 来访者,主题	现在正在做的是发现优势和玛丽喜欢做的事情。注意要询问"还有其他的吗?"(加强)
28. 玛丽:嗯,我必须承认,我喜欢有暑假,与孩子们一样的暑假。这是教育工作领域的一个加分项。(停顿)	来访者,家庭,问题/忧虑	
29. 艾伦:没错……	鼓励	玛丽只发现了这份工作的一个好处。艾伦想通过鼓励来探索更多信息。这一类型的鼓励不能在聚焦维度上进行分类。
30. 玛丽:你知道,我喜欢能够……噢,我知道了,有一次我为我们其他的老师组织召开研讨会,那真的……能够跟其他同事一起分享自己的观点,感觉真的很好。能够教其他成人,也让我感觉很好。	来访者,其他人	玛丽提供了新的信息,支持了她之前的说法,即在教学内容让她感兴趣的情况下,她会喜欢教学工作。这里的"我"的陈述更加积极,这里的形容词也显示了更多的自我确信。
31. 艾伦:在你辅导你的学生时,你有没有让自己也融入进去?	封闭式问题 来访者,其他人	通过封闭式问题,转变话题,探索其他领域。

心理咨询师与来访者的对话	技巧分类,包括聚焦和面质	过程评论,包括共情和来访者转变量表
32. 玛丽:孩子们……你知道,教孩子是在一种愉快、舒服的环境中进行的。而在课余的时间里,孩子们都会待在家里,她们会讨论她们的男朋友,还会讨论电影;我发现我也喜欢这些……就是她们关心的这些内容。	来访者,其他人	玛丽再次通过讨论与他人的交流,来对咨询这个词做出回答。玛丽希望工作中能够与他人保持交流互动。
33. 艾伦:我们已经回顾了你现在的工作,有训练、毒品预防教育以及教孩子们一些科目,但不包括体育。(玛丽:没错。)还有和其他老师一起出去运动、训练和进行其他活动……呃,并分享一些你的专长。还有咨询关系的问题。(玛丽:嗯。)除了这些,你还想过做其他工作吗?	总结,开放式问题来访者,问题/忧虑,其他人	此次总结试图把玛丽工作中的积极方面展现出来。然而要注意的是,咨询师仍然采用开放式问题来引导会谈的进行,也在一定程度上改变了会谈主题。这么做虽然有可能加强,但是在探索玛丽所提到的人际交往方面,这是否更有效呢?这虽然很好地展示了咨询师如何通过询问来帮助来访者聚焦并引导会谈,但是现在就开始引导会谈的方向,时间点合适吗? 你的看法是什么?
34. 玛丽:很多体育教学工作者都转行至咨询领域。似乎这是最自然的第二选择。呃……当然,那还需要去学校继续进修。嗯……我也考虑过去接受一些商业管理方面的培训。有时我也想转行至商业领域……完全离开教育领域。或者去大学工作,而不是继续在高中工作。我也考虑过这些事情。但是我不确定究竟哪一个才是最适合我的选择。	来访者,问题/忧虑	在谈到咨询工作时,玛丽的热情只处于中等水平。但在讨论培训和商业时,她显然更加投入。玛丽看上去是有优势和能力的,她做了很多积极的"我"的陈述,也意识到了她生活中的主要矛盾,而且她似乎是一个有主见的人。很明显,她是一个偏好运用抽象思维和形式思维的来访者。不过要获得职业成功,她需要更加坚定,并且以行动为导向。
35. 艾伦:嗯,咨询领域,还有培训领域。你已经考虑过继续留在学校,或许也考虑过管理工作。(玛丽:嗯,嗯。)你还想到其他的吗?	释义,开放式问题来访者,问题/忧虑	做出简短的释义,从玛丽的话中提取出她的主要观点。(可互换)
36. 玛丽:没有了,我想就是这些了。	问题/忧虑	

（续表）

心理咨询师与来访者的对话	技巧分类,包括聚焦和面质	过程评论,包括共情和来访者转变量表
37. 艾伦:在我们进一步深入讨论之前,你已经谈论过教学工作以及它所提供的安全感。但同时你也提到了厌烦。你谈到商业和培训时,看起来兴致比较高。那么你要如何将这些融入一起? 这对你来说意味着什么?	总结,面质,开放式问题,引发意义 来访者,问题/忧虑	此次总结既包括面质,又同时抓住了内容和情感。最后提出的那个问题则是引导对意义的讨论。对厌烦这个词也进行了额外的口头强调。意义能够带来情绪问题,而情绪对决策往往非常有帮助。(可变换)
38. 玛丽:嗯……呃……如果我仍然留在相同的地方,将不会有任何改变。我看过很多老教师,我不想变得跟他们一样。噢,当然某一些教师看起来仍享受这份工作;但大部分在我看来都显得很疲惫。我不想最后也变成那样。	来访者,其他人	关于自己为什么想逃避工作中偶尔会出现的厌烦,玛丽对其含义和背后的原因做了详细的说明。当她谈到,她"不想最后也变成那样"时,我们看到更深层次的含义。在来访者转变量表上,来访者再次被评为接受和认可这个水平(第3水平)。虽然已经进一步加深了对问题的理解,问题的本质也已更加清晰,但是仍然没有发生大的变化。你会发现,发展性改变通常都是很慢的,也很困难。虽然如此,但每次面质都加深了我们对问题的理解,使理解日益全面。
39. 艾伦:你不想最后也变成那样。	鼓励/复述 来访者	重复关键词。
40. 玛丽:对,我想做些不一样的事,更加有激情的事。但是我过去的生活是那么混乱,现在才刚刚稳定下来。我不确定自己是否想冒险。	来访者	玛丽继续谈论她想要的是什么,一个新的因素——冒险——产生了。冒险可看作是安全的对立面。
41. 艾伦:所以,玛丽,风险让你感到害怕了?	伴随着释义性暗示的情感反映 来访者	这种情感反映是试探性的,所以使用了疑问语气。这其实暗中给玛丽提供了一个确认的机会,让她有反应的余地,或者接受这种说法,又或者改变这种说法,并阐明真正的感受。(可互换,可加强)
42. 玛丽:也不完全是,不过,现在情况才刚刚好转,要我完全放弃这种安全和稳定,的确看起来有些可怕。就是感觉很陌生。虽然我确实想尝试一些新事物,好让生活看起来不要那么乏味……而且……呃……跟之前的想法不同,我现在觉得自己可能更聪明,也更有能力。	来访者,问题/忧虑	前面的话语有强化作用。正如所预测的那样,玛丽的反应显示了一种对变化所带来的恐惧的更深层次探索。同时,她凭借自己的个人优势来处理这些问题。这种积极的自我表达已经在来访者转变量表上迈向了水平4。

(续表)

心理咨询师与来访者的对话	技巧分类,包括聚焦和面质	过程评论,包括共情和来访者转变量表
43. 艾伦:所以你已经意识到可能的职业变化所代表的含义,它既是你展现才能的机会,也是冒险尝试新事物的一个机会。你可以把这种情感与你现在拥有的安全感和稳定感进行比较。但是保持现状,也意味着你可能会像那些你看到的同事一样,充满疲惫,以你不喜欢的方式结束。我说得对吗? 你感觉怎么样?	意义反映,确认来访者,问题/忧虑	意义反映也是对背后问题的面质,而这些背后的问题都会影响到玛丽的决策。它既包含了发现优势,也代表了积极地看待艾伦言语中所强调的词语才能。(可互换)
44. 玛丽:确实如此! 但是我之前从来没有这样想过。我确实想要稳定和安全,但是如果付出的代价是像最近这样的厌烦和情绪消沉,那我也不愿意。或许我确实需要多一点冒险。	来访者,问题/忧虑	玛丽用一种更加积极的观点重新解释她的情况。艾伦当然可以解释清楚情况如何,但是意义反映让玛丽自己做出了定义和解释。玛丽对意义的再释义代表着一个新解决方案的产生(来访者转变量表,水平 4)。她拥有一套新的自我评价的标准。但是新的标准框架并不是问题/忧虑的解决方案;而是向新的思维方式和行为方式前进了一步。艾伦决定进入会谈的第四阶段。这让探索核心问题的定义与更加精确地分析目标成为可能,我们在接下来的互动中也可以着手处理这些问题。

　　第四阶段是重新叙事,帮助来访者思考新的可能性,对来访者想法和计划中的不一致和冲突进行面质。在你阅读重新叙事的部分时,请思考下列问题,并写出自己的答案。

　　1. 玛丽似乎很确定她想要改变。你有什么证据可以证明她想做出改变? 有哪些因素在阻止她做出改变?

　　2. 艾伦是如何成功地帮助她克服这些挑战的? 如果是你,你会采取哪些不一样的做法或者你想解决其他哪些问题呢?

　　3. 在会谈几乎要结束的时候,玛丽的真正问题才开始浮出了水面。这很正常,因为来访者在咨询师面前感觉越来越自在,所以有机会探索这些问题。虽然玛丽的忧虑很重要,但艾伦还是建议他们在下次会面的时候再探索这些问题。如果你的来访者正处于强烈的情绪状态中,你的反应与第 85 行会有什么不同?

心理咨询师与来访者的对话	技巧分类,包括聚焦和面质	过程评论,包括共情和来访者转变量表
第四阶段:重新叙事。探索和创造新的可能性,对来访者的不一致和冲突进行面质。		
45. 艾伦:玛丽,听你说了这么多,我能感觉到你的确很有能力。具体来说,你能够积极融入工作团队,与工作伙伴保持良好的合作。你也能描述出对自己最重要的东西。在我看来,你是一个有思想、有能力和敏感的人。(停顿)	反馈 来访者	艾伦将正面优势的反馈与自我披露结合起来,引导方向的转变,进而探索可能的行为。重点在于强调玛丽经历中的积极部分。艾伦的语调让人感觉很温暖,并且以一种真诚的方式拉近与玛丽的距离。(加强)
46. 玛丽:嗯……		在反馈过程中,玛丽一开始显得有些惊讶。她先是身体坐直,不过很快就放松了一些,露出微笑,靠向椅背,似乎是想更加充分地理解艾伦所说的话。艾伦的评论中有赞扬的成分。
47. 艾伦:在我们谈论的过程中,还会产生其他的工作想法……呃……我想,现在可能是探索你之前所说的可能性的合适时机。(玛丽:嗯。)你说的第一件事是,你喜欢的教学内容是毒品预防教育和性教育。你还会教孩子们哪些内容?	指导,释义,开放式问题 来访者,主题	艾伦开始更加具体和深入地探索其他可能性。系统的问题/忧虑解决模型(定义问题/忧虑,创造新的可能性,设定解决方案的优先顺序)在会谈过程中一直存在他的脑海里。他开始进行比较温和的引导。"其他还有吗?"保持讨论的开放性。(加强)
48. 玛丽:让我想想……我一般喜欢的教学内容有,性教育、毒品预防教育、家庭生活和差不多这类的事情。呃……有时还有沟通技巧。	来访者,问题/忧虑	
49. 艾伦:你有没有参加过类似主题的研讨会?	封闭式问题 问题/忧虑	封闭式问题的目标是将问题具体化,确定具体的相关经历,以帮助她做出决策。
50. 玛丽:我参加过一些。我很喜欢……是真的。你知道,我去大学参加过关于价值观辨析和沟通技巧的研讨会。在那边碰到的人都让我很喜欢。	来访者,问题/忧虑 其他人	要注意,几乎所有咨询师和来访者的话语都要聚焦于来访者及她的问题和忧虑。记得在每个回答中都要包含来访者;如果太过于强调困难和挑战,也可能让你错失发现来访者的个人特点的机会。同时,扩大聚焦范围,能够拓展问题,提供更多释义的可能性。例如,社会服务可以聚焦于家庭,也可以聚焦于社会环境。

(续表)

心理咨询师与来访者的对话	技巧分类,包括聚焦和面质	过程评论,包括共情和来访者转变量表
51. 艾伦:听起来你是真的非常喜欢这些研讨会。在咨询、教育和商业领域,培训都在其中充当了一个主要角色——例如,通过教授他人生活技能和沟通技巧来进行心理教育。你觉得这类型的工作怎么样?	情感反映,信息,确认来访者,问题/忧虑	艾伦简短地反映了玛丽的积极情感,然后分享了一则简短的职业信息。随后又通过确认重新聚焦于玛丽。(加强)
52. 玛丽:我想我应该会喜欢做这类事情。嗯……听起来很有趣。	来访者,问题/忧虑	
53. 艾伦:看来,关于……呃……拓展至一般的培训领域,你已经考虑了很多。那么,对于商业领域的员工培训,你的了解有多少?	释义,开放式问题来访者,问题/忧虑	探索玛丽的背景和对第二选择的兴趣。
54. 玛丽:我也不太确定。要知道,之前有个暑假,我在我父亲的办公室工作。所以我确实接触过商业领域。但也仅此而已。据说很多老师都转行去了商业领域。教师并不是一份收入很高的工作,再加上加利福尼亚州目前的形势,以及所有的削减计划,现在商业已经成为教师的一个更好的长远选择。对我来说,这也只是一个有趣的可能性,可以让我去投资或了解。不过最近商业领域的低迷也很可怕。	来访者,问题/忧虑环境背景	当玛丽谈到商业时,她的热情明显更高,也更加深入。玛丽对教学工作进行描述,使用最频繁的词语有厌烦、安全和人际交往,而对于培训和具备心理学导向的教学科目,她使用频繁的词语是有趣和兴奋,这恰恰与体育教学的情况相反。现在她又提到了削减。对于商业的描述更多地与热情和更高收入相关。我们可以预见到,最后她会把对商业的潜在兴奋与消极的风险结构同没有暑假和陪伴孩子的时间不足这些方面联系起来。
55. 艾伦:嗯……所以你考虑过……了解商业,但是你还没有采取多少行动。而无论是教育领域,还是商业领域,似乎前景都不太好,所以看起来都有点可怕。	释义,情感反映,包括对行为矛盾的面质来访者,问题/忧虑	在某种程度上,这次释义是不够全面的。玛丽的确说出了她曾经与父亲一起的暑期工作经验。但是她喜欢的程度有多深? 还有,她喜欢的究竟是什么? 艾伦忽视了这个问题。释义还包括对玛丽说的话与缺乏探索上的广泛行动这二者的面质。而情感反映承认了情绪的存在。

（续表）

心理咨询师与来访者的对话	技巧分类,包括聚焦和面质	过程评论,包括共情和来访者转变量表
56. 玛丽: 没错。我考虑过,但是……呃……我并没有采取多少行动。就是这样……	来访者	玛丽感觉到有些抱歉。她的语速变快,中断了目光接触,身体也向后倾斜了一些。现在玛丽的反应在来访者转变量表上属于水平2。她只能应对部分的面质问题。
57. 艾伦: 还有,最后你提到,你考虑将咨询领域也作为一个选择。呃……你能谈谈这个吗?	释义问题/忧虑	艾伦放弃了对商业的进一步探索。如果艾伦继续聚焦于玛丽经历中的积极部分,了解更多与暑假工作有关的经历,或许面质(只思考而不行动)更容易让玛丽接受。由于这是基于真实问题的一个案例,艾伦试图加快步伐,越过一些阶段。而且,咨询领域也是一种可能的选择,但是似乎这种可能性更多地来自艾伦,而非玛丽。会谈记录的一个优点就在于,可以让人发现错误。很多错误往往来自我们自己的构想和需求。这种有目的的释义可以归到解释这一类别,因为它更多地来自艾伦的观点,而非玛丽的。由于所说的话信息不全,而且在详细阐述信息的情况下有进一步强化的潜力,所以很难用共情来归类。
58. 玛丽: 嗯,我一直对这方面很感兴趣,正如我之前所说的,我喜欢跟别人交流。大家都喜欢跟我谈论所有事情。这是非常有趣的……呃……我也只是考虑过而已。(停顿)	问题/忧虑,其他人	一开始谈论这个话题的时候,玛丽显得兴致勃勃,但是她越说,讲话速度就越慢,也越来越缺乏活力。
59. 艾伦: 嗯。	鼓励	
60. 玛丽: 你也知道,这需要去探索。	问题/忧虑	说话速度更慢了。
61. 艾伦: 嗯。(停顿)	鼓励	艾伦感觉到了她热情度的变化,有一点困惑,所以他静静地坐在那里,鼓励她讲述更多的东西。当你犯了一个错误,来访者并没有按照你的期望做出反应时,就要重新使用贯注技巧。

心理咨询师与来访者的对话	技巧分类,包括聚焦和面质	过程评论,包括共情和来访者转变量表
62. 玛丽:但是……我必须去参加一些课程……如果我真的想进入这个领域的话。	问题/忧虑	玛丽所犹豫的一个理由出现了。很明显艾伦在第 57 行的评论让玛丽有些分心,但是获得的信息仍然是有效的。
63. 艾伦:那么,把这三件事情结合到一起,看起来你想做的是以人为导向的职业。你对它们都很有兴趣。	释义/重构来访者,问题/忧虑	这是一个适度的解释,因为它对三份工作贴了同一个标签。这也可以被归入释义的类别。不是所有技巧的区分都是那么清晰的。(可互换,但是艾伦更多地回到了正轨)

现在是把平衡表拿给玛丽看的最佳时机。艾伦和玛丽可以一起查看职业变化的积极方面与消极方面,以及决策后最主要的逻辑结果。虽然艾伦之后也要看平衡表,但是现在是展示它最合适的时机。将平衡表和未来日记作为家庭作业,对玛丽来说会非常有效果。

64. 玛丽:当然……而且那是最能让我开心的。	来访者	玛丽回到了来访者转变量表的水平 3。
65. 艾伦:而且,玛丽,正如我所说的,我发现……呃……当我们谈论这些工作可能性时,你都有非常高的热情。我确实感觉你对回到学校工作的热情不够高。(玛丽:没错!)我可能会将你对于商业和培训的热情与对教育的感受进行对比。当你谈论教育的时候,你的语速较慢,大部分时候看起来都很厌烦。但是当你讨论商业领域的可能性时,你看上去非常有活力。	对她的现状与她希望的未来之间的面质的反馈来访者,问题/忧虑	艾伦对玛丽在会谈中的表现给予了具体而明确的反馈。他将玛丽讨论两种话题之间的行为进行对比,形成面质。面质(呈现出矛盾或不一致)几乎可以与所有的技巧一起出现。它可以用于总结之前的对话,推动进一步的讨论,促进对这种不一致的解决。(加强)
66. 玛丽:嗯,这些工作听起来对我很有吸引力,艾伦。但我就是不知道如何进入这些领域或者说不知道下一步应该怎么做。它们不仅听上去对我非常有吸引力,而且我也认为,我在这些领域具备一定的天赋,只是我现在可能还没有发现而已。	来访者,问题/忧虑	玛丽的语速很快,脸稍微有些发红,从手势也可看出她热情满满。她对面质做了反应,看起来也愿意接受风险。这仍然可以认为是来访者转变量表的水平 3,但是可能有提前变化的趋势。

（续表）

心理咨询师与来访者的对话	技巧分类,包括聚焦和面质	过程评论,包括共情和来访者转变量表
67. 艾伦:嗯。玛丽,我想说一件事。如果你的热情和能力被释放出来,将对你的职业探索有极大的帮助。呃……同时,商业和学校代表着两种不同类型的生活方式。我想,我应该提醒你,一旦你进入商业领域,就不会再有暑假了。	反馈,信息,逻辑结果,面质 来访者,问题/忧虑	这次所说的话将适度的反馈与逻辑结果结合在了一起。艾伦对来访者采取行动或者不采取行动所带来的后果提出了一个预警。玛丽也需要面对不同选择带来的不同结果。(加强)
68. 玛丽:是的,我也知道……而且你知道,我生命中那个特别的朋友——他也从事教育工作——我想,如果我整个暑假都在工作,他肯定不愿意。但是商业领域确实收入更高,而且还能带来很多新的可能。(艾伦:嗯。)……这是个很难选择的情况。	来访者,问题/忧虑,其他人	面质常常能引导来访者说出新的信息和想法,而这些可能之前都从未涉及过。出现了新问题,就需要对其定义和探索。玛丽的反应仍在来访者转变量表的水平3,但是艾伦对来访者及其所遇到的问题有了更加全面的认识。
69. 艾伦:这是个很难选择的情况?	鼓励/复述 问题/忧虑	同样地,通过鼓励来探索更多信息和更深层次的含义。
70. 玛丽:嗯。我的意思是……我……呃……你知道,我的朋友……我认为,他不会同意或者说不乐意我只有两个星期的假期。(艾伦:嗯。)他希望我要工作的地方能和现在一样,仍然拥有暑假,这样我们就能一起度过这段时光。	来访者,问题/忧虑,其他人	在这里,玛丽的言语中表现出了更多的犹豫和为难,这在之前的会谈中从未出现过。这表明,这段关系对她非常重要,而这位朋友的态度将对最终的职业选择产生影响。在很多职业咨询中,既包含职业选择,也包含个人问题。两者都需要得到良好的解决,才能让来访者获得真正的满意。
71. 艾伦:你说,你的朋友对你的未来有很多看法。那么,作为一个靠自己已经获得成功的独立女性,你又如何看待他的看法呢?	释义/重构,开放式问题 来访者,其他人,文化/环境背景	这里我们引入性别关系来作为文化/环境背景问题。艾伦对情况的重构,给玛丽提供了一个机会,以一种不同的情境观点来探索她与这位朋友之间的关系。(加强)
72. 玛丽:这真的是……嗯,鲍是一个很特别的人……	其他人	玛丽目光闪烁。

心理咨询师与来访者的对话	技巧分类,包括聚焦和面质	过程评论,包括共情和来访者转变量表
73. 艾伦:而且,我感觉你有些抵触,对他的……	释义 来访者,其他人	艾伦打断了她,但或许没有必要这么做。更加明智的做法应该是,让玛丽继续说出她对鲍的积极情感。
74. 玛丽:对,我希望在没有任何约束的情况下探索我自己的潜力,而不是一开始就受到约束。	来访者,问题/忧虑	玛丽的语速很慢,很谨慎,声音中也透露出些许的伤感。情感常常能够通过语调传递出来。在这里,我们看到关键的性别问题已经初露端倪。女性在职业选择或个人选择上,常常会感到受限,而男人在这个文化中往往是关键决策中产生约束的显性或隐性因素。女权主义咨询理论家认为,男性咨询师在这类型问题/忧虑的解决上效果较差。你对此有何看法?
75. 艾伦:呃……在某种意义上,他对你产生的约束,其实与你在体育教学中感受到的约束类似。有些事情需要你自己去完成。你说对吗?	释义/重构,面质,确认 来访者,问题/忧虑,其他人,文化/环境背景	这种释义将厌烦的感觉和受到鲍的约束联系了起来。这种释义明显是来自艾伦自己的观点。如果按照你自己的观点进行释义或提供引导,那么,对来访者的反应进行确认就显得更加重要了。类似这样的描述,在本质上是抽象的,也是形式上的。(可能加强)
76. 玛丽:是的,或许吧。他对我产生了一些限制……对我能够探索的领域和我可能从事的工作施加了限制。施加这些限制是为了让我的时间安排符合他的时间安排。	来访者,问题/忧虑,其他人	玛丽回答得很快。看起来这个释义相对来说比较准确和有帮助。衡量技巧的作用和价值的其中一个标准就是,来访者对它做出的反应。约束这个词被玛丽替换成了限制这个更加强烈的词语。玛丽仍然处于来访者转变量表的水平 3,因为她仍然在拓展问题/忧虑的不同方面。
77. 艾伦:对此,你感觉……?(故意停顿,等待玛丽表达出她的情感)	开放式问题,情感导向 来访者	研究显示,某些询问的使用能够促进情绪表达。(加强)
78. 玛丽:呃……我感觉我现在并不想限制任何事情。我想知道哪些是开放的,我也想保持这种开放性,希望看到所有的可能性。我不想放弃任何对我有吸引力的可能性。(艾伦:嗯。)这是一辈子的职业问题。	来访者,问题/忧虑	玛丽坚定地强调,她不想有任何限制。

（续表）

心理咨询师与来访者的对话	技巧分类,包括聚焦和面质	过程评论,包括共情和来访者转变量表
79. 艾伦:所以你希望你的生活是令人兴奋的,但是你感觉到了一些限制……	情感反映,释义,面质来访者,问题/忧虑	对鲍与职业之间的简明而又有效的面质
80. 玛丽:他让我想起了与前夫之间的关系。你知道吗,我认为我们关系破裂的原因就在于我重返工作岗位。就是,作为一名非传统的女性,去探索个人在职场的潜力,而不是留在家里照顾孩子……呃……你知道,感觉类似的事情又重复发生了。	来访者,问题/忧虑,其他人,文化/环境背景	面质再一次带来了关于玛丽现在和过去的新信息。现在这段新恋情真的在重复过去那段关系吗? 咨询师应该把文化中的性别歧视问题看作是影响玛丽的计划的一个环境因素。本次会谈中虽然不涉及,但是在下次会谈中,对问题的更广泛聚焦看来是必不可少的。其他可能比较重要的焦点问题有,玛丽的教养方式、她生活中的其他人、女性支持团体、当前的经济形势、咨询师的态度以及"我们"——玛丽和艾伦之间的即时关系。到目前为止,艾伦采用的是典型的西方式的"我"咨询形式,重点一直放在来访者的身上。但是随着更多新的综合信息的出现,可以向包容性更强的结构转变(来访者转变量表的水平5)。
81. 艾伦:确实,问题的很多不同方面……你都有看到。其中一个就是一份工作的整体行业现状。另一个就是你与鲍之间的关系,以及你渴望寻找到作为独立女性的生存空间。	总结来访者,问题/考虑,其他人,文化/环境背景	会谈的时间已经不多了,艾伦必须计划一个流畅的结尾,并且为下次会谈制订计划。他抓住了玛丽所面临的工作和恋爱关系之间的冲突。不过艾伦对文化/环境背景问题给予充分的聚焦。在这样一个偶尔存在性别歧视的世界里,玛丽所面临的很多问题其实也是普通女性要面临的问题。
82. 玛丽:(慢慢地)嗯……		玛丽低下头,状态比较放松,似乎正沉浸在自己的世界中。
83. 艾伦:我刚才那样说的时候,你看起来有点难过。	情感反映来访者	情感反映来自对玛丽非言语行为和面部表情的观察。(可互换)

（续表）

心理咨询师与来访者的对话	技巧分类,包括聚焦和面质	过程评论,包括共情和来访者转变量表
84. 玛丽: 如果这两者能够结合在一起就好了,但是看起来要让两者很好地共存有点困难。	问题/忧虑	玛丽正在描述她心中理想的解决方案。现在会谈回到第二阶段和第三阶段,对工作和个人关系之间的问题/忧虑进行了更加细致的描述,同时更加全面地定义出了理想的解决方案。*一个问题/忧虑之所以存在,只有一个原因,就是当下发生的现实与你希望发生的事情之间存在差异。* 这句话说明了定义问题/忧虑和设定目标的重要性。玛丽对面质的反应在来访者转变量表是水平 4。我们获得了一个新的重要认识,但认识不代表行动。她仍然需要在这种认识的基础上采取行动。
85. 艾伦: 嗯,这个问题我们可以再进一步探索。它似乎是困惑的一个重要部分。我们下周再谈论这个问题。可以吗? 今天的时间也差不多快到了。但是从这次结束到下次会谈,如果我们可以利用好中间这段时间,采取一些行动,应该会有帮助。	信息,指导问题/忧虑	很多来访者会在会谈接近尾声的时候提出关键问题。所以艾伦做了一个艰难的决定,现在就结束会谈,并计划在下次会谈进行更多的讨论。注意,玛丽对其关系的描述仍然具有抽象化和形式运算倾向。来访者经常在会谈的结尾才说出关键问题。

第五阶段是行动,由于你的来访者开始致力于为生活创造新故事,所以在两次会谈中间要给她采取行动的机会。在你阅读行动阶段的内容时,请思考下列问题,并写出自己的答案。

1. 艾伦要求玛丽完成哪些行动步骤? 哪些步骤是玛丽自己想出来的? 你能想到其他的步骤吗? 你会如何运用平衡表来布置家庭作业?

2. 玛丽离开后,你会为自己做什么笔记来指导行动,或是要跟进哪些内容?

心理咨询师与来访者的对话	技巧分类,包括聚焦和面质	过程评论,包括共情和来访者转变量表
第五阶段: 行动。泛化,并且按照新故事采取行动。		
86. 艾伦: 目前为止,我们提出了三件看起来合理的事情: 商业、咨询和培训。如果你愿意的话,可以做一套职业测试,我想应该会有帮助。(玛丽: 嗯。)职业测试还能提供另外一些信息,帮助我们检查是否还有其他选择的可能性。你怎么看待职业测试?	总结,开放式问题来访者,问题/忧虑	艾伦继续他的陈述,并且进入了第五阶段。他总结了到目前为止产生的职业选择的可能性,提出要做职业测试。注意,他进行了确认,让玛丽自己来决定究竟是否参加测试。(加强)

（续表）

心理咨询师与来访者的对话	技巧分类,包括聚焦和面质	过程评论,包括共情和来访者转变量表
87. 玛丽:我觉得这是个好主意。现在我正处于想探索所有可能性的阶段。我不希望有任何事情受到限制。在这个阶段,很多可能性我都愿意考虑。而且我认为,参加测试会比较好。	来访者,问题／忧虑	玛丽同意测试,把这看作是发现新的可能性的机会。她在言语上强调了任何事情这个词,这或许可以与避免限制任何潜力的愿望结合起来看。在这个阶段,有一些女性会要求女性咨询师来给她们咨询。而男性咨询师可能无法充分地了解女性成长的需求。艾伦在对玛丽做出反应的时候,可能在无意识采取了与鲍相同的方式。
88. 艾伦:那么我们要做的另外一件事……呃……将会有所帮助。我有一个朋友,在当地的一家公司工作,她原来是一名教练。现在她在琼斯的人事部做培训工作。(玛丽:嗯。)我可以安排你和她见面。你愿意去看看那里的可能性吗?	信息来访者,问题／忧虑,心理咨询师	艾伦提供了一个具体而详细的行动方案。玛丽的表达方式主要是抽象化和形式运算;她倾向于只讨论问题,而避免行动。这种避免行动的表现也说明了,她在来访者转变量表上属于水平3。除非玛丽采取了一些具体的行动或者在她的大脑中已经解决了这个问题,否则她将仍然停留在来访者转变量表的水平2或水平3上。如果在接下来的一周,玛丽针对其问题采取了一些行动,她至少将部分进入来访者转变量表的水平4。
89. 玛丽:噢,我愿意这样做。我可以去了解一下商业世界是什么样的。我想与一个人谈论这方面的内容应该是个不错的方法。	来访者,问题／忧虑	她说这些话时充满了热情。要证明建议是否有效果,就要看她是否真的与那位在琼斯工作的朋友进行了交谈,并且发现这确实有助于她思考。
90. 艾伦:你身上具备很多优点。所以我无需告诉你所有可能有效的方法。那么在接下来的这周里,你还有没有什么其他想要尝试的想法?	反馈,开放式问题来访者,问题／忧虑	艾伦意识到自己可能控制得太多了,所以想往回拉一些。虽然他正在鼓励玛丽采取行动,但是现在他想要鼓励玛丽产生自己的想法。(加强)
91. 玛丽:不如去大学,呃……学习一些高级学位课程?我现在是学士学位,但是……或许我应该去大学里,看看多学一些课程会怎么样。	来访者,问题／忧虑	玛丽自己的决定是去了解大学这种可能性。这尤其值得注意,因为之前的迹象表明,她对此并没有很感兴趣。注意,真正的泛化通常就是具体的行动。

（续表）

心理咨询师与来访者的对话	技巧分类,包括 聚焦和面质	过程评论,包括共情和 来访者转变量表
92. 艾伦：好的。那这也是你可以去做的事情。（玛丽：嗯。）那么,我们现在就为你做计划,然后你按照这个计划执行。我也希望你能做这件事。（玛丽：嗯。）还有……呃……我们可以约下周再见面会谈。对于你与朋友鲍之间的关系,你已经表现出了一定的关注,呃……你愿意下周再谈谈这件事吗？还有,我回顾这次会谈的整个过程,发现有一个话题我们还没有讨论,就是女性的家庭责任与所有事情之间的关系。或许这也是下周要探讨的问题？	总结 来访者,问题／忧虑,文化／环境背景	艾伦准备结束会谈。 幸运的是,他考虑到了女性问题。或许在本次会谈中,这个问题更早的时候就应该讨论了。在这个问题上,他能起到帮助作用吗,还是说,你想推荐其他人？（看到了未来可能的方向,基本上是加强的）
93. 玛丽：我也这么认为,可以说所有都……一个决策会影响到另一个。你知道的。各种各样的需求都应该进行讨论。也谢谢你提到了女性问题和我的孩子们。这对我来说很重要。	来访者,文化／环境背景	结尾出现了一个重要认知。玛丽意识到,她的职业问题比开始所想象的更加复杂。如果你是艾伦的督导,下次会谈的话,你会建议一开始将重点放在职业咨询,还是个人咨询呢？又或者将二者结合？你对他还有什么其他的建议吗？
94. 艾伦：好的。期待下次再与你见面。	自我披露 来访者,心理咨询师	
95. 玛丽：谢谢。		
会谈结束了,艾伦与玛丽一起走出去,商量下次会谈如何安排。他还向玛丽提供了他们咨询办公室关于择业的信息。		

▶ **会谈记录分析**

　　心理咨询师要运用贯注技巧,通过倾听和选择话题的方式,向来访者给予支持,进而对会谈内容产生影响。有效的倾听能够增加来访者的控制感,使得他们成为会谈内容的合作者或"共同创建人"。时刻检查自己的行为,清楚地了解自己对来访者所产生的影响。如果你要计划一次职业会谈,那么你最可能做的事情就是谈论职业问题。如果你决定"让来访者一直说话,看看会发生什么",那么会谈可能会没有方向,但"该发生的还是会发生"。

当然,任何会谈都不会完全按照你的计划进行,但是你的个人决策将影响会谈内容。这也是为什么要使用清单、制订计划、检查笔记和反复检查你的个人风格的关键原因。我们建议,在你的整个职业生涯,都要坚持对你的咨询风格和行为做细致的分析。我们还建议,适当地向你的来访者们分享你的想法和分析结果。请同事和督导检查你的工作,以帮助你成长和进步。

▶ 技巧及其对来访者的影响

我们现在开始对会谈的微技巧进行分析。表 14.2 是对艾伦与玛丽的会谈过程中所用技巧的总结。你会发现,每个阶段都涉及不同模式的微技巧运用。

第一阶段:共情关系 会谈一开始,艾伦就同时运用了倾听技巧和影响技巧。我们还看到了开放式问题、释义与情感反映的结合、信息提供和自我披露。他首先直接聚焦于玛丽在游泳上的积极优势,获得会谈录音许可,以及给玛丽机会向他询问。观察技巧帮助艾伦决定何时推动谈话继续往前走。

第二阶段:叙事和发现优势 单独运用倾听技巧来探索玛丽的故事和忧虑。首先聚焦于从体育教学转行至咨询或商业领域。

第三阶段:目标 当玛丽详细地谈论她的目标时,运用倾听技巧和影响技巧。在面质的时候(第 43 行)出现了情感反映,所以教学工作所带来的安全感与商业领域的风险成为考虑问题的焦点。

第四阶段:重新叙事 在这个"产生效果"阶段,艾伦大量地使用了影响技巧,以及对不一致和矛盾的面质。性别这种文化/背景问题则通过释义/重构、倾听技巧和定期总结来进行探索。

第五阶段:行动 制订具体的泛化计划,给玛丽布置家庭作业,此次会谈结束。这个阶段从会谈总结开始,到讨论未来的计划结束。

表 14.2 心理咨询师在会谈的每个阶段使用的技巧类型

阶 段	所 用 技 巧	聚 焦
第一阶段 共情关系:开始会谈	6 贯注技巧 7 影响技巧 0 面质	5 来访者 0 问题/忧虑 3 心理咨询师 1 文化/环境背景

（续表）

阶　　段	所 用 技 巧	聚　　焦
第二阶段　叙事和发现优势：收集信息	7 贯注技巧 0 影响技巧 1 面质	5 来访者 2 问题/忧虑 1 家庭 1 文化/环境背景
第三阶段　目标：共同设定目标	15 贯注技巧 3 影响技巧 1 面质	7 来访者 5 问题/忧虑 2 重要的其他人
第四阶段　重新叙事：产生效果	18 贯注技巧 14 影响技巧 5 面质	14 来访者 15 问题/忧虑 4 重要的其他人 3 文化/环境背景
第五阶段　行动：结束	4 贯注技巧 3 影响技巧 0 面质	5 来访者 4 问题/忧虑 2 心理咨询师 1 文化/环境背景
总计	50 贯注技巧 27 影响技巧 7 面质	46 来访者 24 问题/忧虑 1 家庭 6 重要的其他人 5 心理咨询师 6 文化/环境背景

就技巧使用的总体平衡来说,艾伦使用贯注技巧的频率大约是使用其他影响技巧频率的 2 倍。从能力水平来看,艾伦能够识别和区分这几种不同的技巧和会谈的不同阶段。他也能够发现他所用的技巧对来访者产生的影响。同时,艾伦还展现了运用基本倾听程序来创建会谈的五阶段结构以及运用意向性咨询技巧的能力。注意,艾伦在会谈早期先聚焦于来访者,只在后面部分增加了对职业问题和挑战的重视。这表明,他有能力将焦点均衡地置于来访者本人及其所面临的问题、忧虑和挑战上。如果咨询师能力不足,可能在会谈早期就聚焦于所谓的"问题/忧虑",而错失了发现玛丽个人特点的机会。

从聚焦维度来看,艾伦开始一直聚焦于来访者,不过大部分情况下,他的聚焦维度都是双重的,既包含对玛丽的聚焦,也包含对玛丽在会谈中提出的问题和忧虑的聚焦。聚焦分析指出,艾伦没有对其他人和家庭(例如,对鲍或玛丽的孩子们)进行充分的聚焦。与鲍之间的关系是在后来才逐渐清晰。艾伦对文化/环境/背景的聚焦(第71、75和81行),开启了对性别问题的讨论,而这个问题显然需要做进一步的探索。

在第四阶段的5次面质后,玛丽似乎对她当前和未来的生活有了更加深入的认识。开始的时候,她每次的反应在来访者转变量表上都属于第3水平。要注意,玛丽是在引导下,才开始讨论她的个人生活以及她与鲍之间的关系(第71行)。在第79行,艾伦的评论是,玛丽希望自己的生活拥有"令人兴奋的机会",但是玛丽自己也感觉到了鲍对她的限制。这里进展很顺利,玛丽进一步深入地讨论了她自己的个人愿望。在一个有点不太准确的面质(第75行)要结束时,艾伦做了确认,所以玛丽才能引进她自己的结构,并以词语限制取代了艾伦所说的词语"约束"。

在会谈即将结束的时候,玛丽看起来已经做好准备,愿意采取行动。在来访者转变量表中,她进入了第4水平,或者说是用一种新的方式来思考她的问题。来访者转变量表(在第10章引入)作为一种系统性的方法,能够帮助你掌控来访者的目标在会谈内外的变化进展。然而,要证明此次会谈获得了成功,就必须等到下次会谈,因为到那时我们才能知道来访者是否真的实施了泛化计划。若要真正实施泛化计划,就要改变思维、情感和行为。**来访者在会谈后所做的工作与会谈过程中所做的工作同样重要或者说更加重要。**你也可以根据玛丽可用的选择数目来评估会谈的效果。有一个好的经验法则是,"如果你没有至少3种可能的选择,那么你其实等于没有选择。"看起来,玛丽已经实现了这个目标。此外,她与鲍之间的关系问题已经清楚了,而这个话题或许能够增加更多的咨询可能性。而艾伦作为一名男性咨询师,他究竟是不是玛丽的心理咨询师的最佳人选,这个问题也必须要考虑。随着你个人观点的变化,这个问题的答案也会随之变化。同样,如果是你,你会如何评估这些问题? 你的做法会有什么不同?

你与来访者的第一次会谈往往都是非常特别的,它能给你机会了解这个世界的多样性和复杂性。资源框14.2运用国际化视角来看待咨询师的工作,并对实践提出了一些建议。

资源框14.2 咨询技巧的国内和国际化视角

当你在咨询的时候,来访者身上发生了哪些事情?

罗伯特·曼泰,基督城大学,新西兰

除了我们能看见的会谈过程,在咨询中仍有很多我们看不见的内容。来访者都具备良好的观察能力,也明白你在做什么,只是他们往往不会将自己的想法和感觉告诉你。研究表明,来访者希望其咨询过程能比大部分的心理咨询师和治疗师的时间都短。相较于咨询师自己对自己进行评价,来访者看咨询师的眼光反而更加准确。当咨询师给予会谈高度评价时,来访者却可能持相反的意见,反之亦然。咨询师和来访者对双方合作效果的评价很可能是不一样的。

我曾经进行过一项研究,内容是来访者和咨询师对于咨询过程的经历和体验。下面是主要的研究发现:

来访者通常之前已经寻求过帮助

大部分人并不会直接选择咨询。一开始他们会与朋友和家人聊天,尝试自己解决问题。阅读自助书籍、祈祷、酒精和毒品则是他们另外的选择。一些人不愿意承认出现了问题,直至问题变得越来越严重。

实践启示　要记得询问来访者在咨询之前有过哪些尝试,看看之前哪些方法可能有帮助。你可能也希望借助之前的成功经验。这是问题解决取向咨询的基本原理。

第一印象很重要

第一次会谈为未来设定了基调,我们熟悉的词语"和谐关系"是非常关键的。我发现,对第一次会谈有良好印象的来访者,通常会以更加积极的眼光看待后续的咨询,甚至比咨询师都要积极。有时经验分享很有用。一位对第一次会谈并不满意的来访者这样说:"如果咨询师能够分享与离婚和孩子相关的类似经验,或许会很有效果。"

对实践的启示　很明显,要为第一次会谈做足准备。用一种让人舒服的方式解决保密性和法律的问题。会谈结构化,让来访者知道接下来可能发生什么事情。一些个人化的分享,如果运用得当的话,会有帮助。共情的倾听技巧一直都非常重要。

咨询会有帮助,但在会谈之外也要采取行动

问题得到解决,69％的来访者认为是咨询的功劳,而31％的来访者则认为会谈外的行动起了很大作用。其中帮助较大的事情有,增加与家人朋友的聊天和来往、开始从事新的活动、学习放松以及参加教堂活动。

实践启示　对于你在会谈上所做的事,需要为它们制订泛化计划,将想法和行为同样应用于日常生活中。布置家庭作业,确定如何运用会谈所学的具体方法,都能帮助确保会谈后的行动执行。

来访者喜欢的做法

影响关系的变量,例如热情、理解和信任都是必要的。来访者喜欢被倾听的感觉,也喜欢参与到决策的过程中来,共同确定咨询的发展方向。重构和释义为他们提供了一种新的看待问题的方式;其他一些技巧也非常有效,例如想象、放松训练以及

思维阻断技术(用于消除自我对话)。

以上所有都是在尊重来访者参与变化过程的能力。我们需要告知来访者我们一切行为的基本原理,同时也请他们与我们分享对会谈的看法。我们要持平等的态度,向来访者学习。

▶ 附加注意事项:转诊、治疗计划和个案管理

在特定环境下,对于特定个体,针对其特定问题,若想达到最佳治疗效果,怎样的治疗方法才是最合适的? 谁又是最合适的治疗师?

——戈登·保罗

尊重来访者参与变化过程的能力。我们需要告知来访者我们一切行为的基本原理,同时也要请他们与我们分享对会谈的看法。我们要持平等的态度,向来访者学习。

——罗伯特·曼泰

这两句引语为思考和整合本书中很多观点、概念和理论提供了一个背景。我们已经将咨询和治疗过程明确地划分成了不同的步骤,而由基础部分合成的整体,可以帮助我们了解互动过程的真正复杂性——我们和来访者相互学习,相互影响。

无论你进行的是决策咨询、以人为中心的疗法、危机咨询还是认知行为疗法,你都需要考虑下一步怎么做。接下来的部分提出了规划未来的三大要点。

转诊

没有一个咨询师可以解决所有问题。在玛丽的案例中,虽然艾伦确实与她探讨了女性问题,但是将她转诊至女性团体或许帮助会更大,因为玛丽的问题是女性普遍会遇到的职业变化问题。此外,她可能需要转至大学的财务援助办公室。个人咨询的一个重要组成部分是,帮助你的来访者寻找社区资源,以促进他们的成长与发展。社区图(见第9章)可以帮助咨询师和来访者开拓思维,考虑更加合适的转诊地。

有些时候,咨询师和来访者之间的关系并不会如我们希望的那样发展。如果你感觉到关系发展状况不乐观,不要责备来访者,也不要责备自己。继续聚焦于来访者的目标,全面而准确地了解清楚整个故事。寻求来访者的反馈,了解他们的想法,知道自己采取怎样的行为可能会更加有效。寻求咨询和督导,这样大部分的"难题"通常都能以最佳的方式得到解决。当安排合适的转诊更加符合来访者的需求时,不要让来访者产生毫无方向的茫然感,也不要让他们产生恐惧感,以为自己的问题很难解

决。在转诊过程中,保持与来访者的联系,有时甚至需要进行一次或两次会谈,直至转诊程序完成。不要让来访者感觉被你抛弃,这点非常关键。在整个转诊过程中,你的理解和共情支持都非常重要。

关于转诊,另一个关键的问题是,咨询师是否具备足够的专业能力和经验去帮助来访者。即使你自认为你的工作效果不错,但很可能是远远不够的;或许督导和个案研讨能起到帮助作用。对于自己的工作,以开放的态度寻求他人的看法和意见同样是专业实践的一个重要组成部分。当然,来访者也需要清楚地知道,你作为咨询师或治疗师是处于督导之中的。

治 疗 计 划

治疗计划,就是以书面形式写明目标和任务,越来越成为一种标准,经常会有咨询机构和保险公司提出相关要求。如果可能的话,与来访者合作,共同商议出目标,并写下来,以便日后的联合评价。这些目标应该越具体越好,越清晰越好,包括行为变化的特定指标和情感满意度。运用更加结构化的咨询理论,例如认知行为、督促辅导、有特定目标的治疗计划,来拓展分析每个问题。接下来是治疗计划的一个示例,不过一般的咨询和治疗计划要比这更加具体。

缺乏结构化的咨询理论(格式塔、心理动力学、以人为中心)通常不太重视治疗计划,而倾向于关注与来访者相处的当下时刻。在短期的咨询和会谈中,会谈计划的作用就等于治疗计划。但当你变成长期咨询(5 到 10 次会谈)时,就常常需要设定具体的目标,制订更加详细的治疗计划。很多机构也会把个案管理作为治疗计划的一部分。

接下来是针对与玛丽的第二次会谈,艾伦所制订的计划。在第一次会谈所获取到的信息的基础上,计划梳理了本案例的主要问题,并且随着会谈过程的进展,从玛丽处获得的新信息也会不断添加进去。

阶段/维度,核心问题	心理咨询师的评估和计划
共情关系　开始会谈,建立友好关系和系统化结构。 对于此次会谈,你建立了什么系统化结构? 你是否打算运用某种理论? 对于友好关系的发展,你有什么特别的预期?	玛丽和我有着友好关系。在我回顾第一次会谈时,我发现,我不仅对玛丽个人背景的聚焦不足,而且也没有关注她生活中可能发生的其他事情。这周以来,在我跟进了玛丽所做的测试,以及玛丽与其他人的对话之后,我发现,为一般性探索预留一些时间可能会有帮助。玛丽对于谈论鲍也表现出了兴趣。除了对她当前的状态进行一般性探索,本次会谈还需要考虑两个问题。我会先对她进行测试,然后讨论鲍。对于鲍的讨论,我认为运用以人为中心的方法,着重使用倾听技巧,可能会有帮助。

（续表）

阶段/维度,核心问题	心理咨询师的评估和计划
叙事和发现优势 收集信息,引出她的故事、忧虑或者问题。可预期的问题有哪些?优势是什么?你计划如何定义来访者的这些问题?你会重视行为、想法、感受和意义吗?	1. 了解玛丽现在如何定义其职业问题。运用基本倾听程序。 2. 之后,在合适的时候,通过询问的方式将话题转到鲍身上,运用反映式倾听技巧来持续跟进话题。要注意女性视角如何看待此问题。 3. 玛丽具备很多优点。她很活泼,也很健谈,在现有的工作岗位已经获得了成功。她有良好的洞察能力,愿意承担合理的风险,探索其他新的可能性。 4. 与她一起探索女性问题。
目标 共同设定目标,确定结果。理想的结果是什么?你将怎么引出来访者理想中的自己或者世界?	我们已经谈论过她的职业目标,但是仍然需要在职业测试和对鲍的进一步讨论等情况的基础上再次认真考虑目标问题。或许在本次会谈的后面部分,又或是在下一次会谈,我们需要定义出一个能同时满足其职业和恋爱关系的新结果。
重新叙事 探索和创造新的可能性,对来访者的不一致和冲突进行面质。 你在这里可能会运用什么理论?你注意到或者预期来访者有哪些具体的不一致?你要如何创造新的可能性?	1. 查看测试结果,并将结果告知玛丽。 2. 观察她的反应,并考虑其他的职业可能性。 3. 运用以人为中心的罗杰斯疗法,探索她与鲍之间的关系问题。 4. 将职业问题和她与鲍之间的关系联系起来。特别注意对她的个人需求和鲍对她的需要这两者之间差异进行面质。注意并仔细考虑身处变化世界中的女性问题。玛丽需要转诊至一位女心理咨询师或是女性团体来获得进一步的指导吗?坚持己见训练会有效果吗?
行动 泛化,并根据新故事采取行动。 针对转行培训,你有什么具体的计划?什么能让你感觉到会谈的确是有价值的?	很明显,现在看来,似乎需要在会谈外对职业问题做进一步探索。我们要探索玛丽与鲍之间的关系,并且更加明确地定义她的目标。

　　在社区和医院门诊工作的咨询师和治疗师常常需要在其治疗计划中制定明确的目标,既是出于对来访者的利益考虑,也是为了满足很多保险公司的要求。关于很多机构在治疗计划中着重强调的内容,图14.1做出了简单的概括。注意强调具体的目标、特异性干预,以及提前确定何时对目标实现情况进行评估。渐渐地,你会发现,无论在什么情境下,目标导向的形式都在发生变化。

与治疗计划相关的个案管理

　　虽然本书的聚焦点在于会谈和咨询技巧,但治疗计划常常需要拓展至个案管理。

社 区 诊 所
行为治疗计划

　　该表格将在两个月内再次被阅览,以查看目标完成的进展情况。一旦干预或目标出现变化,要立即予以重视。

　　病人的姓名、住址、电话和电子邮件:＿＿＿＿＿＿＿＿＿＿＿＿＿＿＿＿＿＿＿＿＿＿

＿＿＿

门诊病历号＿＿＿＿＿＿＿＿＿＿　　　　保险＿＿＿＿＿＿＿＿＿＿＿＿＿＿

诊断结果:　　　　　　　　　　　　　　病人的主诉概要:

轴Ⅰ ＿＿＿＿＿＿＿＿＿＿＿＿＿＿　　＿＿＿＿＿＿＿＿＿＿＿＿＿＿＿＿

轴Ⅱ ＿＿＿＿＿＿＿＿＿＿＿＿＿＿　　＿＿＿＿＿＿＿＿＿＿＿＿＿＿＿＿

轴Ⅲ ＿＿＿＿＿＿＿＿＿＿＿＿＿＿　　＿＿＿＿＿＿＿＿＿＿＿＿＿＿＿＿

轴Ⅳ ＿＿＿＿＿＿＿＿＿＿＿＿＿＿　　＿＿＿＿＿＿＿＿＿＿＿＿＿＿＿＿

轴Ⅴ ＿＿＿＿＿＿＿＿＿＿＿＿＿＿　　＿＿＿＿＿＿＿＿＿＿＿＿＿＿＿＿

发现病人的优势和资源(随着治疗过程不断增加):

＿＿＿

＿＿＿

＿＿＿

会谈过程记录

问题／忧虑 ＃1		
目　　标	干　　预	目标完成进展
问题／忧虑 ＃2		
问题／忧虑 ＃3		

签名＿＿＿＿＿＿　　日期＿＿＿＿＿　　病人签名＿＿＿＿＿　　日期＿＿＿＿＿＿

如果病人是儿童:

儿童姓名＿＿＿＿＿＿　年龄＿＿＿＿＿　　家长签名＿＿＿＿＿　　日期＿＿＿＿＿＿

图 14.1　治疗计划样例

© Cengage Learning

对于人类服务专业人士、社会工作者和学校辅导员来说，个案管理与治疗计划同样重要，甚至比后者更加重要。个案管理要求专业的帮助者与社区服务合作。这是出于对来访者的利益考虑，而且很多时候，也是出于对来访者家庭的利益考虑。下面用一个例子，让我们来了解个案管理的复杂性。

一位单身母亲和其 10 岁的儿子向家庭服务机构的一位社会工作者寻求帮助。这位家庭医生认为这个孩子的社交问题可能来自阿斯伯格综合征。这个孩子几乎没有朋友，但是在学校的表现让人很满意。该社工访问了他的母亲，并告诉她孩子在学校的社交和学业情况。母亲说，她的经济比较困难，而且很难找到工作。而该社工与孩子见了几天后，注意到他有很强的认知和语言能力，但是孩子不太高兴，而且还表现出了一些重复性行为，几乎已经属于强迫性行为模式。

机构的员工们碰面后，开始实施个案管理的治疗计划。很明显，这位母亲需要咨询，而这个孩子则需要心理评估和心理治疗。在员工会议上，制订出了以下计划：这个孩子需要被转诊给心理学家做心理评估；在评估结果的基础上，提出治疗建议。那位社工被分派到母亲那里做支持性的咨询工作，并且全权负责个案管理。而最后这位社工不仅需要为母亲制订治疗计划，还需要为整个家庭制订个案管理计划。

孩子在学校表现不错，但是该社工在联系过这所小学的咨询老师后发现，原来孩子已经在咨询师这里咨询了。事实上，咨询师正在与老师合作，帮助来访者发展更好的班级人际关系和户外人际关系。学校的咨询老师与社工讨论了相关情况，发现孩子经常一个人待着，没什么事做。或许在学校多留一天，会有帮助。学校心理咨询师在社工的帮助下，通过一家本地男士俱乐部联系到了经济援助。

正如大多数案例一样，这只是一个开端——除了基本背景，个案管理还要包括其他不同层面。咨询和治疗的确都是个案管理的重要组成部分，但也只是其中的部分而已。如果心理咨询师或其他委托人怀疑有虐待迹象或疏于照顾，可能需要联系青少年服务部门或家庭和儿童服务部门了解整个情况；母亲可能需要短期的经济援助和职业咨询。如果父亲没有支付孩子的抚养费，就需要法律部门的介入。

经过以上这些步骤，社工基本清楚了案例的所有情况。通过对母亲的个人咨询，社工持续跟进所有相关情况，经常与关键人物保持联系，努力以积极的方式对孩子进行治疗。但是孩子只能在家里、学校和社区环境下得到治疗。

自始至终，倡导行动都非常重要，但是它的发生并不是偶然的。在整个过程中，该社工一直持续地为母亲和孩子四处倡导呼吁，建立起与数个机构之间的联系。去本地男士俱乐部寻求经济援助的学校心理咨询师也为孩子倡导呼吁；此外，通过倡导的方式鼓励老师改变教学风格，以满足不同孩子的个性化需求。小学的咨询老师们花费大量时间,在不同活动中倡导学生的个体化教育,也会呼吁平等的学校政策。

　　社会公义问题可能也会出现。在很多社区和机构里,以上所有的服务可能都不存在——而且,甚至更有可能出现的情况是,这些服务机构无法有效地进行合作。这可能需要通过组织化方式来产生变化。孩子可能会遭受校园欺凌,但是学校却没有政策防止校园欺凌。社会公义和社会公平要求每个孩子都能安全。可能还会存在对贫穷或少数群体的歧视。个体和团体教育或者推动真正的变革也许非常必要。

▶ 持续改变：复发预防

　　通常来说,不太可能在没有制订计划或与来访者协商成功的情况下产生改变。一般用来预防错误或预防复发的方法是复发预防计划。这个方法最初是用于酒精或药物滥用的治疗,现在则广泛地应用于大量的情境中。复发预防是大多数认知行为咨询的一个标准步骤,而这里用到的概念也将丰富本章中提到的所有理论。

　　"持续改变工作表：针对技巧保持的自我管理策略表"(资源框 14.3)帮助来访者制订计划来避免复发或在不经意中重蹈覆辙。咨询师将表格发给来访者,然后他们一起完成表格,要特别强调那些可能阻碍治疗成功的事情。咨询领域的研究和临床经验都表明,这种方法对来访者来说可能是有效的,可以确保他们确实是按照会谈或治疗过程中的经验在做不一样的事情。

资源框 14.3　持续改变工作表：针对技巧保持的自我管理策略表

1. 选择一个合适的行为、想法、情感或技巧来增加或改变

详细地描述你想增加或改变什么。

_____

_____

为什么对你来说完成这个目标很重要？

_____

_____

为了完成这个目标,你具体会怎么做？

_____

_____

---

2. 复发预防策略

A. 帮助你预期和管理潜在的困难：调节刺激

<table>
<tr><td>策　略</td><td>评估你的情况</td></tr>
<tr><td>暂时的错误确实可能会发生,但是它并不代表
完全失败,你明白吗?</td><td>_____</td></tr>
<tr><td>学习行为技巧或思维与在困难的情况下运用
它,这两者之间有什么差异吗?</td><td>_____
_____</td></tr>
<tr><td>支持人际网络：谁能帮助你维持这些技巧?</td><td>_____</td></tr>
<tr><td>高风险环境：哪些人、地点或事情会让你裹步
不前或战胜挑战?</td><td>_____</td></tr>
</table>

B. 提高理性思维的策略：调节思维和感受

<table>
<tr><td>面对暂时的错误或复发时,哪些情绪反应可能
是不合理的?</td><td>_____
_____</td></tr>
<tr><td>处在具有诱惑力的环境中或复发之后,你要如
何做到更加有效地思考?</td><td>_____</td></tr>
</table>

C. 诊断和实践相关支持技巧的策略：调节行为

<table>
<tr><td>你需要哪些其他的支持技巧来维持技巧? 坚
持己见? 放松? 会谈微技巧?</td><td>_____
_____</td></tr>
</table>

D. 为行为提供恰当结果的策略：调节结果

<table>
<tr><td>当你在新行为上取得成功时,你能发现哪些可
能的结果?</td><td>_____
_____</td></tr>
<tr><td>当你的工作完成得很好时,你会如何奖励自
己? 说出具体的奖励和补偿。</td><td>_____
_____</td></tr>
</table>

3. 预测在哪种环境下最可能出现第一次失败(错误)

详细地描述第一次失败可能发生的情形;包括人、地点、时间和情绪状态。

_____

_____

_____

经许可,改编自 Relapse Prevention Worksheet by Robert Marx, University of Massachusetts, Amherst。

请记住,每位来访者都是独特的,复发预防计划也需要根据来访者的个人特点和问题的特性而进行相应的调整。在一定程度上,每个人的复发预防计划都应该不一样。

预防计划应当包括,可以依靠和寻求支持的人,引发不必要行为的事情,对待这些事情可能的反应,做其他有意义的事以替代消极行为。

你可以通过电话、短信或电子邮件联系的人:列出三个或更多的人物姓名,当潜在的复发或错误发生之时,他们是可以立即向你提供支持与帮助的人。

引发不受欢迎的行为的事情,以及对待这些事情可能的反应:讨论和写下最可能的诱因或触发点。哪些事情或情况会使你想要参与消极行为(通常是某些人、去某个地方、某个情景、某种气味或某种声音……)?对于这些触发物,你计划如何应对?

不包括那些不受欢迎的行为的其他有意义的活动:空闲或无聊是最不利于产生改变的事物之一。与来访者合作,针对他/她可能喜欢和想做的事情制定活动计划,以防止空闲引发消极行为。

当达成改变目标时来访者给予自己的奖励:当完成一个星期、两个星期甚至更长时间的改变目标时,来访者会做什么?

记住,改变需要时间和努力。有意识地努力保持改变,最后就会成功。

▶ 小结:来访者在哪,就在哪儿见面

重要的不是你犯了哪些错误,而是你如何去纠正这些错误。

——艾伦的水暖工

本章介绍了一个模型,帮助你记录会谈,并且形成自己对会谈的分析。对于艾伦与玛丽的相处方式,该模型还提供了检查、分析和记录艾伦的有效行为的机会。没有完美的咨询会谈。无论来访者在"哪儿",真正重要的是,你对与来访者之间相处方式做出意向性和创造性改变的能力。

决策咨询、个案概念化、转诊、治疗计划和复发预防的基础知识给你提供了更多提高自己的心理咨询和治疗能力的机会。

当然,目前来说,最关键的是:你如何看待自己的咨询和治疗风格?你的优势在哪里?进一步的创新式成长的机会在哪里?

▼▼▼▼	要点
决策咨询	决策咨询可看作一个实践模型。它假设大部分甚至所有来访者向我们寻求帮助,是为了更好地做出各种各样的决策。它涵盖的范围非常广,从日常生活决策到极其复杂的问题,例如选择大学专业,是否要结束一段恋爱关系,或者在遭遇重大事故后决定去哪儿生活。来访者和他们的家人在面临一些诊断时会需要做出决策,比如注意缺陷、焦虑或抑郁,或者精神分裂症。决策和微技巧是大多数咨询体系与大多数来访者的忧虑、问题和挑战解决的基础。
决策结构和补充策略	重新叙事模型作为一个基本决策模型,是其他咨询和治疗理论的基础。一旦你掌握了意向性会谈和咨询的技巧与策略,你会发现,你能够更加容易地发展其他咨询和治疗理论的能力。对于决策咨询来说,重要的理论有面质、头脑风暴、逻辑结果、平衡表、情绪平衡和未来日记。
计划第一次会谈和使用清单	第一次会谈往往面临很多挑战;清单能够帮助你制订会谈计划,减少遗漏关键内容的可能性。你可以运用五阶段结构为第一次会谈做系统性计划。但是要有意识地保持灵活性,一旦发现会谈中遇到的事情需要运用其他方法,随时改变计划。即使会谈的进展并不符合预期,五阶段结构也能提供一份有用的清单,以确保没有遗漏任何关键点。
会谈分析	运用本书的结构,检查你自己和他人风格中的微技巧使用、聚焦、会谈结构,以及它们对来访者认知和情绪发展风格产生的效果。通过过程评论、微技巧运用的行为统计、检查五阶段结构以及在来访者转变量表上评估来访者的变化,记录提供了一个系统性的分析。具有不同理论导向的咨询师会用不同的方法处理案例。以人为中心的咨询师可能更多地聚焦于玛丽和她的感受、想法与自我价值。认知行为咨询师则更加注重具体的行为描述,目的在于促使行为产生改变。而这些在决策咨询相关知识的基础上也都能够得到强化。
治疗计划	这是关于如何主导一系列咨询会谈的长期计划。它同样要对来访者开放。来访者需要成为计划的一员;确保其参与讨论变化产生和目标完成的标准。
维持变化和复发预防	复发预防计划帮助确保完成会谈的第五阶段,减少复发的可能性。"持续改变工作表"帮助来访者制订计划以避免复发或遗漏。

▶ 能力实践练习和能力文件夹

个人实践

你已经完成了咨询过程的系统性学习,了解很多关于如何分析个人风格和技巧运用的知识。但这些反应都必须真正属于你自己。如果你使用一项技巧或策略,仅仅只是因为别人推荐使用,那么很有可能对你和来访者来说都没有太大作用。我们希望,你会运用这些知识,但是更重要的是,最后你能够用自己的方式将它们整合起来。

你已经实践了针对不同来访者的各类治疗技巧。我们希望,你已经意识到了不同个体和不同文化之间的差异,了解相关的知识。不同的来访者带来各类型的不同需求,面对他们时,要学习如何做到意向性和“灵活”应变。例如,与儿童或成年人相比,你跟青少年的相处会更加舒适,又或者你可能拥有特别的与年长者相处的能力。

练习 1:主导一次完整的会谈,并做好记录　现在你已经结束了本章的学习,为了帮助确认你对你自己风格的理解,请完成另一个录音或录像会谈。使用下列指导原则。

1. 找到一位愿意扮演来访者的志愿者,提出某个问题、忧虑或机会。

2. 向这位来访者提供咨询,时间不能低于 15 分钟。避免敏感的话题。但是可以深入挖掘,获得成就感。

3. 使用你自己的自然交流风格。

4. 询问这位来访者,“这次会谈我可以录音吗?”

5. 告知来访者,他/她可以在任何时候选择关掉录音设备。

6. 选择一个话题。你和来访者可以选择人际冲突、一个具体的问题或 RESPECTFUL 模型中的某一个元素。

7. 遵循第 2 章的伦理法则。根据常识来要求伦理实践和尊重来访者。

8. 获取反馈。你会发现从来访者那里获得的即时反馈非常有帮助。当你实践会谈微技巧时,可以使用来访者反馈表(资源框 1.4)。

9. 从其他学生那里获得反馈。我们发现,如果你和另一名学生搭档交换记录,并且在全部阅读完以后相互给予评价,能够让自己的看法更加清晰,非常有帮助。这能给你重要的额外反馈。

完成会谈记录(见资源框 14.4),运用目前所学到的所有知识,全面地分析你的工作表现。细致地分析你在会谈中的行为,从而确定你的自然风格和其中的特质,以及你的技巧水平。运用本章中的知识来进一步检查和分析你在会谈中的表现。

请记住,你才是那个整合自己所学并应用于实践的人。确定你自己个人风格的特性和目前的技巧水平,能够帮助你不断进步,成功地成为一名专业的咨询师或治疗

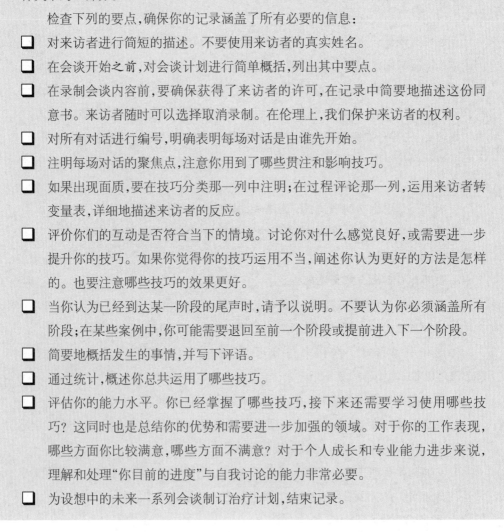

资源框 14.4 记录会谈内容

按照本章会谈记录的格式,整理你的记录。会谈记录或许能够帮助你展示自己的能力,获得实习或工作机会。永远将会谈记录看作是你的职业发展生涯和能力文件夹中的一部分。

检查下列的要点,确保你的记录涵盖了所有必要的信息:

☐ 对来访者进行简短的描述。不要使用来访者的真实姓名。

☐ 在会谈开始之前,对会谈计划进行简单概括,列出其中要点。

☐ 在录制会谈内容前,要确保获得了来访者的许可,在记录中简要地描述这份同意书。来访者随时可以选择取消录制。在伦理上,我们保护来访者的权利。

☐ 对所有对话进行编号,明确表明每段对话是由谁先开始。

☐ 注明每场对话的聚焦点,注意你用到了哪些贯注和影响技巧。

☐ 如果出现面质,要在技巧分类那一列中注明;在过程评论那一列,运用来访者转变量表,详细地描述来访者的反应。

☐ 评价你们的互动是否符合当下的情境。讨论你对什么感觉良好,或需要进一步提升你的技巧。如果你觉得你的技巧运用不当,阐述你认为更好的方法是怎样的。也要注意哪些技巧的效果更好。

☐ 当你认为已经到达某一阶段的尾声时,请予以说明。不要认为你必须涵盖所有阶段;在某些案例中,你可能需要退回至前一个阶段或提前进入下一个阶段。

☐ 简要地概括发生的事情,并写下评语。

☐ 通过统计,概述你总共运用了哪些技巧。

☐ 评估你的能力水平。你已经掌握了哪些技巧,接下来还需要学习使用哪些技巧?这同时也是总结你的优势和需要进一步加强的领域。对于你的工作表现,哪些方面你比较满意,哪些方面不满意?对于个人成长和专业能力进步来说,理解和处理"你目前的进度"与自我讨论的能力非常必要。

☐ 为设想中的未来一系列会谈制订治疗计划,结束记录。

师。请特别关注你对于文化/环境/背景问题的理解和运用。了解你在咨询领域的自然风格,并评估你在多元文化方面的知识和能力。

最后,回到你之前在第1章中对会谈内容所做的记录或录音,注意你的风格跟那时比是否有所改变或发展。根据你的个人工作表现,你发现你有什么特别的优势吗?

对于会谈中的练习部分,你不需要将会谈全部完整地记录下来,虽然全面的记录可能对你最有益。对于更长时间的会谈来说,20分钟的记录已经足够了。但是如果你要做这种节选,请一定说明咨询会谈中发生了哪些其他事情,这样记录的背景才能清晰明了。

团体实践

练习2:交换反馈意见 你与某位同学合作,获得他／她对你工作表现的反馈意见。与其他人分享音频、视频或记录。互相轮流提供反馈意见,提高和丰富大家的技巧。不要忘记强调优势是什么。

能力文件夹

在你的能力文件夹中加入会谈记录及其分析。包括从你的同事处获得的书面反馈。很多学生带着他们完整的组合去参加实习面试甚至是专业岗位的面试。对记录的分析能够让你更好地理解心理咨询和治疗领域,提高咨询和治疗能力。

▶ 确定你自己的风格和理论:对于你的个人实践的批判性自我反思

我们并不是要列出本章的具体能力清单,而是希望你能够对本学期自己的工作和改变进行反思。对于咨询会谈的整个过程,请做出评价或定期进行反思。

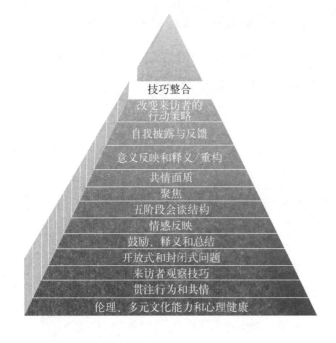

第 15 章

如何将会谈微技巧和
五阶段理论与心理
咨询和治疗理论
结合起来使用

没有任何东西比一个好的理论更加实用。

——库尔特·勒温

本章任务

会谈微技巧和五阶段结构模型能够用来释义很多理论的结构和实践,你将经常在咨询实践中用到这些理论。本章将告诉你如何把本书中的概念应用于几乎所有的咨询会谈和所有来访者。

本章目的和能力目标

在咨询和心理治疗中运用会谈微技巧的意识、知识、技巧和行动能够让你:

◆ 观察如何将微技巧结构运用于不同的咨询和心理治疗理论。

◆ 简要地回顾本书所介绍的四种理论以及它们的哲学思想和策略:以人为中心的咨询、决策咨询、多元文化/女性理论和存在主义疗法。

◆ 阅读会谈记录、实践以及了解其他两种主要方法的基础内容:危机咨询和认知行为疗法。

◆ 回顾短期咨询、动机性会谈和咨询/督导记录,这些记录可以在课程助手上找到。

本章可以分成三个部分，每一部分聚焦于咨询理论的一种方法。

第一部分，会谈微技巧、五阶段结构和理论，阐述了不同的理论如何在不同的模式中运用会谈微技巧。

第二部分，对前面章节中讨论过的理论进行简单总结，列出了决策咨询、以人为中心的咨询、多元文化/女性理论和存在主义疗法的一些基础内容。针对每种理论要讨论的内容是它们的哲学思想、关键方法和实践启示。

第三部分，危机咨询和认知行为疗法同样要介绍它们的哲学思想、关键方法和实践启示。它包含了对微技巧进行分析的详细记录，演示了如何在不同的方法中运用五阶段结构和微技巧来解决来访者面临的问题。

▶ 第一部分：会谈微技巧、五阶段结构和理论

你会发现，你在本书中学到的能力将使你更好地理解每种方法，更加快速和出色地运用每种方法。虽然几乎所有理论方法都使用会谈微技巧和五阶段结构，但是每种方法都有自己的概念框架和世界观，足以与其他方法区分开来。

表15.1说明了，每种咨询理论都有各自独特的微技巧使用模式。虽然都运用基本倾听程序，但是咨询师每使用一种系统，就会用一种完全不同的标准来倾听故事。以人为中心的系统倾向于极其频繁地使用倾听技巧，更多地聚焦于来访者本身，而较少注意到文化/环境背景（cultural/environmental context, CEC）。短期咨询和咨询/督导会使用大量的询问方法；认知行为疗法和格式塔疗法会使用大量的指导；而多元文化咨询和治疗（multicultural counseling and therapy, MCT）与女权主义疗法更加注重文化/环境背景。决策咨询、多元文化咨询和治疗及女性理论都属于最兼收并蓄的理论，因为它们都倾向于使用各种技巧和聚焦维度。

由于每种理论都有其特定的思考方向，所以会强调生活经验的不同方面，对五阶段的不同阶段也各有侧重。举例来说，实用主义决策咨询更加强调此时此刻，倾向于立刻处理生活问题或促进生活计划的制定。相反，以人为中心的心理咨询师强调人际关系和自我实现。存在主义疗法侧重于生活的意义，而认知行为疗法侧重于认知和行为。MCT和女性理论基本对上述这些都有涉及，不过它们总是试图将来访者放

表 15.1　不同的会谈方法中的微技巧模式

会谈微技巧导向	决策咨询	以人为中心	存在主义	多元文化和女权主义	危机咨询	认知行为	短期咨询	动机性会谈	咨询/督导	心理动力学	格式塔	商业问题解决	医疗诊断会谈
基本倾听技巧													
开放式问题	●	○	●	⊖	⊖	⊖	●	●	●●	⊖	●	⊖	⊖
封闭式问题	⊖	○	●	⊖	⊖	⊖	⊖	⊖	⊖	○	⊖	⊖	⊖
鼓励	●	●	●	⊖	⊖	⊖	⊖	⊖	⊖	⊖	⊖	⊖	⊖
释义	●	●	●	⊖	⊖	⊖	⊖	⊖	⊖	⊖	○	⊖	⊖
情感反映	●	●	⊖	⊖	●	⊖	⊖	●	⊖	⊖	⊖	⊖	⊖
总结	⊖	⊖	●	⊖	⊖	⊖	●	⊖	⊖	⊖	⊖	⊖	⊖
影响技巧													
意义反映	⊖	●	●	⊖	○	○	⊖	⊖	⊖	⊖	○	○	○
释义/重构	⊖	○	⊖	●	○	⊖	⊖	⊖	⊖	●	⊖	⊖	⊖
逻辑结果	⊖	○	○	⊖	○	⊖	●	⊖	⊖	○	⊖	⊖	⊖
自我披露	⊖	⊖	⊖	⊖	⊖	⊖	⊖	⊖	⊖	○	⊖	⊖	⊖
反馈	⊖	⊖	⊖	⊖	⊖	⊖	⊖	⊖	●	⊖	⊖	⊖	⊖
心理教育	⊖	○	○	⊖	⊖	●	⊖	⊖	⊖	○	⊖	●	⊖
指导	⊖	○	○	⊖	⊖	●	⊖	○	⊖	○	●	●	●
面质（综合技巧）	⊖	⊖	⊖	⊖	●	○	⊖	●	⊖	⊖	●	⊖	⊖
聚焦													
来访者	●	●●	●	⊖	●	⊖	⊖	●	⊖	⊖	●	⊖	⊖
主题/问题	●	○	⊖	⊖	⊖	●	●	⊖	⊖	⊖	○	●	●
他人	⊖	⊖	⊖	⊖	⊖	⊖	⊖	⊖	⊖	⊖	⊖	⊖	○
家庭	⊖	⊖	⊖	⊖	⊖	⊖	⊖	⊖	⊖	⊖	⊖	⊖	○
相互关系	⊖	⊖	⊖	⊖	○	○	⊖	⊖	⊖	●	○	○	○
咨询师/治疗师	○	⊖	⊖	⊖	⊖	⊖	⊖	⊖	⊖	⊖	○	○	○
文化/环境/背景	⊖	○	⊖	●●	●	⊖	⊖	⊖	⊖	○	○	⊖	○
意义问题(可能贯注和强化的主题与关键词)	问题解决	自我实现,关系	价值观,人生意义	文化/环境/背景如何影响来访者	立刻行动,迎接挑战	想法,行为	问题解决	改变	优势和目标	潜意识动机	即时行为	问题解决	疾病诊断
心理咨询师行动和对话时间	中等	低	中等	中等	高	高	中等	中等	中等	低	高	高	高

图例
● 频繁使用的技巧　　⊖ 一般使用的技巧　　○ 偶尔使用的技巧

© Cengage Leaning

在文化／环境背景之中来看待,这样来访者也能意识到周围环境对他们的认知和情绪的影响。

每种理论体系都有很多优点。或许这能让你更好地理解为什么这些理论随着时间的推移仍然一直在发展。没有一种理论能够解决所有问题,但是毫无疑问,只要解决一个主要的问题或困难,就能对全人类做出巨大的贡献。例如,认知行为疗法的有效使用往往能够促成更多来访者自我实现,这样他们能够更好地做出决策,甚至更加明确他们的人生方向。

这里或许可以引用勒温那句针对理论的著名评语:没有任何实践能够同时符合多种不同的理论方法。

▶ 第二部分:对之前章节中讨论过的众多理论进行简要概括

接下来的四种心理咨询和治疗理论都已在前文中讨论过。现在,你可能已经对决策咨询非常熟悉了,至少也具备了初级的决策咨询能力。我们经常提到罗杰斯和以人为中心的咨询,以及共情关系和联合工作的重要性和关键性。如果你试图从会谈中去掉询问方法和大部分的影响技巧,那么你的会谈就接近以人为中心的风格。

弗兰克尔的存在主义疗法与意义反映和洞察过程的技巧紧密相关。存在主义疗法需要学习的内容有很多,开头或许很简单,但是一旦你开始阅读弗兰克尔的著作,就会发现要学的内容还有很多。他的研究成果极具开创性和革新精神,但我们的培训课程却不够重视他的研究。意义、任务、人生方向以及五阶段结构,构成了使用他的理论概念的基础。拥有人生意义和人生方向的人通常具备较强的抗打击能力,不容易被痛苦和创伤击垮。

多元文化咨询和治疗在第 1 章中介绍过,而且整本书一直在强调它的重要性,同时也对性别问题给予了极高的关注。虽然你日后也要学习该领域的课程,但是如果你使用了五阶段结构并且特别聚焦于文化／环境背景,就已经开始走上了 MCT 领域的专业之路。

决 策 咨 询

我们每天选择开启或关闭的每一扇门都将决定我们生活的模样。

——弗洛拉·惠特莫尔

哲学思想　决策咨询代表了美国的一种基本理念:找到实用和实际的东西,即"有用"的东西。然而,很多其他国家和文化会通过各种决策模型来进行决策。其中比较早期的例子是本杰明·富兰克林的三阶段决策模型,创立于1750年左右。富兰克林是一个很有见识的人,我们可以信任他所提出的三个基本阶段——定义问题、产生可能的选择和决定行动。在19世纪90年代,皮尔斯和詹姆斯创立了同样为美式风格的实用主义哲学,为富兰克林的基础工作提供了哲学思想,同时也是决策和问题解决咨询的哲学思想。其基本理念是,理论和其中的概念需要表现其实用性,思想要引导行动,真理须由"结果"彰显。实用主义的升级版本是"说到做到!"

关键方法　五阶段决策模型和微技巧事实上都属于基本策略。在本书中,你已经看到过决策咨询的实践应用。第1章中介绍了五阶段会谈,它作为一个决策框架,强调共情关系,是对富兰克林的初始三阶段结构的拓展。第二阶段运用基本倾听程序(BLS)的微技巧,探索来访者的故事和优势,即弗兰克林所使用的术语"问题"。第三阶段,明确目标,在富兰克林的模型中添加方向。第四阶段运用影响技巧和BLS,创造可能的行动选项。决策咨询中还添加了第五阶段,行动,意识到如果做出的决策并没有付诸行动,那就等于什么都没有发生。

样本策略　决策咨询的策略是由以上这些方法整合而成。在决策咨询中,需要特别重视感情和情绪。除非来访者对决策也实现了情绪上的满足,否则做出的决策很有可能没什么效果或甚至根本不会付诸行动。正是因为如此,在组织决策过程的时候,需要运用平衡表和未来日志这两项有效的工具。决策咨询运用了所有的微技巧,而且如果其他理论方法相适应的话,同样也会毫不犹豫地采用这些方法。

实践启示　目前来说,你已经良好地掌握了决策咨询方法,可以准备进一步学习其他的理论体系。但是,无论你的个人方向在哪里,都要将决策咨询牢记于心。因为你的来访者总是需要做出实用的决策,尤其是当他们面临危机时。此外,无论你支持以人为中心的咨询、认知行为疗法还是其他的理论体系,都需要做决策,并且最终在现实世界付诸行动。所以,决策咨询的五阶段理论几乎可以为任何咨询和治疗理论提供有效的模型和清单。

下一步建议

Nezu, A.M., Nezu, C.M., & D'Zurilla, T.J. (2013). *Problem-solving therapy: A treatment manual*. New York: Springer.

这是一本详细地讲解如何运用问题解决疗法(PST)来治疗不同的身体健康和精神健康问题的手册。这本书提供了具体的治疗指导、练习、家庭作业和案例。

Haley, J. (1987). *Problem-solving therapy*. San Francisco: Jossey-Bass.

作为一本二手书,这卷旧书价格不贵,值得购买。众所周知,哈利是埃里克森疗法的代表人物,这种疗法对决策和问题解决框架进行了拓展,也是另外一种有趣的选择。

以人为中心的咨询

当我关注这个世界时,我是一个悲观主义者;但当我关注人类时,我又是一个乐观主义者。

——卡尔·罗杰斯

哲学思想　罗杰斯认为,以人为中心的方法胜过其他任何一种理论或咨询师的观点。来访者才是真正最了解他们过往生活的人,所以他们需要咨询师首先成为一名引导者。罗杰斯(1961, p.32)曾经这样说道:

在我早年的职业生涯中,我曾经问过这些问题:我怎样才能治疗、治愈或者改变这个人? 不过现在我会这样阐述这个问题:我应该与这个人建立一种怎样的关系,来帮助他自我成长?

这种哲学思想的来源之一是,相信人的尊严和自我实现能够帮助他们充分地发挥潜能。其目的是来访者自己做出决策,自己决定人生道路要怎么走。

关键方法　罗杰斯是最优秀的倾听者。看他那些著名的影片,你会发现他拥有优秀的贯注行为,极其擅长鼓励、释义、情感(和意义)反映以及总结。此外,他的很多总结都是暗中面质的绝佳范本,能够发现来访者故事中不一致的内容。他的聚焦点几乎总是在来访者身上。偶尔,你会发现他使用反馈,并且在非常少的情况下才会使用自我披露和释义。

以人为中心的理论家强烈反对使用询问的方法,因为他们认为这是一种侵入式的方法,会限制来访者的自我发现。然而,仔细查看罗杰斯的研究后可以发现,他偶尔也会使用询问方法,通常的表现形式是,"你想获得什么?"但是这些问题都会非常谨慎地与来访者之前在会谈中说过的话联系起来。罗杰斯不会使用指导的方法,虽然很多理论都在使用,但罗杰斯通常对此表达强烈的反对。

罗杰斯对现在很多的理论实践都明确表示过反对。他担心其他的模型会因为过于注重结果,而主导了会谈的方向。但决策咨询、认知行为疗法、格式塔疗法和其他理论在会谈中都采取比较积极的态度,对此我们需要谨记他提出的警告。罗杰斯曾说过(1961, p.186):

美好的生活是一个过程,而非一种状态。它是一个方向,而不是终点。

这个观点意义深远,极具吸引力。罗杰斯正是我们所说的那种过程顾问,总是聚焦于此时此刻。其核心观点是活在当下。相反,现在的理论往往聚焦于结果和责任,罗杰斯可能会对此感到很遗憾。有证据表明,更加积极的理论往往能带来明显的变化,比以人为中心的治疗更快取得效果。然而,除非在咨询和治疗的过程中建立起罗杰斯式的共情关系,否则他们无法实现完全的成功。如果没有实现联合工作,就很难成功。

总的来说,罗杰斯留下的最宝贵的遗产有:关系和共情式理解的重要性、情绪的关键作用以及强调倾听(虽然他并没有使用这个标签来称呼这种技能)。正是由于他勇敢地记录了他的会谈,并分享出来,我们才知道关注会谈中发生的事情有多么重要。而且他通过团体工作和国际演讲,为世界和平和多元文化之间的理解做出了很多努力,他走在了时代的前端。

实践启示 你已经发现,罗杰斯的影响贯穿了整本书,即使有时我们并没有提到他。无论你选择哪种理论,倾听都将是你帮助来访者的核心方法。持续倾听,寻求共情式理解,持续聚焦于来访者的愿望和目标,而非你自己的愿望。保持耐心,不断强化贯注技巧。对询问技巧和影响技巧的价值做出你自己的判断。

下一步建议

Rogers, C.R. (1961). *On becoming a person*. Boston: Houghton Mifflin.

你能够最大限度地吸收罗杰斯的思想的方式就是仔细地阅读这本书,学习简短版记录。除此之外,你可以登陆 YouTube,观看大量的治疗案例和主要演讲。

存在主义疗法

曾经在一个心理治疗会议上(一般的会议,而非存在主义主题的会议),一位观众向其中一位发言者提出一个问题:"你会如何称呼两人之间的心灵相通?"该发言者回答道:"维克多·弗兰克尔。"

哲学思想 生活总是要有意义。存在主义疗法的宗旨是,通过发现意义和目的,帮助人们成为最好的自己。即使在最悲惨的境遇中,生活仍然具有意义,能够提供支撑的力量。我们可以选择不快乐,毫无意义地生活,又或者选择一种有意义的生活。对尼采的哲学进行释义:*知道为什么而活的人能找到如何活下去的道路,并且不会被任何境遇所击垮。*

弗兰克尔在纳粹集中营里活下来,又对世界产生了诸多影响。这样的人生可以成为我们所有人的榜样。如果我们发现自己人生的意义,就可以在面临生活中的很多挑战和困难的决策时,成功"存活"下来。

关键方法 词语"意义"以及它与心理咨询和治疗之间的关系可能是弗兰克尔最重大的贡献。没有任何一种理论如此深刻而全面地讨论了人生意义。你会看到,即使我们发现他的想法非常有影响力,在我们的生活中几乎处处存在,但存在主义疗法却很少出现在教科书中。知道我们在意什么、将要做什么以及我们生活的意义和目的,似乎超越了其他所有事物而存在。是监狱还是宫殿,人的生活究竟应该具有怎样的意义?

从弗兰克尔这里,我们发现了询问和意义反映这两种微技巧。他是一个优秀的倾听者。如果有效运用的话,聚焦于个人意义能够完全改变会谈的走向,原本消极的会谈能够变成积极和有成就感的讨论。如果来访者对问题反应过大的话,可能最终会演变成自我毁灭。转化则是一个非常好的策略,能够帮助来访者转变思路,用更加积极的方式重新解释和思考他们的问题,甚至是改变他们的整个人生计划。

洞察并不特指弗兰克尔的策略,但很明显,它的确是受弗兰克尔启发而形成的一种意义导向的策略。洞察,就是寻找看待生命的视角,是一个决策的过程。"所有东西都可以从……我们……身上带走,除了人类最后的自由——选择对待特定环境的态度,选择自己的道路"(p.104)。

很多人都将弗兰克尔视作第一个认知行为理论家,而且他自己也是这么认为的。为什么会这样? 简单来说,如果存在主义疗法得到有效运用的话,就是一个非常有影响力的方法,能够使来访者重组他们的认知和情绪,并且用全新的方式思考问题。很多当代理论都来源于他的理论。此外,弗兰克尔一直强调,想法和意义需要在现实世界付诸行动。仅仅思考是远远不够的。

实践启示　当你倾听来访者的故事时,要积极寻找有意义的事情。深入地探寻意义和人生方向的确比短期治疗、认知行为疗法等其他方法要花费更多时间,但却能改变整个人生。其他理论和实践有时会忽略背后的意义问题。寻找意义在危机的情况下尤其有效。一旦来访者从意义角度重新释义创伤或不幸,他们更容易平静下来,接受你的帮助,思考具体的行动方案。

除此之外,弗兰克尔还强调,我们必须在有意义的基础上生活和行动。他曾经说过,"当你知道自己的价值是什么时,就不难做出决策了。"如果在会谈中聚焦于创造意义,你就能够很容易地将存在主义疗法的基本概念引入到其他的理论中去。

下一步建议

Frankl, V. (1959) *Man's search for meaning*. New York: Beacon.

这是弗兰克尔最有名的著作,讲述了第二次世界大战时他在纳粹集中营的经历。平装本随处可以买到,而且不贵,当你面临严峻的生活挑战时,可以阅读这本书;它将激励你,并帮助你走出困境。我们常常会向来访者提供此书的影印本。和罗杰斯一样,你可以在 YouTube 上找到很多关于弗兰克尔的视频,从中发现他的工作风格,了解他的主要观点究竟如何产生。

多元文化咨询和治疗以及女权主义疗法

所有咨询和心理治疗都具有多元文化的特点。

——保罗·佩德森

女性属于家庭……也属于参议院。

——佚名

哲学思想 多元文化咨询和治疗以及性别和女性问题都是本书着重强调的内容。但是我们为什么会将这两者放在一起讨论？因为它们都具有文化／环境背景的基础。在会谈中强调文化／环境背景的重要性也被认为是有效咨询和治疗的基础。如果没有考虑文化／环境背景的因素，那么咨询和治疗工作就做得不全面。

女权主义疗法也被认为是文化相关疗法，通常会与多元文化咨询和治疗区分开来。由于聚焦女性问题，它已经开创出了自己所特有的研究属性。同时，运用女权主义疗法也包括了尊重和采用多元文化咨询和治疗方法。同样，多元文化咨询和治疗也必然涵盖了女权主义概念。

关键方法 这两种理论都运用了本书中的其他所有理论，还包括了书外的一些理论。从这个意义上来说，具备综合性和兼收并蓄的特点。只要适合所用的理论方法，所有的微技巧都能够使用，但咨询师始终要记得考虑文化／环境背景，并使之成为会谈重要的一部分。问题在于文化、环境和社会背景究竟如何影响来访者。

在两种方法中都有一个重要的组成部分，就是文化认同发展。文化认同发展将处于某个文化环境下的个体的自我意识发展分成了五个阶段(Cross, 1991)。文化认同发展(cultural identity development, CID)与所有种族都相关，无论这个人是欧裔、非裔、亚裔、拉美裔、土生土长的美国人还是原住民。

接下来是两个关于文化认同发展理论可能在会谈中出现的例子。在每个阶段，你都可能会发现同一个人用不同的方式思考，并且需要使用与之前完全不同的方法。请记住，这些阶段并不总是线性发展的。在第一阶段，一个非裔美国人天真地拒绝承认或忽略种族主义，努力模仿白人；或一个女性接受甚至支持现状。在第二阶段和第三阶段，他们遭遇了歧视，开始认同自己的文化身份，以非裔美国人或女性的身份而骄傲。对"系统"的愤怒和抗议行动成为这一阶段的特征。

到了第四阶段，个体意识到，他们认同自己的方式是"反抗压迫者"，而没有真正理解他们自己的独特文化所具有的意义。非裔美国人或女性通常会放弃表达和学习，而用新的方式将彼此重新团结在一起，尽量避开主流文化。在第五阶段，有一个术语叫作"内化"，指的是整合，就是说，除第一阶段外，将他们对其他所有阶段的评价，以及他们在这些阶段针对不同情况而产生的思考和行为表现，进行整合。他们通常会承诺采取行动。

多元文化咨询和治疗和女权主义疗法从业者会想办法确定来访者的文化认同水平和所处阶段。可能他们一开始咨询的时候，来访者处于某一个水平，但目标是要增加来访者对于女性、欧裔美国人、同性恋或其他文化身份的认同水平。这时往往需要使用基本倾听程序来了解来访者过去和现在的经历,不过当咨询师需要帮助来访者了解文化问题和外部压迫如何成为他们的忧虑和生活挑战的一部分时,询问方法也很有效。同时还需要一系列的指导,帮助来访者了解压迫的性质以及如何应对这些压迫。当然,倡导和社会公义行动对于帮助防止压迫来说也非常关键。

实践启示　最主要的启示在于,要谨记来访者的文化背景会影响到他们的身份认同。虽然我只提到了非裔美国人和女性,但是欧裔美国人和其他所有的种族和民族,还有男性,同样带有文化/环境背景,处于不同的认同发展水平。通常来说(不代表所有),白人往往没有意识到,由于先天的肤色,他们享有其他种族所没有的特权。但是男性几乎在所有社会都享有性别权力和特权。

文化/环境背景和很多团体都相关。RESPECTFUL 模型(D'Andrea & Daniels, 2001)是总结文化差异的其中一种方法。该模型提出了十种文化问题:宗教/信仰,经济/阶级背景,性取向/性别认同、个人风格和教育、种族/民族认同、时间的挑战(年龄)、创伤、家庭背景、特别的身体特征、地域和语言差异。

或许最主要的意义在于,"仍然有很多东西需要去学习和体验"。我们不可能了解所有的文化,但是我们能够学会欣赏,并且在会谈中学习运用这些概念。请关注你所在社区中最突出的文化群体。

下一步建议

Sue, D.W., & Sue, D. (2013). *Counseling the culturally diverse: Theory and practice (6th ed.)*. Hoboken, NJ: Wiley.

这是关于多元文化咨询和治疗的基础文献综述,包含了大量与女性问题相关的材料。

Brown, L. (2009). *Feminist therapy*. Washington, DC: American Psychological Association.

这本书对女权主义疗法及它的操作方法和适用情况做了出色的总结。

可以登录 YouTube 查看演示和报告视频。搜索关键词为"女权主义疗法"(feminist therapy)、"文化相关疗法"(cultural relational therapy)、"多元文化咨询"(multicultural counseling)和"多元文化疗法"(multicultural therapy)。

▶ 第三部分:危机咨询和认知行为疗法

之所以介绍危机咨询和认知行为疗法,是为了演示五阶段结构和微技巧可以如何在本书之前未提到过的理论中运用。危机咨询是一个基本模型,它要求心理咨询师有过特殊训练和特殊经历,因为它确实面临着真实的挑战。认知行为疗法是目前专业咨询领域研究最多和运用最广泛的方法。认知行为疗法的压力管理策略已经成为很多治疗方案的重要组成部分,尤其是已有研究表明,治疗性生活方式改变(TLCs)非常有效,能够潜移默化地改变生活方式。

其他三种咨询和治疗体系分别是短期咨询、动机性会谈和咨询/督导(参见第491页)。短期咨询的框架与五阶段结构类似,不同之处在于,它一开始就强调目标。动机性会谈在酒精滥用和药物滥用方面比较有效。咨询/督导在咨询和治疗领域相对来说算是新的术语,不过我们在运用治疗性生活方式改变方法,鼓励来访者找寻和追求他们的目标时,其实就已经涉及咨询/督导的核心领域。对该领域给予特别的关注,或许会对你非常有帮助,因为针对个体、家庭和组织的职业督导工作是一份非常有前景的职业。

危机咨询

我们想让人们明白,他们的情绪和反应都是完全正常的。

——匿名危机干预工作者

哲学思想 危机咨询是最实用和最具行动导向的帮助形式。词语**实用主义**(pragmatism)来源于希腊语 πράγμα(pragma),意思是通过行为和行动来实践和取得效果。即使是跟决策咨询相比,危机咨询也被认为更具行动力,更加有效,能为来访者产生实用的结果。然而,实用主义也需要结合关怀体贴的态度,要充分地认识到,面对危机时的大部分反应都可以被认为是完全正常的。

什么是危机? 危机往往与创伤紧密联系;它代表了压力、应激激素和大脑皮质醇水平的增加。有研究指出,几乎世界上所有人在一生中都会经历一次或多次危机/创伤。从这个意义上说,危机是生活中的一个普通事件,所以记住,对危机进行"正常化处理"是最基本的一个概念。

你可能会遭遇各种不同类型的危机。最紧急的危机要求迅速采取实际行动,包括洪灾、火灾、地震、强奸、战争、成为难民、校园或社区枪击、个人攻击(包括虐待)、被挟持成为人质、严重的事故以及突然发现或诊断出重大疾病(例如,心脏病发作、癌症、各种硬化症)。这些都可以称作是直接的实际行动。但是很多危机/创伤幸存者都从进一步的支持和咨询中获得了益处。

第二种危机在生活中就更加"平常"了。很多来访者会向你倾诉离婚或结束了一段多年的恋情、住房丧失抵押品赎回权、失去工作和收入、家里被盗窃或者爱人的离世。孩子的危机可能有校园霸凌、面对他们自己或父母的疾病或者离开朋友搬去一个陌生的地方。对于某些孩子来说,没有考入理想的大学或考试失败都会成为危机情况。

所有的危机咨询都包括两个阶段:(1)走出最初的创伤和(2)适当地跟进与进一步咨询。很明显,这两个阶段都需要咨询技巧,但是直接的危机更需要认知和情绪灵活性——即时理解来访者目前状态的能力。第二阶段通常能够给你更多时间的和空间来咨询,看起来更像是一般意义上的咨询。

在面临重大危机时,需要更加综合的团队协作方式,例如一个人持枪进入学校、大学、银行或办公室攻击人群。炸弹、火灾、地震或其他灾难后通常也需要随访小组和个人咨询。

接下来是团队协作的一个例子。玛丽作为一名小学心理咨询师,帮助引导兴奋的小学生们进入学校礼堂,观看 NASA 太空飞船挑战者号的发射。但是当他们看到飞船爆炸时,之前的兴奋全部转变成了恐惧和泪水。玛丽和教学人员面临着一个严重的即时危机。

这些老师之前曾经跟着玛丽提前学习过如何应对校园危机。他们已经达成了共识,由老师们带领孩子们回到教室,鼓励他们说话和询问,因为知道每个孩子都可能有自己独特的反应。老师需要保持冷静,反复向孩子们强调,他们现在很安全。鼓励孩子们询问,能够帮助他们增加控制感。玛丽在一个个教室之间穿梭,给老师们和学生们提供支持。如果个别或多数孩子表现得特别难过,玛丽就将它们带到学校的咨询室里。

在第二天和接下来的一个星期里,情况报告会一直持续进行。一些学生会想要通过艺术表达他们的感情。玛丽在团体协作方面拥有大量的经验,她为那些想要或需要更加细致地探索问题的学生安排了一些会谈。

这里传递出来的信息就是:*提前为危机做好准备*。我们永远不知道什么时候会发生什么样的危机。

关键方法 虽然我们在这里只谈到了大型危机的即时幸存者,例如火灾或洪灾,但是这些意见同样适用于事件过去以后的来访者。我重申一遍,五阶段结构和会谈微技巧都是关于如何帮助这些来访者的有效结构框架。下一节的会谈记录呈现了一位女性在经历一场严重火灾并失去自己的公寓之后的第二天前来咨询的过程,可以从中看到五阶段结构的使用情况。

正常化 我们应该称呼那些经历过创伤的人为"受害者"还是"幸存者"呢?对于来访者来说,第二种称呼能给予他们更多的力量,增加控制感。将人们视作受害者的话,容易弱化他们的力量,反而将他们放在了一个无助的位置上,被外部力量掌控着。

很多危机咨询从业者反对使用创伤后应激障碍(posttraumatic stress disorder, PTSD)这个术语,他们指出,实际上只要碰到任何严重的危机都会对整个生理和心理系统产生极端的压力和挑战。"障碍"其实是一个不太合适的词语,因为实际上这是来访者在面对极端情况时会产生的一种正常反应。很多心理咨询师更倾向于使用一种更加正常的说法,就是创伤后应激反应(posttraumatic stress reaction, PTSR)。你的来访者已经经历了很多非正常的情况。那么使情况正常化的办法就是,帮助来访者认识到"问题"的根源并不在于他们自己,而是外部压力源引发的必然结果。

平静和关心　第二个主要的概念是将现状"正常化",让他们平静下来,明白问题是有机会解决的。这意味着要建立起一段共情关系,让来访者知道你关心他/她的情况,也愿意倾听他/她要说的话。通常面临危机时,第一件要做的事情就是平静下来,相信自己能够度过这次危机。你的所作所为将影响到是否能够满足有效危机咨询的第一个标准——**使来访者平静下来**。

不要说"冷静下来,会没事的。"或者"你要庆幸自己逃过了这一难。"更好的安抚话语包括,"现在已经安全了。"(如果事实确实如此的话)"我们会发现问题已经解决了。""我现在感觉很不好;那真是一个糟糕的经历。""你的反应和你的所作所为都是很正常的。"还有关键的"我现在可以怎么帮助你呢?"对于那些脑袋中反复出现闪回的人(这种情况在各种创伤中都可能发生),最关键的是,让他们平静下来,将他们所经历的一切正常化。

特别是,不要小看危机。在一些情况中,你可能会认为甚至笃定来访者是反应过激。你要注意自己的想法和感受,虽然它们可能是合理的,但你仍然要进入来访者的状态中,理解他们的感受。"设身处地地理解来访者。"罗杰斯可能会这样说。

安全　危机和创伤的幸存者需要明白,之前的危险已经解除,他们现在很安全。对于很多士兵和其他遭受严重创伤后压力(不是 PTSD)困扰的人,要帮助他们创造安全感和平静感,可能没有办法马上实现。我们要做的是,再三向他们保证,危机已经结束了,他们现在很安全——再强调一次,前提是他们确实很安全。然而,除了语言以外,还需要提供其他更多的帮助。一个遭受过家暴的女性或一个非常饥饿的无家可归的人,他们需要找到一个安全的房子或一个马上可以住下来又有食物的地方。一些咨询师和治疗师的督导可能会说,这是"越界"。这种想法可以算是该领域的老古董了,但仍然还是存在这样的观点和看法。勇敢地坚持自己认为对的事情,帮助来访者寻求他们需要的东西,帮他们联系资源。同时要选择恰当的时机,用合适的表达方式,告诉他们"我会一直跟你在一起帮助你的。"

行动　一个好的开场方式可以是"你现在需要什么?""你需要什么帮助?"对于你自己来说,此时此刻你能够做到什么,还有未来能够做什么? 绝对不要过度承诺。前文曾经提到过,一些来访者当天晚上需要住的地方。其他的一些人则需要马上了解事实情况。"被强奸后,我需要做阴道检查吗?""我们会被巴士接走吗?""如果洪水又来了,我们有高地可以躲吗?"平静且清晰地回答这些问题以及其他的问题,能够在很大程度上减轻他们的焦虑感。

下一步是与来访者待在一起,确保他们的需求得到满足。危机状况常常让人感到混乱。卡特里娜飓风后,很多来访者失去了他们的咨询师,因此产生了更多的焦虑和紧张感。海地地震中的志愿者前去帮助减少幸存者的紧张感,事实上,也确实提供了有价值的帮助。

但是,很快他们就要回家,所以那些"悬而未决"的幸存者,不知道接下来该怎么办。

倾听故事　你是否有过这样的经历,你的某一位亲人或朋友曾经做过非常痛苦且困难的手术,你跟他聊天时有什么感受? 你是否注意到,他们经常反复地讲述手术过程中的细节? 然后,下一次你见到他们,他们又重复相同的痛苦经历……可能还有第三次或第四次。弗洛伊德将这种情况称为"创伤衰减"。人们需要讲述他们的故事,而且很多人需要一遍又一遍地反复讲述这个故事。所以在这里,基本倾听程序成为治疗的最佳选择。如果你对他们所说的内容进行真实且准确的释义、情感反映和总结,他们就会发现,终于有人愿意倾听他们了。

随访　立即采取行动也是非常必要的。如果可能的话,再次安排与来访者会面,了解来访者后续的情况,为未来制订更加详尽的计划。在某些案例中,可能需要长期咨询和治疗。

关注优势和心理弹性。如果早期给予了足够的支持与帮助,大部分人都能够从危机中走出来。他们具有帮助自己走出危机的内部优势。寻找这些优势和外部资源能够帮助他们恢复。同时,即使是具有最高心理弹性水平的幸存者同样也需要讲述发生了什么事情。

实践启示　危机咨询的内容远不止这里介绍的这些,你需要自己去提高基本倾听程序的能力和专业水平,而五阶段结构为你提供了一个框架,帮助你应对很多有挑战的状况。

我们所有人都要为危机情况做好准备。我们可能需要应对前面提到的那些即时危机。但是我们也需要理解危机咨询背后的概念,因为很多来访者都将经历或正在经历极端困难的状况。

资源框 15.1 可供参考的研究和相关证据

针对性侵犯、个人侵犯和事故幸存者的系统性紧急治疗

只有在合适的督导下,并且掌握了足够的知识和实践经验,才能运用本研究项目中的观点。这一部分的内容对于你的实践具有重要的意义,但是在探索这部分的实验治疗之前,你需要具备大量的应对极端伤痛的咨询经验。

罗特鲍姆和基恩(Rothbaum & Keane, 2012)曾在亚特兰大进行过一项研究,137 名幸存者(大约 1/3 曾遭受过性侵犯,1/3 遭受过个人侵犯,另外 1/3 经历过车祸)被分成两个组。第一组接受了标准创伤评估;第二组也接受了这份评估,不过还要加上实验性的系统治疗,包括一份初期治疗和两次补充会谈,这三次治疗之间都间隔一周时间。

罗特鲍姆博士总结第一次会谈:

我们让他们回忆创伤事件,在大脑中回想整个过程,然后一遍又一遍地复述出来。我们对这些话进行录音,然后将磁带拿给他们自己听。整个过程非常迅速,大概只用了 1 个小时,因为他们已经在急诊室待了很长时间,只想赶快回家。

我们对来访者运用的是认知行为疗法,使来访者确认自己的消极想法(例如,"我永远都无法有安全感了""车祸后我再也不会开车了")。我们教他们思维阻断技术和认知重构等策略来避免消极认知和情绪。第二次和第三次会谈都还是继续复述事件的过程,并且继续强调家庭作业的重要性。

接下来 12 周的随访结果表明,遭受性侵犯的受害者已经极大地减少了他们的创伤后压力;遭受个人侵犯和车祸的幸存者,情况也有所改善,但变化没有前面的那么大。"如果他们没有接受干预治疗的话,更多的人将经历 4 周和 12 周的创伤后应激障碍。"罗特鲍姆说。

Rothbaum, B., & Keane, T. (2012, April 13). *Emergency therapy may prevent PTSD in trauma victims.* Anxiety Disorders Association of America (ADAA) 32nd Annual Conference, Session 318R.

心理咨询师需要听车祸现场目击者讲述当时看到的场景,可能是看到一位已经死亡的孩子和浑身是血的母亲卡在安全带里,旁边的父亲已经被吓呆,无法开口说话。急救医疗师(和警察与消防员)无法忘记这样的经历;这种情绪会一直跟随着他

们,最后常常会导致抑郁。所以在这样的创伤经历发生后,非常需要向他们提供咨询和支持。

心理咨询师和治疗师也会经历创伤倦怠。当心理咨询师针对一次大型的灾难连续工作几天,不断地听各种危机故事,又或者只是在精神卫生中心做日常的干预工作,之后,心理咨询师常常也会经历厌倦。面临危机的人持续地将自己身上的压力加到帮助者身上,就如同听了很多恐怖故事一样,使精神遭受创伤。当面临这样困难的情况时,心理咨询师同样需要帮助。对心理咨询师的咨询和治疗也应该成为帮助过程的一部分。

微技巧和五阶段结构能够让你开始理解危机咨询这份工作,但是要想在这种情况下给予充分的帮助,你仍然还有很多东西需要学习。同时,一些危机状况需要大量的帮助者和心理咨询师。可以去做一些培训,充实自己,然后向其他人提供你的帮助。

▶ 危机咨询首次会谈记录

每种危机都不一样;所以要相应地改变你的方法。要迅速建立起信任和工作关系,越快越好。一般来说,你必须迅速行动,有时要果断地帮助你的来访者在第一次会谈后进入下一个阶段。

接下来将呈现一份记录的个案,内容是身处大城市的一个家庭如何应对火灾后失去公寓的现状。火灾第二天,心理咨询师安吉丽娜·诺克斯与该家庭的母亲达利赛·阿罗约在社区中心的一间经理办公室会面。达利赛,31 岁,在一家疗养院做助理,有两个孩子。孩子出生后,父亲在他们生活中出现的时间比较少。消防队将达利赛和她的孩子送到了她父母的公寓里,公寓比较小,度过当天晚上当然没问题,不过多待一些时日显然就不太合适了。在咨询师准备与母亲的会面时,急救人员已经处理了前期的危机安全和基本需求问题。咨询师可能需要更多地聚焦于情绪反应和制订未来计划。

这份记录已经做了编辑,是一小时会谈的精简版。这个大城市在应对危机的准备上拥有很久的历史;它属于洪水多发区,夏天也容易发生火灾。此外,国土安全部也加固了现有的资源。所以,会谈在一个优良的支持系统下进行,不过只有某些环境才实现了这样优良的支持系统,并非所有环境都是如此。因此,在分析记录之后我们会再次回顾一遍这个危机情况,针对支持系统不足且更加复杂的情况,列出主要该做的事情。

心理咨询师与来访者的对话	过　程　评　论
1. 安吉丽娜：(走向秘书办公室,脸上带着温和的笑容,邀请达利赛进去。)你好,阿罗约女士,我是安吉丽娜·诺克斯。你和你的孩子们昨天经历了一个非常糟糕的夜晚。我是社区这里的一名心理咨询师,想了解一下你们现在情况如何,看我能够提供什么样的帮助。在我们开始之前,你有什么问题想要问我吗?	安吉丽娜准备花一些时间来发展共情关系,但是和大部分受到创伤的幸存者一样,来访者想要直接开始会谈。
2. 达利赛：安吉丽娜,我现在不知道应该去哪儿或应该做什么。我不想跟我父母一起住。他们都是好人,但是家里没有足够的空间让我们住下去,而且他们对孩子也不太有耐心。我所有的家具都没有了。我不知道该怎么办才好。(开始低声啜泣。)	这是面对危机时一种很普遍的表达。来访者什么都想说,话题总是反复跳跃。而其他一些来访者的表现可能是语言表达不连贯;还有一些来访者会生气地要求立刻采取行动。对所有可能的反应都要做好准备,请记住,这些都是正常的,是在预料之中的。
3. 安吉丽娜：这个情况是很困难……非常困难。(她安静地坐了一会儿,直至达利赛抬起头来。)你这种反应很正常,而且也很普遍。要想把事情全部理清楚,我们还需要花费一些时间,不过有些资源现在还是能够派上用场的。但是,在这之前,你能先告诉我究竟发生了什么事情吗?	安吉丽娜感知到了达利赛的情绪,鼓励她讲述自己的故事,同时将她的想法和情绪正常化。(可互换共情)

　　应对创伤时,来访者需要讲述他们的故事。某些人可能会详细地讲述故事细节,而其他人可能只把大概的事实讲出来。来访者的情绪会有很多种,从失控到毫无表达的麻木都是有可能的。接下来要呈现的是 5 分钟互动内容的精简版。虽然流了更多泪水,但是达利赛也感到安慰,毕竟没有人受伤。

4. 达利赛：我当时差不多要睡着了,然后我闻到厨房里传来一些奇怪的味道。我走进厨房,发现废纸篓里起了一小团火,肯定是我之前没有把烟头完全熄灭。然后,突然"噗"的一声,我就赶紧跑去把孩子们一起带出去……火势蔓延非常迅速,不过邻居们马上拨打了消防部门的电话,所以只有我们家被烧了。 但是我们出去的时候外面非常冷。消防员给我们裹上了毛毯,问我们是否需要什么帮助,然后把我们带到我父母家,离我家有 10 个街区的距离。但是那段时间里面,孩子们都非常恐慌,我没有办法让他们安静下来。他们的玩偶和玩具也都不在。直到外婆抱住他们,他们才停止哭泣。	在这段更长的故事中,安吉丽娜给予了来访者充分的关注,自发且无意识地做出与来访者相同的身体反应。她的评论比较简短,通常采取鼓励和复述的形式。她感知到了达利赛的情绪,但是没有反映出来,因为她认为晚点再反映会更加合适。安吉丽娜的会谈行为表现出了可互换共情。

（续表）

心理咨询师与来访者的对话	过 程 评 论
今天早上消防队长打来电话,告诉我你或许能够帮助我处理后续的事情。我父亲去上班,顺道载我来这里,孩子们跟他们的外婆在一起,我想我等会儿必须要走回去,但是我所有暖和的衣服全都没了。 我今天给疗养院打了电话,轮班主管让我接下来这周都休息,但这可能也意味着我没有收入,我现在都没有钱付账单了。（大声地哭起来。）我没有足够的钱来租个新公寓,但是我又不能跟我父母住在一起。	
5.安吉丽娜:达利赛,对你和你的女儿们来说,这确实是段糟糕的经历,但你们能够及时逃出来并且住到你父母那里,也是一件值得高兴的事情。虽然我并不在现场,但是我知道,你肯定感觉很恐惧。而且……然后……孩子们。我能看得出来,你非常担心她们。不过值得庆幸的是,你的父母离得很近,即使他们能做的比较有限。 在听你说的过程中,我感觉到,你已经具备有效的优势,而且对要做的事情有比较清晰的想法。与你的轮班主管联系是一个明智的选择,而且从长远来看是有帮助的。不是每个人……	我们能看到,这是对达利赛现状的简单总结,并且在不产生生迫感的情况下说出她的情绪。然后,安吉丽娜聚焦到家庭上面,同时做出反馈,支持达利赛目前已经完成的补救行为。与几乎所有面临危机的人一样,达利赛既有优点和优势,也有资源。（增加一些维度后可成为可互换共情）
6.达利赛:（担忧地打断）谢谢,但是我目前只能做到这些。确认大家安全后,我马上就开始思考接下来该怎么做,我意识到我必须牢牢抓住我的工作。这真的很可怕。我要怎么应对这一切呢?	"接下来我要做什么?"在主要运用倾听技巧的同时,安吉丽娜可以开始在会谈中更加有导向地运用影响技巧。达利赛需要倾听,也需要情感支持,但是真正的问题需要采取行动来解决。
7.安吉丽娜:我了解你的担忧。不过我们办公室能够提供一些帮助。比较幸运的是,我们这里有一个创伤救助中心,能够提供很多你需要的东西,包括一段时间的有限经济援助。你不用长期跟你父母住在一起,因为我们可以为你提供一个临时的带家具的公寓。我已经联系了妇女中心,他们能够提供一些衣服和厨房用品。如果你感兴趣的话,我可以打电话安排你与他们见面。所以,你看,还是有一些机会的,当然,我们只会在你同意的情况下采取行动。	安吉丽娜再次感知到了来访者的情绪,并提出一些具体的方向和建议,表示她和她的机构可以提供一些帮助。安吉丽娜是否提供了太多资源?无疑,对于飓风或洪灾幸存者,要尽快明确表示可以为他们做什么,越快越好。很多幸存者之所以感到不知所措,就是因为对可以帮助的事情表述得模糊不清,而有些时候却又承诺得多,最后做得少。我们在这里看到了大城市对危机所做的充分准备——国土安全部也做了自己该做的工作。（可以在采取行动的同时增加共情）

（续表）

心理咨询师与来访者的对话	过 程 评 论
8. 达利赛：（看上去轻松了一些）哇，这已经超过了我的预期。我以为我会像卡特里娜幸存者一样被晾在一边没人理。能得到一间公寓实在是太好了，而且我很吃惊，居然还能得到经济援助。这能让我继续一边工作，一边照顾好我的孩子们。但是下一件事情是，我的孩子和上学问题该怎么解决呢？	我们看到了来访者转变量表上的积极变化。在安吉丽娜的帮助下，达利赛从"我不能"变成了"我认为我可以"。
9. 安吉丽娜：嗯，我们需要讨论一下这个问题。我们会尽量安排，让新公寓离你之前的住所比较近，这样孩子们就不用做出改变，但是这也有可能无法实现。我们会尽最大努力。我也知道，这对你和孩子们来说都不容易。	不要过度承诺，但是要直截了当地表示，你和你的机构真正能够做到什么。根据所提供的信息，我们得到了来访者在情绪上的认可。（低水平共情）
10. 达利赛：我感觉好了一些，但仍然很忧虑，也很担心。	在来访者转变量表上有了更多的变化。
11. 安吉丽娜：显然，我们需要更加详细地讨论这场火灾，比如你的恐惧感，对孩子有哪些影响，以及你要如何应对。然后你会非常担心接下来将发生什么事情。如果我们明天或后天能见面的话，我们可以更加仔细地探讨发生了哪些事情。你愿意再来吗？	正如前面所说，这是更长会谈的剪辑版。会谈现在已经过了大概 20 分钟，给来访者提供了安全感，告诉他们接下来会发生什么，以及安吉丽娜将如何跟进。讲述故事和创伤需要尽早开始，越快越好。注意，公开地邀请下次会谈，而不是直接告诉达利赛她必须再次回来。这能够帮助建立更加平等的关系。
12. 达利赛：安吉丽娜，你已经给了我很大的帮助，也非常理解我。我当然愿意谈论发生的事情。我们所有人，孩子们和我，昨晚都做了噩梦。感觉真的不太好。但是我知道，我们现在必须适应，之后我会再来跟你讨论这个问题。	与会谈刚开始的时候相比，达利赛已经平静了许多。在来访者转变量表上，她从 1+ 水平变成了水平 3 的早期阶段。从情绪上来说，至少在这一刻，她可能已经达到了水平 4，但是不要期待这能维持很久，只能靠下次会谈进一步提供咨询和支持。

　　与很多危机咨询一样，此次会谈也是从一个话题转到另一个话题，从一个阶段转到另一个阶段，而没有按照典型的模式进行。那些经历过创伤的人需要(1) 寻求个人支持；(2) 理解和阐明危机创伤；(3) 发现他们自己的个人优势，以及可供使用的外部资源；(4) 短期可实现的目标；及(5)一个直接、清晰和具体的行动计划，安排后续的跟进和进一步的讨论，并且尽快汇报情况，越快越好。

（续表）

心理咨询师与来访者的对话	过 程 评 论
13. 安吉丽娜：我们现在一起来写，下次我们在哪里见面，见面要做什么，以及需要做什么。我们要从哪儿开始？	这种指导使达利赛成为共同寻找解决方案的平等的合作伙伴。安吉丽娜当然可以告诉来访者应该做什么，但是如果达利赛能够平等地全面参与到寻找答案过程中来，将更容易获得成功。（强化共情）
14. 达利赛：我真的很感谢你帮我们寻找住房。我们从这里开始怎么样？（安吉丽娜拿出两份纸笔，然后她们开始制订计划。）	安吉丽娜和达利赛花了 10 分钟，合作完成行动计划，决定谁将在什么时候做什么事情。达利赛偶尔会哭泣，但已经能够较好地控制自己了。计划中产生了一些可行的方案，能够在各阶段实施。 追踪行动进展并汇报创伤情况，但是必须在获得达利赛同意的情况下进行。孩子们也需要讲述他们的故事，还需要学校心理咨询师的意见。同时，让外婆外公也参与进来或许能有更多的帮助。

　　危机咨询对心理咨询师的要求很高，但当你能够提供具体的帮助，看到来访者和其家庭开始感觉到宽慰时，同样也是对你的奖励。想象一下，在一次大型危机中，你没有以上这些资源，在半夜，你与 10 个或更多刚刚从火灾、洪灾或地震中逃出来的人会面，周围都在下雨，这会是怎样一种感觉？这些来访者甚至有更多的需求，而且他们可能会很饿。你或许只有 5 分钟的时间，然后再也不会见到他们。所以，不论是来访者还是你，都需要让自己保持镇静。

　　重申一次，精疲力尽会成为危机心理咨询师的一个问题。你也会将自己的情绪投入进去。你可能会担心来访者和他们的未来，但是通过随访来确认他们是否执行了行动计划通常又不太可能，这会让你很好奇，你（和危机团队）究竟能够起到多大的帮助作用。所以，对于帮助者来说，危机咨询常常会变成一个潜在的危机。这也意味着，每天你都需要好好照顾你自己。休息一下，保证充足的睡眠，做一些运动，并且确保向那些能理解你的同事和/或督导汇报自己的感受。

下一步建议

Miller, G. (2012). *Fundamentals of crisis counseling*. Hoboken, NJ: Wiley.

Kanel, K. (2011). *A guide to crisis intervention*. Belmont, CA: Cengage.

　　这两本教材属于该领域的通用书籍，你会发现，你的书架上有其中一本或两本都对你大有益处。互联网上有很多认证课程。有些会有帮助，但是只有你真的想学，才能学得好。

▶ 认知行为疗法

（人们）不是被事情所干扰，而是被他们自己的观点所干扰。

——爱比克泰德

改变的关键在于行动。

——卡洛斯·扎拉奎特

哲学思想 认知行为疗法来源于两种不同的哲学传统。认知行为疗法的认知部分源于爱比克泰德著名的斯多葛学派的学说。维克多·弗兰克尔的存在主义疗法通常被认为是第一个认知理论，因为他强调认知重构，然后转变成更加积极的思维模式，他也强调思维转变成行动的重要性。但也正是因为该理论，推动阿尔伯特·艾利斯将认知理论带到了世界的中心舞台，这就是艾利斯首先提出的理性情绪疗法（rational emotive therapy，RET）。不过很快他将该理论的名称改为理性情绪行为疗法（rational emotive behavior therapy，REBT），强调将观点和认知贯穿到行为变化和家庭作业中的重要性。在这之后，亚伦·贝克变成认知疗法的中心人物，还有以综合性认知行为疗法模型而闻名于世的唐纳德·梅肯鲍姆，非常强调行为变化和压力管理。现在认知行为疗法的包容性很强，与本书中所有的技巧和策略都有某种意义上的联系。最后，我们可以将认知行为疗法视作实用性工具，要持续地寻找"适用于"每个特定来访者的用法。

关键方法 国家认知行为治疗师协会对认知行为疗法做出了如下定义（www.nacbt.org/ basics-of-cbt.aspx）：

认知行为疗法并不算是一种独特的治疗方法。"认知行为疗法"这个术语其实是对一些具有一定相似性的治疗方法的统称。认知行为疗法有好几种不同的方法，包括理性情绪行为疗法、理性行为疗法、理性生活疗法和辩证行为疗法。

准则 认知行为疗法是一种信息处理系统，能够使思维影响我们的情感和行动。认知行为疗法的目的是探索思维模式，帮助来访者看到自己的低效率或非理性的地方，进而使得来访者"换一种方式思考"。国家认知行为治疗师协会列出了认知行为疗法的一些特点，包括：

认知反应的基础是改变的核心要素

需要在限定的时间内完成特定的目标

需要建立良好的关系，但不是核心要点

采用苏格拉底问答法来尝试建立心理咨询师和来访者之间的协作关系

基于斯多葛哲学的一些内容("重要的不是事情本身,而是一个人认为什么事情重要")

结构化和指导

基于某个教学模式(心理教育)

依靠归纳法(鼓励来访者审视自己的想法,得出自己的结论,即使心理咨询师会给予严峻的挑战和面质)

家庭作业非常有必要

认知行为疗法也鼓励自我治疗,目的是增强来访者的能力,提供处理问题的技巧,以便将来更好地应对新的忧虑和挑战。

认知行为疗法的核心观点(Dobson, 2009, p.4):

▲ 认知活动影响行为。

▲ 认知活动可以被控制和改变。

▲ 可以通过认知改变来影响并产生期望中的行为改变。

正如你所看到的,本书所强调的大部分内容都与认知行为疗法的基本原则一致。然而,我们相信,跟认知行为疗法通常的建议比起来,对关系、情感和意义予以更多关注反而更有必要。接下来我们将呈现一份会谈记录,它很好地说明了为什么认知行为疗法也要考虑情绪体验。神经科学的研究结果表明,思维首先来源于情感。事实上,很多认知行为疗法专家都认可神经科学的研究结果,即思维首先来源于情感和情绪。当然,艾利斯的理性情绪行为疗法也将情绪问题作为其中一个基本因素。

▶ 认知行为会谈的会谈记录

接下来将呈现卡洛斯·扎拉奎特与来访者勒妮之间的会谈记录,其中勒妮为她的实习表现感到很焦虑。通过这份记录,我们不仅可以了解认知行为疗法,也能看到认知行为疗法与会谈微技巧和五阶段结构之间的联系。她是由她的现场督导介绍来的,主管非常担心她的焦虑水平,认为这影响到了她的个人表现。

第一次会谈　卡洛斯完成必要的开场步骤,比如讨论保密协议、HIPPA 以及说清楚会谈结构和流程。他花费一定的时间建立起关系,然后勒妮谈到了她对于成为一名合格的心理咨询师的担忧和焦虑。在会谈开始的前 10 分钟里,她表现出了相当多的焦虑,但是之后慢慢开始放松。了解她故事的大致内容后,卡洛斯开始寻找她的优势。勒妮是一名优秀的学生,去年在大学做了一年的学生辅导员,但是毕业后,在研究生院和实习工作中却经历了非常不一样的一段时期。卡洛斯对这些内容和过去的优势进行总结,并让她讲述一次成功的案例。这个时候,她开始微笑。他还发现,勒妮正在参加一个很好的培训项目,还有很多的朋友。忧虑的焦点似乎在于她希望马上能够变得优秀,同时她担心自己可能无法如预想的那般给予来访者以足够的帮助。

第二次会谈　第一次会谈中已经建立起了关系,然后卡洛斯问她这个星期过得怎么样,试图寻找积极的内容和可能的"新的好事情"。她说,她现在感觉更乐观了,也在继续参加培训,经常会跟朋友们一起出去。卡洛斯根据前一次会谈,总结了她的优势,然后转向她在第三阶段的忧虑。在开始认知行为疗法之前,他想知道哪些想法、情感和行为能够代表一个更加积极的勒妮。她表示,她想更放松一些,学习如何才能更好地与来访者相处,并且变得更加自信。因此,她希望并且预期她的咨询行为将变得更加有效。

第二次会谈中的第四、五阶段　随着认知行为疗法进入第四阶段,希望心理咨询师卡洛斯能够增加他自己的说话时间以及提出更多的问题。为什么要这么做? 积极的人际影响策略是认知行为疗法的一个基本组成部分。听完故事和确认优势后,卡洛斯现在将转向查找和挑战她的故事中的消极部分。在这个阶段,要在记录中寻找接下来的这些咨询风格:

1. 他将询问更多的细节,寻找她不够自信的明确证据。

2. 来访者和咨询师将寻其其他更加有用的方式来理解和重构证据和故事。我们能够用更加积极的新方式来看待这个问题吗?

3. 如果来访者持续保持当前认知信念中的消极态度,结果会如何? 如果转变成了一个更加积极的观点,结果又会如何?

4. 期待大量使用心理教育的技巧,帮助来访者承诺将在想法、情感和行为上做出具体的改变。

我们将在第二次会谈开始大约 15 分钟后加入谈话。虽然这份记录做了剪辑,是精简版,但是依然能够在记录中看到认知和信念的哪些方面发生了改变。

心理咨询师与来访者的对话	过　程　评　论
第四阶段　重新叙事	
1. 卡洛斯:嗯,先回顾一下——现在的情况比较有意思,因为是你的现场督导介绍你过来的。我知道你在项目中做得不错,但是因为你未来要在诊所里与来访者会谈,那么,为了提前做好准备,你或许需要一些帮助。这么说对吗? 这是你的目标吗?	卡洛斯简短地对第一、第二和第三阶段进行了总结,我们也看到了勒妮前来咨询的原因。注意他最后如何运用询问语气来检验他刚才所做总结的准确性。

（续表）

心理咨询师与来访者的对话	过 程 评 论
2. 勒妮：我现在对心理咨询师这份新工作一直有些焦虑。有一个我很喜欢的来访者之后再也没有来过。我现在才刚毕业，所以每天面对来访者时都非常没有自信。我总是觉得很紧张。	勒妮的肢体语言也显示出了她的紧张。她坐在椅子上，身体靠后，双腿轻轻抖动。勒妮在会谈一开始似乎处于来访者转变量表的水平 2。
3. 卡洛斯：你刚才说话的时候，我能感受到你的不安。你是不是很犹豫，不知道来访者要做什么，又或者你担心自己对来访者来说可能不是一个称职的心理咨询师？	因为好奇她是否紧张，所以通过温和的释义方式来了解她的情绪。有时，用释义替代询问可以弱化影响，使得来访者可以认真思考你所说的话。（潜在强化）
4. 勒妮：你说得太对了。我感觉我对自己产生了怀疑。我做的事情是正确的吗？这对他们来说是最佳选择吗？你也知道，我才刚毕业。所以我每天都会面临各种不自信。现在情况变得越来越困难了。	刚刚的询问式释义引出了她与困难相关的认知和情绪。
5. 卡洛斯：我明白。那么，请你分享一下，你在哪些情况下会产生这样的感受。	这里采用的是鼓励式陈述句，但是最好以问句的形式表达出来。聚焦点在主题或主要问题上。（潜在强化）
6. 勒妮：在见来访者之前，我总是会有这种感觉。	勒妮将她的行为视作一种模式（抽象的形式运算思维）
7. 卡洛斯：所以，你在见来访者之前，会对之后将要做的事情感到焦虑，那你会有哪些表现呢？	结合询问方式使用的情感反映。卡洛斯试图确认来访者的体验。（可互换）
8. 勒妮：我足够优秀吗？	在这里我们看到了勒妮的其中一个核心认知，也正是它引起了焦虑情绪。
9. 卡洛斯：你是否优秀和是否有能力，我知道了。那么，我想我了解将你介绍到我这里来咨询的原因了。我将聚焦于认知行为疗法，也称为认知疗法，帮助你应对你那些担心的想法。在认知疗法中，我们相信是你的想法影响了你的行为和你的情绪。例如，一个人可能会说"我要去见一个来访者，我感到很焦虑"，表明这种处境是触发焦虑的原因。然而，我们从认知疗法中学到的却是，并不是处境触发了反应。而是中间的某些事情。也就是你的想法或观念。问题是，你自己了解见来访者和情绪反应之间发生了什么吗？	卡洛斯重述了一遍核心认知，让来访者知道他了解她的忧虑。然后结构化，运用心理教育的方法来介绍认知行为疗法的基本内容。最后的问题则是想确认勒妮是否理解他所说的话。

（续表）

心理咨询师与来访者的对话	过 程 评 论
10. 勒妮：我真的没有考虑过这个方面，因为我只感觉到情绪压得我喘不过气来，所以没有办法正确看待这个问题。	勒妮的情绪引导了她的认知。将这种模式转换一个方向就是认知行为疗法的主要目的。我们考虑问题的认知方式影响了事情的性质以及我们对它们所产生的感受。
11. 卡洛斯：所以我来帮助你寻找"中间的东西是什么"。当你脑海中出现要见来访者的画面时，发生的第一件事情是什么？	认知治疗师将来访者看作实践科学家，帮助他们自我发现。用想象的方法帮助来访者用不同的方式理解她的问题。（关键的强化策略）
12. 勒妮：我就感觉很紧张。	
13. 卡洛斯：你很紧张。正是这样。这就是一种无意识的连接。很难发现中间还有什么其他的东西。	首先重述一遍她的情感，然后通过心理教育来释义，是直接的情绪反应阻碍了清晰思考。
14. 勒妮：没错。	
15. 卡洛斯：现在，我们先暂停一会儿，我先问你一个问题，想一想，当你即将见到来访者时，会发生什么……现在，我来问一下，你脑海中想到了什么？	想象性指导帮助勒妮了解她的想法。认知行为疗法的其中一个要点就是帮助来访者了解他们自己的想法、情感和行为。该问题与自由联想策略相似，在认知行为疗法中都是一种有效的指导。（潜在强化）
16. 勒妮：呃，我能够做到对来访者运用合适的咨询技术吗？我能够帮到来访者吗？我永远都不确定。	勒妮回想了一下，然后确定了消极的认知。她已经开始自我观察。这代表了意识的觉醒，显示她已经开始进入来访者转变量表上的水平 3。
17. 卡洛斯：嗯。那么我们如何称呼你大脑中的这些想法？	卡洛斯运用最少的鼓励和询问来引出来访者对这种认知所用的标签。要使用来访者所用的关键词和常用词汇。
18. 勒妮：消极思考。	瞧！这说明勒妮有很清晰的认识，所以现在她已经属于来访者转变量表上的水平 3 了。很多／大部分来访者都无法如此迅速地确定和命名他们的思维模式。
19. 卡洛斯：消极思考。好的，这也正是我们在工作中对它们的称呼，消极思考或消极想法。至于原因，你也看到了，是因为它们的消极属性。好的。	重述和心理教育使勒妮感觉到被人理解，也为她提供了额外的认知行为疗法信息。（可互换和某种程度上的强化）
20. 勒妮：好的。	

（续表）

心理咨询师与来访者的对话	过 程 评 论
21. 卡洛斯：所以我们所认为的顺序是,当你面临一个事件时,大脑中会出现某个画面,而正是它触发了你的反应,你的情绪反应。你同意吗?	卡洛斯提供了进一步的心理教育,但是要确认勒妮是否能够理解。(强化)
22. 勒妮：对。现在,我想到了准备见来访者之前大脑中出现的其他画面。现在即使只是将它说出来都让我感觉到有点紧张。	勒妮"已经明白了",而且她进一步提供了思维和身体反应的例子,也说明她已经很好地理解了。很明显在来访者转变量表上属于水平 3。
23. 卡洛斯：很好。你现在这么说很有趣,因为我马上就要让你回想最初的情况,看能不能发现一些其他的想法。那么我们再来看一看你的情况。很好,这也能让我学习。请告诉我,当你面临这类情况时,脑海中还会出现什么。	注意鼓励的频繁使用。心理咨询师让来访者也成为共同的协作者,因为她才是最了解她自己经历的人。勒妮能够帮助卡洛斯更好地理解她,促进更加有效的自我发现。(强化)
24. 勒妮：来访者愿意再来咨询吗?	我们最大的恐惧! 25%的来访者不会再来咨询,如果来访者的文化背景与你的不一致的话,人数还会更多。在认知背后总是有一些事实引发我们的恐惧和不作为。
25. 卡洛斯：呃……	运用鼓励来进一步促进自我发现。
26. 勒妮：我能胜任那位来访者的咨询工作吗?我会成功吗? 这类的想法。	注意勒妮是如何回应前面会谈中提出的问题。她很投入。
27. 卡洛斯：很好,有时我们将这些想法称为消极想法,这是我们常说的核心观念的一部分。这些都算是根深蒂固的观点,会影响我们的行为和情绪。要确认核心观念并不容易,但是我们无论做什么,这些观念都会产生重要的影响。我之所以提到这个,是因为自动思维来源于核心观念,而这应该成为我们首要的注意焦点。 但是目前来说,我们还是聚焦于消极想法。所以这个过程包含两个步骤。第一步是聚焦当前的想法。第二步是发现核心观念,然后逐步改变这些观念。 但我们还是先回到你当前的状态中来,因为我知道你想改变这些消极想法。既然你已经很好地理解了你的想法,我们接下来将使用认知行为疗法的观点来继续分析你的情况。你觉得可以吗?	用心理教育来进一步推动认知行为治疗模型的使用。卡洛斯最后简单总结了勒妮的忧虑,并且本着协作的精神,检查他是否走对了方向,以及她是否同意。 你现在看到的是对 1 小时会谈的简短概括。记住,认知行为疗法的进展并不总是这么迅速,而且我们也不会总能碰到这样能够迅速抓住咨询目的的来访者。

（续表）

心理咨询师与来访者的对话	过 程 评 论
28. 勒妮：可以。	只有在来访者做好准备、愿意且具备能力的情况下，心理教育才会奏效。
29. 卡洛斯：我常常会与来访者分享一份表格，来帮助他们记录自己的自动思维。正如你所看到的，这份表格有三栏。第一栏用来记录具体的事件；好的，然后我们看到第三栏是情绪或行为反应；第二栏则需要我们花一些时间来发现面临这些处境时可能出现的想法或画面。	卡洛斯介绍了一份认知行为疗法的表格，用来记录自动思维。这份表格最简单的形式只包含三栏：事件——想法——反应。见图15.1。
30. 勒妮：好的。	

记 录 想 法		
事件	**想法**	**反应** （情绪/行为）
与来访者会面	我不够优秀。	焦虑、担心以及感觉会谈不够有效，虽然我不知怎样就熬过来了。但是，我想知道来访者的想法。

图 15.1　基本想法记录表

© Cengage Learning

心理咨询师与来访者的对话	过 程 评 论
第四阶段　重新叙事	
31. 卡洛斯：在着手填写这三栏之前我们做了什么（指着表格），让我们根据这张表格来看看。你看得清吗？	卡洛斯基于目前为止会谈中已经谈论的内容，来介绍表格的基本使用方法。
32. 勒妮：对，我看得清。	
33. 卡洛斯：现在想一想你的情况；你将要见一名来访者。好的。然后你感觉很焦虑。因为这些都只存在于你的大脑中，所以你要密切关注自己的想法。你有发现什么想法吗？	卡洛斯指导勒妮使用该三栏式表格。事件（见来访者）是第一栏。她对会谈的焦虑则在第三栏。
34. 勒妮：有好几种想法："我不确定自己能否做到熟练。""我不确定自己能不能够做得好。""我不确定来访者是否愿意再来咨询或者咨询是否会成功。"	在这里，勒妮被要求探索第二栏中的认知情况。她的反应处于来访者转变量表的水平3，因为她意识到自己身上发生了什么，不过已经是一种更加乐观的框架了。

（续表）

心理咨询师与来访者的对话	过 程 评 论
35. 卡洛斯：做得很好。我要将这些想法填入表格中。现在，我们已经确认了表格中的这部分内容，包括了你对于自己与来访者之间的关系的焦虑。情境、想法，然后是情绪反应。代表想法的这一栏是最根本的内容。因为在我们看来，并不是情境本身让你心烦意乱。而是你的想法或你怎么看待这种情境才真正影响到你。这也是为什么我们将聚焦点放在思维上。听起来有道理吗？	卡洛斯展示了表格的使用方法，帮助勒妮熟悉认知行为疗法的观点，重视思维过程。卡洛斯刚刚跟勒妮说了很多信息。在真正的会谈中，会花费更多的时间来讨论，获知勒妮对表格的想法和情感，以及如何在她的案例中应用表格。不要只是将表格交给来访者就完事了。当他们思考的时候，我们要与他们一起合作。
36. 勒妮：对，有道理。	
37. 卡洛斯：现在我们准备再向前迈进一步。想一想你过去的经历。你曾经面临过多少次无法胜任咨询会谈的情况？	卡洛斯通过询问支持性证据的方式，来挑战这种担心不称职的自动思维。认知行为疗法从业者们通常会问，"支持这种想法的证据是什么？或不支持的证据是什么？"请注意来访者的回答。（潜在强化）
38. 勒妮：我从来都不觉得自己不称职。我总是尽自己最大的努力。	焦虑来源于期待，而非真实的经历。
39. 卡洛斯：之前我们谈过，说你有很多才能。还记得吗？嗯。那么我换个角度询问吧。有没有什么证据表明，你或许是可以胜任的？	卡洛斯回到之前讨论过的优势话题上，让来访者回忆她具备哪些能力。（强化）
40. 勒妮：嗯，在实习课程和实习工作中，我做得还不错。我顺利地完成了所有的咨询课程。我也毕业了，这肯定意味着我已经接受了适当的训练，有能力运用所学到的各种新技巧。	进一步展示认知行为疗法：跟积极想法比起来，消极想法更缺少事实性的支持，但是消极想法却更多地影响行为和情感。这是得到神经科学研究成果支持的结论。
41. 卡洛斯：我有点不太能理解。所以你不认为你自己能够很好地胜任工作，但是又有很多事实，如果我没理解错的话，说明你是有能力的。你怎么解释这其中的矛盾之处？	卡洛斯运用温和的面质来帮助勒妮重新叙事。（强化）
42. 勒妮：如何说明我有能力？	注意，勒妮的回答表明，她已经转向了一个积极的自我认知。现在她已经开始进入来访者转变量表的水平 4。这是一种真正意义上的变化。
43. 卡洛斯：对，你为什么会知道你自己有才能？	用开放式问题来推动进一步的重新叙事，引出能力证据。（强化）

（续表）

心理咨询师与来访者的对话	过 程 评 论
44. 勒妮：就像我说的，可能是因为我的硕士课程。对我来说，这就是我有能力的证据。或许——我猜，我在课堂上了解到，第一次会谈通常都不是完美的，而且有些来访者也不会再来咨询，不管是什么原因。	
45. 卡洛斯：很有趣。你说得没错，对我们所有人来说这确实会发生。我想知道的是，你过去如何知道你是有能力的。现在我再问你另外一个问题。我们假设，你与一名来访者会面，但是你没有尽自己最大的努力。你认为最糟糕的情况下会发生什么事情？	卡洛斯继续与勒妮一起挑战她的消极观点。他开始运用认知行为疗法中的一种技术，最坏情形。
46. 勒妮：可能来访者不会再回来了。确实有一个没有再来。	我们之前也说过同样的事情，但是现在我们要在正面优点和优势的基础上考虑消极情形。
47. 卡洛斯：或许他们不会再回来。嗯。那么，这种情况有多糟糕呢？	询问后再重述一遍，进一步探索来访者所预期的最坏情况。（潜在强化）
48. 勒妮：我猜，倒也不会那么糟糕。只是给我一个机会，可能让我再多些实践，更多地提高我的技巧。我想也不会是世界末日或其他什么。	勒妮说出了她恐惧背后的灾难性想法，但是却又表现出，她可以挑战那种想法。
49. 卡洛斯：它不会……？	运用最少的鼓励语来使得勒妮重复她的表述，促进思维变化。
50. 勒妮：不会是世界末日。	在认知上进一步靠近水平 4。
51. 卡洛斯：噢，它不会是世界末日。我知道了。有时当我的来访者说类似的话时，我会问他们是否可以用积极的词语来复述这种想法。你能这么做吗？	重构。卡洛斯帮助勒妮将想法转变成一种积极的表述方式。（强化）
52. 勒妮：当然可以。这将是一次提高和改善的机会。	
53. 卡洛斯：我知道了。还有什么其他的证据能说明你可以胜任自己的工作？	寻找积极优点。卡洛斯继续寻找优势和积极的方面。（强化）
54. 勒妮：有一些来访者，我发现他们经常回来，而且他们在安排下次会面时表现出很期待的样子，很希望下次再见到我，所以我想，这应该是不错的消息。我肯定是做了一些正确的事情。	请注意，一次消极经历会导致恐惧和无成效的认知，即使证据的指向完全相反。

(续表)

心理咨询师与来访者的对话	过程评论
55. 卡洛斯：嗯。你知道,我总是好奇人们说我做得不错究竟是什么意思,因为对某个人来说,他/她口中所说的做得不错可能有与你完全不一样的含义。那么在你的案例中,当你说做得不错时,意思是你的来访者回来了,是什么帮助你做得不错的?	开放式问题帮助勒妮拥有自己的技巧。(强化)
56. 勒妮：呃,我想可能是因为我对来访者使用技术时表现得有自信。他们想回来见我,似乎是因为我使用了适合的技术,而这些技术在来访者身上效果不错,因为他们想回来,继续与我一起探讨他们的问题。	请注意,勒妮正积极地参与认知重建和重新叙事。

第五阶段　行动：泛化,在现实世界中采用新的认知和行为

57. 卡洛斯：很好。那么让我回到一开始的情形。我们当时讨论的是,要与来访者会面时,你感到很焦虑,然后我们做了一个联结,表示是消极想法触发了我们的消极情绪。我想让你想一想,你要与一位来访者会面,这是现在刚出现的一名新的来访者,当你准备会面时,你的脑海中将出现什么?	卡洛斯让勒妮准备进入咨询的行动阶段。(强化)
58. 勒妮：我会想到正在做的积极事情,可能还有目前为止成功过的事情,这样我就没有理由会认为我将失败或我是无法胜任。	改变的基础和维持最终的新思维模式。
59. 卡洛斯：很好。过去,当你马上要见新的来访者时,你感觉到很焦虑。忧虑的内容有,你担心无法将事情做得很好,无法让来访者再回来,没有自信可以将工作做到最好,以及所有被定义为引发你的情绪反应的词语或想法。现在,我发现,当你看待这些情况时,你已经拥有更多的积极想法。	卡洛斯总结认知行为疗法和本次会谈工作。
60. 勒妮：是的,即使来访者不想再回来,我也会更加自信,并且享受我的工作;我意识到,这不是世界末日;它将给我提高和改善的机会。	已经取得了水平4的认知改变,但是这仍然不是现实世界。还需要家庭作业和随访来获得持续性的改变。

（续表）

心理咨询师与来访者的对话	过 程 评 论
61. 卡洛斯：很好。正如你所看到的,有了这种认知方法,我们不仅开始解决你的状况,而且还学习了它的应用方法。我希望你能够运用这份表格来管控你的想法。管控你要见来访者时所产生的想法。所以这是事件,之后我们再看你对此有什么情绪感受。然后,花一些时间来注意并确认面临情境时脑海中出现的想法和可怕的结果或后果。好的。我们再安排一次会面,因为我想让你整个星期都做这一件事情。这能让我更加清晰地发现消极想法,并以此为基础,运用你的优势以及你感觉良好和认为有才能的方面去停止和挑战这些消极想法。你在很多事情上都做得不错。	卡洛斯在模型中添加了更多的信息,布置家庭作业,鼓励采取行动。
62. 勒妮：好的。	
63. 卡洛斯：关于这份家庭作业,你有什么问题或评价吗?	卡洛斯用询问方式来了解勒妮是否有疑问或忧虑。
64. 勒妮：没有。这是我该做的事情。相信应该对我非常有帮助。	
65. 卡洛斯：很好。最后一个问题。你觉得会谈进行得怎么样? 你有什么感受?	最后进行检验,确认来访者的满意度和感受。
66. 勒妮：很不错。我感觉好多了。	进入来访者转变量表的水平4。

　　勒妮的经历说明,自动思维能够触发情感,影响行为。发现消极的自动思维可以帮助来访者用更加恰当的思维替代它们,并改善现状。勒妮在会谈中学习到了一种新的认知技术。像她这样的来访者可以通过下列方式,学习如何发现自动思维:

▲　学习认知行为疗法的概念;

▲　运用想法记录表来发现消极的自动想法;

▲　寻找方法,用更加合适的想法替代这些消极自动想法;

▲　在日常情境下运用这些技术来引起生活中的积极改变。

下一步建议

Beck, J., & Beck, A. (2011). *Cognitive behavioral therapy* (2nd ed.). New York: Guilford Press.

Ellis, A., & Dryden, W. (2007). *The practice of rational emotive behavior therapy*. New York: Springer. (Originally published 1997)

将这两本书放在一起看,你将对认知行为疗法的基础知识有更加可靠的了解,因为这两本书非常不一样,甚至拥有完全矛盾的观点。

资源框 15.2 可供参考的研究和相关证据

fMRI 预测对认知行为疗法的反应

受虐待女性的功能性磁共振成像(fMRI)结果显示,大脑活动的某些模式能够预测对认知行为疗法有更好的反应效果(Aupperle & Hunt, 2012)。具体来讲,成像结果发现了更多的前扣带回活动和更少的后脑岛活动。这对于预测治疗所引起的不同反应来说非常关键。前扣带回控制信息加工过程中的冲突,引导决策,而脑岛则被发现与疼痛和第 7 章中的六种基本情绪相关。

一些研究表明,在全美暴力群体中,只有 50% 的人对认知行为疗法有反应,"仍然有改进的空间,"研究负责人罗宾·奥佩勒说,"如果我们能够发现专门针对该领域的技术,就可以进一步完善认知行为疗法和未来的治疗,这非常重要。"

我们曾说过,"咨询改变大脑"。但是,在某种程度上,这并不是新观点。弗洛伊德在 1895 年曾提出,经验会改变大脑(Centonzea et al., 2004)。现在我们可以帮助来访者改变记忆,进而改变他们的思维、情感和行为。在这种新知识的帮助下,来访者能够为他们的生活发现更多新的意义。未来我们将能够更加精准地预期有效咨询和治疗的强大力量,而我们离这一天似乎越来越近了。

▶ 三种补充理论

本章的引言部分提到的另外三种补充理论同样可以作为示例,来说明如何运用五阶段理念,以及如何将其应用于其他的咨询和心理治疗系统和方法。关于如何运用短期咨询、动机性会谈和咨询/督导,这里给出了一些简短建议。

短期咨询

第 1 章中的数据表明,很多来访者只需要一次会谈就能够满意,而大部分咨询需要 10 次会谈才能完成。这说明,你要对短期咨询给予特别的关注。通过会谈微技巧和五阶段结构,你能够非常容易地运用短期咨询。你需要做的最大改变就是在会谈中提早进行目标设定。这样的话,接下来所有的会谈内容都将聚焦于来访者。在回顾第三阶段的目标设定时,我们曾经提出,会谈早期进行目标设定是决策咨询和所有咨询与治疗的一个有效部分。

动 机 性 会 谈

动机性会谈是一套被研究得非常彻底的体系。在一开始的时候,这一技术主要用于酒精滥用和药物滥用。实际上你会发现,除了非常明确地聚焦于如何有效应对这些难相处的来访者以外,它与五阶段模型和决策咨询都极其相似。

咨 询 ╱ 督 导

我们在督导前增加了"咨询",以此来与专业督导区分开来。现在美国心理咨询师认证管理委员会(NBCC)为督导工作提供补充培训。同样,督导会谈的结构也基本效仿五阶段模型,也会教授这里提到的这些会谈微技巧。培训内容当然不同,但是督导的观点能够为所有心理咨询师和治疗师提供很多帮助。

▶ 小结：实践和整合能够促进个人理论的发展

本章的目的在于,促进你的个人理论逐步发展,而个人理论指的是你想如何进行咨询和治疗实践。本书中强调的技巧和五阶段结构,加上这里介绍的理论,为你提供了一幅多种方法的实践地图。

如果针对每一种方法,你都能够花一些时间慢慢练习,你将在很多不同的咨询方法上都达到入门级水平。虽然现在可能还无法做到,但这是你需要考虑的问题。毕竟,你现在具备基本的技巧和概念,几乎有能力实践所有的咨询和治疗理论。但是请注意,这只是入门级的能力水平;真正的专业水平仍需要进一步的学习和督导。

你最终的目的是,面对来访者时能够运用这些新掌握的知识。现在你已经能够使用各种各样的咨询风格,可以为来访者提供更多的选择,因此,也要提供更多的有效帮助。我们鼓励你学习此处提到的这些理论,并有意识地运用它们所提供的这些工具。

▼▼▼▼	要点
多种方法	表 15.1 总结了很多不同咨询方法中微技巧的使用情况,包括决策咨询、以人为中心的咨询、存在主义疗法、多元文化咨询和治疗、女权主义疗法、危机咨询、认知行为疗法、短期咨询、动机性会谈和咨询/督导。虽然这里所有的方法都可以通过使用微技巧与会谈结构来释义和理解,但是注意,它们各自强调的重点却有很大的差异。 例如,想一想决策咨询与短期咨询和咨询/督导之间的差异,决策咨询强调在行动之前仔细倾听来访者的故事/忧虑/挑战,而短期咨询和咨询/督导则强调迅速解决问题,越快越好。以人为中心的咨询强调倾听来访者的感受和详细的故事,而认知行为疗法则积极地鼓励来访者改变和采取新的思维方式和行为,同时避免询问和指导。
多元文化问题	每种理论都要求在不同的文化环境下采取相应的改变,使得理论在该文化环境下具有意义。其中,对概念的聚焦尤其能起到帮助作用(第 9 章)。通过聚焦于文化/环境/背景的维度,你能够很容易地将问题恰当地放入所有可以起到帮助作用的方法中。然而,你仍然必须意识到,每种方法的目的可能并不是要与不同的文化完全兼容。当然,同样,无论文化背景如何,这些方法都要与来访者有关。一些来访者可能更喜欢罗杰斯的以人为中心的方法;而其他人可能想要的是解决方案和认知行为方法中的行动。无论是面对哪种来访者,都要避免由提前预期而导致的模式化。
文化意向性	我们建议,意向性的心理咨询师或治疗师能够拥有不止一种可选的理论方法。同时,你需要从这些方法中选择出最适合你的方法。因为你会咨询各种不同的来访者,所以你需要在整个职业生涯中不断向任何可以帮助到你的专业人士学习,平衡你的知识、技巧和兴趣。

▶ 能力实践练习和能力文件夹

个人实践

练习 1:理论练习　选择一种理论,请一位志愿者参与一次简短的会谈,并对会谈过程进行录像或录音。

▲ 安排一次最简短的会谈,制订具体计划,时长 15 分钟,但是要保持灵活性,以确保涵盖了理论的所有基本点。

▲ 为角色扮演选择一个要讨论的问题。使用比较温和的问题,要具体。

▲　对会谈进行录音或录像。

▲　使用反馈表(资源框 15.3)来回顾会谈。

资源框 15.3　反馈表：咨询理论

选择理论系统是为了实践＿＿＿＿＿＿＿＿＿＿

＿＿＿＿＿＿＿＿＿＿(日期)

＿＿＿＿＿＿＿＿＿＿＿　　　　　　　　　　＿＿＿＿＿＿＿＿＿＿＿

(心理咨询师姓名)　　　　　　　　　　　　　(填表人姓名)

共情关系：开始会谈,建立友好关系和系统化结构("你好,会谈中可能会发生这样的事情")。心理咨询师建立友好关系的情况如何,他／她是怎样完成这项目标的？是否确定了初步目标？在理论的基础上,目标是否被设定得更加具体？

叙事和发现优势：收集信息,引出故事、忧虑、难题或问题("你有什么忧虑的问题？你有什么资源或优势？")。是否在来访者身上发现了至少一个优点或优势？咨询师是否引出了全部的故事和／或问题？是否对优势和资源进行了充分的探索？

目标：共同设定目标("你希望发生什么事情？")。它是否有效？是否回顾了会谈的初始目标,来访者是否真的清楚自己想要什么结果？根据短期咨询的理论,现在对目标进行回顾同样能够起到帮助。

重新叙事：产生效果。过程进行得如何？是否主要聚焦于想法、情感、行为或意义？从细节上看,咨询师如何鼓励来访者创造新的思考和生活方式？

行动：咨询师如何帮助来访者制订具体的行动计划？咨询师和来访者是否都同意布置家庭作业？

咨询师有没有帮助来访者制订泛化计划,将会谈内容应用于日常生活？

对咨询师和其技巧使用情况的总体评价：

团体练习

练习2：练习危机咨询和认知行为治疗　选择一个理论,在哲学思想上进行下列实践。

▲　与一个搭档合作,互换来访者和咨询师的角色。安排一次最简短的会谈,制订具体计划,时长 15 分钟,这么长的时间应该足够覆盖所有基本点。但是要保持灵活性,因为经常会需要更多的时间。

▲　为角色扮演选择一个要讨论的问题。这一次,问题需要非常具体——例如,处理某一件对你来说有意义的事情,比如工作、家庭上或者与朋友或搭档之间过去或当前发生的冲突,考虑人生目标和视野的问题。所讲述的故事要具体且清晰。

▲　对每次会谈进行录音或录像,或许可以用你的电脑、手机或具备摄像功能的数码相机来提供一些即时的反馈。

▲　与搭档一起,根据理论、结构和微技巧使用的基本原则,对每种理论进行探讨,制订初步治疗计划。

▲　使用资源框 15.3 提供的反馈表,与搭档一起回顾这两次会谈。

▲　确定优势和可改进的地方,相互建议如何才能取得理想中的结果。

能力文件夹

在你的能力文件夹中也应该包括，运用每种实践过的理论，发展和评估你的技巧和能力。

▶ 确定你自己的风格和理论：关于理论取向的批判性自我反思

理论取向的概念与你自己的风格和理论发展之间有怎样的联系？前面提到的方法中，哪种方法最吸引你？你是否同意，决策咨询和五阶段结构是构成其他大部分方法的基本模型？

我们不会要求你评估自己在任何一种方法上的能力，因为现在还太早，你应该希望对每一种方法再做进一步的探索。相反，你要聚焦于你的早期印象，以及你认为自己可以在这些或其他理论取向上进一步提高的能力。

在课堂或非正式学习中，本章中出现的所有方法，其中哪个知识点让你印象深刻？让你印象深刻的观点能够成为你下一步的引导。你如何看待多元文化问题以及不同的理论方法？本章中还有其他哪些知识点让你觉得很有用？你会如何运用本章中的知识点来建构自己的风格和理论？

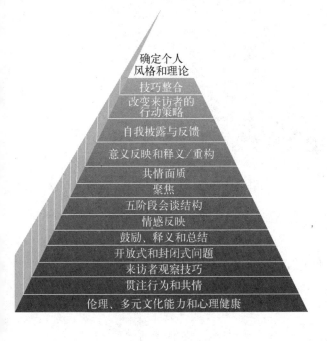

确定个人
风格和理论

技巧整合

改变来访者的
行动策略

自我披露与反馈

意义反映和释义/重构

共情面质

聚焦

五阶段会谈结构

情感反映

鼓励、释义和总结

开放式和封闭式问题

来访者观察技巧

贯注行为和共情

伦理、多元文化能力和心理健康

第 16 章

确定个人风格和
未来理论/实践整合

本章任务

发展你个人的心理咨询和治疗方法包括很多种因素。现在我们请你回想一下你的价值观、个人意义和你的技巧。你的优势在哪里？你需要在哪些领域进一步发展？你想去哪里？当你发现来访者与你的个人风格、价值观、所关注的问题类型和文化存在差异的时候，你将如何应对？

本章目的和能力目标

本书中所介绍的意识、知识、技巧以及行动技巧和策略能够使你：

▲ 运用本书中的技巧和概念，将其作为有效的框架，持续提高心理咨询和治疗过程中的能力。打好坚实的基础后，你可以为日后的诸多挑战提前做足准备。

▲ 回顾本书中的概念，评估你的个人能力水平，掌握微技巧层级和咨询会谈的基本能力。

▲ 继续思考并确定，哪一种或哪些理论与你的联系最为紧密，当下你要如何整合技巧和策略。

▲ 思考一下，你的助人风格和可能的理论取向将如何与不同类型的来访者产生联系。

▶ 引言：确定一种与来访者相关联的真实风格

一些心理咨询师和治疗师发展出了个人的咨询风格，但是这种风格却要求来访者接受他们对待世界的方式。这类咨询师相信，他们已经找到了唯一真实且正确的咨询和治疗方法；那些很难接受这种方法的来访者常常被视作"抗拒"或对咨询"尚未准备好"。这些咨询师确实拥有他们自己的风格，但是他们的方法往往显得死板和教条。他们或许能够且确实做出了有效的改变，但是却无法适用于广泛的来访者群体。在他们的理论方向中缺少对人和咨询过程的复杂性的广泛理解。

当你在该领域形成自己的方法时，要记住，来访者所拥有的价值观和经历与你自己的可能大不相同。他们所期待的很多方向也与你不一致。你要一直保持一个清晰的认识，就是你所偏好的技巧、策略和理论，你的来访者未必喜欢。当这种情况发生时，你或许会希望扩充目前尚不熟悉领域的技巧和知识。这是他们的人生，不是你的。

当你扩展自己的能力时，要保持你个人的真实性。保持耐心，通过学习和经验的累积，你将不断提升与这些跟你截然不同的来访者相处的能力。与这些不同于自己的来访者相处，其实是自我学习的机会，而作为咨询师或治疗师，这将是其中的一个特别优势。你会希望增加你对文化差异的理解，包括种族/民族、性别、信仰/宗教取向、残疾、性取向、年龄和社会经济地位。

这章内容很短，回到了一开始的内容，但是聚焦点完全在你身上。在第 1 章中，我们看到了你的自然风格。那么，现在还一样吗？是否产生了什么变化？表 15.1 提供了一幅简单的地图，显示了会谈微技巧和概念如何在不同的咨询和治疗模型中发挥作用，而它也应该能够在你寻求个人风格和成长进步的过程中向你提供帮助。

▶ 会谈微技巧层级：评估你的能力

本书的前 15 章已经介绍了 39 种主要的概念和技巧类别。在这些主要的类别中，还包含了超过 100 种具体的方法、理论和策略。理想的情况是，你能够熟记这里全部的内容，在实践中可以立即从记忆中提取出来使用，在会谈中帮助来访者个人发展和进步。

这些技巧、概念和理解仅仅只是一个开始。这里我们并没有详细地探讨人格发展、测验和很多其他的咨询与治疗理论，这些内容你将来都会碰到。虽然这些会谈微技巧和培训概念的使用范围非常广泛，既跨越了不同的研究领域，又遍布于世界各地，但本书对众多的使用情况只做了简单的介绍。

对于本书中所有的概念和理论，你会如何记住它们，又会如何使用它们？很可能，你现在还无法做到。但是请回想一下之前那个武士的故事。随着时间和经验的累积，你将不断地增加对这些内容的理解，提高专业能力。当你成长为一名咨询师或治疗师的时候，你会发现，这里所介绍的观点变得越来越清晰，而你对技巧和理论的掌控能力也同样会持续提高。充分利用本书所提供的内容，能帮助你回想起很多核心概念，更好地应对各类不同的来访者。

组块这个词能够帮助你记住和掌握会谈微技巧层级的各种概念。我们不能只是通过片段和碎片化方式学习；最好的学习方式应该是将信息按照模式进行加工。会谈微技巧层级就是一种模式，你既能看见它，也能使用它。例如，现在你可以马上回想起，贯注行为由一些主要的概念"组块"而成（"3V＋B"，即与文化相适应的视觉接触、声音性质、言语跟踪和肢体语言）。基本倾听程序也很容易回想起来，它基本上覆盖了本书的前半部分。或许你还可以回想起开放式问题的目的，特定的问题形式可能会引出特定的结果（例如，怎样的问题能够引发过程和情感）。

定期进行回顾和体会，你会发现，很多概念将变得越来越熟悉。如果你检查完记录，发现你自己的咨询风格与第 14 章的示例类似，那么本书的理念将变得非常清晰。你肯定已经注意到，那些你已经实践过的而非仅仅只是阅读过的技巧一定是你理解得最深刻也与你最为相关。阅读是介绍咨询和治疗内容的一种有效方式，但是实践和体验的结果将成为你未来的一部分。

表 16.1 总结了本书中的主要概念。花一点时间，检查你在这 39 种主要领域里的能力水平，并在表格中填写相应的结果。在每个领域里，你当前的能力掌握水平究竟如何？

表 16.1　自我评价总结

	识别和归类	基本能力	意向性能力	教学能力	具备能力水平的证据
技巧和概念					
1. 贯注行为					
2. 询问					

（续表）

	识别和归类	基本能力	意向性能力	教学能力	具备能力水平的证据
3. 观察技巧					
4. 鼓励					
5. 释义					
6. 总结					
7. 情感反映					
8. 基本倾听程序					
9. 积极心理学和积极方面：优势、资源和正面优点					
10. 共情					
11. 共情关系——叙事和发现优势——目标——重新叙事——行动					
12. 聚焦					
13. 共情式面质					
14. 来访者转变量表					
15. 意义反映					
16. 释义／重构					
17. 自我披露					
18. 反馈					
19. 逻辑结果					
20. 心理教育					
21. 指导					
22. 压力管理					
23. 治疗性生活方式改变					
24. 对咨询会谈的分析（第14章）					
理论／实践策略					
25. 积极方面评估					
26. 伦理					

（续表）

	识别和归类	基本能力	意向性能力	教学能力	具备能力水平的证据
27. 多元文化能力					
28. 社区图					
29. 决策咨询					
30. 以人为中心的咨询					
31. 存在主义疗法					
32. 多元文化咨询和心理治疗，女权主义疗法					
33. 危机咨询					
34. 认知行为咨询					
35. 简单方案聚焦会谈以及咨询和心理治疗					
36. 动机性会谈					
37. 咨询／督导					
38. 神经科学及其如何与心理咨询及治疗产生关联					
39. 确定个人风格和理论					

© Cengage Learning

　　1. **概念识别和归类。** 如果技巧或概念在会谈中出现，你能对它们进行命名吗？这些概念提供了词汇和交流工具，帮助理解和分析你及其他人的咨询和治疗行为。识别概念的能力代表了你很可能已经在大脑中将技巧的大部分要点进行了组块。你可能无法立即全部回想起全部的七种聚焦类型，但是当你观察会谈的过程时，你将回忆起正在使用的是哪一种。

　　2. **展示基本能力。** 在这一水平，你将能够理解和实践这些概念。持续的实践和体验是日后意向性专业水平的基础。

　　3. **展示意向性能力。** 熟练的咨询师和治疗师能够使用本书中的微技巧和概念对来访者产生明确而具体的影响。请看艾维分类法（附录 A），回顾你可能预期到的具体结果。如果你给予情感反映，来访者更多地谈论他们的情绪吗？如果你释义，来访者会采用新的视角看待她或他自己的情况吗？如果你通过几种不同的方式寻找正面优点，来访者可以更加积极地看待问题吗？如果你完成一次结构良好的五阶段咨询会谈，来访者会在来访者转变量表上产生变化吗？行为和思维会产生变化吗？意向性能力并非通过技巧和概念的使用来表现，而是通过来访者的行为来体现。若想展示技巧水平，你需要从来访者身上看到结果，因为你所做的努力都是为了帮助来访者。

4. **展示教学能力。** 我们并不期待你现在就能够教授本书中所有的技巧和概念。但是，按照你目前的学习进度，你应该能够在咨询会谈中教来访者学习贯注行为和基本倾听程序。你们中的一些人可能有机会运用这些技巧，比如针对社区志愿者、教堂团体和同辈咨询师的培训项目来安排教学工作坊。从长远来看，我们建议，你要继续思考这种向来访者和他们的家庭教授技巧的可能性。如果你成为一名专业人士，你很可能会发现，在你职业生涯的某个时候，你会在倾听技巧工作坊做教学工作。资源框 16.1 展示了一份贯穿整个职业生涯的微技巧使用情况的个人报告。

资源框 16.1　咨询技巧的国内和国际视角

我整个职业生涯的微技巧使用情况

玛丽·鲁·布罗德黑德，执行副局长，加拿大食品检验局

我第一次接触微技巧项目是在博士时期的教师培养课程里。我想学习咨询，这样我就能够更好地拉近与学生的关系，尤其是那些面临危险却又最不愿意接近心理咨询师的学生。我最先学到的是，老师们经常没有做到倾听他们的学生——事实上，有研究发现，在 2 000 份教师评价中，只有 1 次情感反映，当然，大多数评价也都是聚焦于提供信息。通常，即使老师做到了倾听，他们也无法识别出那些能反映学生现实情况的言语和非言语线索。

我完成学业后，进入教师行业，发现微技巧能够形成更加以学生为中心的教学方式。我还发现，如果教师与学生的认知/情绪风格相匹配的话，教学会更加有效。如果学生侧重于具体细节，那么教师就需要提供具体的例子，使用具体的问题。如果学生更加喜欢沉思，那么可以使用形式运算策略。通过感觉运动策略引入情绪的参与，能够丰富教学。

之后我住在温哥华岛附近的一座岛上，在那里，我丈夫达尔和我与 Kwakiutl Nation 的成员一起工作。我为教师做培训，但同时我还参与咨询工作，建立了一个可选项目，作为当地教育委员会的一部分，为高中辍学的学生提供帮助。我确实教了

他们会谈技巧,也就是你在本书中学习到的这些技巧。更不用说,还有多元文化导向帮助我意识到这里人们的差异。

我们第一个活动是去主管的渔船为老人们采集圣诞树,这是社区的一个珍贵传统。这也是大多数年轻人第一次参与这样的典礼。当他们传递圣诞树时,接受者表达感激,邀请他们进来吃东西,开始讲故事。老人们因为观众都显得很兴奋,向这些孤独的年轻人表达关爱之情,作为回应,年轻人怀着敬意倾听老人们的故事。这样就形成了一个向上交流的循环。最后我们筹款购买录音机,记录这些动人的故事(现在来看是很常规的活动,但当时看来比较新奇),以进一步强化学生们的倾听和询问技巧。在这个情况中,贯注行为增加了价值感,增进了双方之间相互的尊重。

在不列颠哥伦比亚省待了三年后,我丈夫和我回到了渥太华,我在联邦政府的一个公益项目中工作。其中心任务是向加拿大四个“公平团体”(少数族裔、原住民、残疾人和从事非传统职业的女性)提供具有文化敏感性的咨询,并提供机会学习职业发展和成功所需的技巧。

作为我工作的一部分,我为政府官员培训微技巧,让他们学习倾听,真正听取和了解具有多元文化特点的劳动人民的各类视角、优势和工作风格。在这里,我也学习到了语言的重要性,我的法语也还算流利,这在双语且多元文化的加拿大是获得成功的一个必要技能。我们的团队开发了一门多元文化咨询课程。这些课程全部或部分被加拿大的 15 所高校采用。课程中也包含了本书所提出的许多观点。

我现在工作的机构负责动物健康、植物保护以及食品安全。它属于“科学部门”,涉及农业、渔业、科学研究和很多其他问题。考虑到该机构中员工的多样性,我的第一个团队任务就是建立“学习文化”,使大量的信息和知识都能够做到有效分享。微技巧是管理培训中的一个核心要素,而关于良好沟通技巧的研讨会在团队建设中也非常必要。当然,我们所有的经理都需要倾听和激励他们的服务对象。

回顾我的职业生涯,我惊讶地发现,基本微技巧在我的教学、咨询、多元文化工作和政府领导岗位都发挥了作用。“培训即是治疗”以及微技巧的“教学能力”能够帮助我们所有人取得职业生涯的成功。

▶ 你的个人风格和未来理论／实践整合

得到的东西让我们得以生存,而付出的东西塑造了我们的生活。

——温斯顿·丘吉尔

　　你选择学习心理咨询和治疗技巧这门课程和阅读这本书,说明你对与他人相处和服务他人有着浓厚的兴趣。在助人领域,你有大量的机会获得个人快乐和满足。你能够对其他人的人生产生影响。当你思考你的个人风格和未来理论/实践方向时,你希望给你的来访者和这个世界带来什么?

　　当你慢慢确定你的个人风格,整合很多可用理论时,你需要考虑三个主要的因素:你自己的个人真实特点;来访者的需求和风格;你自己的人生目标、价值观和视野。除非技巧或理论与你的身份和你对意义的评价相符合,否则它将会是错误的、无效的。能力、关心、方向感和目的也非常关键。

　　要记住,你是众多类型中的一类,而你要服务的对象也同样如此。我们全都拥有特别的人生经历,来自不同的家庭、不同的社区,对性别、民族/种族、信仰和其他多元文化问题都有自己独特的观点。很明显,面对那些不断变化、有趣且充满了挑战的来访者,若想真正帮助他们,就必须改变自然风格和理论取向。

资源框 16.2　你的心理咨询和治疗风格及未来发展

　　因为你要继续确定你自己的自然风格以及未来在技巧和理论上的理论/实践整合,所以下列内容将是你需要考虑的问题。

　　目标和价值观　你希望来访者与你相处之后,会发生怎样的变化? 你对他们有什么期待? 你要怎么做? 这些目标与决策咨询、问题解决取向的咨询、以人为中心的咨询、认知行为疗法或其他理论的目标有多大的相似性或差异性?

　　技巧和策略　你个人喜欢哪些微技巧和策略? 你认为你有哪些特别的优势? 未来你在哪些方面仍需要进一步发展? 还有其他的吗?

　　文化意向性　面对哪些文化群体和特别的群体时,你感觉你的工作能力更好? 未来需要增加哪些方面的知识? 你是否清楚自己的多元文化背景? 还有其他的吗?

　　理论/实践问题　如果现在总结你对心理咨询和治疗的看法,你会提供哪些理论/实践故事? 第 15 章中的一些理论方向与你当前的风格有哪些联系? 接下来你将聚焦于哪些努力方向和兴趣点? 还有其他的吗?

　　如果你按照第 14 章的建议,完成并分析一次咨询会谈记录,那么,在了解自我以及来访者与你的关系上,你已经拥有了良好的开端。如果你擅长微技巧和会谈结构,你已经为决策咨询和以人为中心的咨询打好了重要的基础。再加上额外的思考和体验,你能够非常迅速地掌握存在主义疗法、多元文化和女性理论及压力管理方法。现在,你也可以几乎毫不费力地使用危机咨询和其他一些理论。

现在可能是总结你自己的咨询和心理治疗故事的恰当时刻。资源框 16.2 要求你回顾你的目标、特别的技巧以及你所制订的未来计划。接下来你将怎么做？

▶ 小结——临近尾声：感谢，告别，预祝成功

现在你的心理咨询和治疗的学习之旅已经接近尾声了。你已经学习了很多基础技巧以及它们在各种理论/实践方法中的组织方式。可能现在在你看来，技巧还显得有些陌生，不知道如何使用它们，这是很自然的情况，经常都会发生。正如武士效应那样，你现在不需要一直想着这件事。目前来说，基本倾听程序可能是你当前状态的一部分。同时，无论你最终会选择怎样的理论方向，都要预期共情关系—叙事和发现优势—目标—重新叙事—行动这一框架将成为你实践的一部分。

接下来就靠你们自己了。你们中的很多人将发展个人的咨询理论，探索家庭咨询和治疗的问题，参与社区事务，或许还会成为一名督导，将学习专业实践的很多方面。我们对本书的定位是对基础内容的清晰总结；一名技能熟练的咨询师能够在很多卓有成效的咨询会谈中运用本书所提供的信息。

关系是永久的……享受帮助他人带给你的快乐吧。

——本杰明·赞德

很高兴与你们共同分享这一时刻。我们已经相伴走过了这么长的路程，非常感谢你们的投入与付出。本书的很多观点都来源于学生。我们希望你能花一点时间为我们提供反馈并提出对未来的建议。这些内容将持续保持更新，不断添加新的观点和信息。你已经开始了新的征途，不断自我成长与发展，持续对他人的人生施以积极影响，永不止步。

艾伦、玛丽和卡洛斯

allenivey@gmail.com

mary.b.ivey@gmail.com

carlosz@usf.edu

▶ 针对微技巧和多元文化问题所推荐的补充读物

第 15 章针对六种理论推荐了有利于进一步学习的关键书目。该领域拥有海量

的研究文献,你应该以后自己去挑选文献阅读。不过在这里我们还是想分享一些书籍,可以帮助你们接下来进一步学习会谈微技巧和多元文化咨询与治疗的具体内容。

会 谈 微 技 巧

www.emicrotraining.com

在这个网站上,你可以找到关于微咨询、会谈微技巧和多元文化咨询与治疗的最新信息。

Daniels, T., & Ivey, A. (2007). *Microcounseling* (3rd ed.). Springfield, IL: Charles C Thomas.

书中详细介绍了会谈微技巧的理论和研究背景。

Evans, D., Hearn, M., Uhlemann, M., & Ivey, A. (2011). *Essential interviewing* (8th ed.). Belmont, CA: Brooks/Cole.

用文本格式编排的会谈微技巧。

Ivey, A., Ivey, M., Gluckstern-Packard, N., Butler, K., & Zalaquett, C. (2012). *Basic influencing skills* (4th ed.) [DVD]. Alexandria, VA: Microtraining/Alexander Street Press.

后半部分的技巧内容增加了两个视频示例,示范者是艾伦·艾维和奈莉达·扎莫拉(意义反映和技巧整合)。

Ivey, A., Ivey, M., Gluckstern-Packard, N., Butler, K., & Zalaquett, C. (2011). *Basic stress management*[DVD]. Alexandria, VA: Microtraining/Alexander Street Press.

视频综合呈现了压力管理和认知行为疗法策略的主要方面,其中包括冥想、精神意向、自动化思维、心理教育和格式塔。

Ivey, A., Ivey, M., & Zalaquett, C. (2011). *Essentials of intentional interviewing: Counseling in a multicultural world* (2nd ed.). Belmont, CA: Brooks/Cole.

Zalaquett, C. P. (2008). *Las habilidades atencionales básicas: Pilares fundamentales de la comunicación efectiva*[DVD]. Alexandria, VA: Microtraining/Alexander Street Press.

视频中,拉美裔志愿者通过角色扮演的方式,用西班牙语讨论每一种基本贯注技巧。同时还呈现了一个使用了基本倾听程序的完整会谈。www.emicrotraining.com

Zalaquett, C. P., Ivey, A.E., Gluckstern-Packard, N., & Ivey, M. B. (2008). *Las habilidades atencionales básicas: Pilares fundamentales de la comunicación efectiva*. Alexandria, VA：Microtraining/ Alexander Street Press.

这本书使用西班牙语,展现了拉美裔从业者和专业人士在学习或实践他们的语言和咨询技巧时感兴趣的微技巧。本书包含很多实践信息、练习和反馈表。www. emicrotraining.com

多元文化导向的咨询和心理治疗理论

Ivey, A., D'Andrea, M., & Ivey, M.（2012）. *Theories of counseling and psychotherapy: A multicultural perspective* (7th ed.). Thousand Oaks, CA：Sage.

书中回顾了主要的理论,特别是多元文化问题和神经科学。书中还提供了很多实用的练习,帮助你更好地将理论应用于实践。

Sue, D., W., & Sue, D.（2013）. *Counseling the culturally diverse* (6th ed.). Hoboken, NJ：Wiley.

书中提供了对多元文化问题的大部分早期和传统看法。

Thomas, R.（2000）. *Multicultural counseling and human development theories: 25 theoretical perspectives*. Springfield, IL：Charles C Thomas.

书中综合性地呈现了多种理论方向。

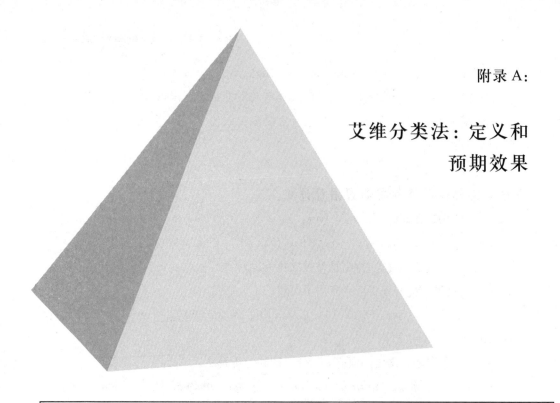

艾维分类法：定义和预期效果

技巧、概念或策略	当采用技巧、概念或策略时你可以预期的结果
伦理 遵守和遵循专业标准，践行道德准则。开始咨询时特别重要的问题是能力、知情同意、保密、鼓励和社会公正。	来访者对咨询过程的信任和理解将会增加。来访者将在更平等的会话中获得自主权。当你努力实现社会公正时，除了会谈治疗工作之外，你还会对预防问题做出贡献。
多元文化问题 心理咨询师和治疗师的行为要以尊重为道德准则，并能认识到多样性的许多问题。包括第 2 章中描述的多个维度。我们所有人都有许多相互交织的多元文化认同。	预期你和你的来访者将会从不断增加的关于交叉身份和多元文化能力的知识中学会欣赏，获得尊重并有所收获。你作为咨询师，将获得一生的个人和职业发展的坚实基础。
积极优势和健康的方法 通过仔细倾听来访者目前所拥有的优势和资源，帮助来访者发现或者重新发现自己的优势。此外，考虑做一个健康评估。在来访者及其支持系统中找到优势和积极特质。明确健康的多个维度。	知道自己的优势和资源的来访者可以面对他们的困难，从积极的基础上来讨论问题的解决。此外，有效和积极的心理咨询和治疗可预期会增强额叶皮层和海马，同时可能减少杏仁核的体积。
贯注行为 用单独的和文化意义上适当的目光接触、声音性质、言语跟踪和肢体语言来支持你的来访者。	来访者谈论会更加自由，对关注的主题更加开放地回应。根据不同的来访者和文化，预期目光接触的间断次数减少，声音更平滑，有更完整的故事（具有较少的主题跳跃），以及更舒适的肢体语言。

技巧、概念或策略	当采用技巧、概念或策略时你可以预期的结果
共情 体验来访者的世界和故事，就好像你是来访者，能够理解他们的关键问题并准确回应，而无需添加你自己的想法、感受或意见。这需要贯注和观察技巧，加上来访者的重要关键词，从而提炼和缩短其主要思想。	来访者会感受到被理解，能更深入地探索问题。评估共情的最佳指标是来访者对陈述的反应以及他们能够以更为深入的、有着更好自我理解的方式继续进行讨论的能力。
增加的共情 咨询师增加了除来访者最初表达之外的意义和感觉。	来访者能更好地了解自己的问题，更深入地探索这些问题。
减少的共情 咨询师的回应比来访者所说的更少，甚至可能扭曲了来访者所说的话。出现这种情况是因为倾听或影响技巧使用不得当。	不恰当地使用技巧会削弱来访者的体验。来访者会感到不被理解。
观察技巧 观察自己和来访者的言语和非言语行为，预察非语言和言语行为的个人和多元文化差异。仔细并选择性地将一些当前的观察资料反馈给来访者，作为探索的主题。	观察结果提供了会谈中采用的技巧有效和无效的具体证据。此外，它们还为使用各种微技巧和策略提供指导。流畅的会谈通常会显示动作对称性或互补性。动作不同步提供了你与来访者不"调和"的明确线索。
问题 问题可以是开放式的也可以是封闭式的。	有效的问题能够使来访者更加聚焦于谈话，提供更多的相关细节并减少不必要的思考和话语。
开放式问题 通常以谁、什么、何时、何地和为什么引出开放性问题。带可能、可以或愿意的问题可以视为开放的，但具有封闭式问题的特点，从而给来访者不做回应的可能性。	来访者会提供更多的细节，谈论更多，以回应开放式的问题。带可能、可以或愿意的问题通常比其他问题都要开放，因为它们为来访者提供了简单回应的选择（"不可以"）；或者更有可能是，来访者会以开放的方式探索他们的问题。
封闭式问题 封闭式问题可以用做或是引出。	封闭式问题可能会提供一些具体的信息，但可能会结束来访者的谈话。
鼓励 给出简短的回应以帮助来访者继续谈论自己的事。简短的回应可能是口头重述（重复关键词和短语）或非语言行为（点头和微笑）。	来访者会详细阐述这个话题，特别是当出现鼓励的话语和询问式重述的时候。

（续表）

技巧、概念或策略	当采用技巧、概念或策略时你可以预期的结果
释义（也称为内容的反映） 简要阐述来访者刚刚说过的内容，但是当释义时，一定要用来访者所使用的主要词汇。通常情况下，释义通常会以询问的语气反馈给来访者。	来访者会感觉自己讲的话被听进去了。他们倾向于提供更多的细节，而不会重复完全相同的故事。如果释义不正确，来访者有机会去纠正咨询师。
总结 总结来访者的意见，整合他们的想法、情感和行为。这种技术类似于释义，但会在更长的时间跨度内使用。总结中的重要内容是支持来访者的优势和资源。	来访者会感觉到（自己讲的东西）被听进去了，并学习如何整合重要的故事中的多个部分。总结会促使产生更集中的和更聚焦的讨论。总结还为谈论主题间的切换提供了更为一致的过渡，或者提供了一种开始或结束整个会谈的方式。
基本的倾听顺序（BLS） BLS 包括使用开放式和封闭式问题、鼓励、释义、情感反映和总结等微技巧。这些都是通过贯注行为和来访者观察技巧来补充的。选择并练习基本倾听顺序的所有内容。	来访者将讨论他们的故事、问题或疑虑，包括关键事实、想法、情感和行为。来访者会觉得他们的故事已经得到了倾听。
情感反映 确定来访者的关键情绪，将其反馈给来访者以阐明来访者的情感体验。对于一些来访者来说，简单承认情感可能更为合适。情感反映经常与释义和总结相结合。	来访者将更充分地体验和理解他们的情感状态，更深入地谈论他们的情感和感受。他们可以用更准确的描述来纠正咨询师对他们的情绪状态的反映。

五阶段会谈结构

技巧、概念或策略	当采用技巧、概念或策略时你可以预期的结果
1. **共情关系**：开始会谈。发展亲密关系和结构。"你好，你今天想谈谈什么？"	来访者感到放心，了解重要的道德问题和会谈的目的。来访者也可以更全面地了解你。
2. **叙事和发现优势**：收集数据。使用 BLS 引出来访者的故事、疑虑、困难或问题。"你关心的是什么？""你的优势和资源是什么？"	来访者分享想法、感受和行为；详细讲述故事；展现优势和资源。

技巧、概念或策略	当采用技巧、概念或策略时你可以预期的结果
3. **目标**：相互设定目标。BLS 将帮助确定目标"你想让什么发生？""如果你实现了这个目标，你情绪上会感觉怎样？"	来访者将讨论他们想要讨论的方向、新的思维方式、渴望的感觉状态和可能改变的行为。来访者也可能会尝试学习如何更好地应对当前无法改变的情况或事件(强奸、死亡、意外、疾病)。可能会确定一个更理想的故事结局。
4. **重新叙事**：通过 BLS 探索可选的方法。面对来访者的不协调和冲突，进行重新叙事。"我们将要做什么？""我们能产生新的思维方式、感觉和行为方式吗？"	来访者可能会以新的方式重新审视个人目标，至少从这些可选的方法中选出解决方法，并开始向新的故事和行动迈进。
5. **行动**：计划将会谈中学习到的东西一般化到"现实生活"中。"你会这样做吗？"使用 BLS 来评估来访者在会谈后采取行动的承诺。	来访者在会谈之外的日常生活中表现出行为、想法和情感上的改变。
聚焦 采用选择性注意并将咨询会谈的焦点聚焦于来访者，主题/忧虑/问题，重要他人(合作伙伴/配偶、家人、朋友)，相互的"我们"焦点、咨询师或文化/环境背景。你也可以专注于当前会谈中所发生的事情。	来访者往往将对话或故事集中在咨询师所要求回应的部分。当咨询师引入新焦点，故事就会从多个角度被详尽阐述。如果你有选择性地只关注个体本身，那么更为广阔的社会背景层面可能会被忽略。
共情面质 支持性地挑战来访者以解决所观察到的差异和冲突。 1. 倾听、观察和注意来访者的冲突、混合信息以及言语和非言语行为的差异。 2. 通常通过反馈的方式来总结和阐明来访者的内外部差异，而反馈通常以总结的方式进行。 3. 评估来访者是如何回应的以及面质是否会让来访者产生行动或改变。 如果来访者并没有改变，意向性地调整一下并尝试另一种技巧。	来访者将通过创造新的观点、想法、情感和行为来应对具有差异和冲突的面质。这些都将在五点来访者转变量表中得到评价。如果没有变化发生，接着倾听。然后尝试另一种面质风格。

（续表）

技巧、概念或策略	当采用技巧、概念或策略时你可以预期的结果
来访者转变量表(CCS) CCS 将帮助你评估来访者在改变过程中正处于何种位置。 水平 1. 否认。 水平 2. 部分审查。 水平 3. 接受和认可，但没有改变。 水平 4. 创建一个新的解决方案。 水平 5. 超越。	CCS 可以帮助你确定使用技巧所产生的影响。此评估可能向你建议其他可以用于阐明和支持改变过程的技巧和策略。你会发现有这个如此富有价值的系统使你能够：(1) 评估你所说的东西的价值和影响；(2) 观察来访者是否在某次干预之后产生了改变；或者(3) 使用 CCS 作为检查一系列会谈中行为变化的手段。
意义反映 意义接近于来访者体验的核心。鼓励来访者从自己的角度更深入地探索自己的意义和价值观。引发意义的问题通常是至关重要的第一步。意义的反映非常类似于释义，但重点是超越来访者所说的。通常在讨论中出现意义上的价值、愿景和目标。	来访者将更深入地讨论其故事、问题和忧虑，特别强调更深层次的意义、价值和理解。来访者可能能够领悟到他们未来生活的目标和愿景。
释义／重构 释义和重构可以为来访者提供新的意义或观点、参考框架或思考问题的方式。释义／重构可能来自你的观察结果；可能基于助人领域的不同理论导向；或者可以将重要的观点联系在一起。	来访者会找到另一种观点或方法来思考故事、问题或困难。新观点可以产生于咨询师所使用的理论，产生于将想法或信息联结起来，或者产生于仅仅只是简单地看待再次发生的情境。
自我披露 作为咨询师，你要分享你自己以前的个人生活经验、当下对来访者的观察或感受，或对未来的看法。自我披露通常以"我"开头。来访者的当下感受所具有的效力是很强大的，应小心使用。	适当并共情性地运用自我披露策略时，来访者就会被鼓励去更深入地进行自我披露，可能在会谈中形成更平等的关系。来访者可能会在咨访关系中感觉更加舒适，找到一个与咨询师的自我披露有关的新的解决方案。
反馈 向来访者呈现清晰的、非判断性的信息。这些是关于咨询师认为他们的思考、感受和行为是怎样的，以及其他人如何看待他们或其表现的重要信息。	来访者可根据咨询师的反馈改善或改变他们的想法、情感和行为。
逻辑结果 和来访者一起探索具体的替代方案，以及每一个替代方案在逻辑上所可能产生的具体的积极和消极的结果。"如果你做____，那么____可能会发生。"	来访者将通过更好地预测其行为的后果来改变其想法、情感和行为。当你探索每种可能性的积极和消极结果时，来访者将更多地参与决策过程。

技巧、概念或策略	当采用技巧、概念或策略时你可以预期的结果
说明和心理教育 与来访者分享具体信息，如职业信息、专业选择，或到哪里去获得社区援助和服务。就如何解决问题提出建议或意见，并为个人改变提供有用的建议。教会来访者可能会有用的具体细节，例如帮助他们制订健康计划，教会他们如何在人际关系中如何使用微技巧，以及就多元文化问题和歧视问题给予他们一些指导。	如果咨询师能够谨慎且有效地提出相关信息和想法，那么来访者就能够以新的、更为积极的方式将它们应用到行为当中。及时提供并使得来访者参与其中的心理教育可能是来访者改变的动力。
压力管理和治疗性生活方式改变 这些说明性策略旨在改善来访者的身心健康。放松、冥想、非理性信念、思想阻断和时间管理是一些用于管理压力和改变生活方式的技巧和策略。	来访者将利用这些信息练习管理压力，改变生活方式，以改善其身心健康。身体和精神症状会随着时间的推移而改善。
指导 指导来访者跟着做一些具体的行动。指导在广泛的策略中是非常重要的，例如自信或社会技能训练，或特定练习，如想象、思维阻断、日志记录或放松训练。为来访者布置作业时，它们往往很重要。	当来访者听取并跟着指导，参与到新的、更积极的思考、感受或行为中时，将取得积极的进步。
技巧整合 将微技巧整合到一个结构良好的咨询会谈中，并将技巧推广到课堂以外的情况中去。	发展中的咨询师将整合技巧以作为其自然风格的一部分。我们每个人的选择都会有所不同，但是我们会越来越知道知道我们正在做什么，如何在我们的尝试无效时意向性地改变策略，以及我们该如何期待我们在会谈中所付出的努力。
确定个人风格和理论 当你与来访者合作时，确定你的自然风格，添加内容，并仔细思考你的咨询和治疗方法。检查你自己所偏好的技巧的使用以及你在会谈中会做的事情。将在咨询和治疗过程中学到的东西整合到自己的技巧组合中去。	作为一名成长中的咨询师或治疗师，你将确定和建立你的自然风格。你将在评估和检验你的行为、想法、感受和所深刻持有的意义时投入到毕生不断学习理论与实践的过程中去。

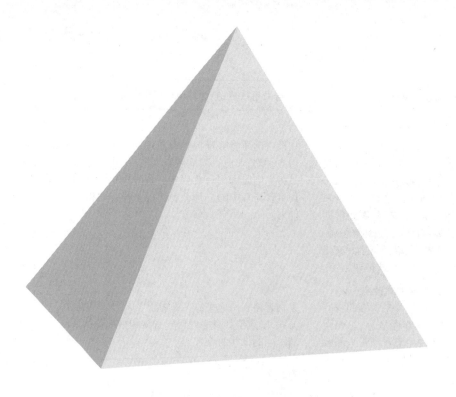

家 系 图

和社区图一样,家系图带来了关于家族史的重要信息。我们经常和来访者一起使用这两种策略,在会谈期间经常将家系图和社区图挂在我们办公室的墙上,从而向来访者暗示他们在会谈中并不孤单。许多来访者会对我们意识到他们的优势和他们所处的社会环境感到欣慰。

家系图是你可以做的最吸引人的练习之一。你和你的来访者可以了解家族历史是如何影响个人当下的行为方式的。家系图信息的经典文献来自麦戈德里克和格尔森(McGoldrick & Gerson, 1985)。你会发现 *Ethnicity and Family Therapy* 一书是最有价值和令人愉快的工具。它可以帮助扩大你对种族和民族问题的认识(McGoldrick, Giordano, & Garcia-Preto, 2005)。

我们许多人的重要的家庭故事都通过后代传承下去。这些可以成为优势的来源(例如,关于一个最喜欢的祖父母或祖先成功忍受困难的故事)。家庭故事是自豪的真正来源,可以成为积极财富搜索的核心部分。大多数咨询师和治疗师都倾向于寻找家族史中的问题,当然,这是适度的。但请保证像寻找家族问题一样去寻找积极的家庭故事。

孩子们通常都会喜欢家系图,而且有一个简单的被称为"家族树"(family tree)的改编版本可以为孩子们服务。咨询师鼓励孩子们画一棵树,把他们的家人放在树枝上,随便放在哪个位置都可以。

我们简要介绍一下家系图是怎样演化的。如今已经发展出了一些被广泛接受并用于帮助专业人士与他人沟通的特定符号和惯例。

这个简要概述虽然不会使你成为发展或使用家系图的专家,但它将为有帮助的评估和治疗技术提供一个有用的开始。首先用你自己的家庭来做这个练习;然后你可能想要通过与他人会谈来继续练习。

1. 列出至少三代家庭成员的名字(最好是四代),包括年龄、出生和死亡日期。酌情列出职业、重大疾病和死亡原因。记下任何的酗酒或毒品问题。

2. 列出重要的文化／环境／背景问题。这些问题可能包括了种族认同、宗教、经济和社会阶层方面的考虑。另外要特别注意创伤或环境问题等重大生活事件(如离婚、经济衰退、重大疾病)。

3. 家系图的基本关系符号如图 B.1 所示,下面展示了家系图的一则示例。

4. 当你与来访者构建一幅家系图时,请使用基本倾听程序来引出来访者的信息、想法和情感。你会发现,通过这种方式就可能形成对个人生活问题的深刻见解。

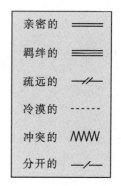

图 B.1　基本关系符号

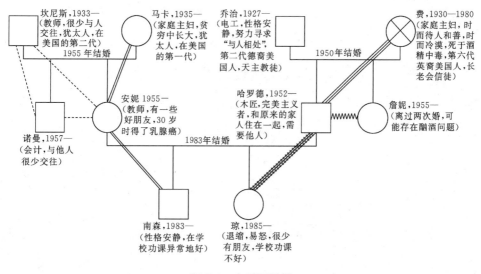

图 B.2　家系图举例

与来访者构建一幅家系图,并了解家庭发展历史中的一些主要事件,往往可以帮助你了解来访者个人问题产生的背景。例如,可能是家中发生了些什么才导致琼在学校的问题? 为什么南森表现这么好? 这个家族树中的代际酗酒问题是如何发展形成的? 你还观察到别的什么模式吗? 这个家庭的种族背景暗示着什么? 犹太人和英国人的背景代表一个双重文化的历史。改变民族背景,并想一想这将如何影响咨询过程。四代家系图可能会使你的观察变得复杂而丰富。注意:正如图中所示,这里的来访者已经确定了他们自己的种族身份。不同的来访者会使用不同的措辞来界定他们自己的种族身份。采用来访者自己的定义而不是你自己的定义这一点非常重要。

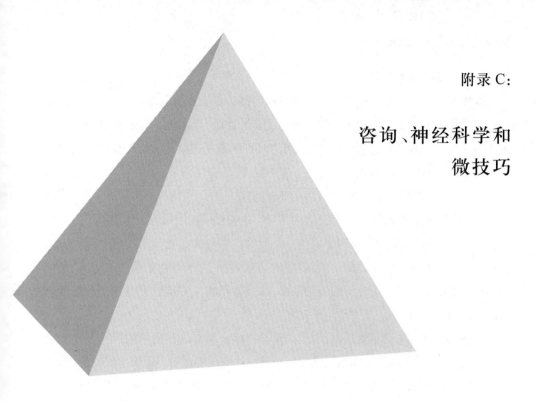

经历、思维、行动和情感事实上改变了我们的大脑结构……一旦我们理解了大脑是如何发展的,我们的确能通过训练我们的大脑以获得健康、活力和长寿。

——约翰·瑞迪

本附录任务

神经科学将成为心理咨询与治疗教育、实践以及研究中越来越重要的部分。附录 C 旨在向读者提供一些关于这方面的基本知识的综合概要。

但是,对于我们许多人来说,神经科学如何指导我们的实践可能是具有挑战性的——因此建议你增加阅读量。此外,你也可以访问互联网以寻求关键概念的进一步解释。对于具有科学背景的人来说,你的任务就是带着这些基本知识,并沿着这条路走得更远。

附录 C 的目的和能力目标

通过本附录所介绍的意识、知识、技巧和行动将使你能够

▲ 了解一些与心理咨询和治疗过程紧密相关的脑生理学基础知识。

▲ 向你的来访者解释一些神经科学概念,从而鼓励来访者能接受并愿意将他们在咨询中学到的东西应用到现实生活中去。

▲ 运用微技巧、咨询理论、压力管理和治疗性生活方式改变来设计对来访者大

脑及其身体有益的具体干预措施。

心理咨询和治疗可以构建新的大脑神经网络。你正在进入我们的领域,而此时我们这个领域正处于一个令人兴奋并富有成果的时刻。生物与心理过程之间的桥梁正在消除心灵与脑之间、心灵与身体之间的旧有区别——**心灵就是大脑**。我们相信现在是接受更为广泛的观点的时候了。它将心理咨询与治疗、神经科学、神经影像学、化学、分子生物学和认知科学结合在了一起。

神经科学研究和理论为我们在咨询和治疗中长期以来所做的工作提供了强有力的科学支持。此外,发展大脑的知识将不断使我们在与来访者的工作中变得更加精确和有效。正如本书所述,每一个微技巧的有效运用都会产生效果。* 结合健康和积极面搜索以及不同理论方法的多种策略,这些技巧将为你提供更有效的心理咨询和治疗方法。

早在 1989 年,坎德尔就指出,由于心理治疗涉及对心理机能新的运作方式的学习,来访者的大脑中所发生的结构性变化应该很快就能够被神经影像学仪器检测到。这些仪器明确地确定了脑内正在发生的事情(Kandel, 2007)。如今,证实这种预测的是正电子发射断层影像(PET)扫描和功能性核磁共振成像(fMRI)。这些高度精密的方法已经发现,行为、认知和人际治疗可以改变大脑的结构(Colozino, 2010; Goldapple et al., 2004; Martin, Martin, Rai, Richardson, & Royall, 2001)。来访者在咨询(或有时用药)的帮助下,能够在功能上"重新连接"大脑。

▶ 整体的脑 / 身体和改变的可能性

我们越将事物细细研碎,其就越坚持其基本统一。

——德日进

大脑在总体上要大于其各部分的总和。大脑本身是一个不断交互的系统,与文化/环境背景有关。每个部分都会影响整个大脑神经系统。对大脑的了解和对不断发展的新知识的认识将引导你接触更有效的意向性心理咨询和治疗。不可避免地,以下讨论会将大脑分解成特定的部分。如果你在不久的将来要跟其他专业人士交流的话,那么了解这些内容对你来说非常重要。

大脑同时是一个区域性的和分布式的系统。虽然有些功能与特定的脑结构和脑区密切相关,但这些脑区也会与其他的脑区,有时甚至是距离较远的脑区,相互联系。

---

* © 2009, 2013 Allen E. Ivey.《心理咨询的技巧和策略:意向性会谈与咨询》(第八版)发表信息和进一步的许可可从作者处获取(allenivey@gmail.com)。

我们所体验到的"心智"(mind)就是这种紧密联结的结果。我们大脑中的每千亿个神经元通过比之更多的突触与几乎无限个受体相连。弗里德和曼恩(Freed & Mann, 2007)强调了大脑的交互性,他们回顾了 22 项研究悲伤情绪与大脑的研究,发现有证据表明,悲伤会导致至少 77 个不同脑区产生反应。

人脑连接组计划。科学家目前正在开发一个大脑内所有神经连接通路的详细图谱(Seung, 2012)。我们每个人,作为遗传环境作用的结果,将有独特的神经连接和通路——实际上,*你就是你的神经连接体*。连接组研究将最终为我们提供一个清晰的示意图,以说明我们大脑的不同部分是如何通过神经网络连接的。这是我们所面临的新未来的一个重要示例,也是对神经科学,尤其是其与咨询和临床实践相关时的持续新发展保持兴趣的一个重要示例。

神经通路和神经网络的同步性似乎对于心理健康和身体健康至关重要(后者尚未得到证实)。每个人的默认模式神经网络(default mode network, DMN)或处于"静息态"的脑的性质将成为治疗严重精神挑战(也称为精神病)的重要线索(Hoffman, 2012)。DMN 及其影响将在本附录的后面更详细地讨论。

神经可塑性。这个新未来的关键术语是*神经可塑性*——大脑在整个生命中改变和重构自己的能力。对于咨询和治疗,这意味着大脑可以改变——它不是固定不变的,它会对外部环境事件和行为或者个体成长做出反应。

关于大脑不会改变的旧观点完全是错的。神经可塑性意味着,即使在老年阶段,新的神经元、新的连接和新的神经网络还会生成,并且持续发展——大脑可自我改装。

治疗性生活方式改变似乎可以加强这种神经可塑性。举个例子,我们已经讨论了运动的效果。这种效果可能是通过增加流向大脑的血流量而产生。研究者观测到,为期四周的认真冥想促进了大脑灰质的生成(Tang, Lu, Fan, Yang, & Posner, 2012)。视频游戏表明其可增加眼手协调性,甚至增强人的认知功能。药物,诸如氟西汀(百忧解)和安理申等,也可以增强神经可塑性(Vogel, 2012)。

尤其吸引人的是*神经发生*,新的神经元的形成,甚至在老年阶段也会发生。有证据表明,神经发生主要产生在海马。海马是记忆形成的主要位置,这将会在附录中进行讨论(Siegel, 2007)。海马就是有效的心理咨询可以影响新神经连接产生的位置。这里的神经变化过程导致了来访者在心理与行为方面的改变。

运动对于确保大脑和身体健康有着极为重要的作用(Ratey, 2008b, 2012)。运动会增加血流量,增加具有积极作用的神经递质(如 5-羟色胺)的释放。相信许多读者都曾在美丽的日落下,亲密关系的即刻体验中,或者跑步以及其他的体力活动中体验过 5-羟色胺所带来的愉悦感。这种通过运动所获得的积极情绪体验可以成为治疗手段的一部分。运动对抑郁症尤其有效，是因为其促进了 5-羟色胺的释放。如果你感到悲伤——散步或者跑步吧！如果你无法跑步，那就做冥想或者运用放松训练。

▶ 一些基本的脑结构

这一部分介绍了关于大脑的一些重要知识。这些知识将使你能够理解外科医生、神经生理学家以及其他一些对你的职业生涯而言非常重要的人的谈话并顺利地与他们进行交流。

额叶(图 C.1)是我们的 CEO——它跟执行控制、抽象推理和决策都有联系。额叶还是注意过程的中心，对长时记忆非常重要，还承担相当一部分的运动功能。通过与边缘系统的连接，情绪调控也被定位在额叶；然而，在出现危险、突发事件或者处于精神痛苦的情形下，边缘系统可能会夺过控制权。额叶受损的病人可能会表现出受损的情绪控制、语言障碍、人格改变、冷漠或者丧失计划能力。此外，与道德和价值(善/恶)相关的决策过程也定位在额叶。

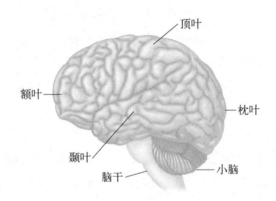

图 C.1　基本的脑区

顶叶赋予我们空间感知的能力，还具有对多种感觉(视觉/听觉/温度感觉/味觉/触觉)与运动功能的重要的整合功能。整合(把事物综合起来)是顶叶的功能之一。顶叶受损可能会引发人格改变，损害着装、制作物体和绘画相关的能力——任何整合能力障碍都有可能牵涉顶叶。上述功能的受损常与阿尔茨海默病同时出现。

颞叶与听觉处理、语言和言语的产生、性以及记忆相关。边缘系统，包括了长时记忆的中心(海马)就定位在颞叶(图 C.2)。

枕叶负责视觉处理和颜色识别。

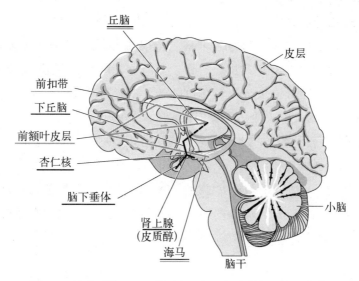

图 C.2　边缘系统、HPA 轴(下丘脑—脑下垂体—肾上腺)和
TAP 轴(丘脑—前扣带皮层—前额叶皮层)

© Cengage Learning

小脑占据了 10% 的脑容量,却占了总数 50% 以上的神经元。多年前,小脑曾因被认为是进化的遗迹而被忽视;然而在最近的一些研究中,小脑显示出了对脑功能的中心作用和重要性。这方面还有待更多的研究加以证实。小脑对流畅、有序的身体运动以及平衡至关重要。它也参与了包括注意、语言加工和感觉通道等众多认知功能。一个常见的关于小脑运动功能的测试是,让一个人沿着直线快速地移动指尖——小脑运动功能有障碍的个体只能做缓慢而不规律的动作。

脑干通过脊髓把大脑和身体其他部分连接起来。这个管状结构整合了全脑,对中枢神经系统与心跳、呼吸、注意和意识相关的功能非常重要。脑干也负责调节睡眠周期。

中枢神经系统(Central Nervous System, CNS)和**外周神经系统**(Peripheral Nervous System, PNS)中枢神经系统由脑和脊髓组成;它整合信息并控制身体和心理。外周神经系统将中枢神经系统与感觉器官、肌肉、腺体和血管连接起来。此外,我们在外周神经系统中发现了对理解咨询和治疗过程非常重要的神经递质。外周神经系统分为躯体神经系统和自主神经系统(ANS, autonomic nervous system);感觉系统属于躯体神经系统。自主神经系统包括交感和副交感神经系统。交感神经系统通过一系列相互连接的神经元启动"战或逃反应"——这些反应包括瞳孔扩张、流汗增加、心跳加快和血压升高。副交感神经系统又被称作"休息和消化"系统,负责存储能量——它的活动会减慢心跳减慢,增加肠道和腺体的活动,松弛胃肠道的括约肌。交感和副交感神经系统在应激反应中都扮演了不可或缺的角色。

　　关于"三位一体的脑"　"三位一体的脑"是一种认识脑及其中心作用的有用的方法。我们可以把脑分成三个主要部分：脑干或爬虫脑、边缘复合体和大脑皮层。

　　由进化论我们可以知道，爬虫脑主要与基本的身体功能和愉快／痛苦的感觉相关。你可以想象一下脊髓、脑干以及"脑的底部"——基底神经节。举一个简单的直观示例，把你的手握成拳头，但是要把拇指握在拳头里边——现在你的手腕就可以看成是脊髓，手的下部是脑干；大拇指代表支持情绪并形成记忆的边缘系统，而它外部就是进化程度最高的皮层。

　　"整体大于局部的总和"。具有复杂性和整体性的脑需要它的各部分和谐地工作。有个逐渐形成的观点认为，脑的不同步是引起生理和心理疾病的重要原因。有效咨询的目标就是同步三位一体的脑。

▶ 感觉和情绪的基础

　　边缘系统(图 C.2)对于作为心理咨询师和治疗师的我们是第一重要的，因为它可以帮我们理解关于情绪、感觉和记忆的各种问题。通过理解感觉过程，我们可以帮助来访者提高 TAP 执行情绪调控的能力。正如本书一直强调的，**杏仁核是情绪的"增能器"**——感觉的能量将记忆中的信息输入到海马，所以杏仁核跟海马的相互关系是很重要的。杏仁核表征了来自脑其他部位的感觉信息(看到、听到、感觉到、尝到、嗅到什么)的强度。如果没有足够的外部或内部刺激，脑和身体中(或者记忆中)的过程都不会产生。

　　海马是我们的记忆"器官"。它的活动跟杏仁核和大脑皮层联系紧密。来自杏仁核的能量告诉海马应该记住哪些信息——当没有足够的兴趣或能量的时候，记忆也不会产生；相反地，一个高度压力的事件(例如战争或者性侵犯)可以像闪电一样使整个系统超载，造成神经元的损伤并留下痛苦的记忆。新的负性的神经网络占据了主导作用。之前提到过的研究展示了身心健康和积极资源对于我们在寻求培养和强化海马中的积极记忆的重要性——**有效的咨询可以对脑产生积极的影响**。

　　杏仁核被认为是情感，尤其是恐惧、愤怒、悲伤和厌恶四种负性情感的中心。当然，根据不同的条件和情境，惊讶既可以是负性的也可以是正性的。在长时间的进化过程中，这五种情感对我们具有保护作用。第六种情感包括愉快和它的变种，例如饱腹、幸福、快乐和满足，被认为在进化中更晚出现，其中前额叶起了中心作用。内疚和羞愧等社会性的情绪是当我们对我们的社会情绪环境和与他人的关系做出认知上的反应时，上述情感的混合物。这种混合需要比基本情感更精细的认知过程。有趣的是，这种观点刚刚被采纳并且得到了林奎斯特等人(Lindquist et al., 2012)的理论以及实证研究的支持。后者明确说明情绪是通过我们和家庭、文化与环境的互动产生的。

也有观点认为，进化得到的六种基本情绪可以被简化为两个基本的行为反应——趋向和回避。从蛇一类小的生命到人类，在进化的所有阶段，生存与否都取决于知道什么时候怎样获得食物和繁殖的机会，以及躲避所有种类的危险。由此可见，仔细回顾下丘脑—垂体—肾上腺轴（HPA 轴）和甲状腺—前扣带回—前额叶皮层（TAP 轴）（图 C.2）是非常有益的。如上所述，杏仁核所归属的 HPA 轴是保护性情感的基础，进化上更晚出现的 TAP 轴则与基本的积极情绪以及衍生的社会情绪密不可分。

读过以上介绍之后，你应该可以了解到在咨询和治疗中应用积极手段、压力管理和治疗性生活方式改变是至关重要的。在这个基础上，神经科学的研究又提供了令人兴奋的发现：例如，我们现在已经可以识别杏仁核中能影响焦虑、抑郁和创伤后应激的特定神经元——它们所形成的有害神经连接在得不到有效的治疗时会一直留在那里。使用了从巴甫洛夫的工作衍生出来的经典行为手段得到的证据表明，我们可以"通过在没有危险的情况下展示被恐惧的物体"来改变这些神经元的能量水平。如果能够靶向特定的"夹层中的神经元"，药物就可以起到与咨询和治疗同样的效果(Ekaterina, Popa, Apergis-Schoute, Fidacaro, & Paré, 2008)。这些都是符合趋向/回避假说的例子。咨询和治疗的含义正如我们频繁提到的那样——积极健康的手段最能有效地帮助来访者解决问题。

杏仁核会被社会环境所塑造。其体积可能因为个体的一些经历而增大，也可能因另一些经验而减小。例如，你所经历的社会环境越丰富，你的杏仁核就会越大(Bickart, Wright, Dautoff, Dickerson, & Barrett, 2011)。创伤则具有相反的作用。研究者在比较了 24 名被诊断为边缘性人格障碍且经历过创伤的女性患者与 25 名健康人之后发现，前者的杏仁核体积减小了 22%，而海马体积减小了 11%；一些个案表现出了显著受损的认知能力(Weniger, Lange, Sachsee, & Irle, 2009)。

诺贝尔经济学奖获得者心理学家丹尼尔·卡内曼(Kahneman, 2011)进一步探讨了这个结论。他表示我们情绪化的好恶决定了我们看待世界的方式——这体现在政治、辐照食品、全球变暖、摩托车、文身等问题上。一旦在情绪上安定下来，无论是对我们还是对来访者来说改变都是很难的。**在很多情况下，也许是在大多数情况下，我们的情感和情绪都在引导着认知。**于是，我们再次认识到探索和反映情感情绪的重要性。当我们看到一张恐怖的蜘蛛照片或者血腥场面的时候，杏仁核和负性的情感就会被激活——无论是以口头还是非口头的形式。

在我们喜欢一个东西或者对它有浓厚兴趣的时候，我们的瞳孔就会扩大。

▶ HPA、TAP 及其他结构

没有认知就没有情绪，没有情绪就没有认知。

——让·皮亚杰

在这本书里我们已经提到过一个能体现边缘 HPA 相关情绪在咨询和治疗中的重要性的例子。同时，我们也强调过 TAP 是我们的"控制间"而前额叶是决策和监控反复无常的 HPA 轴的 CEO。我们可以认为，具有执行功能的 TAP 是情绪调节中的重要一环。

现在让我们想想下丘脑在 HPA 中的"中转站"角色——内部和外部的信息都从这里经过；下丘脑还控制着影响性、饥饿、睡眠、攻击和其他生物因素相关的激素。与下丘脑相连的垂体是与上述功能相关的"控制腺体"，它还会影响生长、血压、性功能、甲状腺功能和新陈代谢。肾上腺可以分泌至关重要的皮质类固醇，包括皮质醇（在压力状态下具有潜在的破坏作用，但也是刺激记忆产生所必须的物质）。神经递质肾上腺素可以调节心跳和"战或逃反应"。

丘脑也是一个中转站，它将感觉运动信号传递给大脑皮层，与 TAP 轴联系更紧密；同时它也与意识、睡眠和警觉状态的调节有关。通过与边缘 HPA 轴的连接，丘脑还在情绪调节过程中起到了核心作用。

前扣带回是一个围绕沟通左右脑的胼胝体（将会在下边介绍）的"项圈状"结构。前扣带回与决策、共情和情绪等认知功能的调节有关。此外，它还参与了血压和心跳的调节。它"将身体、脑干、边缘系统、皮层和社会过程连接成一个整体"（Siegel，2007，p.38）。

镜像神经元主要存在于于运动皮层和顶叶（Rizzolatti & Craighero，2004），对于心理咨询和来访者的改变具有重要的意义，因为它们使我们具有理解他人行动并向他人学习的能力（我们在第 3 章中讨论了镜像神经元和咨询的关系）。如果你注意到在看一场激动人心的球赛或者引人入胜的电影时你身体中发生的情况，你就可以更好地理解镜像神经元是如何工作的——我们将发现我们中的大多数人在紧张和激动的场景下会紧张起来并且握紧拳头；甚至在击球手抓着球冲向对面球场的时候我们自己也会跟着摇摆起来。在观看那些能以某种形式触动情绪的电影的时候也会发生类似的情况——你的心跳会加速，并且在你坐在座位边缘时会一个趔趄"躲开"电影中的坏人。

在流行的说法中，左右脑半球的区别被过度简化了。胼胝体连接了两侧的大脑，同时将中转站丘脑包裹进去。很明显，两侧的脑是一起工作的，并且它们的相异与相似远远不同于通常被泛化的"线性的左脑和更有趣、更富直觉性、更有创造力的右脑"。回想一下，具有执行功能的左脑跟积极情绪相关，而右脑跟消极情绪更相关。左脑调解着消极情绪，而认知上的 CEO 决定如何应对具有挑战性的事件。拉扎布和麦格劳(LaCombe & McGraw, 2010)通俗地做出如下总结：

请注意两个概念都是假说——根本不存在与左脑如此分离和独立的右脑。左、右脑不是对立的，也没有谁更"高级"。比方说，当你在对话的时候，你的左脑会更关注交换的词语的意思，而右脑会关注对方是否听懂了你的话。

我们使用"左脑"和"右脑"这两个术语来指代大脑处理信息的两种方式。所以，当我们说某人"只用右脑活着"的时候，只不过是在说他使用一种整体的、"统揽全局"的方式看待他的经验。

事实上，没有人永远只单单使用一侧大脑。区分大脑运作的两种方式只是为了帮助你理解一些咨询技巧是如何以及为何有效运作的。

伏隔核(图 C.2 中没有标示)是我们的快感中心——它参与了奖赏、大小、成瘾、攻击、恐惧和安慰剂效应。抑制性神经递质 GABA(γ-氨基丁酸)在这里产生，并且和乙酰胆碱一样可以将信息传遍全脑和外周神经系统。

伏隔核对性行为和从某些娱乐用的毒品所得到的"飘飘欲仙"的感觉具有强烈的反应——作为理解成瘾的关键部位，伏隔核对于大麻、酒精和其他成瘾相关的化合物都具有明显的反应。它也部分地揭示了为什么我们在面对跟性成瘾，尤其是具有跟踪行为的个体时会遇到很多挑战。我们最大的一个挑战就是帮助这些来访者检视并重构他们的故事，然后找到能利用健康的快感替代成瘾行为的行动方式。当你发现这些来访者正在培养新的生活满足感和兴趣(也就是健康的生活方式)，你其实已经在影响他们选择新的能够在伏隔核和其他脑区产生正性影响的行为。

你可能会遇到在面对刺激的时候喜欢自主行动的来访者——他们可能很冲动，然后就让自己陷入了麻烦；他们可能很有创造力，然而没有能力管理他们丰富的想法；他们也可能在过度用药或吸毒的过程中不能自控。在这种情况下，运用更直接并且偏认知的理论，例如认知行为疗法或者动机访谈，可能更有用。对于那些陷入认知强迫性思维和思虑过度的来访者，针对情绪的疗法可能会有用。有效的对抗产生的惊喜和通过心理教育、压力管理和治疗性生活方式改变提供有用的实时信息可能会在这方面有所作为。

认知之下可能隐藏着情绪，但是正如 TAP 可以调节情感，新的认知过程也可以改变情绪体验。我们相信，在考虑关系和情绪问题之后，认知行为疗法将是最有效的。罗杰斯的人本疗法需要对情感和认知做出平衡。决策咨询第一眼看上去好像很有认知的味道，然而，正如我们在第 14 章所见到的，不考虑情绪的决策有可能并不让人满意。边缘 HPA 轴和起执行作用的 TAP 轴之间需要达到平衡。

▶ 神经元、神经网络和神经递质

一起放电的神经元会被连在一起。

——唐纳德·赫布

当西格蒙德·弗洛伊德知道脑是由细胞构成的时候，他还是维也纳大学的一名年轻的医学生。他预言了神经递质的存在并且将这些细胞之间的空隙称为接触壁垒。在他于 1985 年出版的《科学心理学设计》(*Project for a Scientific Psychology*)一书中，弗洛伊德提到他关于脑和思维的模型的时候，就已经将神经元作为意识、记忆和知觉的基础来描述了。

现代研究的估算表明，大脑中约有 850 亿～1 000 亿个**神经元**(或者称为神经细胞)。神经元通过**突触**与其他神经元连接组成**神经网络**。图 C.3 展示了一个神经网络及其与其他神经网络的连接，以及通过突触和神经递质向相连的神经元末端传递化学信号的放大图——位于神经元中心的是 DNA，神经递质是一种化合物，它将信息从一个神经元传向另一个神经元。如果没有神经传递，那么脑或身体中就什么都不会发生——没有动作就没有学习。与药物百忧解(Prozac)以及酒精、大麻和可卡因等毒品一样，心理咨询和治疗中的互动会影响神经冲动的传递。咨询和药物都可以促进神经的发生，而毒品则被证实会损毁神经元。

在我们所有关于大脑的讨论中，神经传递比这里所说的更复杂。为了进一步详尽阐述，我们建议你观看以下 YouTube 视频：

神经传递是如何运作的(90 秒，www.youtube.com /watch?v＝p5zFgt4aofA)

神经传递—3D 医学动画(38 秒；www.youtube.com /watch?v＝cNaFnRKwpFk)

2.1 神经传递(更详细内容，61 分钟；www.youtube.com /watch?v＝KEuJFb_mVUw)

"同时放电的神经元之间的连接会变得更紧密。"(赫布原则)需要多个神经元才能产生显著变化。图 C.3 的上图显示了与单个神经元相关联的**神经网络**。但这是一个简化的图示，因为神经元涉及多个复杂的交互网络。当我们有任何类型的经历或刺激，包括咨询会谈时，神经元就会放电。心理咨询和治疗的效果通过神经递质在神经元和神经网络中的传导来实现。这些信息如果足够强或频繁，便会成为海马中记

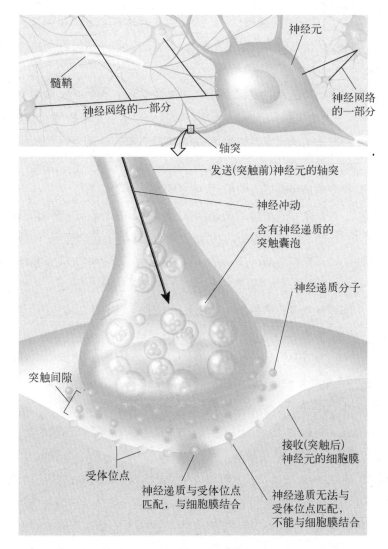

图 C.3　神经网络、神经元和神经递质

来源：W. Weiten, *Psychology*, 7th ed. © 2008 Wadsworth, a part of Cengage Learning. 复制许可：www.cengage.com/ permissions.

忆的一部分。你可以通过神经可塑性对发育中的大脑产生很大的影响。你的咨询技巧和策略可以促进神经递质的活动,促进神经连接的增强。在我们的语言中,我们称之为学习或改变。我们也可以通过来访者在来访者转变量表上的积极进展来评价这种学习或改变。当一个人学习的时候,我们现在可以在 PET 和 fMRI 大脑扫描中看到变化。随着研究的发展以及变得更加精确,成像扫描可能成为关键的诊断工具,甚至可以显示你的工作实际上影响了脑的哪些特定领域。

　　神经冲动沿着发送神经元的轴突传导,强度达到一定程度就会刺激突触囊泡释放神经递质。然后，化学神经递质分子进入突触或突触间隙，之后试图与下一个神经元中独一无二的受体位点结合。已确定的神经递质超过 100 种，每个都有自己独特的一组受体。

如果外来化学物质进入血液，受体位点可能会受骗上当。例如，酒精会影响一些神经递质，包括令人愉快的多巴胺，还会增强抑制性的递质 GABA（γ-氨基丁酸），抑制兴奋性的与学习有关的递质谷氨酸，促进内啡肽升高。伴随着这些良好的感觉开始不受控制，对结果的注意力会下降，运动控制和认知的有效性也会降低。

精神科药物影响神经递质的作用，从而影响神经网络以及记忆和行为变化。举个例子，请参见用于抑郁症治疗的选择性 5-羟色胺再摄取抑制剂（SSRIs，如百忧解）。这些模仿 5-羟色胺神经递质的药物通常可以缓解重症抑郁症，尽管 SSRIs 对轻度抑郁症的疗效证据模棱两可（Fournier et al., 2010）。许多人认为药物治疗是一件好坏参半的事。例如，对 7,696 名孕妇进行的抑郁症研究发现，未经治疗的妇女产下的婴儿的头部和体重增长率较低。虽然采用 SSRIs 治疗可以减轻抑郁症的症状，但是孩子头部的生长依然迟缓，而且早产的风险更高（Marroun et al., 2012）。在另一个层面上，严重的心理情绪困扰如精神分裂症已经被不断增多的抗精神类药物成功治疗，如第一代氟哌啶醇（Haldol）和氯丙嗪（Thorazine），非典型的第二代和第三代维思通（Risperdal），再普乐（Zyprexa）和阿立哌唑（Abilify）。这些强力抗精神病药物主要针对多巴胺，但有些也影响 5-羟色胺、去甲肾上腺素和乙酰胆碱。然而，抗精神类药物被发现会导致灰质和脑体积减小（Ho, Andreasen, Ziebell, Pierson, & Magnotta, 2011; Lewis, 2011）。我们建议尽可能地反对和避免这些药物，特别是现在制药公司开始扩大到向儿童和老人进行销售。这两个群体特别容易受到伤害。

鉴于药物好坏参半的影响，我们需要考虑有效的治疗是否会影响结果。认知行为治疗（CBT）通常被认为相对于药物来说对抑郁症有效或者更有效，包括在 6 个月的随访中有更多的成功案例（Fava et al., 1998）。对于创伤后应激幸存者的研究发现，为期 12 周的认知行为治疗比药物治疗更有效，而药物实际上没有起到作用（Shalev et al., 2012）。

研究者在对有精神病患病风险的青少年研究时发现，认知行为治疗加上广泛的补充预防措施（包括营养、家庭咨询和社会技能教育）大大减少了精神病的实际罹患人数。这类研究大都由帕特里克·麦克格里及其在澳大利亚皇家墨尔本医院的工作人员进行，其范围甚至扩大到了全世界。在这些项目中，人们会尽可能地限制药物治疗并避免使用抗精神类药物。研究一直宣称有效地改善了高风险青少年（McGorry, 2012）。然而，第五版的《精神障碍诊断与统计手册》使用的术语是"轻微精神病综合征"而不是高风险(c.f. Woods, Walsh, Saksa, & McGlashan, 2010)。这种命名法倾向于使青少年病理化，并表明相较于预防措施和咨询服务，使用抗精神类药物的可能性更大。

虽然这本书已经注意到广泛的神经科学问题和咨询服务对大脑的影响，但是在这里我们将大胆地宣称，成功通过**有效和优质**的咨询和治疗来影响神经递质才算起到了应有的作用。正如我们所说，通过咨询而产生的新神经网络是时刻变化的新的创造。在这一点上，科学与咨询的艺术汇聚在一起。

表 C.1 作为初步介绍，显示了你的咨询过程是如何影响神经递质并使其发生改变，从而创造出新的神经递质。艺术成为科学，科学成为艺术。

表 C.1　神经递质以及可能的治疗策略

神 经 递 质	咨询和治疗可能产生的影响
谷氨酸—最重要的脑兴奋性神经递质。一般来说，我们想增加这种对神经可塑性、运动、记忆和学习至关重要的中枢神经递质。使神经放电变得温和。化学性质与谷氨酸很接近的谷氨酸钠(MSG)对一些人来说可能会产生问题。	一般来说，我们想增加这种中枢神经递质。运动有利于产生谷氨酸。压力管理和健康活动对平衡来说很有用。谷氨酸异常可用于初步诊断抑郁症和精神分裂症。（药物：谷氨酸摄取抑制剂）
GABA(γ-氨基丁酸)—抑制性的，可防止神经元变得太活跃并调节神经元放电。对边缘系统和杏仁核来说很重要。酒精和巴比妥类会增加 GABA 的释放，导致机体对刺激的敏感性降低，产生认知和感觉运动问题。	CBT(认知行为疗法)的镇定策略认为咨询、冥想、当下的焦点可能是有用的，GABA 释放量会增加。基本倾听程序会让你在倾听来访者的故事时帮助到他们。（药物：轻度镇静剂、抗焦虑药物、针对 GABA 含量过低的锂。）
多巴胺—注意过程、快乐、记忆、奖赏系统、精细运动动作。成瘾物质会增加多巴胺的释放量。低多巴胺常见于抑郁症。	努力帮助来访者在生活中找到快乐。治疗性生活方式改变和咨询的重点在于，有关优势和积极叙述的故事应有助于多巴胺的产生。当我们在摆脱抑郁症和无效行为时，所有有效的重新叙事应该促进多巴胺的释放。（药物：多巴胺再摄取抑制剂[NDRIs]作为抗抑郁药。）
5-羟色胺—对心境、睡眠、焦虑控制和自尊至关重要。与抑郁、冲动、愤怒／攻击性密切相关。	想想 5-羟色胺在跑步时的"高含量"。让来访者动起来。锻炼时很难会使人感到压抑。健康、冥想、认知行为咨询以及找到明确的生活愿景和意义应该是有帮助的。会谈后积极的重新叙事和行动非常重要。（药物：SSRIs[5-羟色胺再摄取抑制剂]允许更多的传递。实验已证明氯胺酮，也被称为危险的致幻性街头药物 K 粉，可以迅速改善抑郁症。）

（续表）

神经递质	咨询和治疗可能产生的影响
去甲肾上腺素（与肾上腺素密切相关）—在压力下会立即释放，使人在认知上和身体上更加有意识，更加活跃。它参与心跳活动并帮助新信息转至长时记忆中。过多的话会释放破坏性皮质醇。与焦虑、抑郁和双相情感障碍有关。	同样，让来访者活动起来，动起来。在需要的时候，使用压力管理、决策咨询和 CBT 来减轻压力。一如往常，讲述在一段关系中有关关怀的故事可以使人冷静下来。人们可能会沉迷于高肾上腺素——你可能已经在跑步者身上甚至是过度工作并高度兴奋的人的身上看到了这点。心理咨询师在运用寻求意义策略时应该帮助来访者更有效地应对生活中的挑战。（药物：SSRIs，有时加上多巴胺作为抗抑郁药。）
大麻素—影响大脑的愉悦中心——伏隔核。涉及成瘾行为。 四氢大麻酚（THC）—大麻的活性成分激活受体。	动机性访谈可能是最有效的策略，因为它会直接攻击成瘾性问题。来访者享受着毒品带来的"快感"，需要采用其他方法来寻找生命中的积极因素和优势。引荐到匿名戒酒协会（Alcoholics Anonymous）或专注于其他问题（例如性、毒品和其他成瘾）的支持性团体可能会有所帮助。大麻似乎可以用于许多医疗问题和阿尔茨海默病，但也会增加青少年自杀和罹患精神病的概率。（药物：暂无可用，但有些在试验中。）
乙酰胆碱（ACH）—最先发现的神经递质。影响记忆、认知功能、情绪、侵略行为、中枢神经系统。ACH 丧失是阿尔茨海默病的中心指标。	运动、冥想、社会关系、积极的活动可以减缓阿尔茨海默病。你与其家人的努力将成为帮助做出决策和适当支持来访者的核心。与来访者一起努力，帮助他们应对日益普遍的生活挑战。（药物：安理申，胆碱酯酶抑制剂，许多新的药物在高级测试阶段。）
脑啡肽和内啡肽—内源性吗啡，如脑啡肽和 β 肽等多肽类物质存在于中枢神经系统内。释放内啡肽以应对疼痛或持续的运动。它们作为内部镇痛药，似乎在控制胃口中起作用。	疼痛管理在咨询和治疗中的作用越来越大，通过治疗性生活方式改变，如放松、运动和冥想，可以调节疼痛，减轻压力，产生平静的感觉。已经发现冥想、正念训练和相关的咨询策略对于缓解疼痛非常有用，并且被认为优于通常具有副作用的潜在成瘾作用的止痛药。（药物：一系列非处方药和处方疼痛和头痛缓解剂，包括可待因和吗啡。）

© Cengage Learning

▶ 微技巧和它们对改变的潜在影响

贯注、观察和基本倾听顺序的微技巧对于共情式沟通至关重要。通过镜像神经元，我们开始有了"感受别人的感受"的生物学可能性。通过我们的童年和后期的发展经历，我们或多或少地适应了他人。如果不摄取营养，共情性理解的神经元会消失。反过来，共情性教学可能有助于人的变化，特别是通过倾听技巧。而且，如果你对来访者移情，那么你正在帮助这个人更加理解他人。

雷斯塔克(Restak，2003，p.9)的一项经典研究发现，随着运动得到更加完全的学习和自动化，志愿者训练在运动序列中产生了大脑活动模式的顺序变化。系统的逐步学习，如本书所强调的，是一种高效的学习系统，也见于芭蕾、音乐、高尔夫等许多场合。如果有足够的技巧练习，可能会预期产生大脑变化，提高这些技巧的能力将发生在从手指运动到跳舞，从高尔夫挥杆到咨询技巧的领域。表 C.2 概述了各种微技巧与心理咨询和治疗相关的学习过程是如何联系的。

表 C.2 关键微技巧概念和神经科学

微技巧概念	与神经科学和神经心理学相关的一些问题
贯注行为	注意可以通过脑成像技术来测量，现在被许多人认为是大脑中的核心过程。当来访者和咨询师进行会谈时，两者的大脑都参与其中。注意的核心过程是唤醒和聚焦。唤醒涉及大脑的工作核心，将刺激传递到皮层并刺激许多脑区中的神经元放电。选择性注意"是由……一部分丘脑引起的，其运作非常像一个聚光灯，变成照在刺激物上的光"(Carter，1999，p.186)。如果你能够有精力有兴趣地聆听，并且有效沟通，那么就期待你的来访者将其作为本身的积极资源来获得注意。注意对于作为 CEO 的前额叶皮层执行其功能具有核心作用。注意不仅影响认知，还影响情绪和感觉。积极注意降低了生活中负面问题的影响。
询问	新的历史和故事在咨询会谈中被撰写。对问题的询问影响了存储在海马中的旧记忆。创造"新历史受到目前神经经验的决定因素的影响。这些因素通常与那些在很久以前影响初始经验的因素非常不同"(Grawe，2007，p.67)。
发现	当你学习如何更有效地观察来访者时，你的大脑可能会发展出新的神经联结。期望你的多元文化学习成为这些新的联系之一。日本人被认为是比西方人更具整体思维的思考者。当你与具有不同文化背景的人一起工作时，你要预期会有不同的认知/情感风格——但不要有刻板印象！黑人和白人在看到同种族面孔时表现出更强的大脑激活，而当种族不同时则表现出较弱的大脑激活。当别人跟我们差不多时，我们往往会更舒服一点。这表明在会谈早期讨论种族和其他文化差异可能是建立信任的有用途径。有趣的是，在政治观念上也有类似的发现。 表情可以将情绪传达给他人。如果你微笑，世界确实会和你一起微笑(在一定程度上)。将微小的传感器附着在看着人脸的人的"微笑"肌肉上，实验表明，另一个微笑着的人的视线会触发自动化的模仿——尽管微小到可能看不见。大脑的结论是，在那里发生了一些好事，这产生了一种快乐的感觉。

（续表）

微技巧概念	与神经科学和神经心理学相关的一些问题
鼓励、释义和总结	积极倾听是咨访关系的重要环节——心理咨询师应该考虑倾听对于来访者身心健康以及挑战的重要性。同样，如果你只听问题，也要期望神经细胞能够产生相应的沟通。
情感反映	一些基本的情绪（悲伤、疯狂、高兴、恐惧）出现在脑成像中。边缘系统组织理上的情绪反应，包括杏仁核、下丘脑、丘脑、海马结构和大脑皮层。大脑皮层接收这些信息，并确定如何命名各种感觉以及根据这些感觉可以做些什么，从而调节情绪。恐惧的中心位于杏仁核，该部位也负责传递情绪的强度。在紧急或冲动的情况下，边缘系统能够而且会战胜皮层的判断。 情感反映是共情式沟通的基础。心理咨询师的镜像神经元在听到来访者的故事时被"点亮"。
面质	所谓的"创造力"可能位于直觉右脑与线性左脑之间的联结中，边缘系统主要负责无意识参与。负责执行功能的左脑提供了最终的对于创造力的整合以及对于新事物的创造。虽然尚未经充分证实，但许多人认为，当两个半球同步活动时，新的学习（神经可塑性）就出现了（Goodwin, Lee, Puig, & Sherrard, 2005；Puig, Lee, Goodwin, & Sherrard, 2006）。根据定义，指出一个人生活中的不协调方面的面质，会让人努力开辟新的思维方式。柔和和支持性的面质往往可以触及潜在的情感结构，因为共情氛围为创造性的新学习提供了基础。
聚焦	来访者的选择性注意以大脑中现有的模式为指导；聚焦是一种有意技巧，可以为来访者的想法、情感和行为打开更多的可能性。前额皮层的许多区域在注意任务的准备和执行期间被激活。自我约束和理解他人（共情）受到注意系统的深刻影响。聚焦也将帮助来访者学习新的行为。
意义反映	意义与情绪密切相关。抑郁症的症状很多，但其主要特征是消除生活的意义。相比之下，处于躁狂状态的人将生命视为和谐有序的光辉整体。在抑郁症和躁狂症中有着最显著影响的大脑区域是前额皮层内表面下的一个区域，即大脑的情绪控制中心。该区域在躁狂症发病期间异常活跃，但在抑郁症期间（与其他前额区域一起）不活动。瑞迪（Ratey, 2008a, p.41）评论说："你必须找到正确的任务，必须找到一些有机的、正在成熟的东西，能让你专注并继续为自己提供意义，使自己得到成长与进步。精神性甚至点亮了大脑中的核心部位。意义驱动较低级别的加工中心，并与情绪和动机区域相联系……如果你能让他人进入一个由他们的任务、工作或目标所提供意义方向的情境，那么他们就不需要药物。"

（续表）

微技巧概念	与神经科学和神经心理学相关的一些问题
释义/重构、逻辑结果、指导/心理教育、教导	一些来访者带着负面情绪和加倍紧张的杏仁核进入治疗,担心治疗关系所可能带来的后果。就神经生物学而言,目的就是减少这种神经过度活跃并增强伏隔核的活动,而这块脑区与快乐相关。 我们需要激活皮层的功能,使个体产生积极的想法和情感,以便我们能够有效地处理问题。例如,认知治疗可以鼓励左脑活动来达到对负面情绪的控制。对影响技巧和策略的有效运用为来访者提供了一些可以做的具体事情以帮助其建立更积极的想法、情感和行为。通过这种方式,来访者可以更有效地处理他们的问题。 在严重的压力或恐慌下,杏仁核就会发挥控制作用。因此,你会发现许多来访者没能用更积极的记忆和个人技巧来抵制消极性。我们需要建立积极情绪来应对消极情绪。以健康和优势为基础能使来访者有能力应对重大挑战。有些人甚至推测,在不久的将来,从业者将能够通过心理咨询、药物治疗、冥想或其他积极的干预措施来修改脑回路。

© Cengage Learning

▶ 大脑的默认模式神经网络：大脑休息时在发生什么？

当一个人坐下来,什么事都不做时,大量有意义的活动便出现在脑海里。

——马库斯·E.雷切利

活跃的大脑,也称为任务正相关脑(task positive brain, TPB),一直是本书和本节关于一些关键脑结构的概要重点。TPB关注日常生活、作为和行动、思想、情感和行为。令人惊讶的是,处于静态中的大脑,默认模式神经网络(DMN)甚至更为活跃。直到2001年,静息态的大脑才得到认真的研究(Raichle & Snyder, 2007)。我们活跃的 TPB 只占用大脑潜在能量的10%,而 DMN 所消耗的能量比前者多出许多倍。事实上,我们做任何事情,从拍苍蝇到写一篇复杂的文章或打网球,大脑做出的努力比在默认水平下要少。

本附录早前讨论的连接体的整合通路为默认模式神经网络的性质和重要性提供了重要的线索。越来越多的神经科学家认为通路和神经网络之间的不同步导致精神(和身体)的健康问题。霍夫曼(Hoffman, 2012)表示:"改变我们的大脑就是改变我们的连接体"。他认为,连接体和默认模式神经网络是人类历史上的转折点。经验改变我们的大脑,就像基因一样。重新连接是我们在咨询中所做的：治疗、神经反馈、刺激都与重新连接相关。

静息态大脑的典型活动是自我参照，如内省、心不在焉、白日梦、回忆以及思考别人的观点。任何与此刻不直接相关的想法都被认为是 DMN 的基础。研究者认为这是大脑巩固信息的方式，因为这么多的信息进入我们的大脑，我们不能全部有意识地去处理。

我们建议你访问 http：//www.youtube.com/watch?v=6A-RqZzd2JU 观看关于 DMN 的 2 分钟视频介绍；你还可以在 www.youtube.com 上使用"静息态脑"(resting brain)或者"默认模式神经网络"(default mode network)为关键词来搜索。

许多人认为，DMN 代表许多无意识的思想，这种无意识思想验证了弗洛伊德所说的关于心灵(mind)的大部分内容(Viamontes & Beitman，2007)。一个孩子的发展经历印刻在了他的长时记忆中，并被组织进了默认模式的游离思维中。在我们作为成年人的生活中，这些旧有的经验和新的经验不断地改变我们在海马中所存储的记忆，是神经发生过程的一部分。这种复杂的感官信息序列被抽象化，并形成了无意识的基础。只有一少部分的潜意识数据会出现在任务正相关脑的意识思维中。然而，在 DMN 中总是有一些水平，最终影响着意识层面的决策。有些人甚至认为意识和个人能动性可能并不存在(Ivey，1986/2000；Lacan，1977)。

有证据表明，被诊断为自闭症、精神分裂症、抑郁症、ADHD 和阿尔茨海默病的个体的默认模式神经网络与正常个体明显不同(Hoffman，2012；Othmer，2012)。罹患这些病症的个体似乎有一个过于活跃的 DMN。一些理论家认为，对于 DMN 的评估可能会导致治疗变化，他们认为神经反馈是一种非常有前景的治疗方式。例如，一项研究发现，在 fMRI 评估中可以看到，40 次神经反馈的咨询会谈具有镇静功能，使得 ADHD 儿童的异常脑电波变得越来越平稳。ADHD 儿童会持续处在活跃状态并且不停改变所做的事情。来自神经反馈的镇静也导致其在学校和家庭中行为的显著差异(Russell-Chapin)。

DMN 的研究正在迅速发展，预计会对人格和人类发展理论以及咨询和治疗实践产生强大的影响。通过 fMRI 研究证明，不同的人格类型在 DMN 中具有不同的活动模式。目前已经识别出五个人格维度(外向性、神经质、开放性/理解力、宜人性和尽责性)(Sampson，Soares，Coutinho，Sousa，& Gonçalves，2012)：

外向性和宜人性与 DMN 中线核心的活动呈正相关，而神经质、开放性和尽责性与顶叶皮层系统相关。前扣带皮层(ACC)的活动与外向性呈正相关，而与自觉性呈负相关。顶叶区与每个人格维度的相关存在差异。

因此，通过 fMRI 评估人格是可能的！这是强大的初步证据，可支持以上所概述的维尔莫特斯和贝特曼早先关于无意识的看法。

▶ 社会公正、压力管理和治疗性生活方式改变

儿童早期的贫穷会毒害其大脑……神经科学家发现,许多在低社会地位、非常贫穷的家庭中长大的孩子经历着不健康的压力激素水平,这损害了他们的神经发育。其影响是损害儿童语言发展和记忆力,从而削弱其在生命的剩余部分中摆脱贫困的能力。

——保罗·克鲁格曼

压力在几乎所有的来访者所遭遇的问题和困难中都是一个重要的症结。这也许与我们正在讨论的问题无关,但是你需要准备好在需要的时候评估压力水平并提供指导和治疗,可以使用第 13 章和第 15 章的一些策略。压力将表现在身体紧张和非言语行为中。认知/情感压力表现在声音犹豫、情绪困难以及来访者在生活中面临的冲突/差异。

适度的压力(如果不是持续很久的话)是身心健康与发展所必需的。例如,通过举重,肌肉的重复加压会分解肌肉纤维,但在休息后,肌肉重建会获得额外的力量。跑步和其他体育运动也会产生类似的模式。如果没有压力,身体发育和学习都不会发生。压力也应被视为集中注意力的动力和变化的条件。杏仁核需要能量。例如,面质技巧会给来访者带来压力。但是,作为一个支持性的挑战,这种压力成为认知和情感变化的基础。在上述各方面,请注意适度一词和在各种压力之间休息的必要性。

不良和长期的压力是有害的。"皮质醇是长效应激激素,有助于调动机体能量、对线索的注意和记忆力,并让身体和大脑准备应对挑战。皮质醇以油脂的形式监督机体能量的储存,以备今后的压力。它的活动对我们的生存至关重要。在高浓度或者浓度不稳定的情况下,如创伤后应激,皮质醇对神经元会产生有害的影响,侵蚀它们之间的联结,分解肌肉和神经细胞,以提供即时的机体能量"(Ratey 2008b, p.277)。

一篇题为 *Excessive Stress Disrupts the Architecture of the Developing Brain* 的文章(National Scientific Council on the Developing Child, 2005)列出了以下有用的观点:

1. 在子宫中,未出生的孩子会对母亲的压力作出反应,而酒精、药物和其他兴奋剂则非常有害。

2. 对于发育中的儿童来说,神经回路极具可塑性,能适应生长和变化;但再次要指出的是,过度的压力会导致脑发育不足,并且在成年后,孩子更可能罹患抑郁症、焦虑障碍、酒精中毒、心血管问题和糖尿病。

3. 怀孕时的积极经历似乎有助于儿童发展。

4. 照料者对健康儿童的发展至关重要。

5. 贫困儿童或被忽视的儿童的皮质醇水平往往会升高。

如果你回顾本书之前的章节，特别是那些谈论额叶皮层和边缘系统的章节，你可以了解到贫困与挑战，如种族歧视和压迫，会对大脑产生怎样的影响。种族歧视事件使大脑处于高度警觉状态，从而产生明显的压力，伴随着杏仁核的机能亢进以及对记忆和大脑其他区域的干扰。我们需要意识到，许多环境问题，从贫穷到危险社区的有害环境，都对神经生成和潜力发展不利。我们可以进一步扩大这一情形的范围，比如创伤。

回想一下，婴儿、儿童和青少年的大脑只能注意直接环境中所发生的情况。同样，要考虑来访者来自不同的积极或消极环境。社区图的目的之一是帮助你和来访者了解到，作为个体，我们是如何与个人、与我们周围的家庭团体和机构相联系的。温暖接纳你的教会有助于你的积极发展；银行拒绝给你父母贷款或同伴嘲笑和骚扰则对你的发展有害。

来访者需要了解社会系统是如何影响个人成长和个体发展的。我们的工作是帮助来访者理解，问题并不在于他们，而在于不公平地对待他们，不给他们成长机会的社会制度或生活经历。

最后还有社会行动。为了反抗造成贫困、战争和其他压迫的社会力量，你在社区和社会上都做了些什么？

你理解你的来访者是如何自己维护社会公正的吗？社会公正的方法包括帮助来访者寻找出路以防止压迫，与学校、社区行动小组和其他人一起为了改变而努力。

▶ 展望未来

神经科学研究为理解我们所做工作的影响提供了生物基础。**正是心理咨询和治疗行动对来访者（以及咨询师）的记忆造成了变化。**始终要意识到在咨询谈话期间新的想法和学习正在被构建。我们建议你继续研究和学习大脑的结构和功能，因为新的发现可能为我们的研究提供进一步的支持，并提出具体的实践指导。

大脑研究并不反对心理咨询和治疗的认知、情感、行为和意义重点。相反，它将帮助我们确定对来访者最有帮助的干预措施。事实上，最明显的发现之一是大脑需要环境刺激来获得成长和发展。你可以为来访者的成长和发展提供健康的环境。我们主张将咨询、心理治疗、神经科学、分子生物学和神经影像学整合在一起，并将这些综合的学习领域的知识输入到实践、训练和研究中去。

▶ 对未来研究的建议

下面列出了使我们了解以及塑造我们的神经科学和咨询整合观点的材料。所列的前五名包括三名研究人员和两名理论家/临床医生。所有这些专家都是以可理解的、有趣的方式向读者呈现了神经科学，尽管这对克劳斯·格劳来说应该算是一个挑战。其他几个重要学者和研究人员将在本节稍后介绍，其他许多学者的研究都非常值得去验证。

Sapolsky, R. (2012). *Biology and human behavior: The neurological origins of individuality* (2nd ed.) [audio]. Chantilly, VA：The Teaching Company. (www. thegreatcourses.com；en.wikipedia.org/ wiki/ Robert_Sapolsky)。

这是艾伦开始研究神经科学的地方。萨波尔斯基是一位杰出的演讲者，并以清晰的、可理解的形式提供基础知识。经常更新，因此请检查最新版本。

Grawe, K. (2007). *Neuropsychotherapy: How the neurosciences inform effective psychotheraphy*. Mahway, NJ：Erlbaum. 很悲伤，作者在这本书发行之前就过世了，但是可以在 www. psychotherapyresearch. org / displaycommon. cfm?an = 1 & subarticlenbr=50 看到他的讣告。

这本书非常棒地提供了神经科学与治疗之间的联系的细节。这本书艾伦已经读了三次。在神经科学方面，2007 年是很久的年份了，但格劳远远领先于我们的领域。

Decety, J., & Jackson, R(2004). The functional architecture of human empathy. *Bebavioral and Cognitive Neuroscience Reviews*, 31(2), 71 - 100. (可以在 www. herasaga.com/ wp-content/ uploads/ 2009/ 12/ Decety-Jackson-Empathy. pdf 获取该综述；也可以在 en.wikipedia.org/ wiki/ Jean_Decety 上看到。)

德塞蒂和杰克逊的这篇文献仍然是我们认为与共情和神经科学相关的最佳文章。他们了解咨询和治疗研究，并将其明确地与大脑的活动相结合。

Ratey, J. (2008) *Neuroscience and the brain: Implications for counseling and therapy* [video]. Framingham, MA：*Microtraining Associates*。

这个视频展示了大脑结构和科学的"本质"。

Ivey, A. (2009). *Counseling and neuroscience: Implications for microskills and practice* [video]. Framingham, MA：Microtraining associates. (www. emicrotraining. com)

艾伦讨论了他如何利用微技巧，将神经科学与心理咨询联系在一起。

以下是你应该对理论、研究和实践进行探索的其他主要作者的列表。请使用谷歌或其他搜索引擎来查找最近的研究和参考文献。他们将在未来几年内经常更新和充实他们的研究。对于使用维基百科作为学术来源引起了某种争论。但是，下面列出的网站有两个作用：(1) 它们可以告诉你学者的生活；(2) 除了网站上的具体建议外，你将会找到可深入阅读的重要参考资料。了解被许多人认为是主要影响者的生活故事将为你提供神经科学的历史感和语境感。这些简短的网站介绍也将为你指出各领域的未来发展。你也可以在 YouTube 上找到所有这些作者的介绍。

Richard Davidson　冥想与脑

(en.wikipedia.org/ wiki/ Richard_J._Davidson)

Antonio Damasio　在情感和意义方面很卓越

(en.wikipedia.org/ wiki/ António_Damásio)

Jon Kabat-Zinn　将正念冥想带至舞台中央

(en.wikipedia.org/ wiki/ Jon_Kabat-Zinn)

Eric Kandel　神经科学和实践的开拓者

(en.wikipedia.org/ wiki/ Eric_Kandel)

Michael Merzenich　脑的可塑性和变化的最重要的研究者

(en.wikipedia.org/ wiki/ Michael_Merzenich)

Daniel Siegel　人际神经生物学和正念

(en.wikipedia.org/ wiki/ Daniel_Siegel)

Abe, N., Okuda, J., Suzuki, M., Matsuda, T., Mori, E., Minoru, T., et al. (2008). Neural correlates of true memory, false memory, and deception. *Cerebral Cortex, 18*, 2811–2819.

Ahmad, T., Chasman, D., Buring, J., Lee, I., Ridker, P., & Everett, B. (2011). Physical activity modifies the effect of LPL, LIPC, and CETP polymorphisms on HDL-C levels and the risk of myocardial infarction in women of European ancestry. *Circulation: Cardiovascular Genetics, 4*, 74–80.

American Counseling Association. (2005). *Code of ethics.* Alexandria, VA: Author. Retrieved from www.counseling.org /files/fd.ashx?guid=ab7c1272-71c4-46cf-848c-f98489937dda

American Psychiatric Association. (2000). *Diagnostic and statistical manual of mental disorders* (4th ed., Text Revision). Washington, DC: Author.

American Psychological Association. (2002). *Ethical principles of psychologists and code of conduct.* Washington, DC: Author.

American Psychological Association. (2010). *Ethical principles of psychologists and code of conduct.* Washington, DC: Author. Retrieved from www.apa.org/ethics/code/index.aspx

Ammentorp, J., Sabroe, S., Kofoed, P., & Mainz, J. (2007). The effect of training in communication skills on medical doctors' and nurses' self-efficacy: A randomized controlled trial. *Patient Education and Counseling, 66*, 270–277.

Amminger, G., Schäfer, M., Papageorgiou, K., Klier, C., Cotton, Harrigan, S., Mackinnon, A., McGorry, P., & Berger, G. (2010). Long-chain ω-3 fatty acids for indicated prevention of psychotic disorders: A ran-domized, placebo-controlled trial. *Archives of General Psychiatry, 67*, 146–154.

Anderson, P. (2012). Coffee may ward off progression to dementia. *Medscape Medical News.* Retrieved from www.medscape.com/viewarticle/765781

Arehart-Treichel, J. (2001). Evidence is in: Psychotherapy changes the brain. *Psychiatric News, 36*, 33.

Asbell, B., & Wynn, K. (1991). *Touching.* New York: Random House.

Aupperle, R. L. (2012, April). *Neural system function predicts response to cognitive trauma therapy in women with domestic violence-related PTSD.* Paper presented at the Anxiety Dis-orders Association of America (ADAA) 32nd Annual Conference.

Aupperle, R., & Hunt, A. (2012, April). *fMRI may predict response to cognitive behavioral therapy.* Paper presented at the Anxiety Disorders Association of America (ADAA) 32nd Annual Conference.

Back, A., Arnold, R., Baile, W., Fryer-Edwards, K., Alexander, S., Barley, G., et al. (2007). Efficacy of communication skills training for giving bad news and discussing transitions to palliative care. *Archives of Internal Medicine, 167*, 453–460.

Barrett, M., & Berman, J. (2001). Is psychotherapy more effective when therapists disclose information about themselves? *Journal of Consulting and Clinical Psychology, 69*, 597–603.

Barrett-Lennard, G. (1962). Dimensions of therapist response as causal factors in therapeutic change. *Psychological Monographs, 76*, 43 (Ms. No. 562).

Bensing, J. (1999a). *Doctor–patient communication and the quality of care.* Utrecht, Netherlands: Nivel.

Bensing, J. (1999b). The role of affective behavior. *Communication*, 1188–1199.

Bensing, J., & Verheul, W. (2009). Towards a better under-standing of the dynamics of patient provider interaction: The use of sequence analysis. *Patient Education and Counseling, 75*(2), 145–146.

Bensing, J., & Verheul, W. (2010). The silent healer: The role of communication in placebo effects. *Patient Education and Counseling, 80*(3), 293–299.

Bickart, K., Wright, C., Dautoff, R., Dickerson, B., & Barrett, L. (2011). Amygdala volume and social network size in humans. *Nature Neuroscience, 14*, 163–164.

Blumenfeld, W., Joshi, K., & Fairchild, E. (Eds.). (2009). *Investigating Christian privilege and religious oppression in the United States.* Rotterdam, Netherlands: Sense Publishers.

Brammer, L., & MacDonald, G. (2002). *The helping relation-ship* (8th ed.). Boston: Allyn and Bacon.

Brauser, D. (2012). Junk food linked to depression. *Medscape Medical News.* Retrieved from www.medscape.com /viewarticle/762655

Bryner, J. (2012, May). 2-hour therapy cures spider phobia by rewiring the brain. *Scientific American.* Retrieved from www.scientificamerican.com/article.cfm?id=spider-phobia -cured-with-2-hour-therapy&page=2

Bylund, C., Brown, R., Lubrano di Ciccone, B., Levin, T., Gueguen, J., Hill, C., et al. (2008). Training faculty to facilitate communication skills training: Development and evaluation of a workshop. *Patient Education and Counseling, 70*, 430–436.

Camus, A. (1955). *The myth of Sisyphus*. New York: Vintage Books.

Canadian Counselling and Psychotherapy Association. (2009). *Code of ethics*. Ottawa: Author. Retrieved from www.ccacc.ca/_documents/CodeofEthics_en_new.pdf

Cao, C., Loewenstein, D., Lin, X., Zhang, C., Wang, L., Ranjan Duara, R., et al. (2012). High blood caffeine levels in MCI linked to lack of progression to dementia. *Journal of Alzheimer's Disease, 30*, 559–572.

Carkhuff, R. (1969). *Helping and human relations: Practice and research*. New York: Holt, Rinehart, Winston.

Carkhuff, R. (2000). *The art of helping in the 21st century*. Amherst, MA: Human Resources Development Press.

Carlson, M., Erickson, K., Kramer, A., Voss, M., Bolea, N., Mielke, M., et al. (2009). Evidence for neurocognitive plasticity in at-risk older adults: The Experience Corps program. *Journals of Gerontology Series A: Biological Sciences and Medical Sciences, 64*(12), 1275–1282.

Carlstedt, R. (2011). *Handbook of integrative clinical psychology, psychiatry, and behavioral medicine: Perspectives, practices, and research*. New York: Springer.

Carstensen, L., Pasupathi, M., Mayr, U., & Nesselroade, J. (2000). Emotional experience in everyday life across the life span. *Journal of Personality and Social Psychology, 79*, 644–655.

Carter, R. (1999). *Mapping the mind*. Berkeley: University of California Press.

Carter, R. (2010). *Mapping the mind* (Rev. ed.). Berkeley: University of California Press.

Centonzea, D., Siracusanoc, A., Calabresia, P., & Bernardia, G. (2004). The project for a scientific psychology (1895): A Freudian anticipation of LTP-memory connection theory. *Brain Research Reviews, 46*, 310–314.

Colozino, L. (2010). *The neuroscience of psychotherapy: Healing the social brain* (2nd ed.). New York: Norton.

Contrada, R., Goyal, T., Cather, C., Rafalson, L., Idler, E., & Krause, T. (2004). Psychosocial factors in outcomes of heart surgery: The impact of religious involvement and depressive symptoms. *Health Psychology, 23*, 227–238.

Corey, G., Corey, M., & Callanan, P. (2011). *Issues and ethics in the helping professions* (8th ed.). Belmont, CA: Brooks/Cole.

Croce, A. 2003. *Non-verbal communication causes cultural misconceptions*. Retrieved December 25, 2008, from www.ramcigar.com/media/storage/paper366/news/2003/02/28/Campus/NonVerbal.Communication.Causes.Cultural.Misconceptions-382215-page2.shtml

Cross, W. (1971). The Negro-to-Black conversion experience. *Black World, 20*, 9, 13–27.

Cross, W. (1991). *Shades of black: Diversity in African-American identity*. Philadelphia: Temple University Press.

D'Andrea, M., & Daniels, J. (2001). RESPECTFUL counseling: An integrative model for counselors. In D. Pope-Davis & H. Coleman (Eds.), *The interface of class, culture and gender in counseling* (pp. 417–466). Thousand Oaks, CA: Sage.

D'Zurilla, T. (1996). *Problem-solving therapy*. New York: Springer.

D'Zurilla, T., & Nezu, A. (2007). *Problem-solving therapy: A positive approach to clinical interventions* (3rd ed.). New York: Springer.

Damasio, A. (2003). *Looking for Spinoza: Joy, sorrow, and the feeling brain*. New York: Harcourt.

Daniels, T. (2014). A review of research on microcounseling: 1967–present. In A. Ivey, M. Ivey, & T. Daniels, *Intentional interviewing and counseling: CourseMate interactive website*. Belmont, CA: Brooks/Cole.

Daniels, T., & Ivey, A. (2007). *Microcounseling: Making skills training work in a multicultural world* (3rd ed.). Springfield, IL: Thomas.

Danner, D., Snowdon, D., & Friesen, W. (2001). Positive emotion in early life and longevity. *Journal of Personality and Social Psychology, 80*, 804–813.

Davidson, R. (2001). The neural circuitry of emotion and affective style: Prefrontal cortex and amygdala contributions. *Social Science Information, 40*.

Davidson, R. (2004). Well-being and affective style: Neural substrates and biobehavioral correlates. *The Philosophical Transactions of the Royal Society, 359*, 1395–1411.

Davidson, R., & McEwen, B. (2012). Social influences on neuroplasticity: Stress and interventions to promote well-being. *Nature Neuroscience, 15*, 689–695.

Davidson, R., Pizzagalli, D., Nitschke, J., & Putnam, K. (2002). Depression: Perspectives from affective neuroscience. *Annual Review of Psychology, 53*, 545–574.

Davis, D., & Hayes, J. (2012, July/August). What are the benefits of mindfulness? *Monitor on Psychology*, pp. 64, 66–70.

Davis, M., Eshelman, E., & McKay, M. (2008). *The relaxation and stress reduction workbook* (6th ed.). Oakland, CA: New Harbinger.

Decety, J., & Jackson, P. (2004). The functional architecture of human empathy. *Behavioral and Cognitive Neuroscience Reviews, 3*, 71–100.

Decety, J., & Jackson, P. (2006). A social-neuroscience perspective on empathy. *Journal of Association for Psychological Science, 15*(2), 54–58.

Dement, W. (2000). *The promise of sleep*. New York: Dell.

deWaal, E. (1997). *Living with contradiction: An introduction to Benedictine spirituality*. Harrisburg, PA: Morehouse.

Dietrich, A., & Kanso, R. (2010). A review of EEG, ERP, and neuroimaging studies of creativity and insight. *Psychological Bulletin, 136*, 822–848.

Dixon, D. (2011). Exercise psychotherapy. In R. Carlstedt (Ed.), *Handbook of integrative clinical psychology, psychiatry, and behavioral medicine: Perspectives, practices, and research* (pp. 737–754). New York: Springer.

Dobson, K. (Ed.). (2009). *Handbook of cognitive behavioral therapies* (3rd ed.). New York: Guilford Press.

Donk, L. (1972). Attending behavior in mental patients. *Dissertation Abstracts International, 33* (Ord. No. 72-22 569).

Draganski, B., Gaser, C., Busch, V., Schuierer, G., Bogdahn, U., & May, A. (2004). Neuroplasticity: Changes in grey matter induced by training. *Nature, 427*, 311–312.

Duncan, B., Miller, S., & Sparks, J. (2004). *The heroic client.* San Francisco: Jossey-Bass.

Eberhardt, J. L. (2005). Imaging race. *American Psychologist, 60*(2), 181–190.

Egan, G. (2010). *The skilled helper* (9th ed.). Belmont, CA: Brooks/Cole.

Ekaterina, L., Popa, D., Apergis-Schoute, J., Fidacaro, G., & Paré, J. (2008). Amygdala intercalated neurons are required for expression of fear extinction. *Nature, 454*, 642–645.

Ekman, P. (1999). Basic emotions. In T. Dalgleish & M. Power (Eds.), *Handbook of cognition and emotion.* Sussex, UK: Wiley.

Ekman, P. (2007). *Emotions revealed* (2nd ed.). New York: Henry Holt.

Erickson, K., Miller, D., & Roecklein, K. (2012). The aging hippocampus: Interactions between exercise, depression, and BDNF. *The Neuroscientist, 18*, 82–97.

Ericsson, A., Charness, N., Feltovich, P., & Hoffman, R. (2006). *Cambridge handbook on expertise and expert performance.* Cambridge, UK: Cambridge University Press.

Farnham, S., Gill, J., McLean, R., & Ward, S. (1991). *Listening hearts.* Harrisburg, PA: Morehouse.

Fava, G., Rafanelli, M, Grandi, S., Conti, S., & Belluardo, P. (1998). Prevention of recurrent depression with cognitive behavioral therapy. *Archives of General Psychiatry, 55*, 816–820.

Fiedler, F. (1950). A comparison of therapeutic relationships in psychoanalytic, nondirective, and Adlerian therapy. *Journal of Consulting Psychology, 14*, 435–436.

Fournier, J., DeRubeis, R., Hollon, S., Dimidjian, S., Amsterdam, J., Shelton, R., et al. (2010). Antidepressant drug effects and depression severity: A patient-level meta-analysis. *Journal of the American Medical Association, 303*, 47–53.

Fox, E. (2012). *Rainy brain, sunny brain: How to retrain your brain to overcome pessimism and achieve a more positive outlook.* New York: Basic Books.

Frankl, V. (1959). *Man's search for meaning.* New York: Simon and Schuster.

Frankl, V. (1978). *The unheard cry for meaning.* New York: Touchstone.

Fredrickson, B., Tugade, M., Waugh, C., & Larkin, G. (2003). A prospective study of resilience and emotion following the terrorist attacks on the United States on September 11, 2001. *Journal of Personality and Social Psychology, 84*, 365–376.

Freed, P., & Mann, J. (2007). Sadness and loss: Toward a neurobiopsychosocial model. *American Journal of Psychiatry, 164*, 28–34.

Freud, S. (1953). Project for a scientific psychology. *Complete psychological works of Sigmund Freud* (Vol. 1, pp. 283–397). London: Hogarth Press. (Original work published 1895)

Friedman, M., Thoresen, C., Gill, J., Ulmer, D., Powell, L., Price, V., et al. (1986). Alteration of type A behavior and its effect on cardiac recurrences in post myocardial infarction patients: Summary results of the recurrent coronary prevention project. *American Heart Journal, 112*, 653–665.

Fukuyama, M. (1990, March). *Multicultural and spiritual issues in counseling.* Workshop presentation for the American Counseling Association Convention, Cincinnati.

Gawande, A. (2009). *The checklist manifesto: How to get things right.* New York: Henry Holt.

Gazzaniga, M. (2000). Cerebral specialization and interhemispheric communication: Does the corpus callosum enable the human condition? *Brain, 123*, 1293–1326.

Gearhart, C., & Bodie, G. (2011). Active-empathic listening as a general social skill: Evidence from bivariate and canonical correlations. *Communication Reports, 24*(2), 86–98.

Geda, Y. E., Silber, T. C., Roberts, R. O., Knopman, D. S., Christianson, T. J. H., Pankratz, V. S., Boeve, B. F., Tangalos, E. G., & Petersen, R. C. (2012). Computer activities, physical exercise, aging, and mild cognitive impairment: A population-based study. *Mayo Clinic Proceedings*, 87, 437–442.

Gendlin, E., & Henricks, M. (n.d.). *Rap manual* [Mimeographed]. Cited in E. Gendlin, *Focusing.* New York: Everest House.

Gergen, K., & Gergen, M. (2005, February). The power of positive emotions. *The Positive Aging Newsletter.* Retrieved from www.healthandage.com

Golby, A., Gabrelli, J., Chiao, J., & Eberhardt, J. (2001). Differential responses in the fusiform region to same-race and other-race faces. *Nature Neuropsychology, 4*, 845–850.

Goldapple, K., Segal, Z., Garson, C., Lau, M., Bieling, P., Kennedy, S., & Mayberg, H. (2004). Modulation of cortical-limbic pathways in major depression: Treatment-specific effects of cognitive behavior therapy. *Archives of General Psychiatry, 61*, 34–41.

Goodwin, L., Lee, S., Puig, A., & Sherrard, P. (2005). Guided imagery and relaxation for women with early stage breast cancer. *Journal of Creativity in Mental Health, 1*(2), 53–66.

Gottman, J. (2011). *The science of trust: Emotional attunement for couples.* New York: Norton.

Gould, E., Beylin, A., Tanapat, P., Reeves, A., & Shors, T. (1999). Learning enhances adult neurogenesis in the hippocampal formation. *Nature Neuroscience, 2*(3), 260–265.

Grawe, K. (2007). *Neuropsychotherapy: How the neurosciences inform psychotherapy.* London: Erlbaum.

Greene, D., & Stewart, F. (2011). African American students' reactions to Benjamin Cooke's "Nonverbal communication among Afro-Americans: An initial classification." *Journal of Black Studies, 42*, 389–401.

Hall, E. (1959). *The silent language.* New York: Doubleday.

Hall, J., & Schmid Mast, M. (2007). Sources of accuracy in the empathic accuracy paradigm. *Emotion, 7*, 438–446.

Hall, R. (2007). Racism as a health risk for African Americans. *Journal of African American Studies, 11*, 204–213.

Hallowell, E. (2005, January). Overloaded circuits: Why smart people underperform. *Harvard Business Review*, pp. 1–10.

Hargie, O., Dickson, D., & Tourish, D. (2004). *Communication skills for effective management.* New York: Palgrave Macmillan.

Haskard, K., Williams, S., DiMatteo, M., Heritage, J., & Rosenthal, R. (2008). The provider's voice: Patient

541

satisfaction and the content-filtered speech of nurses and physicians in primary medical care. *Journal of Nonverbal Behavior, 32*, 1–20.

Henretty, J., & Levitt, H. (2010). The role of therapist self-disclosure in psychotherapy: A qualitative review. *Clinical Psychology Review, 30*, 63–77.

Hermans, E., van Marle, H., Ossewaarde, L., Henckens, A., Qin, S., Kesteren, M., et al. (2012). Stress-related noradrenergic activity prompts large-scale neural network configuration. *Science, 334*, 1151–1153.

Hill, C. (2004). *Helping skills.* Washington, DC: American Psychological Association.

Hill, C. (2009). *Helping skills* (3rd ed.). Washington, DC: American Psychological Association.

Hill, C., & O'Brien, K. (1999). *Helping skills.* Washington, DC: American Psychological Association.

Hill, C., & O'Brien, K. (2004). *Helping skills: Facilitating exploration, insight, and action.* Washington, DC: American Psychological Association.

Hillman, C., Erickson, K., & Kramer, A. (2008). Be smart, exercise your heart: Exercise effects on brain and cognition. *Nature Reviews Neuroscience, 9*, 58–65.

Ho, B., Andreasen, N., Ziebell, S., Pierson, R., & Magnotta, V. (2011). Long-term antipsychotic treatment and brain volumes: A longitudinal study of first-episode schizophrenia. *Archives of General Psychiatry, 68*, 128–137.

Hoffman, M. (2012, November 12). *The resting state brain.* Seminar presentation at the Roskamp Institute, Sarasota, FL.

Holland, J., Neimeyer, R., & Currier, J. (2007). The efficacy of personal construct therapy: A comprehensive review. *Journal of Clinical Psychology, 63*, 93–107.

Hölzel, B., Carmody, J., Vangel, M., Congletona, C., Yerramsetti, S., Gard, T., et al. (2011). Mindfulness practice leads to increases in regional brain gray matter density. *Psychiatry Research: Neuroimaging, 191*, 36–43.

Hunter, W. (1984). *Teaching schizophrenics communication skills: A comparative analysis of two microcounseling learning environments.* Unpublished doctoral dissertation, University of Massachusetts, Amherst.

Imel, Z., & Wampold, B. (2008). The importance of treatment and the science of common factors in psychotherapy. In S. D. Brown & R. W. Lent (Eds.), *Handbook of counseling psychology* (4th ed., pp. 249–266). Hoboken, NJ: Wiley.

Ishiyama, I. (2006). *Anti-discrimination response training (A.R.T.) program.* Framingham, MA: Microtraining Associates.

Ivey, A. (1971). *Microcounseling: Innovations in interviewing training.* Springfield, IL: Thomas.

Ivey, A. (1973). Media therapy: Educational change planning for psychiatric patients. *Journal of Counseling Psychology, 20*, 338–343.

Ivey, A. (2000). *Developmental therapy: Theory into practice.* North Amherst, MA: Microtraining Associates. (Originally published 1986)

Ivey, A. (2012, May). *Neuroscience: Implications for counseling and medical practice.* Presentation to Oakland University Medical School and Counseling Program.

Ivey, A., D'Andrea, M., & Ivey, M. (2012). *Theories of counseling and psychotherapy: A multicultural perspective* (7th ed.). Thousand Oaks, CA: Sage.

Ivey, A., & Ivey, M. (1987). Decisional counseling. In A. E. Ivey, M. B. Ivey, & L. Simek-Downing, *Counseling and psychotherapy* (pp. 25–48). Englewood Cliffs, NJ: Prentice-Hall.

Ivey, A., Ivey, M., & Daniels, T. (2014). *Intentional interviewing and counseling: CourseMate interactive website.* Belmont, CA: Brooks/Cole.

Ivey, A., Ivey, M., Gluckstern-Packard, N., Butler, K., & Zalaquett, C. (2011). *Basic stress management* [DVD]. Alexandria, Virginia: Microtraining/Alexander Street Press.

Ivey, A., Ivey, M., Gluckstern-Packard, N., Butler, K., & Zalaquett, C. (2012). *Basic influencing skills* (4th ed.) [DVD]. Alexandria, VA: Microtraining/Alexander Street Press.

Ivey, A., Ivey, M., Myers, J., & Sweeney, T. (2005). *Developmental counseling and therapy: Promoting wellness over the lifespan.* Boston: Lahaska/Houghton Mifflin.

Ivey, A., Ivey, M., & Zalaquett, C. (2010). *Intentional interviewing and counseling: Facilitating client development in a multicultural society* (7th ed.). Belmont, CA: Brooks/Cole.

Ivey, A., Ivey, M., & Zalaquett, C. (2011). *Essentials of intentional interviewing: Counseling in a multicultural world* (2nd ed.). Pacific Grove, CA: Brooks/Cole.

Ivey, A., Normington, C., Miller, C., Morrill, W., & Haase, R. (1968). Microcounseling and attending behavior: An approach to pre-practicum counselor training [Monograph]. *Journal of Counseling Psychology, 15*, Part II, 1–12.

Ivey, A., Pedersen, P., & Ivey, M. (2001). *Intentional group counseling: A microskills approach.* Belmont, CA: Brooks/Cole.

Jacobs, R. (1991). *Be an outrageous older woman.* Manchester, CT: Knowledge, Trends, and Ideas.

Jameson, M. (2012, February). Fear dementia? Your diet, weight more important than genes, experts say. *Orlando Sentinel.*

Janis, I., & Mann, L. (1977). *Decision making: A psychological analysis of conflict, choice, and commitment.* New York: Free Press.

Johnson, B. (2012). Psychology's paradigm shift: From a mental health to a health profession? *Monitor on Psychology, 43*, 72.

Kabat-Zinn, J. (1990). *Full catastrophe living: Using the wisdom of your mind to face stress, pain and illness.* New York: Dell.

Kabat-Zinn, J. (2005a). *Coming to our senses: Healing ourselves and the world through mindfulness.* New York: Hyperion.

Kabat-Zinn, J. (2005b). *Wherever you go, there you are: Mindfulness meditation in everyday life.* New York: Hyperion.

Kahnemann, D. (2011). *Thinking fast and slow.* New York: Farrar, Straus, & Giroux.

Kaiser, C., Drury, B., Malahy, L., & King, K. (2011). Nonverbal asymmetry in interracial interactions: Strongly identified Blacks display friendliness, but Whites respond negatively. *Social Psychology and Personality Science, 2*, 554–559.

Kandel, E. (2007). *In search of memory: The emergence of a new science of mind.* New York: Norton.

Karno, M., & Longabaugh, R. (2005). Less directiveness by therapists improves drinking outcomes of reactant clients in alcoholism treatment. *Journal of Consulting and Clinical Psychology, 73*(2), 262–267.

Kim, E., Park, N., & Peterson, C. (2011). Dispositional optimism protects older adults from stroke: The Health and Retirement Study. *Stroke.* Retrieved from stroke. ahajournals.org/content/early/2011/07/21/STROKEAHA .111.613448.full.pdf?ijkey=FgeC0lK195rBJDH& keytype=ref

Kolb, B., & Whishaw, I. (2009). *Fundamentals of human neuropsychology* (6th ed.). New York: Worth.

Lacan, J. (1977). *The four fundamental concepts of psychoanalysis: The seminar of Jacques Lacan, Book XI* (Jacques-Alain Miller, Ed.; Alan Sheridan, Trans.). New York: Norton.

Lacey, S., Stilla, R., & Sathian, K. (2012). Metaphorically feeling: Comprehending textural metaphors activates somatosensory cortex. *Brain and Language.* Retrieved from www.sciencedirect.com/science/article/pii/ S0093934X12000028

LaCombe, S., & McGraw, T. (2010). *Right brain functioning.* Retrieved from www.myshrink.com/counseling-theory. php?t_id=62

LaFrance, M., & Woodzicka, J. (1998). No laughing matter: Women's verbal and nonverbal reactions to sexist humor. In J. Swim & C. Stangor (Eds.), *Prejudice: The target's perspective.* San Diego, CA: Academic Press.

Lane, P., & McWhirter, J. (1992). A peer mediation model: Conflict resolution for elementary and middle school children. *Elementary School Guidance and Counseling, 27*, 15–23.

Lane, R. (2008). Neural substrates of implicit and explicit emotional processes: A unifying framework for psychosomatic medicine. *Psychosomatic Medicine, 70*, 214–231.

Lee, C. (1992). *Empowering young black males.* Ann Arbor, MI: ERIC.

Lewis, D. (2011). Antipsychotic medications and brain volume: Do we have cause for concern? *Archives of General Psychiatry, 68*, 126–127.

Li, J., & Lambert, V. (2008). Job satisfaction among intensive care nurses from the People's Republic of China. *International Nursing Review, 55*, 34–39.

Libert, Y., Marckaert, I., Reynaert, C., Delvaux, N., Marchal, S., Etienne, A., et al. (2007). Physicians are different when they learn communication skills: Influence of the locus of control. *Psycho-Oncology, 16*, 553–562.

Lindquist, K., Wager, T., Kober, H., Bliss-Moreau, E., & Barrett, L. (2012). The brain basis of emotion: A meta-analytic review. *Behavioral and Brain Sciences, 35*, 121–143.

Loftus, E. (1997, September). Creating false memories. *Scientific American*, pp. 51–55.

Loftus, E. (2003). Our changeable memories: Legal and practical implications. *Nature Reviews: Neuroscience, 4*, 31–34.

Loftus, E. (2011). We live in perilous times for science. *Skeptical Inquirer, 35*, 13.

Logothetis, N. (2008). What we can do and what we cannot do with fMRI. *Nature, 453*, 869–878.

Lucas, L. (2007/2008). The pain of attachment—"You have to put a little wedge in there": How vicarious trauma affects child/teacher attachment. *Childhood Education, 84*, 85–91.

Luthar, S., Cicchetti, D., & Becker, B. (2000). The construct of resilience: A critical evaluation and guidelines for future work. *Child Development, 71*(3), 543–562.

MacLean, P. (1985). Brain evolution relating to family, play, and the separation call. *Archives of General Psychiatry, 42*, 405–417.

Mahoney, M., & Freeman, A. (Eds.). (1985). *Cognition and psychotherapy.* New York: Springer.

Mann, L. (2001). Naturalistic decision making. *Journal of Behavioural Decision Making, 14*, 375–377.

Mann, L., Beswick, G., Allouache, P., & Ivey, M. (1989). Decision workshops for the improvement of decision making skills. *Journal of Counseling and Development, 67*, 237–243.

Marci, C., Ham, J., Moran, E., & Orr, S. (2007). Physiologic correlates of perceived therapist empathy and social-emotional process during psychotherapy. *Journal of Nervous and Mental Disease, 195*, 103–111.

Marroun, H., Jaddoe, V., Hudziak, J., Roza, S., Steegers, E., Hofman, A., et al. (2012). Maternal use of selective serotonin reuptake inhibitors, fetal growth, and risk of adverse birth outcomes. *Archives of General Psychiatry, 69*, 706–714.

Marshall, J. (2010, February 22). Poverty during early childhood may last a lifetime. *Discovery News.* Retrieved May 10, 2010, from news.discovery.com/human/poverty-children-income-adults.html

Martin, S., Martin, E., Rai, S., Richardson, M., & Royall, R. (2001). Brain blood flow changes in depressed patients treated with interpersonal psychotherapy or venlafaxine hydrochloride: Preliminary findings. *Archives of General Psychiatry, 58*, 641–648.

Martin Luther King Jr. Center. (1989). *Six steps of nonviolent social change.* Retrieved from www.thekingcenter.org /king-philosophy#sub3

Maslow, A., Frager, R., & Fadiman, J. (1987). *Motivation and personality.* New York: Harper.

Masoumi, A., Goldenson, B., Ghirmai, S., Avagyan, H., Zaghi, J., Abel, K., et al. (2009). 1α,25-dihydroxyvitamin D3 interacts with curcuminoids to stimulate amyloid-β clearance by macrophages of Alzheimer's disease patients. *Journal of Alzheimer's Disease, 17*, 703–717.

Masuda, T., & Nisbett, R. (2001). Attending holistically versus analytically: Comparing the context sensitivity of Japanese and Americans. *Journal of Personality and Social Psychology, 81*, 922–934.

Matsumoto, D., Hwang, H., Skinner, L., & Frank, M. (2011, June). Evaluating truthfulness and detecting deception. *FBI Law Enforcement Bulletin.*

Mayo, C., & LaFrance, M. (1973). *Gaze direction in interracial dyadic communication.* Paper presented at the Eastern Psychological Association meeting, Washington, DC.

McGoldrick, M., & Gerson, R. (1985). *Genograms in family assessment.* New York: Norton.

McGoldrick, M., Giordano, J., & Garcia-Preto, N. (2005). *Ethnicity and family therapy* (3rd ed.). New York: Norton.

McGorry, P. (2007). Early intervention in psychotic disorders: Detection and treatment of the first episode psychosis in the critical early stages. *Medical Journal of Australia, 187*, 8–10.

McGorry, P. (2009). Intervention in individuals at ultra-high risk for psychosis: A review and future directions. *Journal of Clinical Psychiatry, 70*, 1206–1212.

McGorry, P. (Ed.). (2012). *Early intervention in psychiatry.* Retrieved from onlinelibrary.wiley.com/journal/10.1111/(ISSN)1751-7893/issues

McGorry, P., Nelson, B., Goldstone, S., & Yung, A. (2010). Clinical staging: A heuristic and practical strategy for new research and better health and social outcomes for psychotic and related mood disorders. *Canadian Journal of Psychiatry, 55*, 486–497.

McIntosh, P. (1988). *White privilege and male privilege: A personal account of coming to see correspondences through work in women's studies.* Wellesley, MA: Wellesley College Center for Research on Women.

Meara, N., Pepinsky, H., Shannon, J., & Murray, W. (1981). Semantic communication and expectation for counseling across three theoretical orientations. *Journal of Counseling Psychology, 28*, 110–118.

Meara, N., Shannon, J., & Pepinsky, H. (1979). Comparisons of stylistic complexity of the language of counselor and client across three theoretical orientations. *Journal of Counseling Psychology, 26*, 181–189.

Mikecz, R. (2011). Interviewing elites: Addressing methodological issues. *Qualitative Inquiry, 18*, 482–493.

Miller, G. (1956). The magical number 7 plus or minus 2: Some limits on our ability for processing information. *Psychological Review, 63*, 81–87.

Miller, K. (2007). Compassionate communication in the workplace: Exploring processes of noticing, connecting, and responding. *Journal of Applied Communication Research, 35*, 223–245.

Miller, S., Duncan, B., & Hubble, M. (2005). Outcome-informed clinical work. In J. Norcross & M. Goldfried (Eds.), *Handbook of psychotherapy integration* (pp. 84–104). Oxford, UK: Oxford University Press.

Miller, W., & Rollnick, S. (2002). *Motivational interviewing: Preparing people for change.* New York: Guilford Press.

Monk, G., Winslade, J., Crocket, K., & Epston, D. (1997). *Narrative theory in practice: The archaeology of hope.* San Francisco: Jossey-Bass.

Moos, R. (2001, August). *The contextual framework.* Presentation at the American Psychological Association, San Francisco.

Mulcahy, N. (2011). *Randomized trial of yoga in metastatic breast cancer.* Study presented at the 34th Annual San Antonio Breast Cancer Symposium.

Myers, D. (2013). *Psychology* (10th ed.). New York: Worth.

Myers, J., & Sweeney, T. (2004). The indivisible self: An evidenced-based model of wellness. *Journal of Individual Psychology, 60*, 234–245.

Myers, J., & Sweeney, T. (Eds.). (2005). *Counseling for wellness: Theory, research, and practice.* Alexandria, VA: American Counseling Association.

National Association of Social Workers. (2008). *Code of ethics.* Washington, DC: Author. Retrieved from www.naswdc.org/pubs/code/code.asp

National Organization for Human Services. (1996). *Ethical standards for human service professionals.* Canton, GA: Author. Retrieved from www.nationalhumanservices.org/ethical-standards-for-hs-professionals

National Scientific Council on the Developing Child. (2005). *Excessive stress disrupts the architecture of the developing brain* (Working Paper No. 3). Retrieved from www.developingchild.harvard.edu

Nes, L., & Segerstrom, S. (2006). Dispositional optimism and coping: A meta-analytic review. *Personality and Social Psychology Review, 10*, 235–251.

Nwachuku, U., & Ivey, A. (1991). Culture-specific counseling: An alternative approach. *Journal of Counseling and Development, 70*, 106–151.

Nwachuku, U., & Ivey, A. (1992). Teaching culture-specific counseling use in microtraining technology. *International Journal for the Advancement of Counseling, 15*, 151–161.

Ogbonnaya, O. (1994). Person as community: An African understanding of the person as intrapsychic community. *Journal of Black Psychology, 20*, 75–87.

Oliveira-Silva, P., & Gonçalves, Ó. (2011). Responding empathically: A question of heart, not a question of skin. *Applied Psychophysiology and Biofeedback, 36*, 201–207.

Othmer, S. (2012, September). *Resting state networks and ILF neurofeedback.* Presentation at Clinical Summit, Chicago.

Parsons, F. (1967). *Choosing a vocation.* New York: Agathon. (Originally published 1909)

Pfiffner, L., & McBurnett, K. (1997). Social skills training with parent generalization: Treatment effects for children with attention deficit disorder. *Journal of Consulting and Clinical Psychology, 65*, 749–757.

Pos, A., Greenberg, L., Goldman, R., & Korman, L. (2003). Emotional processing during experiential treatment of depression. *Journal of Clinical and Consulting Psychology, 73*, 1007–1016.

Posner, M. (Ed.). (2004). *Cognitive neuropsychology of attention*. New York: Guilford Press.

Power, S., & Lopez, R. (1985). Perceptual, motor, and verbal skills of monolingual and bilingual Hispanic children: A discrimination analysis. *Perceptual and Motor Skills, 60*, 1001–1109.

Probst, R. (1996). Cognitive-behavioral therapy and the religious person. In E. Shafranski (Ed.), *Religion and the clinical practice of psychology* (pp. 391–408). Washington, DC: American Psychological Association.

Puig, A., Lee, S., Goodwin, L., & Sherrard, P. (2006). The efficacy of creative arts therapies to enhance emotional expression, spirituality, and psychological well-being of newly diagnosed Stage I and Stage II breast cancer patients: A preliminary study. *The Arts in Psychotherapy, 33*, 218–228.

Raichle, M. E., & Snyder, A. (2007). A default mode of brain function: A brief history of an evolving idea. *NeuroImage, 37*(4), 1083–1090.

Raji, C., Ericson, K., Lopez, O., Kuller, L., Gach, M., Thomspon, P., et al. (2011, December). *Regular fish consumption is associated with larger gray matter*. Paper presented at the Radiological Society of North America, Chicago.

Ratey, J. (2008a). *Neuroscience and the brain* [Transcript from video interview]. Framingham, MA: Microtraining Associates.

Ratey, J. (2008b). *Spark: The revolutionary new science of exercise and the brain*. New York: Little, Brown.

Ratey, J. (2012, April). *Exercise as a key to mental and physical health*. Presentation to Trends in Neuroscience Conference, Bradley University, Peoria, IL.

Restak, R. (2003). *The new brain: How the modern age is rewiring your mind*. New York: Rodale Press.

Rigazio-DiGilio, S., Ivey, A., Grady, L., & Kunkler-Peck, K. (2005). *The community genogram*. New York: Teachers College Press.

Rizzolatti, G., & Craighero, L. (2004). The mirror-neuron system. *Annual Review of Neuroscience, 27*, 169–192.

Rogers, C. (1957). The necessary and sufficient conditions of therapeutic personality change. *Journal of Consulting Psychology, 21*, 95–103.

Rogers, C. (1961). *On becoming a person*. Boston: Houghton Mifflin.

Rose, L. (2012, May 29). Too much screen time, too little playtime for Canadian children. *Vancouver Sun,*. Retrieved from www.vancouversun.com/mobile/life/parenting/much+screen+time+little+playtime+Canadian+kids+report+card+finds/6694913/story.html

Rothbaum, B., & Keane, T. (2012, April). *Emergency therapy may prevent PTSD in trauma victims*. Paper presented at the Anxiety Disorders Association of America (ADAA) 32nd Annual Conference.

Roysircar, G., Arredondo, P., Fuertes, J., Ponterotto, J., & Toporek, R. (2003). *Multicultural competencies*. Washington, DC: Association for Multicultural Counseling and Development.

Russell-Chapin, L., Kemmerly, T., Liu, W., Zagardo, M., Chapin, T., Dailey, D., et al. (in press). A pilot study of neurofeedback, fMRI, and the default mode network: Implications for counseling treatment of attending deficit disorder. *Journal of Neuropathy & Experimental Neurology*.

Sampson, A., Soares, J., Coutinho, J., Sousa, M., & Gonçalves, Ó. (2012). The big five default brain: Functional evidence. Unpublished manuscript, University of Minho, Portugal.

Scheier, M., Carver, C., & Bridges, M. (1994). Distinguishing optimism from neuroticism (and trait anxiety, self-mastery, and self-esteem): A reevaluation of the Life Orientation Test. *Journal of Personality and Social Psychology, 67*(6), 1063–1078.

Schwartz, J., & Begley, S. (2003). *The mind and the brain: Neuroplasticity and the power of mental force*. New York: Regan.

Scientists pinpoint how vitamin D may help clear amyloid plaques found in Alzheimer's. (2012, March 6). *Science Daily*. Retrieved from www.sciencedaily.com/releases/2012/03/120306131845.htm

Seki, T., Sawamoto, K., Parent, J., & Alvarez-Buylla, A. (2011). *Neurogenesis in the adult brain I: Neurobiology*. New York: Springer.

Seligman, M. (2006). *Learned optimism*. New York: Vintage.

Seligman, M. (2009). *Authentic happiness*. New York: Free Press.

Seung, S. (2012). *Connectome: How the brain's wiring makes us who we are*. Boston: Houghton Mifflin.

Seyle, H. (1956). *The stress of life*. New York: McGraw-Hill.

Shabris, C., & Simon, D. (2009). *The invisible gorilla: And other ways our intuitions deceive us*. New York: Broadway.

Shalev, A., Ankri, Y., Israeli-Shalev, Y., Peleg, M., Adessky, R., & Freedman, S. (2012). Prevention of posttraumatic stress disorder by early treatment: Results from the Jerusalem trauma outreach and prevention study. *Archives of General Psychiatry, 69*, 166–176.

Sharpley, C., & Guidara, D. (1993). Counselor verbal response mode usage and client-perceived rapport. *Counseling Psychology Quarterly, 6*, 131–142.

Sharpley, C., & Sagris, I. (1995). Does eye contact increase counselor-client rapport? *Counselling Psychology Quarterly, 8*, 145–155.

Shenk, D. (2010). *The genius in all of us*. New York: Doubleday.

Sherrard, P. (1973). *Predicting group leader/member interaction: The efficacy of the Ivey Taxonomy*. Unpublished doctoral dissertation, University of Massachusetts, Amherst.

Shostrom, E. (1966). *Three approaches to psychotherapy* [Film]. Santa Ana, CA: Psychological Films.

Siegel, D. (2007). *The mindful brain*. New York: Norton.

Siegel, D. (2012). *The developing mind*. New York: Guilford Press.

Singer, T., Seymour, B., O'Dougherty, J., Kaube, H., Dolan, R., & Frith, C. (2004). Empathy for pain involves the affective but not sensory components of pain. *Science, 303*, 1157–1161.

Somers, T. (2006). The sounds of silence: Brains are active in absence of sound. *Society for Neuroscience.* Retrieved from www.sfn.org/index.aspx?pagename=news_010406

Stephens, G., Silbert, L., & Hasson, U. (2010). Speaker–listener neural coupling underlies successful communication. *Proceedings of the National Academy of Sciences of the United States of America, 107*(32), 14425–14430.

Steward, R., Neil, D., Jo, H., Hill, M., & Baden, A. (1998). *White counselor trainees: Is there multicultural counseling competence without formal training?* Poster session presented at the Great Lakes Regional Conference of Division 17 of the American Psychological Association, Bloomington, IN.

Stöppler, M. (2011). Surprising health benefits of sex. *Medicine Net.* Retrieved from www.medicinenet.com /sexual_health_pictures_slideshow/article.htm

Strauch, B. (2010, January 3). How to train the aging brain. *New York Times,* p. ED10.

Sue, D. W. (2010a). *Microaggressions in everyday life: Race, gender, and sexual orientation.* New York: Wiley.

Sue, D. W. (Ed.). (2010b). *Microaggressions and marginality: Manifestation, dynamics, and impact.* New York: Wiley.

Sue, D. W., & Sue, D. (2013). *Counseling the culturally diverse: Theory and practice* (6th ed.). New York: Wiley.

Szczygieł, D., Buczny, J., & Bazińska, R. (2012). Emotion regulation and emotional information processing: The moderating effect of emotional awareness. *Personality and Individual Differences, 52*(3), 433–437.

Tamase, K. (1991). Factors which influence the response to open and closed questions: Intimacy in dyad and listener's self-disclosure. *Japanese Journal of Counseling Science, 24*, 111–122.

Tamase, K., Otsuka, Y., & Otani, T. (1990). Reflection of feeling in microcounseling. *Bulletin of Institute for Educational Research* (Nara University of Education), *26*, 55–66.

Tamase, K., Torisu, K., & Ikawa, J. (1991). Effect of the questioning sequence on the response length in an experimental interview. *Bulletin of Nara University of Education, 40*, 199–211.

Tang, Y., Lu, Q., Fan, M., Yang, Y., & Posner, M. (2012). Mechanisms of white matter changes induced by meditation. *Proceedings of the National Academy of Sciences, 109*, 10570–10574.

Tellis, G. (2012, February 7). Metaphors make brains touchy feely. *Science Now.* Retrieved from news.sciencemag.org /sciencenow/2012/02/metaphors-make-brains-touchy-fee .html?ref=hp

Torres-Rivera, E., Pyhan, L., Maddux, C., Wilbur, M., & Garrett, M. (2001). Process vs. content: Integrating personal awareness and counseling skills to meet the multicultural challenge of the twenty-first century. *Counselor Education and Supervision, 41*, 28–40.

Truax, C. (1961). *A tentative approach to the conceptualization and measurement of intensity and intimacy of interpersonal*

contact as a variable in psychotherapy. Washington, DC: Eric Clearinghouse. Retrieved from www.eric.ed.gov /PDFS/ED133613.pdf

Tyler, L. (1961). *The work of the counselor* (2nd ed.). East Norwalk, CT: Appleton and Lange.

U.S. Department of Health and Human Services. (2000, December 28). *Federal Register, 65*(250), 82468. Retrieved from www.hhs.gov/ocr/privacy/hipaa/administrative /privacyrule/prdecember2000all8parts.pdf

U.S. Department of Health and Human Services. (2003, May). Summary of the HIPAA Privacy Rule. Retrieved from www.hhs.gov/ocr/privacy/hipaa/understanding /summary/privacysummary.pdf

U.S. Department of Health and Human Services. (2011, May 31). News Release: HHS Announces Proposed Changes to HIPAA Privacy Rule. Retrieved from www .hhs.gov/news/press/2011pres/05/20110531c.html

U.S. Department of Labor. (2012). *Occupational Outlook Handbook 2010–2011.* www.bls.gov/oco/ooh_index.htm

Utay, J., & Miller, M. (2006). Guided imagery as an effective therapeutic technique: A brief review of its history and efficacy research. *Journal of Instructional Psychology, 33*, 40–43.

Van der Molen, H. (1984). *Aan verlegenheid valt iets te doen: Een cursus in plaats van therapie* [How to deal with shyness: A course instead of therapy]. Deventer, Netherlands: Van Loghum Slaterus.

Van der Molen, H. (2006). Social skills training and shyness. In T. Daniels & A. Ivey (Eds.), *Microcounseling* (3rd ed.). Springfield, IL: Charles C Thomas.

Vedantam, S. (2010). *The hidden brain.* New York: Speigel & Grau.

Viamontes, G., & Beitman, B. (2007). Mapping the unconscious in the brain. *Psychiatric Annals, 37*, 243–258.

Vogel, G. (2012). Can we make our brains more plastic? *Science, 338*, 36–39.

Voss, M., Heo, S., Prakash, R., Erickson, K., Alves, H., Chaddock, L., et al. (2012, June 5). The influence of aerobic fitness on cerebral white matter integrity and cognitive function in older adults: Results of a one-year exercise intervention. *Human Brain Mapping.* doi: 10.1002/hbm.22119 [Epub ahead of print].

Voss, M., Prakash, R., Erickson, K., Basak, C., Chaddock, L., Kim, J., et al. (2010). Plasticity of brain networks in a randomized intervention trial of exercise training in older adults. *Frontiers in Aging Neuroscience, 2*, 1–17.

Wade, S., Borawski, E., Taylor, H., Drotar, D., Yeates, K., & Stancin, T. (2001). The relationship of caregiver coping to family outcomes during the initial year following pediatric traumatic injury. *Journal of Consulting and Clinical Psychology, 69*, 406–415.

Weir, K. (2011). The exercise effect. *Monitor on Psychology, 42*(11).

Wen, C., Wai, J., Tsai, M., Yank, Y., Cheng, T., Lee, M., et al. (2011). Minimum amount of physical activity for reduced mortality and extended life expectancy: A prospective cohort study. *Lancet, 378*, 1244–1253.

Weniger, G., Lange, C., Sachsee, U., & Irle, E. (2009). Reduced amygdala and hippocampus size in trauma-exposed women with borderline personality disorder and without posttraumatic stress disorder. *Journal of Psychiatry and Neuroscience, 34*, 383–388.

West, C. (2007). Racism's cognitive toll: Subtle discrimination is more taxing on the brain. Retrieved from www .eurekalert.org/pub_releases/2007-09/afps-rct091907.php

Westen, D. (2007). *The political brain*. New York: Public Affairs.

White, M., & Epston, D. (1990). *Narrative means to therapeutic ends*. New York: Norton.

Whiting, J. (2007). Authors, artists, and social constructionism: A case study of narrative supervision. *American Journal of Family Therapy, 35*, 139–150.

Woods, S., Walsh, B., Saksa, J., & McGlashan, T. (2010). The case for including Attenuated Psychotic Symptoms Syndrome in DSM-5 as a psychosis risk syndrome. *Schizophrenia Research, 123*, 199–207.

Woodzicka, J., & LaFrance, M. (2002). Real versus imagined gender harassment. *Journal of Social Issues, 1*, 15–30.

Zalaquett, C. (2008). *Las habilidades atencionales básicas: Pilares fundamentales de la comunicación efectiva* [DVD]. Alexandria, VA: Microtraining Associates/Alexander Street Press.

Zalaquett, C., Foley, P., Tillotson, K., Hof, D., & Dinsmore, J. (2008). Multicultural and social justice training for counselor education programs and colleges of education: Rewards and challenges. *Journal of Counseling and Development, 86*, 323–329.

Zalaquett, C., Fuerth, K., Stein, C., Ivey, A., & Ivey, M. (2008). Reframing the DSM from a multicultural and social justice perspective. *Journal of Counseling and Development, 86*, 364–371.

Zalaquett, C., Ivey, A., Gluckstern-Packard, N., & Ivey, M. (2008). *Las habilidades atencionales básicas: Pilares fundamentales de la comunicación efectiva*. Alexandria, VA: Microtraining Associates/Alexander Street Press.

Zur, O. (2011). *The HIPAA compliance kit*. Sonoma, CA: OZ Publications.

图书在版编目(CIP)数据

  心理咨询的技巧和策略：意向性会谈和咨询：第八版 / (美)艾伦·E.艾维等著；陆峥等译 . — 上海：上海社会科学院出版社，2018

  书名原文：Intentional Interviewing and Counseling

  ISBN 978 - 7 - 5520 - 2346 - 6

  Ⅰ.①心... Ⅱ.①艾... ②陆... Ⅲ.①心理咨询 Ⅳ.①R395.6

中国版本图书馆 CIP 数据核字(2018)第 128322 号

上海市版权局著作权合同登记号：图字 09 - 2018 - 535 号

心理咨询的技巧和策略：意向性会谈和咨询(第八版)

著 者：艾伦·E.艾维 玛丽·布莱福德·艾维
    卡洛斯·P.扎拉奎特
译 者：陆峥 何昊 石骏 赵娟 林玩凤
责任编辑：赵秋蕙
封面设计：黄婧昉
出版发行：上海社会科学院出版社
    上海顺昌路 622 号 邮编 200025
    电话总机 021 - 63315947 销售热线 021 - 53063735
    http://www.sassp.cn E-mail：sassp@sassp.cn
排 版：南京展望文化发展有限公司
印 刷：上海景条印刷有限公司
开 本：710 毫米×1010 毫米 1/16
印 张：35.75
字 数：658 千
版 次：2018 年 7 月第 1 版 2023 年 1 月第 3 次印刷

ISBN 978 - 7 - 5520 - 2346 - 6/R · 042   定价：88.00 元